中国近代
中医药
期刊汇编
索引

主编 段逸山

上海辞书出版社

5

著作者索引

（下）

X～Z

X

西京国医公会
西京国医公会快邮代电/西京国医公会//国医正言.-5-4-530

西南卫生部
提高警惕防止脑膜炎流行/西南卫生部//华西医药杂志.-5-37-617

西南政委会
西南政委会电四中全会提议维护国医国药/西南政委会//现代医药月刊.-4-27-234

西南执行部
西南执行部来函/西南执行部//国医杂志.-4-7-40

希平
谈问/希平//国药新声.-5-26-388

奚伯绶
论健全之价值/奚伯绶//中西医学报.-1-31-338

奚剑青
谈谈感冒/奚剑青//新中医刊.-5-19-30

痛风:尿酸性关节炎/奚剑青,孙兆质//新中医刊.-5-19-12

奚可阶
产后伏暑治验记(连载)/奚可阶//国医杂志.-4-12-302,371

产后伏暑治验记/奚可阶//医学杂志.-2-14-171//中医指导录.-4-2-140

产后伏暑治验两则/奚可阶//杏林医学月报.-3-19-409

国药亟宜改进/奚可阶//医界春秋.-3-10-230

科学之认识/奚可阶//光华医药杂志.-4-36-349//中西医药.-5-10-435

内痈治验记/奚可阶//中医世界.-3-26-664

辟伪造鸡卵子鹤顶子之邪说/奚可阶//光华医药杂志.-4-37-247

伪造鸡卵子鹤顶子之害人说/奚可阶//中医指导录.-4-1-242

我人对于科学应有之认识/奚可阶//医学杂志.-2-16-279

医案三则/奚可阶//杏林医学月报.-3-17-478

医宗必读之批评/奚可阶//光华医药杂志.-4-40-345

奚若
课堂清洁论/奚若//中西医学报.-1-23-234

奚子和
奚子和君敬告医界刍言/奚子和//医学杂志.-2-7-244

息园
问瘰疬治疗法/息园//绍兴医药学报星期增刊.-1-21-422

谢张锡纯先生赐方函/息园//绍兴医药学报星期增刊.-1-22-40

再述瘰疬病状/息园//绍兴医药学报星期增刊.-1-22-22

再问瘰疬症治法/息园//绍兴医药学报星期增刊.-1-21-502

惜阴
行医格言/惜阴//中国医药月刊.-5-32-330

溪老顽
评中西医之优劣/鲟溪老顽//医界春秋.-3-5-27

锡韩
征求答案/锡韩//医界春秋.-3-5-402

锡介眉

息园医话(连载)/锡介眉(著)//沈阳医学杂志
.-3-3-118,171,280

锡 君

近自日本携归之古本十四经发挥/锡君//光华
医药杂志.-4-39-173

锡 龄

慢性气管枝加答儿及其疗法/锡龄(述)//中西
医学报.-1-31-359
梅毒浅说/锡龄//中西医学报.-1-32-189

熙 载

讨论国医之改革问题/熙载//自强医学月刊.-3
-40-9

席和煊

脾肾两亏/席和煊//光华医药杂志.-4-38
-564

席时泰

先要取缔西医/席时泰//医界春秋.-3-6-375

席文介

答董润芳先生代问阳强泄精治法/席文介//三
三医报.-2-30-299
答任伯和君问疯狗咬伤治法/席文介//三三医
报.-2-29-467
答任伯和君问少年白发治法/席文介//三三医
报.-2-29-229
答任伯和君征求顽癣治法/席文介//三三医报
.-2-29-471
答沈仲圭先生问水的成分/席文介//三三医报
.-2-30-446
答谢养吾君问足疾治法/席文介//三三医报.-2
-29-581
答叶兆芳先生问药/席文介//三三医报.-2-32
-19
答袁爱仁先生问病/席文介//三三医报.-2-32
-19
寒温治验/席文介//三三医报.-2-30-60
敬谢答案杨吴二位先生函/席文介//三三医报
.-2-30-299
敬致张寿甫夫子函/席文介//三三医报.-2-29
-467
目赤生翳治验/席文介//三三医报.-2-30-20
盆荡浴身的效果及害处/席文介//三三医报.-2
-29-515
未读医书之隐痛/席文介//三三医报.-2-32
-21
问疟疾治法/席文介//三三医报.-2-29-577
问汤方/席文介//三三医报.-2-32-19
问右手背冰冷治法/席文介//三三医报.-2-30
-60
问幼女鼻渊病理及应用的治法/席文介//三三
医报.-2-30-20

席治平

流产的原因及其预防法/席治平//中医世界.-3
-39-237

系左近

素人药物学选译(连载)/[日]系左近(著);顾
子静(译)//光华医药杂志.-4-37-234,327
素人药物学选译/[日]系左近(著);顾子静
(译)//光华医药杂志.-4-37-126

细谷雄太

沃度丁几对于耳科之应用(连载)/[日]细谷雄
太(述);伍崇隽(译)//中西医学报.-1-26-
101,179

侠 民

问药物一问/侠民//绍兴医药学报星期增刊.-1
-21-348

下里巴人

一则以喜一则以惧/下里巴人//现代医药月刊
.-4-27-185

夏宝善

新编温病条辨歌括上焦篇/夏宝善//神州医药
学报.-1-46-491

夏伯和

履冰室医学随笔/夏伯和(著);冯长楷(录)//苏
州国医杂志.-5-1-442

夏伯鲁

三七之功用/夏伯鲁//神州国医学报.-4-14
-546

三七之栽培法/夏伯鲁//神州国医学报.-4-14
-605

夏苍霖

Dr. Lenzmann 氏之油剂静脉内注射疗法/夏苍
霖//中西医学报.-1-40-449

赤痢治疗谈/夏苍霖//中西医学报.-1-40
-547

船晕及治疗/夏苍霖//中西医学报.-1-40
-557

从客观的地位来观察中医叶古红的死/夏苍霖
//中西医药.-5-12-446

咯血之处置/夏苍霖//中西医学报.-1-40
-379

流行性脑脊髓膜炎之疗法/夏苍霖//中西医学
报.-1-40-281

麻黄素与 Ephedrin/夏苍霖//北平医药月刊.-5
-9-516

葡萄糖之医疗的应用/夏苍霖//中西医学报.-1
-41-49

人胞之治疗学上的新价值/夏苍霖//中西医药
.-5-11-145

治疗巨大火伤经过之一例/夏苍霖//中西医学
报.-1-40-397

中药之科学改造/夏苍霖//国药新声.-5-23
-99

夏道怀

冻疮效方/夏道怀//中国医学月刊.-3-15-287

夏德尧

察舌辨症歌/夏德尧//中医指导录.-4-4-45

吾师陈泽成先生暨金师母六旬双庆孙君为制药
石寿言九首录之以充杂俎/夏德尧//中医指
导录.-4-3-177

夏光扬

肠痈现代学理之演绎(连载)/夏光扬,孙式庵//
国医砥柱月刊.-5-16-107,172

夏侯长风

被结核病断送的一代完人:怀念我医学上的老
师胡写卿公/夏侯长风//新中华医药月刊.-5
-35-663

我所知道的中西医/夏侯长风//新中华医药月
刊.-5-35-275

中国医药的新估价/夏侯长风//新中华医药月
刊.-5-35-294

夏慧君

治横疬之奇穴/夏慧君//针灸杂志.-4-30
-151

夏景岐

习针一月斗胆初试治愈性病功效神速/夏景岐
//针灸杂志.-4-28-275

针灸杂志题词/夏景岐//针灸杂志.-4-28
-532

针灸治验医案/夏景岐//针灸杂志.-4-28
-608

夏理彬

夏理彬萧退庵殷震一启事/夏理彬,萧退庵,殷
震一//国医砥柱月刊.-5-18-510

夏明诚

发明治疯犬咬伤已发作之验方(二)/夏明诚//
绍兴医药学报星期增刊.-1-22-244

问喉癣治法/夏明诚//三三医报.-2-29-296

夏明理

古今录验续命汤解/夏明理//沈阳医学杂志.-3-3-18

水饮痞结治验/夏明理//沈阳医学杂志.-3-2-104

小儿惊风论妄治验/夏明理//沈阳医学杂志.3-1-41

夏佩贞

中风症中西法比较/夏佩贞//光华医药杂志.-4-35-405

夏其初

痧气简便神效法/夏其初//针灸杂志.-4-31-465

小儿初生拔毒奇方/夏其初//针灸杂志.-4-31-465

夏少泉

席弘赋浅注(连载)/夏少泉//针灸杂志.-4-33-201,283,385

夏颂声

代友问痰喘治法/夏颂声//三三医报.-2-29-445

药签害人说/夏颂声//三三医报.-2-29-500

夏希灵

山阴夏君希灵来书并医案照录/夏希灵//医学报.-1-4-269

问二/夏希灵//绍兴医药学报.-1-9-555

问六/夏希灵//绍兴医药学报.-1-9-556

问七/夏希灵//绍兴医药学报.-1-9-556

问三/夏希灵//绍兴医药学报.-1-9-555

问四/夏希灵//绍兴医药学报.-1-9-556

问五/夏希灵//绍兴医药学报.-1-9-556

问一/夏希灵//绍兴医药学报.-1-9-555

希灵录案(连载)/夏希灵//医学报.-1-4-288,317

夏祥麟

后臂薄者其髓不满说/夏祥麟//中医杂志(广东).-3-4-405

科学的中国药物观(连载)/夏祥麟//杏林医学月报.-3-19-376,379

吐血霍乱抽筋论/汪友云(著);夏祥麟(录)//中医杂志(广东).-3-4-301

心者生之本神之变也其华在面其充在血脉说/夏祥麟//中医杂志(广东).-3-4-269

夏依岫

桴鼓相应的白喉验方/夏依岫//医界春秋.-3-6-229

夏以煌

华佗医术传自外国考/夏以煌//北平医药月刊.-5-9-499

郎君子(醋鳖)之运动/夏以煌//中西医药.-5-11-290

论龙芽草与龙牙草之区别/夏以煌//中西医药.-5-13-73

皮肤蓝染之栀子泥方/夏以煌//中西医药.-5-11-53

丧家旧习之防疫观/夏以煌//中西医药.-5-10-184

一具肉制显微镜/夏以煌//中西医药.-5-12-99

医家应知之新旧历法/夏以煌//中西医药.-5-12-287

中医不可科学化论/夏以煌//中西医药.-5-10-586

夏益仁

余云岫思想的变态/夏益仁//光华医药杂志.-4-35-233

夏益寿

绝鬼瞰室医话/夏益寿//医界春秋.-3-9-169

脑脊髓膜炎琐谈/夏益寿//医界春秋.-3-7-406

夏应堂

对于中央国医馆统一病名建议之意见/夏应堂//医林一谔.-4-10-321

对中央国医馆统一病名之意见/夏应堂等//医界春秋.-3-10-195

上海市国医分馆来函为奉令征求论文大会文件事/夏应堂//神州国医学报.-4-18-407

上海市国医分馆来函为征求中医卫生设施方案事/夏应堂//神州国医学报.-4-17-369

上海夏应堂等对中央国医馆统一病名建议之意见/夏应堂//医学杂志.-2-15-206

夏雨苍

汗毛疼/夏雨苍//中国医药月刊.-5-32-292

难治不治症述古(连载)/夏雨苍//中国医药月刊.-5-32-231,275,321,357,397,425,459,604.-5-33-116,255,278,314

难治不治症述古跋/夏雨苍//中国医药月刊.-5-33-468

研究医学应泯除畛域之见论/夏雨苍//中国医药月刊.-5-33-468

针灸原理之探讨/夏雨苍//中国医药月刊.-5-32-329

夏雨人

小讨论/夏雨人//针灸杂志.-4-30-88

夏泽霖

病后吃口经验方(连载)/夏泽霖//三三医报.-2-29-410,445

产后昏厥经验方/夏泽霖//三三医报.-2-29-560

呈三三医报意见书/夏泽霖//三三医报.-2-29-296

答奉化夏明诚君代友问喉癣治法/夏泽霖//三三医报.-2-29-368

答罗审斋君问风瘫治法/夏泽霖//三三医报.-2-29-179

答徐国良君问齿根出血治法/夏泽霖//绍兴医药学报星期增刊.-1-22-58

答张开第君问咳嗽症治法(二)/夏泽霖//绍兴医药学报星期增刊.-1-22-38

答张恬养君问遗精及癣疮治法/夏泽霖//三三医报.-2-29-296

问便血症治法/夏泽霖//绍兴医药学报星期增刊.-1-22-38

问粪前见红治法/夏泽霖//绍兴医药学报星期增刊.-1-21-502

小便溺血经验方/夏泽霖//三三医报.-2-29-589

阳瘴总论/夏泽霖//三三医报.-2-29-539

夏振良

谦斋膏方近案/夏振良//中医世界.-3-34-457

夏子明

温病之检讨/夏子明//新中华医药月刊.-5-35-471

厦门国医学会

厦门国医学会忠告全国医药界勿用日货书/厦门国医学会//医界春秋.-3-9-16

厦门警察厅

厦门警察厅布告/厦门警察厅//神州医药学报.-1-47-284

厦门医会

厦门医会为卫生运动大会告民众书/厦门医会//医学杂志.-2-14-187

暹罗医会

暹罗医会宣言/暹罗医会//医学杂志.-2-14-360

闲云野鹤

奇病/闲云野鹤//杏林医学月报.-3-19-327

奇医/闲云野鹤//杏林医学月报.-3-19-331

洗 吾

赤十字社之源流/洗吾//中西医学报.-1-27-262

现代医药月刊记者

沈石顽医士编译之中西医书/现代医药月刊记者//现代医药月刊.-4-27-343

现代医药月刊社

本刊一周年纪念感言/现代医药月刊社//现代医药月刊.-4-27-307

编后余话/现代医药月刊社//现代医药月刊.-4-27-354

编辑部代邮/现代医药月刊社//现代医药月刊.-4-27-354,400

编辑部启事/现代医药月刊社//现代医药月刊.-4-27-354

编辑者言/现代医药月刊社//现代医药月刊.-4-27-29

春温伏暑合刊出版/现代医药月刊社//现代医药月刊.-4-27-397

答成都医药书报流通社询问本刊代销办法/现代医药月刊社//现代医药月刊.-4-27-352

法国妙龄少女化男身/现代医药月刊社//现代医药月刊.-4-27-395

法国人热烈研究中国之针灸术/现代医药月刊社//现代医药月刊.-4-27-46

福建国医专科学校本学期扩充内部/现代医药月刊社//现代医药月刊.-4-27-349

福清县国医公会成立大会记/现代医药月刊社//现代医药月刊.-4-27-434

福清县国医公会筹设施诊所/现代医药月刊社//现代医药月刊.-4-27-434

福清县国医公会三一七国医节纪念大会/现代医药月刊社//现代医药月刊.-4-27-477

怪胎志异/现代医药月刊社//现代医药月刊.-4-27-502

关于国医教育问题/现代医药月刊社//现代医药月刊.-4-27-317

关于中西医平等待遇之呼声/现代医药月刊社

//现代医药月刊.-4-27-665

光华医药杂志社武进分社筹设贫民施诊所(武进通讯)/现代医药月刊社//现代医药月刊.-4-27-535

光华医药杂志社武进分社聘请本刊主编俞慎初等为社董(本社特讯)/现代医药月刊社//现代医药月刊.-4-27-476

光华医药杂志增附美术画报(上海通讯)/现代医药月刊社//现代医药月刊.-4-27-503

广东梅县新中医学社教学概况/现代医药月刊社//现代医药月刊.-4-27-350

广东梅县中医学校近讯/现代医药月刊社//现代医药月刊.-4-27-350

国民政府明令公布中医条例/现代医药月刊社//现代医药月刊.-4-27-709

国药单方实验社宣言/现代医药月刊社(辑)//现代医药月刊.-4-27-471

国药单方实验研究社将成立/现代医药月刊社//现代医药月刊.-4-27-433

国药方实验研究社简章草案/现代医药月刊社(辑)//现代医药月刊.-4-27-472

汉医药之在日本/现代医药月刊社//现代医药月刊.-4-27-437

湖南医药公会致全国医药界一致争回管理国医全权通电/现代医药月刊社//现代医药月刊.-4-27-133

黄谦氏编著之伤寒新释/现代医药月刊社//现代医药月刊.-5-27-535

疾病问答简章/现代医药月刊社//现代医药月刊.-4-27-352

纪念三一七之意义/现代医药月刊社//现代医药月刊.-4-27-403

季爱人征求外科编辑同志/现代医药月刊社//现代医药月刊.-4-27-217

家庭实用良方录(一)至(七)/现代医药月刊社//现代医药月刊.-4-27-12,38,73,96,127,165,250

焦馆长等组织中华制药厂/现代医药月刊社//现代医药月刊.-4-27-434

联络全国各医药团体一致力争中西医平等待遇案/

现代医药月刊社//现代医药月刊.-4-27-688

临终大笑二昼夜/现代医药月刊社//现代医药月刊.-4-27-534

梅县新中医养成所举行第一届学生毕业典礼盛况/现代医药月刊社//现代医药月刊.-4-27-350

梅县中医学校聘定教职员/现代医药月刊社//现代医药月刊.-4-27-398

鸣谢热心读者/现代医药月刊社//现代医药月刊.-4-27-354

平潭国医公会成立/现代医药月刊社//现代医药月刊.-4-27-664

平潭国医公会第二次会员考试/现代医药月刊社//现代医药月刊.-4-27-689

庆祝中医条例公布与纪念本刊/现代医药月刊社//现代医药月刊.-4-27-695

日夜啼哭之怪病/现代医药月刊社//现代医药月刊.-4-27-395

日医引地兴五郎氏来华访问国医费子彬/现代医药月刊社//现代医药月刊.-4-27-475

厦门国医界本季出版之四大刊物/现代医药月刊社//现代医药月刊.-4-27-349

厦门国医专校概况/现代医药月刊社//现代医药月刊.-4-27-397

厦门医界近讯/现代医药月刊社//现代医药月刊.-4-27-398

山东中国医药研究社来函/现代医药月刊社//现代医药月刊.-4-27-222

山西中医改进研究会概况/现代医药月刊社//现代医药月刊.-4-27-586

伤寒温病之定义是否以寒热多少为标准征求全国学者共同讨论/现代医药月刊社//现代医药月刊.-5-27-665

上海光华医药杂志社福清分社已成立/现代医药月刊社//现代医药月刊.-4-27-349

上海光华医药杂志一周纪念出版特大号/现代医药月刊社//现代医药月刊.-4-27-349

上海五大国医药团体抵制象具/现代医药月刊社//现代医药月刊.-4-27-349

盛心如氏编著之实用方剂学/现代医药月刊社

//现代医药月刊.-4-27-503

鼠疫治疗全书出版预告/现代医药月刊社//现代医药月刊.-4-27-397

睡眠的卫生常识/现代医药月刊社//现代医药月刊.-4-27-251

四明曹炳章编纂中国医学集成/现代医药月刊社//现代医药月刊.-5-27-562

苏省各县纷纷检定中医/现代医药月刊社//现代医药月刊.-4-27-535

苏州医钟社聘本刊主编俞慎初为社董/现代医药月刊社//现代医药月刊.-4-27-562

挽救国医之危机要先谋团结/现代医药月刊社//现代医药月刊.-4-27-357

五月不食毫无病容之小女/现代医药月刊社//现代医药月刊.-4-27-396

武进光华贫民施诊所续讯/现代医药月刊社//现代医药月刊.-4-27-614

武进国医界纪念国医节大会记/现代医药月刊社//现代医药月刊.-4-27-476

武进国医学会出版会务特刊/现代医药月刊社//现代医药月刊.-4-27-614

现代医药学社电挽焦彭二公文/现代医药月刊社//现代医药月刊.-4-27-232

现代医药学社发刊宣言/现代医药月刊社//现代医药月刊.-4-27-6

现代医药月刊筹备复刊启事/现代医药月刊社//华西医药杂志.-5-36-376

现代医药月刊卷头语/现代医药月刊社//现代医药月刊.-4-27-5

现代医药月刊启事/现代医药月刊社//现代医药月刊.-4-27-400

研究文献重要工具影印医籍考预约/现代医药月刊社//现代医药月刊.-4-27-687

医界春秋社扩大组织征求新社员/现代医药月刊社//现代医药月刊.-4-27-560

异哉牛颜等取代之谬论/现代医药月刊社//现代医药月刊.-4-27-184

用科学方法整理医界空前巨著中国药学大辞典出版/现代医药月刊社//现代医药月刊.-4-27-503

预防肺痨及患肺痨者注意之点/现代医药月刊社//现代医药月刊.-4-27-41

越妇一胎十一孩/现代医药月刊社//现代医药月刊.-4-27-722

征求雪崩后治法/现代医药月刊社//现代医药月刊.-4-27-352

征求医药卫生图书启/现代医药月刊社//现代医药月刊.-4-27-226

中国医药源流论出版预告/现代医药月刊社//现代医药月刊.-4-27-397

中西医药研究社成立大会记/现代医药月刊社//现代医药月刊.-4-27-433

中西医药研究社第二届理事会记要/现代医药月刊社//现代医药月刊.-4-27-504

中西医药研究社近讯/现代医药月刊社//现代医药月刊.-4-27-474,613

中西医药研究社理事会记要/现代医药月刊社//现代医药月刊.-4-27-474

中央国医馆国医周刊聘本刊主编俞慎初为特约撰述员/现代医药月刊社//现代医药月刊.-4-27-504

中央国医馆焦馆长膺任最高法院院长/现代医药月刊社//现代医药月刊.-4-27-562

中央国医馆通电二/现代医药月刊社//现代医药月刊.-5-27-708

中央国医馆通电一/现代医药月刊社//现代医药月刊.-5-27-708

中央国医专校将实现(南京消息)/现代医药月刊社//现代医药月刊.-4-27-226

中医科学化论战特辑出版/现代医药月刊社//现代医药月刊.-4-27-686

中医条例公布后之波折/现代医药月刊社//现代医药月刊.-4-27-705

重修南阳医圣祠董事会章程/现代医药月刊社//现代医药月刊.-4-27-504

现代中医函授学校

现代中医函授学校启事/现代中医函授学校//中国医药月刊.-5-33-219,340,354

现代中医函授学校章程/现代中医函授学校//

中国医药月刊.-5-33-122,354

现代中医杂志社

本杂志投稿简章/现代中医杂志社//现代中医.-4-43-673

编辑部启事/现代中医杂志社//现代中医.-4-43-392,509

编者之话/现代中医杂志社//现代中医.-4-42-43,98

编者之语/现代中医杂志社//现代中医.-4-42-609

病原微生物之发现年份/现代中医杂志社//现代中医.-4-43-100

第十一次征文继续征稿/现代中医杂志社//现代中医.-4-43-268

丁济万先生略历/现代中医杂志社//现代中医.-4-43-516

更正/现代中医杂志社//现代中医.-4-42-486

广告部启事/现代中医杂志社//现代中医.-4-43-510

国医程国树用无线电演讲医学常识/现代中医杂志社//现代中医.-4-42-124

国医程国树用无线电演讲医学常识及问答/现代中医杂志社//现代中医.-4-42-23

国医界向三中全会请愿/现代中医杂志社//现代中医.-4-43-452

国医学术邮通研究(陈家鸿发起)/现代中医杂志社//现代中医.-4-42-150

杭州中国医药学社之答案/现代中医杂志社//现代中医.-4-42-258

河南省国医讲习所附设函授学校简章/现代中医杂志社//现代中医.-4-43-104

纪念三一七国医节/现代中医杂志社//现代中医.-4-43-154

奖励分社长/现代中医杂志社//现代中医.-4-43-569

焦易堂氏莅沪/现代中医杂志社//现代中医.-4-43-392

介绍推拿新书/现代中医杂志社//现代中医.-4

- 42 - 92

晋新印刷所敬向现代中医月刊读者道歉/现代中医杂志社//现代中医. - 4 - 43 - 10

立法院会议通过卫生署组织法/现代中医杂志社//现代中医. - 4 - 43 - 392

痢之五禁/现代中医杂志社//现代中医. - 4 - 43 - 262

名医夏应堂逝世/现代中医杂志社//现代中医. - 4 - 43 - 208

鸣谢热心读者/现代中医杂志社//现代中医. - 4 - 43 - 569

闹市空气满布霉菌/现代中医杂志社//现代中医. - 4 - 42 - 95

启事/现代中医杂志社//现代中医. - 4 - 42 - 486

三卷起恢复之征文问题/现代中医杂志社//现代中医. - 4 - 42 - 616

三中全会中医界之二提案/现代中医杂志社//现代中医. - 4 - 43 - 452

秒米的治疗价值/现代中医杂志社//现代中医. - 4 - 43 - 263

陕妇女晒腿免疫/现代中医杂志社//现代中医. - 4 - 42 - 96

上海市举行国药展览会/现代中医杂志社//现代中医. - 4 - 43 - 154

上海市调验中医执照/现代中医杂志社//现代中医. - 4 - 43 - 95

上海中国医学院举行日本汉医勃兴展览会/现代中医杂志社//现代中医. - 4 - 43 - 96

上海中医学校组联合会/现代中医杂志社//现代中医. - 4 - 43 - 392

少年中医社征求社员/现代中医杂志社//现代中医. - 4 - 42 - 139

食物相克试验结果/现代中医杂志社//现代中医. - 4 - 43 - 92

四中全会与国医界之活跃/现代中医杂志社//现代中医. - 4 - 42 - 49

卫生署将举行牙医甄别/现代中医杂志社//现代中医. - 4 - 43 - 96

卫生署中医委员会成立/现代中医杂志社//现

代中医. - 4 - 43 - 451

我将在美设国医分馆/现代中医杂志社//现代中医. - 4 - 43 - 96

现代中医编辑部为四五六次征文事告应征诸君/现代中医杂志社//现代中医. - 4 - 42 - 222

现代中医编辑部致谢/现代中医杂志社//现代中医. - 4 - 43 - 10

现代中医编者引言/现代中医杂志社//现代中医. - 4 - 42 - 308

现代中医编者之话/现代中医杂志社//现代中医. - 4 - 42 - 281. - 4 - 43 - 154

现代中医第二卷总目录分类索引/现代中医杂志社//现代中医. - 4 - 42 - 624

现代中医发行部为开始预订第二年事告定户诸君/现代中医杂志社//现代中医. - 4 - 42 - 222

现代中医社编辑部第九十次征文/现代中医杂志社//现代中医. - 4 - 43 - 102,106

现代中医社编辑部第十十一次征文题/现代中医杂志社//现代中医. - 4 - 43 - 218

现代中医社编辑部第一次征文/现代中医杂志社//现代中医. - 4 - 42 - 12

现代中医社第二次征文启/现代中医杂志社//现代中医. - 4 - 42 - 23,23

现代中医社第三期征文胃病特辑/现代中医杂志社//现代中医. - 4 - 43 - 569

现代中医社紧要启事/现代中医杂志社//现代中医. - 4 - 42 - 607. - 4 - 43 - 510

现代中医社迁移地址启事/现代中医杂志社//现代中医. - 4 - 43 - 10,332,454,504

现代中医社社长丁济万先生近影/现代中医杂志社//现代中医. - 4 - 43 - 515

现代中医社特别征稿启事/现代中医杂志社//现代中医. - 4 - 43 - 268

现代中医社特制投稿信封备索/现代中医杂志社//现代中医. - 4 - 43 - 182

现代中医社为解释衍期原因敬告读者/现代中医杂志社//现代中医. - 4 - 43 - 10

现代中医社为调查各地外科医业情形启事/现代中医杂志社//现代中医. - 4 - 42 - 568,596

现代中医社为征集全国中医名录请各地读者援助事启事/现代中医杂志社//现代中医.-4-42-408,436,460

现代中医社为组织各埠分社事告定户诸君/现代中医杂志社//现代中医.-4-42-545

现代中医社现金征文/现代中医杂志社//现代中医.-4-42-148,172

现代中医社征求各地组织分社/现代中医杂志社//现代中医.-4-43-99,156

现代中医社征求各地组织分社启事/现代中医杂志社//现代中医.-4-43-332,454,504

现代中医社重要启事/现代中医杂志社//现代中医.-4-43-332,454,504

现代中医社主编陈惠民先生近影/现代中医杂志社//现代中医.-4-43-517

现代中医社总社为装设电话启事/现代中医杂志社//现代中医.-4-43-162

现代中医月刊第九次征文分为二期发表/现代中医杂志社//现代中医.-4-43-182

现代中医月刊第三卷起增加读者指导与书报评论一栏。/现代中医杂志社//现代中医.-4-42-617

现代中医月刊第三卷之新发展/现代中医杂志社//现代中医.-4-42-571

现代中医月刊第十次征文继续征稿题/现代中医杂志社//现代中医.-4-43-182

现代中医月刊第四卷第二期奇病治验录征稿/现代中医杂志社//现代中医.-4-43-504

现代中医月刊第四卷第二期征文题奇病治验/现代中医杂志社//现代中医.-4-43-510

现代中医月刊第四卷第一期妇女病专号征稿/现代中医杂志社//现代中医.-4-43-332,454

现代中医月刊第四卷第一期展望出版启事/现代中医杂志社//现代中医.-4-43-504

现代中医月刊第四卷起增加定费启事/现代中医杂志社//现代中医.-4-43-332,454

现代中医月刊二卷第十一十二两期提早出版启事/现代中医杂志社//现代中医.-4-42-547

现代中医月刊更改出版月份请读者注意/现代中医杂志社//现代中医.-4-43-10

现代中医月刊三卷一期再版出售/现代中医杂志社//现代中医.-4-43-106

现代中医月刊投稿简章/现代中医杂志社//现代中医.-4-42-595 .-4-43-101,155,215,265,329,393

现代中医月刊为更改出版日期再启事/现代中医杂志社//现代中医.-4-43-106

现代中医月刊为征稿及增辟副刊征稿启事/现代中医杂志社//现代中医.-4-42-575

现代中医月刊下期特载中医复兴与展望预告/现代中医杂志社//现代中医.-4-43-454

现代中医月刊医药小品栏启事/现代中医杂志社//现代中医.-4-43-106

现代中医月刊中医药学术名著大集征/现代中医杂志社//现代中医.-4-42-270

谢利恒先生讲述生命之理原原文/现代中医杂志社//现代中医.-4-42-154

医事小统计/现代中医杂志社//现代中医.-4-42-22

致谢/现代中医杂志社//现代中医.-4-42-297

中常会设肝癌奖金/现代中医杂志社//现代中医.-4-42-96

中国医学大成发售预约/现代中医杂志社//现代中医.-4-43-208

中国之痨病威胁/现代中医杂志社//现代中医.-4-42-41

中医或将归卫生署管理/现代中医杂志社//现代中医.-4-43-154

中医界之创举现代中医社现今征文/现代中医杂志社//现代中医.-4-42-102

中医审查规则公布/现代中医杂志社//现代中医.-4-43-328

中医条例公布前后/现代中医杂志社//现代中医.-4-43-94

自由职业所得税难变更/现代中医杂志社//现代中医.-4-43-452

宪

治疗死稻之一法/宪//医学报.-1-6-445

相里规

按活人书云伤寒之邪三阳皆热证三阴皆寒证而
　　伤寒论中阳明太阳尽有用四逆真武等汤者厥
　　阴少阴尽有用白虎承气等汤者持论大相悬殊
　　是果为叔和所窜乱欤抑别有理由欤/相里规
　　//医学杂志.-2-5-247
红升白降丹之煅炼与功效(连载)/相里规//医
　　学杂志.-2-3-207,327
结胸症系因误下而成何以仲景仍用陷胸等汤又
　　下之试详解其治法及其理由/相里规//医学
　　杂志.-2-3-616
解剖始自中医气化并非空谈说/相里规//医学
　　杂志.-2-6-43
论治疮疡概要/相里规//医学杂志.-2-5-215
内痈区别之研究/相里规//医学杂志.-2-4
　　-182
偏脑疽治愈/相里规//医学杂志.-2-7-82
气为上膈虫为下膈论其致病之由与针刺之法/
　　相里规//医学杂志.-2-4-621
痈疽根原证状治法概要/相里规//医学杂志.-2
　　-13-391
痈疽肿痛痒脓之区别/相里规//医学杂志.-2-
　　13-552
治黄水疮方经验/相里规//医学杂志.-2-4
　　-353
治脑疽之研究/相里规//医学杂志.-2-4-451

香港南北药材行

香港南北药材行通电/香港南北药材行//杏林
　　医学月报.-3-16-111

香港中华国医学会

本会编辑何君致中央国医馆函/香港中华国医
　　学会//国医杂志.-4-5-280
本会呈请解释国大代表选举法文/香港中华国
　　医学会//国医杂志.-4-7-503
本会呈中央国医馆遵报名册文/香港中华国医
　　学会//国医杂志.-4-7-505
本会呈中央国医馆遵送卫生设施方案文/香港
　　中华国医学会//国医杂志.-4-7-498

本会筹赈上海兵灾难民议决案/香港中华国医
　　学会//国医杂志.-4-5-482
本会出席广东国医分馆大会提案/香港中华国
　　医学会//国医杂志.-4-6-183
本会春宴纪事/香港中华国医学会//国医杂志
　　.-4-6-255
本会第二次编队征求会友宣言/香港中华国医
　　学会//国医杂志.-4-6-256
本会电呈慰留蒋委座/香港中华国医学会//国
　　医杂志.-4-7-569
本会电请广东分馆领衔迎林主席/香港中华国
　　医学会//国医杂志.-4-7-572
本会电请国府设法救蒋/香港中华国医学会//
　　国医杂志.-4-7-568
本会电请中央国医馆发起赈绥/香港中华国医
　　学会//国医杂志.-4-7-567
本会电唁黄主席慕松/香港中华国医学会//国
　　医杂志.-4-7-571
本会对于行政院令改国医学校为学社呈中央国
　　医馆文/香港中华国医学会//国医杂志.-4-
　　6-177
本会对于立法院通过中医条例之通电/香港中
　　华国医学会//国医杂志.-4-6-463
本会二次上书洁净局代表/香港中华国医学会
　　//国医杂志.-4-5-389
本会发起人芳名/香港中华国医学会//国医杂
　　志.-4-5-80
本会分呈中央国府各机关请平等中医待遇文/
　　香港中华国医学会//国医杂志.-4-7-26
本会奉派为广东省国医分馆香港代理事务处/
　　香港中华国医学会//国医杂志.-4-7-496
本会复广东国医分馆公函/香港中华国医学会
　　//国医杂志.-4-6-444
本会复尤列先生函/香港中华国医学会//国医
　　杂志.-4-7-460
本会恭贺光汉留医院国医研究会成立题词/香
　　港中华国医学会//国医杂志.-4-7-222
本会恭祝孔圣诞/香港中华国医学会//国医杂
　　志.-4-7-224
本会恭祝孔圣诞纪事/香港中华国医学会//国

医杂志.-4-7-386

本会顾问台衔/香港中华国医学会//国医砥柱月刊.-5-15-408

本会函请华人代表转请保留在家治痘例/香港中华国医学会//国医杂志.-4-5-277

本会何宋两君援助青岛中医被诬之代电/香港中华国医学会//国医杂志.-4-7-100

本会何主任上中央国医馆书/香港中华国医学会//国医杂志.-4-6-171

本会贺蒋委员长脱险电/香港中华国医学会//国医杂志.-4-7-568

本会贺南京中国医事实进社成立电/香港中华国医学会//国医杂志.-4-6-445

本会贺中医委员会成立电/香港中华国医学会//国医杂志.-4-7-570

本会欢宴董事纪盛/香港中华国医学会//国医杂志.-4-7-104

本会欢迎陈理事长立夫代电/香港中华国医学会//国医杂志.-4-7-504

本会欢迎吴主席铁城电/香港中华国医学会//国医杂志.-4-7-572

本会纪念国医节/香港中华国医学会//国医杂志.-4-7-585

本会纪念三一七/香港中华国医学会//国医杂志.-4-5-385

本会纪念三一七情形/香港中华国医学会//国医杂志.-4-7-109

本会纪念神农诞辰情形/香港中华国医学会//国医杂志.-4-7-219

本会进广州国医研究会颂词/香港中华国医学会//国医杂志.-4-7-223

本会举行春宴/香港中华国医学会//国医杂志.-4-5-278

本会举行三一七纪念情形/香港中华国医学会//国医杂志.-4-6-264

本会力争国医待遇宗祧继承之通电/香港中华国医学会//国医杂志.-4-7-339

本会力争卫署管理中医之通电/香港中华国医学会//国医杂志.-4-7-494

本会力争医校易名之通电/香港中华国医学会

//国医杂志.-4-6-107

本会两周年纪念大会暨新职员就任纪事/香港中华国医学会//国医杂志.-4-6-80

本会六周纪念情形/香港中华国医学会//国医杂志.-4-7-531

本会麻日复中央国医馆治电/香港中华国医学会//国医杂志.-4-6-407

本会聘各董事请任书/香港中华国医学会//国医杂志.-4-6-443

本会请中央国医馆派员出席热带病学会函呈/香港中华国医学会//国医杂志.-4-7-162

本会庆蒋脱险祝词/香港中华国医学会//国医杂志.-4-7-586

本会庆祝孔圣诞辰/香港中华国医学会//国医杂志.-4-6-513

本会庆祝神农诞辰兼讨论改良国药/香港中华国医学会//国医杂志.-4-7-383

本会庆祝神农诞纪念/香港中华国医学会//国医杂志.-4-7-530

本会庆祝医委会成立/香港中华国医学会//国医杂志.-4-7-587

本会庆祝中医条例成立情形/香港中华国医学会//国医杂志.-4-7-433

本会上书中央国医馆/香港中华国医学会//国医杂志.-4-5-282

本会上中央国医馆秘书处函/香港中华国医学会//国医杂志.-4-7-36

本会上中央国医馆请筹备为蒋公祝寿函/香港中华国医学会//国医杂志.-4-7-495

本会上中央国医馆请筹备为蒋公祝寿函/香港中华国医学会//国医杂志.-4-7-495

本会是年庆祝双十节情形/香港中华国医学会//国医杂志.-4-6-511

本会双十国庆纪念/香港中华国医学会//国医杂志.-4-7-224

本会四周年纪念暨新旧职员就任交代纪事/香港中华国医学会//国医杂志.-4-7-219

本会通告全国医药团体佳电/香港中华国医学会//国医杂志.-4-7-446

本会同人捐助华北水灾赈款数目/香港中华国

医学会//国医杂志.-4-5-483

本会挽尤列先生联/香港中华国医学会//国医杂志.-4-7-585

本会为教育部干涉医校之通电/香港中华国医学会//国医杂志.-4-7-565

本会五周年纪念/香港中华国医学会//国医杂志.-4-7-384

本会修正章程/香港中华国医学会//国医杂志.-4-5-386

本会吁请公布中医条例之通电/香港中华国医学会//国医杂志.-4-7-441

本会选定第六届职员/香港中华国医学会//国医杂志.-4-7-531

本会养日复中央国医馆电/香港中华国医学会//国医杂志.-4-6-402

本会议决停宴捐款献机/香港中华国医学会//国医杂志.-4-7-567

本会章程及序/香港中华国医学会//国医杂志.-4-5-76

本会职员履历姓名表/香港中华国医学会//国医杂志.-4-5-493

本会致谢中政会蒋副主席齐电/香港中华国医学会//国医杂志.-4-7-445

本会撰述主任台衔/香港中华国医学会//国医砥柱月刊.-5-15-408

本会追悼尤列干事长纪事/香港中华国医学会//国医杂志.-4-7-584

补录本会为征集国医教材呈复中央国医馆文/香港中华国医学会//国医杂志.-4-6-464

陈瑞祺先生到会磋商改良中药/香港中华国医学会//国医杂志.-4-7-295

呈华民政务司报告会所迁址函/香港中华国医学会//国医杂志.-4-7-103

电立法院挽留焦彭/香港中华国医学会//国医杂志.-4-7-19

关于水荒之条陈/香港中华国医学会//国医杂志.-4-5-596

贺谭董事焕堂受勋书/香港中华国医学会//国医杂志.-4-6-515

上中央医馆请研究防毒救伤书/香港中华国医

学会//国医杂志.-4-6-258

香港中华国医学会代电/香港中华国医学会//医界春秋.-3-13-143

香港中华国医学会快邮代电/香港中华国医学会//医学杂志.-2-15-204

香港中华国医学会通电/香港中华国医学会//医界春秋.-3-13-313

香港中药商会

香港中药商会进行再请减税(广州通讯)/香港中药商会//光华医药杂志.-4-40-261

香港中医公会

香港中医公会恭贺首都国医院成立/香港中医公会//国医砥柱月刊.-5-16-188

香港中医公会恭贺首都国医院成立同时讨论国大复选事/香港中医公会//光华医药杂志.-4-41-609

香江老叟

读余岩提案废止中药感言/香江老叟//杏林医学月报.-3-16-144

香月启益

药笼本草卷一至六/[日]香月启益(著);[日]香月玄洞(参订);[日]绫部玄岫(参订)//中医世界.-3-27-309,419,523,633.-3-28-65,215

香月玄洞

药笼本草卷一至六/[日]香月启益(著);[日]香月玄洞(参订);[日]绫部玄岫(参订)//中医世界.-3-27-309,419,523,633.-3-28-65,215

湘北医专学生会

湘北医专学生会为教部不准医校立案之吁请/湘北医专学生会//光华医药杂志.-4-41-75

湘潭中医师公会

湘潭中医师公会请减二乙所得税电文/湘潭中医师公会//华西医药杂志.-5-36-188

祥

喉咙痛(喉蛾)/祥//文医半月刊.-5-14-85

论肺痨(久咳嗽)/祥//文医半月刊.-5-14-9

论腹泻/祥//文医半月刊.-5-14-49

伤风头痛/祥//文医半月刊.-5-14-39

谈胃病/祥//文医半月刊.-5-14-70

祥芒莆

中国医学前途在哪里/祥芒莆//新中华医药月刊.-5-35-57

翔山布衣

读行政院汪院长致立法院孙院长函之感想/翔山布衣//医界春秋.-3-13-117

读挽谢介子有感/翔山布衣//杏林医学月报.-3-18-49

对于台山病人枪杀医生之评议/翔山布衣//杏林医学月报.-3-19-519

向恺然

神针(即金针专家黄石屏轶事)/向恺然//针灸杂志.-4-33-85

项廷陞

受孕与积血虚损之辨别/项廷陞//光华医药杂志.-4-35-159

项尧廷

问乳内结核/项尧廷//沈阳医学杂志.-3-2-122

项寅珍

疾病与心脏之关系/项寅珍//中国女医.-5-34-256

几种简单的痔疮疗法/项寅珍//中国女医.-5-34-231

衄血种种/项寅珍//中国女医.-5-34-245

一般月经病的证治法/项寅珍//中国女医.-5-34-210

项幼渠

答海卫韩君问久病治法/项幼渠//绍兴医药学报星期增刊.-1-21-200

答倪燮堂先生问双目减明治法/项幼渠//绍兴医药学报星期增刊.-1-21-192

答松阳蔡蕉桐君问神经症治法/项幼渠//绍兴医药学报星期增刊.-1-21-247

答王肖舫先生问舌症一则/项幼渠//绍兴医药学报星期增刊.-1-21-213

答虞东黄冠三君问耳鸣治法/项幼渠//绍兴医药学报星期增刊.-1-21-277

答张锦灿先生问颈核治法/项幼渠//绍兴医药学报星期增刊.-1-21-200

答张树筠先生问尿水淋痛治法/项幼渠//绍兴医药学报星期增刊.-1-21-277

答张树筠先生问友人脾泄症治法/项幼渠//绍兴医药学报星期增刊.-1-21-192

丹溪谓人身阴不足景岳谓人身阳不足论/项幼渠//绍兴医药学报.-1-19-39

肺痈肺痿辨/项幼渠//绍兴医药学报.-1-17-203

温病肢冷与伤寒肢冷之研究/项幼渠//绍兴医药学报.-1-17-89

项氏治验案/项幼渠//绍兴医药学报.-1-18-431

医者胆欲大而心欲小/项幼渠//绍兴医药学报.-1-17-13

医者宜首重道德论/项幼渠//绍兴医药学报.-1-17-140

象贤

市植物园中之灵芝/象贤//神州国医学报.-4-16-423

宵娥

答月影女士问痛经治法/宵娥//绍兴医药学报

星期增刊. - 1 - 22 - 45

萧宝所
孙鸣第先生医案/萧宝所//国医砥柱月刊. - 5 - 16 - 618

萧宝鑫
杨医亚道友社长创国医砥柱月刊周年纪念/孙鸣第,萧宝鑫//国医砥柱月刊. - 5 - 16 - 621

萧北丞
萧北丞先生致山西中医改进研究会理事长缄/萧北丞//医学杂志. - 2 - 5 - 373

萧秉中
生殖器病/萧秉中//光华医药杂志. - 4 - 37 - 549

萧 簠
恭祝医界春秋第一百期纪念词/萧簠//医界春秋. - 3 - 12 - 194
西医的使命是什么/萧簠//医界春秋. - 3 - 11 - 207

萧鸿昌
问病二则/萧鸿昌//医学杂志. - 2 - 18 - 84

萧怀之
吐血暴症之治法/萧怀之//医学杂志. - 2 - 4 - 445
腿骨受伤/萧怀之//光华医药杂志. - 4 - 37 - 363

萧继志
危险痢症治验谈/萧继志//光华医药杂志. - 4 - 38 - 198
猪腰子治愈虚损两危症/萧继志//光华医药杂志. - 4 - 39 - 32

萧建中
妇女生理浅说(连载)/萧建中//国医砥柱月刊. - 5 - 18 - 586,675

萧介青
本报宜辟释经栏说/萧介青//三三医报. - 2 - 34 - 42
呈张寿甫先生书/萧介青//三三医报. - 2 - 35 - 119 //沈阳医学杂志. - 3 - 3 - 209
答卢先生问药/萧介青//三三医报. - 2 - 30 - 443
各医报不宜载专著说/萧介青//三三医报. - 2 - 34 - 41
黄帝内经太素例言/萧介青//三三医报. - 2 - 32 - 490
黄帝内经太素序/萧介青//三三医报. - 2 - 32 - 489
寿陆公晋笙六十诗/萧介青//三三医报. - 2 - 30 - 211
特售预约券/杨燧熙;萧介青//绍兴医药月报. - 2 - 37 - 350
问药/萧介青//三三医报. - 2 - 31 - 595
校正黄帝内经太素序/萧介青//三三医报. - 2 - 32 - 488
医界革命论/萧介青//三三医报. - 2 - 32 - 473
阴户出虫洋肥皂治验/萧介青//三三医报. - 2 - 31 - 529
镇江杨燧熙汉口萧介青启事/杨燧熙,萧介青//三三医报. - 2 - 31 - 578
致寿甫永言二先生书/萧介青//三三医报. - 2 - 32 - 529
致周小农君书/萧介青//三三医报. - 2 - 32 - 529
重校小儿卫生总微论方记/萧介青//三三医报. - 2 - 32 - 493
组织中医界御敌团之刍议/萧介青//三三医报. - 2 - 34 - 587

萧九皋
江西吉安萧九皋来函/萧九皋//医学杂志. - 2 -

16－381

萧君绛

武昌萧君绛君来函/萧君绛//中医新生命.－5－6－62

萧君君绛来函/萧君绛//中医新生命.－5－6－413

萧俊逸

病家应有的觉悟/萧俊逸//医界春秋.－3－10－337

春温邪伏肺肾治验纪实（连载）/萧俊逸//光华医药杂志.－4－41－381,480

答案二则/萧俊逸//医界春秋.－3－9－419

答林建廷君问鼻不闻香臭之治疗法/萧俊逸//医界春秋.－3－9－174

大便下血之验方报告/萧俊逸//医界春秋.－3－11－176

肺痨之原因病理及治疗/萧俊逸//光华医药杂志.－4－38－112

感冒病之原因/萧俊逸//光华医药杂志.－4－35－302

急性肺炎的探讨/萧俊逸//中国医药月刊.－5－33－498

俊德堂医学笔记/萧俊逸//医界春秋.－3－9－464

痢疾的前驱症怎样鉴别治疗/萧俊逸//中国医药月刊.－5－33－499

论脑窦血塞症/萧俊逸//医界春秋.－3－14－415

论女子肺痨与男子肺痨之不同/萧俊逸//光华医药杂志.－4－38－19

论平人泻泄溏泄便燥/萧俊逸//医界春秋.－3－9－152

论七情之病变属于血液/萧俊逸//医界春秋.－3－10－435

论失眠证与血液之关系/萧俊逸//医界春秋.－3－13－348

论郁血性咳嗽（即心藏性肺炎）/萧俊逸//医界春秋.－3－11－14

论杂病疗法二则/萧俊逸//医界春秋.－3－11－89

麻疹咳嗽发热之研究/萧俊逸//医界春秋.－3－9－209

脑病述要/萧俊逸//医界春秋.－3－13－449

女子骨蒸劳之原因及疗法/萧俊逸//医林一谔.－4－11－538//光华医药杂志.－4－37－117

女子长期恶寒之研究/萧俊逸//光华医药杂志.－4－37－204

枪伤之肺脓疡/萧俊逸//华西医药杂志.－5－36－328

妊娠淤血证之研究/萧俊逸//医界春秋.－3－10－288

伤寒治疗一得（连载）/萧俊逸//中国医药月刊.－5－33－522,542,555,581

桃仁承气汤为清血排毒剂之治验/萧俊逸//光华医药杂志.－4－41－284

夜睡舌燥之解释/萧俊逸//医界春秋.－3－9－152

征求断产实验药/萧俊逸//医界春秋.－3－10－73

重用石膏治愈小儿痉湿之纪实/萧俊逸//光华医药杂志.－4－39－318

萧葵日

妇孺病症论/萧葵日//神州国医学报.－4－16－317

针法有补泻迎随说/萧葵日//神州国医学报.－4－16－96

针灸浅说/萧葵日//神州国医学报.－4－16－137

萧丽水

耳病之研究/萧丽水//光华医药杂志.－4－38－325

萧连城

为中医药界请愿事向当道进一言/萧连城//华西医药杂志.－5－37－193

萧龙友

非惊论/萧龙友//光华医药杂志.-4-36-384

肝病论叙/萧龙友//北京医药月刊.-5-21-69

寿孙祥麟中将/萧龙友//北京医药月刊.-5-21
-71

新刻孙先生内经浅注序/萧龙友//北平医药月
刊.-5-9-238

序赵树屏著中国医学史纲要/萧龙友//北京医
药月刊.-5-21-311

医药月刊题词/萧龙友,周蓉敬,北平国产药品
业同业公会//北平医药月刊.-5-9-29,
237,378

整理中医药学意见书/萧龙友//北平医药月刊
.-5-9-271

萧 然

问瘤疾治法/萧然//绍兴医药学报星期增刊.-1
-21-447

萧尚之

呈中央国医馆衡选教材之建议书(连载)/周禹锡,
萧尚之//医界春秋.-3-8-529.-3-9-28

盲肠炎治愈报告三则/郭敬三,萧尚之,周禹锡
//新中华医药月刊.-5-35-328

上中央国医馆建议书/周禹锡,萧尚之//医林一
谔.-4-8-260

致某病者书/萧尚之//三三医报.-2-36-520

萧少军

滤水器之灭水毒/萧少军//中西医学报.-1-33
-455

萧世彬

常山药垦实录/萧世彬//新中华医药月刊.-5-
35-532

萧叔轩

独裁政治与医学建设(连载)/萧叔轩//北平医
药月刊.-5-9-486//中西医药.-5-10-12

甘草之止渴作用/萧叔轩//杏林医学月报.-3-

19-227

结核病在中国医学上之史的发展(连载)/萧叔
轩//医史杂志.-5-38-367.-5-39-33,
89,147

民俗的医药(二):月经妇女之性的禁忌(连载)/
萧叔轩//中西医药.-5-12-357,453

民俗的医药(一):无辜考(连载)/萧叔轩//中西
医药.-5-11-379.-5-12-42,149.-5-13
-22

医学建设之精神基干民族自信/萧叔轩//中西
医药.-5-10-163

萧退庵

包氏诊断学(连载)/包识生(著);萧退庵(校)//
神州医药学报.-1-46-165,261

此之谓科学万能/萧退庵//神州国医学报.-4-
15-471

纪念三一七/顾渭川,萧退庵//国医杂志.-4-
13-354//神州国医学报.-4-16-295

全国医药界当一致拒用劣货药材/萧退庵//神
州国医学报.-4-14-369

夏理彬萧退庵殷震一启事/夏理彬,萧退庵,殷
震一//国医砥柱月刊.-5-18-510

鲜茅根生石膏与西药阿斯必林并用可代羚羊角
质疑/萧退庵//神州国医学报.-4-14-323

中国医学月刊出版祝词/萧退庵//国医砥柱月
刊.-5-18-534

萧 熙

荆芥治产后痉厥/萧熙//杏林医学月报.-3-18
-511

痢疾经验报告(一)至(三)/萧熙//华西医药杂
志.-5-36-487,543.-5-37-97

内经肝脏今释(连载)/萧熙//医界春秋.-3-8-
462,512

破故纸庐杂话/萧熙//医界春秋.-3-9-113

热性病之耳聋/萧熙//医界春秋.-3-9-12

时逸人先生新编中国急性传染病学序/沈仲圭,
萧熙//医学杂志.-2-14-501

足厥阴与阴器及舌之关系(连载)/萧熙//杏林

医学月报.-3-18-381,431

萧性坚

答问/萧性坚(问)//中医新生命.-5-7-450

萧延平

湿温之治验/萧延平//医学杂志.-2-10-254

暑热症之治验/萧延平//医学杂志.-2-10
-252

孕之辨治/萧延平//医学杂志.-2-10-253

萧有声

鹿茸与麝香/萧有声//光华医药杂志.-4-36
-565

萧樾庭

各科验方创伤类/萧樾庭//国医砥柱月刊.-5-
16-420.-5-16-626

各科验方犬咬类/萧樾庭//国医砥柱月刊.-5-
17-145

各科验方外科类(一)至(二)/萧樾庭//国医砥
柱月刊.-5-16-357

各科验方瘟毒类/萧樾庭//国医砥柱月刊.-5-
15-626

各科验方眼科类/萧樾庭//国医砥柱月刊.-5-
15-574

国医砥柱月刊创刊纪念序/萧樾庭//国医砥柱
月刊.-5-15-598

针灸验案/萧樾庭//国医砥柱月刊.-5-17
-162

萧韵赓

问胁骨低陷之调理法/萧韵赓//自强医学月刊
.-3-40-676

萧镇南

便血喘症等之治验/萧镇南//针灸杂志.-4-28
-398

萧梓材

改正中西合璧实用生理学序/萧梓材//杏林医
学月报.-3-22-196

我对于心脏发光的奇女子之研究/萧梓材//现
代医药月刊.-4-27-347

萧梓材函授医学启事/萧梓材//医学杂志.-2-
17-129

中医外科医学教科书序/萧梓材//文医半月刊
.-5-14-484

霄

胡适之与黄芪/霄//绍兴医药学报星期增刊.-1
-22-203

嚣嚣子

答游戏问题/嚣嚣子//绍兴医药学报星期增刊
.-1-21-55

小 帆

日本药理学会演说中关于中药的研究报告/小
帆(译)//医林一谔.-4-11-212

小河间生

内经九方征实/小河间生//沈阳医学杂志.-3-
2-422

望雨赋(以企予望之为韵)/小河间生//沈阳医
学杂志.-3-3-44

医方应征宣布/小河间生//沈阳医学杂志.-3-
1-217

小 可

弛身适性之清眠/小可//中医世界.-3-38
-200

小 明

振兴中医论/小明//中国医药月刊.-5-32
-263

晓 峰

性变研究/晓峰//光华医药杂志.-4-41-598

晓钟

吉林采人参记/晓钟//华西医药杂志.-5-36
-274

筱呆生

敬问痼症年久是否能愈祈赐详教/筱呆生//沈
阳医学杂志.-3-3-308

讨论会意见书/筱呆生//沈阳医学杂志.-3-3-
368

筱璈

中气论/筱鞋璈瑔//沈阳医学杂志.-3-3-286

筱梅

钞票与苍蝇杀人力量之比较/筱梅//中国医学
月刊.-3-15-8

筱士

中医盛行于美国/筱士//三三医报.-2-36-48
//医界春秋.-3-5-152

篠本慎一

六零六之关系(日本医学士篠本慎一)/[日]篠
本慎一//医学杂志.-2-2-241

篠田平三郎

药草与毒草(连载)/[日]篠田平三郎(原著);
张若霞(译述)//绍兴医药学报.-1-12-
363,419,497.-1-13-147,359.-1-14-
15,133,201,269

孝群

蜂蜜致命异闻/孝群//杏林医学月报.-3-21
-334

肖波

汤头歌括正误之探讨(三)/肖波//医界春秋.-3
-14-142

效寰

答松江诒沈砚君问烂脚疗法/效寰//绍兴医药
学报星期增刊.-1-21-334

问西药金鸡纳霜/效寰//绍兴医药学报星期增
刊.-1-21-318

笑

猛虎死于肺痨/笑//光华医药杂志.-4-38
-391

笑红馆主

医林杂记/笑红馆主//绍兴医药月报.-2-41
-149

笑庸

新绛并非茜草/笑庸//绍兴医药学报星期增刊
.-1-21-413

啸埃

老年人摄生要旨/啸埃//三三医报.-2-33
-176

啸月

豆腐略说/啸月//中西医学报.-1-36-492

协和报

介绍新撰虚痨讲义/协和报//中西医学报.-1-
27-25

絮庐

色彩与修饰/絮庐//中西医学报.-1-37-93

谢安之

答案八则/谢安之//医界春秋.-3-8-69

答案六则/谢安之//医界春秋.-3-9-313

答案四则/谢安之//医界春秋.-3-9-470.-3
-10-72

答黄中坤君征求虚劳病案/谢安之//医界春秋
.-3-9-265

答刘鸿钧君代弟问病及治法案二/谢安之//医

界春秋.-3-8-148

答平君步云代戚征案/谢安之//医界春秋.-3-10-72

答苏子才君问案/谢安之//医界春秋.-3-7-255

答谭智筠君为弟妇征求癥瘕病案/谢安之//医界春秋.-3-9-265

答汪君为光代室征案/谢安之//医界春秋.-3-10-71

答许馥莘君问案/谢安之//医界春秋.-3-7-254

答叶橘泉君问案二/谢安之//医界春秋.-3-8-147

答邹季君问案二/谢安之//医界春秋.-3-8-149

读孙傅舟君与余奉仙君论麻黄大黄之感言/谢安之//医界春秋.-3-8-138

葛根之研究/谢安之//中医世界.-3-27-502//现代中医.-4-42-544

桂枝去桂加茯苓白术汤之研究/谢安之//国医杂志.-4-13-35

麦门冬之研究/谢安之//中医世界.-3-25-453

祁阳友竹医寓笔记/谢安之//医界春秋.-3-8-64.-3-9-261.-3-10-28

吴氏温病条辨上焦篇之评议/谢安之//医界春秋.-3-10-67

薤白解/谢安之//现代中医.-4-43-228

哑者能言/谢安之//医界春秋.-3-9-446

验方一束/谢安之//现代中医.-4-43-326

阴阳交/谢安之//医界春秋.-3-9-49

阴阳易/谢安之//医界春秋.-3-9-49

友竹藏书楼验方选录/谢安之//中医杂志.-2-22-373

友竹医寓漫谈(连载)/谢安之//现代中医.-4-43-259,321

友竹医寓医验录/谢安之//中医杂志.-2-25-243

张仲景姓名事迹考/郭象升(著);谢安之(录)//中医世界.-3-26-384

征求答案/谢安之//医界春秋.-3-10-73

治验二则/谢安之//中医杂志.-2-24-365

治痒捷法/谢安之//光华医药杂志.-4-36-202

仲景用附子之研究/谢安之//医界春秋.-3-8-192//现代中医.-4-42-225

祝诗四则/沙亦恕,魏世贵,谢安之,郭先举//医界春秋.-3-9-388

谢碧澄

气病述要/谢碧澄//国医砥柱月刊.-5-17-30

小便不通与肺之关系说/谢碧澄//国医砥柱月刊.-5-17-240

谢秉吾

人体外形部位名称图解/谢秉吾//针灸杂志.-4-29-196

谢伯昂

温病浅说/谢伯昂//医学杂志.-2-9 536

谢伯高

小儿应种牛痘说/谢伯高//绍兴医药月报.-2-41-217

谢　昌

理虚元鉴补正初草(连载)/[日]绮石(原本);谢昌(补正)//神州国医学报.-4-14-22,61

谢池春

疫证治验两则/谢池春//神州医药学报.-1-44-480

治验一则/谢池春//神州医药学报.-1-44-483

谢从政

为小女病征求治法/谢从政//三三医报.-2-30-14

谢德金

论五苓散与猪苓汤/谢德金//国医杂志.-4-13

－103

谢栋忱

伤寒由毛窍而入温病由口鼻而入之质疑/谢栋忱//北京医药月刊.-5-21-346

谢 芳

诚意征求灌耳流脓灵方/谢芳//华西医药杂志.-5-37-337

谢飞鸿

月刊总社六十期纪念题诗一首/谢飞鸿//国医砥柱月刊.-5-18-366

谢斐予

白带之研究/谢斐予//光华医药杂志.-4-35-402

谢奋扬

继往开来/谢奋扬//国医砥柱月刊.-5-18-357

谢馥承

代友求治及问自病治法/谢馥承//三三医报.-2-30-53

谢公展

西医屠刀下之成绩/谢公展//中医世界.-3-26-536

谢功肃

金匮要略源流考/谢功肃//医林一谔.-4-8-380

谢 观

成方便读序/谢观//医学杂志.-2-15-514

谢桂生

谢桂生君来书/谢桂生//中医新生命.-5-8-521

谢衡卿

本年司天在泉之一验/谢衡卿//中医指导录.-3-37-293

读书札记/谢衡卿//中医指导录.-3-38-635

国药不能保险生命/谢衡卿//中医指导录.-4-4-337

看了所谓国医以后/谢衡卿//中医指导录.-4-4-211

南洋群岛之疾病观/谢衡卿//中医世界.-3-35-158

一部内经的真价值/谢衡卿//中医指导录.-4-4-243

中医在南洋之势力/谢衡卿//中医指导录.-4-4-151

自然疗能与中药/谢衡卿//中医指导录.-4-4-336

谢洪赍

论心思与体魄之关系/谢洪赍//中西医学报.-1-32-319

美国医学界之新流派/谢洪赍//医学报.-1-7-497//中西医学报.-1-23-39

免病神方/谢洪赍//中西医学报.-1-23-471

说饥/谢洪赍//中西医学报.-1-32-328

琐习与卫生室碣说/谢洪赍//中西医学报.-1-24-174

学生卫生谈/谢洪赍//中西医学报.-1-24-414

谢汇东

复湖南国医公会委员余君华龛函/谢汇东//医界春秋.-3-8-437

汉口医药学刊社来函/谢汇东//医学杂志.-2-13-643

湖北国医教材编撰委员会来函/谢汇东//医界春秋.-3-10-524

条呈湖北水灾救济会组设防疫治疗所文/谢汇东//医学杂志.-2-17-5

为撤销全国医药总会事上蒋主席书/谢汇东//医林一谔.-4-8-293

谢汇东先生为编纂国医教材函/谢汇东//医学杂志.-2-16-136

中西医药统一化中国医药科学化中西医师切实携起手来/谢汇东//国医砥柱月刊.-5-18-474

谢惠安

痢/谢惠安//光华医药杂志.-4-39-447

谢季彦

脉有阴阳说/谢季彦//中医杂志.-2-23-546

谢建明

本志三周年偶成二律/谢建明//针灸杂志.-4-32-4

编辑股启事/谢建明//针灸杂志.-4-29-460

编辑者言/谢建明//针灸杂志.-4-31-150,318,422

关于增补伤寒论六经汇证针灸治疗编之讨论/姚荷生(来函);谢建明(复函)//针灸杂志.-4-30-131

介绍几句话/谢建明//针灸杂志.-4-33-359

内经讲义/谢建明//针灸杂志.-4-30-285

内经讲义绪言/谢建明//针灸杂志.-4-30-270

奇针列传(连载)/谢建明//针灸杂志.-4-29-127,235,347

奇针列传书后/谢建明//针灸杂志.-4-29-463

尸厥感言/谢建明//针灸杂志.-4-29-12

铜人经穴图考编辑后记/谢建明//针灸杂志.-4-32-393

为本社暨针灸杂志讲习所疗养院说辞/谢建明//针灸杂志.-4-31-234

谢建明紧要启事/谢建明//针灸杂志.-4-31-305

谢建明赵尔康启事/谢建明,赵尔康//针灸杂志.-4-29-90

增补伤寒论六经汇证针灸治疗编(连载)/谢建明//针灸杂志.-4-30-51,129,195

增订中国针灸治疗学跋/谢建明//针灸杂志.-4-31-87

针灸是治疗术之一种治疗宜以诊断为重诊断即是望闻问切之四诊论/谢建明//针灸杂志.-4-28-536

针灸问答(连载)/汪石山(原著);谢建明(校正)//针灸杂志.-4-32-67,149,327,427,489.-4-33-41,133,299,415

针灸问答/汪石山(原著);谢建明(校正)//针灸杂志.-4-33-219

针灸杂志说/谢建明//针灸杂志.-4-29-11

重刊古本十四经发挥跋/谢建明//针灸杂志.-4-30-549

谢剑鸣

脑膜炎之特效疗法/谢剑鸣//医界春秋.-3-12-177//杏林医学月报.-3-22-69

谢剑新

疾病与脊柱之关系/谢剑新//中医世界.-3-34-30

整治脊椎脱骨可以治病之原理/谢剑新//中医世界.-3-34-184

谢杰鄂

大汶口分社正式成立/谢杰鄂//国医砥柱月刊.-5-18-413

谢筠寿

褚民谊先生在上海女子医专演词片片录/谢筠寿//德华医学杂志.-1-39-547

谢　立

生命危机的警告高血压/爱维(IrvineB. Alice)(著);谢立(译)//德华医学杂志.-1-39-393

谢利恒

成方歌括序/谢利恒//医界春秋.-3-10-443//国医杂志.-4-7-111

澄庐医案/谢利恒//中医指导录.-4-1-505

澄斋医案(连载)/谢利恒//国医杂志.-4-12-375,433.-4-13-47,113,181,257

澄斋医话(连载)/谢利恒//光华医药杂志.-4-36-419,580.-4-37-73,253,351,533

处理急痧时疫法三则/谢利恒//中医指导录.-3-39-284

发扬国光/谢利恒//针灸杂志.-4-32-4

各地中医学校当局公鉴/谢利恒//光华医药杂志.-4-39-279

关于中医改良声中之四大问题/谢利恒(改)//医界春秋.-3-5-143

近代名医医案一脔(一):谢利恒先生医案/谢利恒//中医世界.-3-25-123

晋京报告书/张梅庵,谢利恒,丁仲英,张始生//医林一谔.-4-8-183

全国医药团体代表晋京请愿文/谢利恒//中西医药.-5-13-258

伤寒杂病论考证/谢利恒//国医文献.-5-15-83

上海谢利恒先生来函/谢利恒//医学杂志.-2-17-389

麝香与鹿茸/谢利恒//医界春秋.-3-14-488

生命之原理/谢利恒//复兴中医.-5-31-153

盛心如先生方剂学序/谢利恒//光华医药杂志.-4-37-344

投胎的故事(生命之原理之一部分)/谢利恒(讲述);姜筠(笔记)//现代中医.-4-42-153

王一仁诊疗启事/余继鸿,丁仲英,谢利恒,徐访儒//中医杂志.-2-23-4,194

为光华医药杂志二周纪念勖吾界青年/谢利恒//光华医药杂志.-4-38-291

武进张伯熙先生序/谢利恒//医学杂志.-2-18-357

夏令卫生治疗法/谢利恒//中医指导录.-3-39-526

谢利恒启事/谢利恒//光华医药杂志.-4-40-7

谢利恒先生题字/谢利恒//现代医药月刊.-4-27-83

药盦居士医案序/谢利恒//中医指导录.-3-37-391

征求全国药品状况通告/谢利恒//国医公报.-4-25-382//文医半月刊.-5-14-208

中国医学源流论(连载)/谢利恒//国医公报.-4-20-483.-4-21-164,355.-4-22-175,297,539.-4-23-71

中国医学源流论(一)至(二十二)/谢利恒(述);王林芳(录);姚兆培(校)//医界春秋.-3-5-230,253,289,312,343,364,391,422,453,482,509,544.-3-6-41,71,97,130,154,188,256,300,402,440

谢 涟

警告医界四则/谢涟//中医杂志.-2-19-359

乳疽神效方/谢涟//中医杂志.-2-19-344

谢良毅

钝刀新试录/谢良毅//中医新生命.-5-6-164

课卷/谢良毅//中医新生命.-5-8-334

习题第十二号/谢良毅//中医新生命.-5-8-199

习题第十一号/谢良毅//中医新生命.-5-8-263

险证纪实/谢良毅//中医新生命.-5-6-296

谢君良毅来函/谢良毅//中医新生命.-5-6-179

谢良毅问渊雷夫子答/谢良毅(问);陆渊雷(答)//中医新生命.-5-6-531

治验方案一则/谢良毅//中医新生命.-5-6-227

谢铭山

小便癃闭用探吐法/谢铭山(著);陈莲峰(录)//医学杂志.-2-6-70

谢屏珊

论学医宜以中医为体西医为用/谢屏珊//神州医药学报.-1-43-491

谢其安

六零六中毒之原因及疗法/谢其安//中西医学

报.-1-37-475

谢清舫

方论集腋小引/谢清舫//神州医药学报.-1-47-289

谢仁山

辨肠热证/谢仁山//杏林医学月报.-3-21-196

读白头翁汤而感想到噤口痢证/谢仁山//杏林医学月报.-3-21-112

读内经今夫热病者皆伤寒之类也有感/谢仁山//杏林医学月报.-3-22-459

读西报论发热与退热之感按/谢仁山//杏林医学月报.-3-21-62

风雨与疫气之关系/谢仁山//杏林医学月报.-3-21-24

检讨少阴篇之三承气证/谢仁山//杏林医学月报.-3-23-143

筋脑关系之商榷/谢仁山//现代医药月刊.-4-27-270

厥证辨/谢仁山//杏林医学月报.-3-20-462

论烦躁证/谢仁山//杏林医学月报.-3-21-288

脑膜炎之我见/谢仁山//杏林医学月报.-3-20-421

听许地山先生讲国学问题有感/谢仁山//杏林医学月报.-3-22-233

由梦呓而说到谵语郑声/谢仁山//杏林医学月报.-3-22-23

由气候之感觉而论到伤寒/谢仁山//杏林医学月报.-3-20-419

脏有要害之商榷/谢仁山//杏林医学月报.-3-21-239

谢如璧

接骨草药的研究/谢如璧//国医砥柱月刊.-5-18-443

谢少昂

通外窍而利内窍/谢少昂(著);陈莲峰(录)//医学杂志.-2-7-344

误服龙胆泻肝汤致脚筋挛急治愈/谢少昂//医学杂志.-2-7-222

谢时雨

脱肛便血如何得治/谢时雨//针灸杂志.-4-28-295

谢氏月

胎产用药谈/谢氏月//中医世界.-3-25-305

谢守拙

问胃弱及骨节疼痛治法/谢守拙//绍兴医药学报星期增刊.-1-21-206

谢寿枬

煎厥病验案/谢寿枬//医界春秋.-3-8-520

生春医馆验案(连载)/谢寿枬//医界春秋.-3-9-115,170,262,311,353

谢寿愚

寄刊眼科书/谢寿愚//绍兴医药学报.-1-15-493

问百五十/谢寿愚//绍兴医药学报.-1-16-114

谢诵穆

本草小记:马齿苋/谢诵穆//中国医药月刊.-5-33-176

编者启事/谢诵穆//中医新生命.-5-8-467

病机气宜保命集/谢诵穆//神州国医学报.-4-15-447

补正/谢诵穆//中国医药月刊.-5-33-65

陈修园(连载)/谢诵穆//中医新生命.-5-7-609.-5-8-19

谌养方问谢诵穆答/谌养方(问);谢诵穆(答)//中医新生命.-5-6-132

传染病及消毒法纲要/谢诵穆//神州国医学报.-4-17-270

答王壮公/谢诵穆//中医新生命.-5-8-205

答问/谌养方(问);谢诵穆(答)//中医新生命.-

5-7-572

答问/纪会杰(问);谢诵穆(答)//中医新生命.-
5-7-520

答问/孔伯毅(问);谢诵穆(答)//中医新生命.-
5-7-50

答问/李惠民(问);谢诵穆(答)//中医新生命.-
5-8-415

答问/李简青(问);谢诵穆(答)//中医新生命.-
5-8-137,415,519

答问/李新文(问);谢诵穆(答)//中医新生命.-
5-8-464

答问/吕在申(问);谢诵穆(答)//中医新生命.-
5-7-49

答问/马本良(问);谢诵穆(答)//中医新生命.-
5-7-109

答问/毛毅之(问);谢诵穆(答)//中医新生命.-
5-8-55

答问/王文达(问);谢诵穆(答)//中医新生命.-
5-7-109

答问/吴承芳(问);谢诵穆(答)//中医新生命.-
5-7-520

答问/张伟羧(问);谢诵穆(答)//中医新生命.-
5-7-173,290,291,352,353,353,400

答问/周宗祺(问);谢诵穆(答)//中医新生命.-
5-7-638

答问/壮公(问);谢诵穆(答)//中医新生命.-5
-7-451,571,638.-5-8-54

答问四/李简青(问);谢诵穆(答)//中医新生命
.-5-8-137

读了中华民国医药学会上五院长论国医馆书以
后(连载)/谢诵穆//自强医学月刊.-3-41-
295,377

读了中华民国医药学会上主席及五院长论国医
馆书以后(附中华民国医药学会原书)/谢诵
穆/国医公报.-4-19-93

读颅囟经札记/谢诵穆//神州国医学报.-4-15
-306

读书随笔(连载)/谢诵穆//神州国医学报.-4-
14-226,279,334,391,464,511,563,610.-4
-15-31,75,132

读四库提要医家类札记/谢诵穆//神州国医学
报.-4-15-177

段仲三问诵穆答/段仲三(问);谢诵穆(答)//中
医新生命.-5-6-534

对于国医馆的欢呼和讴歌/谢诵穆//自强医学
月刊.-3-41-137//医林一谔.-4-8-158

敦煌石室古本草巡礼/谢诵穆//现代中医.-4-
43-31

发刊词/谢诵穆//中医新生命.-5-6-5

腹诊/谢诵穆//自强医学月刊.-3-40-515

各同道对于中央国医馆整理国医药学术标准大
纲草案之研究(五)上中央国医馆学术委员会
书/谢诵穆//神州国医学报.-4-14-366

古代医学与宗教之关系考(连载)/谢诵穆//国
医杂志.-4-12-303,387

关于方剂(连载)/谢诵穆//中医新生命.-5-8-
96,174

关于药物(连载)/谢诵穆//中医新生命.-5-8-
440,503

国药之历史观与改进论(连载)/谢诵穆//神州
国医学报.-4-15-478,523,607.-4-16-
21,47,138,190,320,380,410,448,506,549
.-4-17-10,49,93,138,190,254,281,301,
352,387,431,462.-4-18-13,50,99,136,
194,344,385,438

和汉药物之片段/谢诵穆//中国医药月刊.-5-
32-610

急性热病治验举例(连载)/谢诵穆//中国医药
月刊.-5-33-82,105

抗日救灾谈到国医/谢诵穆//自强医学月刊.-3
-41-483

孔伯毅问诵穆答/孔伯毅(问);谢诵穆(答)//中
医新生命.-5-6-596

临床应用汉方医学解说之发挥/谢诵穆//医林
一谔.-4-8-423

临证杂记(连载)/谢诵穆//中医新生命.-5-6-
286,330.-5-7-266,322

陆渊雷谢诵穆启事/陆渊雷,谢诵穆//中医新生
命.-5-8-154

蒙汗药考(转载中医周刊)/谢诵穆//国医正言

.-5-5-639

痞病诊疗法之检阅/谢诵穆//中医新生命.-5-
6-389

痧之释义(连载)/谢诵穆//中国医药月刊.-5-
33-23,66

神农本草经疾病之分析/谢诵穆//神州国医学
报.-4-14-552

十药神书考/谢诵穆//苏州国医杂志.-5-2
-303

四库未收书目提要医家类/谢诵穆//中国医药
月刊.-5-33-256

谈医药副刊(连载)/谢诵穆//中医新生命.-5-
7-496,551

王志敬蒋友良问/谢诵穆//中医新生命.-5-6-
29

温病论衡(连载)/谢诵穆//中医新生命.-5-6-
332,403,452,514,577.-5-7-27,91,151

瘟疫研究(连载)/谢诵穆//中医新生命.-5-8-
559,606

吴敬伯问谢诵穆答/吴敬伯(问);谢诵穆(答);
陆渊雷(附答)//中医新生命.-5-6-27

现代本草生药学之展阅/谢诵穆//中医新生命
.-5-7-436

小儿习见之胃肠病/沈仲圭,谢诵穆//神州国医
学报.-4-15-8

谢诵穆启事/谢诵穆//中医新生命.-5-8-528

新春里的热望/谢诵穆//中医新生命.-5-6
-255

新年试笔/谢诵穆//中医新生命.-5-7-301

徐灵胎评传(连载)/谢诵穆//现代中医.-4-42
-18,64,111,140

严襄平问谢诵穆答/严襄平(问);谢诵穆(答)//
中医新生命.-5-6-131

研究药物之我见(三年级课卷选录)/谢诵穆//
苏州国医杂志.-5-2-592

研究中医者必读之书/谢诵穆//中医新生命.-5
-6-206

药物偶识(大麦芽)/谢诵穆//国医导报.-5-30
-356

药物学笔记(一)至(二)/张始生(讲);谢诵穆

(记)//神州国医学报.-4-14-29,70

叶天士临证指南/谢诵穆//中医新生命.-5-8-
235

医家座右铭(连载)/谢诵穆//中国医药月刊.-5
-33-128,156,176

医家座右铭/谢诵穆//华西医药杂志.-5-36
-489

医学读书录/谢诵穆//中国医药月刊.-5-32
-617

与神州国医学报编辑书/谢诵穆//神州国医学
报.-4-17-368

增纂国药新辞典序/谢诵穆//神州国医学报.-4
-14-604

赠文/谢诵穆//苏州国医杂志.-5-2-21

札记二则/谢诵穆//中医新生命.-5-6-567

札记三条/谢诵穆//中医新生命.-5-7-379

札记一则犹太之贵显人物/谢诵穆//神州国医
学报.-4-16-273

帐中遗稿考/谢诵穆//中医新生命.-5-8-614

珍本医书集成序/沈仲圭,谢诵穆//国医公报.-
4-25-374

中国医学伪书考/谢诵穆//医史杂志.-5-38
-57

中药之止血剂/谢诵穆//医界春秋.-3-13
-269

中医浅说之批评/谢诵穆//中医新生命.-5-6-
112

中医往何处去/谢诵穆//中医新生命.-5-6
-143

中医伪书考(连载)/谢诵穆//中医新生命.-5-
8-312,374

朱哲明问谢诵穆答/朱哲明(问);谢诵穆(答)//
中医新生命.-5-6-156

谢遂畅

脑膜炎案/谢遂畅//神州国医学报.-4-15-176

谢羲忱

论不咳之肺痨病(连载)/谢羲忱//医学杂志.-2
-13-470//神州国医学报.-4-14-488,539

谢馨谷

古人卫生粹言/谢馨谷//绍兴医药月报.-2-41
　-461

谢杏园

一得集录(连载)/谢杏园//中医杂志.-2-25-
　417.-2-26-130,292

谢绪仙

多骨疑为天灵盖治验记/谢绪仙//现代中医.-4
　-42-454

关于私处食猪肝之来函/谢绪仙//现代中医.-4
　-42-426

疗治儿童奇病记(连载)/谢绪仙//现代中医.-4
　-42-477,555

治刿颈经验谈/谢绪仙//现代中医.-4-42
　-496

谢养吾

问足病治法/谢养吾//三三医报.-2-29-470

谢一飞

一日间之卫生/谢一飞//医学杂志.-2-15-
　609//中医世界.-3-36-516

谢应三

内经考源/谢应三(著);周复生(录)//光华医药
　杂志.-4-38-235

谢映庐

得心集医案(连载)/谢映庐(著);沈仲圭(校)//
　中医杂志.-2-25-105,269

谢友书

(一)肝肾两亏(二)病后瘖聋(三)阴吹/谢友书
　//光华医药杂志.-4-40-561

肾风阴吹暴瘖/谢友书//光华医药杂志.-4-40
　-96

肾厥头痛/谢友书//光华医药杂志.-4-40
　-268

谢又新

报告时病请研究/谢又新//三三医报.-2-29
　-34

风为百病之长/谢又新//绍兴医药学报.-1-19
　-447

为规定诊方告同志们/谢又新//绍兴医药学报
　星期增刊.-1-22-439

忠告同业/谢又新//绍兴医药学报.-1-20
　-177

谢幼安

温邪吐血案/谢幼安//中医杂志.-2-23-332

谢幼舟

本分会代表赴上海大会演说词/谢幼舟//绍兴
　医药学报.-1-11-504

谢榆孙

卢君育和痢疾忌表论窃伸鄙议商榷之/谢榆孙
　//三三医报.-2-32-12

绍兴医药学报和县高君思潜论痧疹窃伸鄙议商
　榷之/谢榆孙//三三医报.-2-32-11

谢　瑜

女医服务社会兼能操持家政的特性/谢瑜//光
　华医药杂志.-4-35-382

谈谈妇女之普遍病/谢瑜//中医指导录.-3-38
　-539

中国女医考/谢瑜//光华医药杂志.-4-35
　-422

谢玉书

药物质问/谢玉书//光华医药杂志.-4-40
　-266

谢裕东

敬询三事/谢裕东//医学杂志.-2-17-500

质疑三则/谢裕东//医学杂志.-2-17-186

谢允府

祝词/田又玙,谢允府//中医世界.-3-25-446
.-3-26-172

谢则仁

答张心一君之伤寒病的疑难问题/谢则仁//医
界春秋.-3-14-439

读伤寒论笔记/谢则仁//神州国医学报.-4-18
-431

对于统一病名之我见/谢则仁//神州国医学报
.-4-17-120

黑热病之治验及其传染之推测/谢则仁//神州
国医学报.-4-18-190

临病须审定证候为主说/谢则仁//神州国医学
报.-4-18-429

突眼瘿/谢则仁//中医新生命.-5-7-397

突眼瘿治验之研究/谢则仁//神州国医学报.4
-17-182

谢则仁君来书/谢则仁//中医新生命.-5-7
-232

谢泽霖

胃气下泄阴吹而正喧此谷气之实也膏发煎导之
解/谢泽霖//杏林医学月报.-3-16-152

谢仲墨

中国医学伪书考/谢仲墨//中国医药月刊.-5-
33-393//新中华医药月刊.-5-35-482

谢重辉

秫米诗/谢重辉//中医世界.-3-30-93

谢子衡

泊庐医案(连载)/汪逢春,谢子衡等(撰)//北京
医药月刊.-5-21-60,147,302,373,446,
499,545,606

谢子文

十余年痢疾之治验/谢子文//光华医药杂志.-4
-40-130

燮忱

敬送社友一善书/燮忱//三三医报.-2-30
-422

爕忱

闺思黄莺儿词(每句嵌药名)/爕忱//三三医报
.-2-31-81

敬送社友一善书/爕忱//三三医报.-2-30
-364

爕忱氏

答甘棠徐召南君/康维恂,爕忱氏//绍兴医药学
报星期增刊.-1-22-431

心

婴孩适当之食物/心//中西医学报.-1-37-94

心安斋

戒烟神效方/心安斋//医界春秋.-3-10-102

心耕

答心石君问三焦及大柴胡汤二则/心耕//绍兴
医药学报星期增刊.-1-22-77

答徐国良君问齿根出血治法/心耕//绍兴医药
学报星期增刊.-1-22-57

问风病治法/心耕//绍兴医药学报星期增刊.-1
-21-483

疑问一则/心耕//绍兴医药学报星期增刊.-1-
21-483

心痕女士

别直参辨伪/心痕女士//国医砥柱月刊.-5-16
-443

心农

阴阳五行是科学/心农//中医世界.-3-25-67

心社

心社简章/心社//中医杂志.-2-26-488

心 石

问三焦及大柴胡汤/心石//绍兴医药学报星期
增刊.-1-22-35

心 佗

知医与行医/心佗(录)//国医正言.-5-4-279

心 译

托尔斯泰之劳动主义/心译//中西医学报.-1-
36-205

心 幽

却避暑热之良方/心幽//中西医学报.-1-27
-435

忻

什么叫科学化的食物/忻//中医世界.-3-38
-614

辛丑生

黄疸病与湿家身色薰黄异同论/辛丑生//中医
杂志.-2-19-239

锌绎

实用针灸学(连载)/[日]加藤浩及(著);锌绎
//绍兴医药学报.-1-8-21,63

新甫子

斥医断(连载)/[日]新甫子(著述);秦伯未(选
录)//中医杂志.-2-24-354 .-2-25-
50,218
斥医断/[日]新甫子//中医世界.-3-33-36

新 光

看护妇座右箴/新光//中西医学报.-1-40-560

新加坡华商会馆

新加坡华商会馆规条/新加坡华商会馆//利济
学堂报.-1-3-63

新加坡医药会

星加坡医药会为争国医管理权致立法院电/新
加坡医药会//医学杂志.-2-15-521

新加坡智育界者

立法院通过国医条例辩论文/新加坡智育界者
//医学杂志.-2-15-543

新加坡中医联合会

新加坡中医联合会对于武汉中医公会呼吁之响
应/新加坡中医联合会//光华医药杂志.-4-
41-67

新加坡中医中药联合会

呈南京国民政府立法院文/新加坡中医中药联
合会//神州国医学报.-4-15-258
新加坡中医中药联合会宣布本会监察委员长虎
标永安堂大药房主任胡先生之义举/新加坡
中医中药联合会//国医杂志.-4-5-197

新民会首都指导部

新民会首都指导部训令/新民会首都指导部//
北京医药月刊.-5-21-167

新 术

妊娠新鉴别法/新术//光华医药杂志.-4-38
-391

新 元

慢性关节炎/承国维(作);新元(录)//华西医药
杂志.-5-37-320

新中国医学院

新中国医学院第四届毕业同学通讯录/新中国
医学院//新中医刊.-5-20-306
新中国医学院招生简章/新中国医学院//光华
医药杂志.-4-40-5

新中华医学会

新中华医药学会征求会员启事/新中华医学会

//新中华医药月刊.-5-35-265,325//华西医药杂志.-5-36-5,162

新中华医学会出版事业委员会

新中华医学会出版事业委员会聘书/新中华医学会出版事业委员会//国医砥柱月刊.-5-18-159

新中华医药学会

新中华医药学会对外译名核定/新中华医药学会//新中华医药月刊.-5-35-620

新中华医药学会会务新动向/新中华医药学会//新中华医药月刊.-5-35-334

新中华医药学会为编订会员通讯录及改订常年费通告/新中华医药学会//新中华医药月刊.-5-35-453//华西医药杂志.-5-36-428

新中华医药学会章程/新中华医药学会//新中华医药月刊.-5-35-290

新中华医药月刊社

本年中医师考试即将开始阅卷典委人选业经国府明令发表/新中华医药月刊社//新中华医药月刊.-5-35-640

当代名医验案及医话正在纂辑中/新中华医药月刊社//新中华医药月刊.-5-35-376

读者园地简则/新中华医药月刊社//新中华医药月刊.-5-35-204

高德明先生论文集将由广东新中医周刊社出版/新中华医药月刊社//新中华医药月刊.-5-35-461

古康平伤寒论重印征求预约/新中华医药月刊社//新中华医药月刊.-5-35-375

广西容县中医师公会会务新动向(容县航讯)/新中华医药月刊社//新中华医药月刊.-5-35-641

国府授勋新中华月刊主编人/新中华医药月刊社//新中华医药月刊.-5-35-335

国医砥柱月刊在平复刊/新中华医药月刊社//新中华医药月刊.-5-35-281

行政院应设置管理中医药委员会居正委员等向国防会建议/新中华医药月刊社//新中华医药月刊.-5-35-418

华中医药报民国三十四年元旦创刊/新中华医药月刊社//新中华医药月刊.-5-35-282

简复一/新中华医药月刊社//新中华医药月刊.-5-35-333

简讯一束/新中华医药月刊社//新中华医药月刊.-5-35-569

江西医药导报已复刊并聘名医赵敦簏为编辑/新中华医药月刊社//新中华医药月刊.-5-35-489

军队黄疸病的新发现/新中华医药月刊社//新中华医药月刊.-5-35-167

考试院延聘各科专家评阅中医师试卷/新中华医药月刊社//新中华医药月刊.-5-35-488

考选委员会将举行中医师考试/新中华医药月刊社//新中华医药月刊.-5-35-121

考选委员会举行第八次中医师检核会议/新中华医药月刊社//新中华医药月刊.-5-35-121

考选委员会举行第二十四次中医师检核会议/新中华医药月刊社//新中华医药月刊.-5-35-460

考选委员会举行第二十五次中医师检核会议/新中华医药月刊社//新中华医药月刊.-5-35-488

考选委员会召开二十三次中医师检核委员会议/新中华医药月刊社//新中华医药月刊.-5-35-377

临时开业执照有效期间将延长至明春六月/新中华医药月刊社//新中华医药月刊.-5-35-569

农林部中央林业实验所常山种植实验场周年纪念全体员战警摄影/新中华医药月刊社//新中华医药月刊.-5-35-497

欧美医讯汇志/新中华医药月刊社//新中华医药月刊.-5-35-376

培植中医新生命重庆市中医训练所续招插班生/新中华医药月刊社//新中华医药月刊.-5-35-187

全国中医师公会筹备委员会成立/新中华医药月刊社//新中华医药月刊.-5-35-88

三十六年度中医师考试定十月廿七日举行/新中华医药月刊社//新中华医药月刊.-5-35-603

上海区中医师考试情形/新中华医药月刊社//新中华医药月刊.-5-35-419

首届中医师考试放榜/新中华医药月刊社//新中华医药月刊.-5-35-568

四川省立中医院在筹划中/新中华医药月刊社//新中华医药月刊.-5-35-335

苏联医学界最新实验葱对于创口有胺基类药品同等功效/新中华医药月刊社//新中华医药月刊.-5-35-87

苏州筹办农村医师进修社/新中华医药月刊社//新中华医药月刊.-5-35-335

台湾省中医改进会现已改组成立/新中华医药月刊社//新中华医药月刊.-5-35-375

卫生部中医委员会举行首次会议/新中华医药月刊社//新中华医药月刊.-5-35-603

卫生署举行全国卫生行政会议/新中华医药月刊社//新中华医药月刊.-5-35-376

卫生署陪都中医院门诊部/新中华医药月刊社//新中华医药月刊.-5-35-40

卫生署中医委员会召开第二次在渝同人谈话会/新中华医药月刊社//新中华医药月刊.-5-35-121

卫生署中医委员会召开在渝同人谈话会/新中华医药月刊社//新中华医药月刊.-5-35-87

武进国医专科示招男女生/新中华医药月刊社//新中华医药月刊.-5-35-374

武进医界动态/新中华医药月刊社//新中华医药月刊.-5-35-282

现代医药杂志创刊号即将出版/新中华医药月刊社//新中华医药月刊.-5-35-167

限制中医师使用新药案最近不致实施/新中华医药月刊社//新中华医药月刊.-5-35-460,488

新中华医药学会成立宣言/新中华医药月刊社//新中华医药月刊.-5-35-263

新中华医药学会致电全国中西医药团体/新中华医药月刊社//新中华医药月刊.-5-35-334

新中华医药月刊编辑后记/新中华医药月刊社//新中华医药月刊.-5-35-49,89,122,168,207,252,283,335,377,420,461,489,570,605,639,691

新中华医药月刊紧要启事/新中华医药月刊社//新中华医药月刊.-5-35-121,152,191,513,633

新中华医药月刊三周年纪念征求纪念定户三万户启事/新中华医药月刊社//新中华医药月刊.-5-35-645

新中华医药月刊社函购书刊简则/新中华医药月刊社//新中华医药月刊.-5-35-604

新中华医药月刊社聘书/新中华医药月刊社//国医砥柱月刊.-5-18-192

修正管理成药规划/新中华医药月刊社(录)//新中华医药月刊.-5-35-86

一样一样/新中华医药月刊社//新中华医药月刊.-5-35-648

医界春秋社奉令改称中医学术研究会/新中华医药月刊社//新中华医药月刊.-5-35-419

医界春秋月刊现正筹备复刊中/新中华医药月刊社//新中华医药月刊.-5-35-281

医界简讯/新中华医药月刊社//新中华医药月刊.-5-35-231

渝市教育局开办中医班/新中华医药月刊社//新中华医药月刊.-5-35-88

芷江中医师公会改组/新中华医药月刊社//新中华医药月刊.-5-35-335

中西医药的合流 新中华医药学会成立/新中华医药月刊社//新中华医药月刊.-5-35-281

中西医药研究社近讯/新中华医药月刊社//新中华医药月刊.-5-35-460

中医高级研究班下学期已经开学/新中华医药月刊社//新中华医药月刊.-5-35-88

中医师考试考试院定十一月一日起全国分十一处同时举行/新中华医药月刊社//新中华医

药月刊.-5-35-334

中医师考试全国分区举行/新中华医药月刊社//新中华医药月刊.-5-35-418

中医师申请登记证书费增加/新中华医药月刊社//新中华医药月刊.-5-35-470

中医新生命的幼苗:重庆市中医训练所第三学期现已开课/新中华医药月刊社//新中华医药月刊.-5-35-219

中医学修习题解现已出版/新中华医药月刊社//新中华医药月刊.-5-35-488

重庆市中医师公会举行会所落成典礼/新中华医药月刊社//新中华医药月刊.-5-35-420

诸暨中医师公会成立/新中华医药月刊社//新中华医药月刊.-5-35-420

新中医刊杂志社

拔塞多氏病新疗法/新中医刊杂志社//新中医刊.-5-19-220

本埠新创大上海国医院/新中医刊杂志社//新中医刊.-5-19-341

本草之发现到现在/新中医刊杂志社//新中医刊.-5-20-349

编后记/新中医刊杂志社//新中医刊.-5-19-579

编辑室播送/新中医刊杂志社//新中医刊.-5-19-75

编辑室启事/新中医刊杂志社//新中医刊.-5-20-371

编者之言/新中医刊杂志社//新中医刊.-5-20-94

扁鹊和长桑君/新中医刊杂志社//新中医刊.-5-19-557

病机铭/新中医刊杂志社//新中医刊.-5-20-548

肠热病溃疡/新中医刊杂志社//新中医刊.-5-19-9

川省府核准设立国医专校/新中医刊杂志社//新中医刊.-5-20-296

恶阻的新病理/新中医刊杂志社//新中医刊.-5-19-249

儿童胎生青记研究/新中医刊杂志社//新中医刊.-5-19-116

附告新中医刊社之事业/新中医刊杂志社//新中医刊.-5-20-488

赣州等县成立中医诊所/新中医刊杂志社//新中医刊.-5-20-390

鬼哭丹治疟疾/新中医刊杂志社//新中医刊.-5-19-276

呼声/新中医刊杂志社//新中医刊.-5-19-95

呼吁/新中医刊杂志社//新中医刊.-5-19-47

火焰集:控诉感想丹方原则/新中医刊杂志社//新中医刊.-5-19-23

教部医教会决议案/新中医刊杂志社//新中医刊.-5-20-390

教育部最近公布中医专科学校课目表/新中医刊杂志社//新中医刊.-5-19-468

介绍国医函授学府/新中医刊杂志社//新中医刊.-5-20-496,550

科学提炼国药已获成功/新中医刊杂志社//新中医刊.-5-20-188

旷置疗法/新中医刊杂志社//新中医刊.-5-19-306

刘绍光新发明三种治疟药品/新中医刊杂志社//新中医刊.-5-20-350

流行性脑脊髓膜炎与天花合并病例/新中医刊杂志社//新中医刊.-5-19-249

脑膜炎之三种症状/新中医刊杂志社//新中医刊.-5-20-346

聘朱小南先生为上海中医函授学校董事及名誉校长/新中医刊杂志社//新中医刊.-5-20-601

启事/新中医刊杂志社//新中医刊.-5-20-469,562

三子养亲汤治验/新中医刊杂志社//新中医刊.-5-19-249

伤寒饮水和失血/新中医刊杂志社//新中医刊.-5-19-276

上海市名医组织中国医药学作者座谈会/新中医刊杂志社//新中医刊.-5-19-276

上海中医登记近讯/新中医刊杂志社//新中医

刊. - 5 - 19 - 220

上海中医学校联合会议消息/新中医刊杂志社//新中医刊. - 5 - 19 - 432

蛇毒治风症/新中医刊杂志社//新中医刊. - 5 - 19 - 276

蛇脱蝉衣中含锌成分/新中医刊杂志社//新中医刊. - 5 - 19 - 276

生药杀虫剂之新发现/新中医刊杂志社//新中医刊. - 5 - 19 - 116

维他命 C 能增强心力/新中医刊杂志社//新中医刊. - 5 - 19 - 249

维他命丙治气喘病/新中医刊杂志社//新中医刊. - 5 - 19 - 306

卫生技术会议/新中医刊杂志社//新中医刊. - 5 - 20 - 440

吸着剂治淋病/新中医刊杂志社//新中医刊. - 5 - 19 - 306

现代中国医学问题朱鹤年博士在新中国医学院演讲/新中医刊杂志社//新中医刊. - 5 - 20 - 237

献词/新中医刊杂志社//新中医刊. - 5 - 19 - 3

新发明治胆结石新法/新中医刊杂志社//新中医刊. - 5 - 20 - 410

新中国医学院春季招生/新中医刊杂志社//新中医刊. - 5 - 20 - 68

新中国医学院董事会改组成立/新中医刊杂志社//新中医刊. - 5 - 20 - 407

新中国医学院近况/新中医刊杂志社//新中医刊. - 5 - 20 - 190

新中国医学院举办暑期补习班/新中医刊杂志社//新中医刊. - 5 - 19 - 378

新中国医学院举行三届毕业礼/新中医刊杂志社//新中医刊. - 5 - 19 - 396

新中国医学院为朱南山先生纪念奖学金招生/新中医刊杂志社//新中医刊. - 5 - 19 - 166

新中医刊的新贡献/新中医刊杂志社//新中医刊. - 5 - 19 - 453

新中医刊介绍国医函授学府/新中医刊杂志社//新中医刊. - 5 - 20 - 469

新中医刊启事/新中医刊杂志社//新中医刊. - 5 - 19 - 282, 590 . - 5 - 20 - 269, 308, 510, 552, 608

新中医刊社社员注意/新中医刊杂志社//新中医刊. - 5 - 20 - 433

新中医刊社药物研究所筹备启事/新中医刊杂志社//新中医刊. - 5 - 19 - 139

新中医刊社征求各地分社长及社员启事/新中医刊杂志社//新中医刊. - 5 - 19 - 421 . - 5 - 20 - 487, 567

新中医刊社征求社员消息/新中医刊杂志社//新中医刊. - 5 - 19 - 590

新中医刊社之事业/新中医刊杂志社//新中医刊. - 5 - 20 - 568

新中医刊特出国药专号/新中医刊杂志社//新中医刊. - 5 - 19 - 276

燕窝治恶阻/新中医刊杂志社//新中医刊. - 5 - 19 - 249

医学家的新贡献/新中医刊杂志社//新中医刊. - 5 - 20 - 305

医药界动态/新中医刊杂志社//新中医刊. - 5 - 19 - 220

玉枢丹治疟疾/新中医刊杂志社//新中医刊. - 5 - 19 - 249

云南白药分析/新中医刊杂志社//新中医刊. - 5 - 19 - 116

孕脉的新理论/新中医刊杂志社//新中医刊. - 5 - 19 - 484

战时卫生人员征调任用办法/新中医刊杂志社//新中医刊. - 5 - 20 - 65

浙省府订定处置鼠疫办法/新中医刊杂志社//新中医刊. - 5 - 20 - 527

中国女医月刊第三期出版/新中医刊杂志社//新中医刊. - 5 - 20 - 557

中华国医诊疗所开幕/新中医刊杂志社//新中医刊. - 5 - 19 - 447

中西医药研究社征集中国医学艺术论讨论文稿/新中医刊杂志社//新中医刊. - 5 - 19 - 603

中央药物研究所划归教部管辖/新中医刊杂志社//新中医刊. - 5 - 20 - 72

中医疗养专刊出版/新中医刊杂志社//新中医

刊.-5-19-306

朱小南氏组织发起鸣社/新中医刊杂志社//新中医刊.-5-20-350

新中医学院

新中医学院请本刊主编为院董函/新中医学院//复兴中医.-5-31-36

馨

哭济生儿/馨//中西医药.-5-10-80

信天庐

读越州公报医术研究所之好资料一则书后/信天庐//绍兴医药月报.-2-38-407

信谊药厂

信谊药厂良药名录/信谊药厂//国医导报.-5-29-114

信　之

疾病之原因/信之//中国医药月刊.-5-32-332

兴化医学公会

兴化医学公会电/兴化医学公会//杏林医学月报.-3-16-113

星

中国秘方之奇效/星//光华医药杂志.-4-36-49

星　宝

减少肺痨传染之方法/星宝//中西医学报.-1-38-76

寻常外伤临时救治法/星宝//中西医学报.-1-38-80

星　觉

答六十六号临海王君问脱弹药一则/星觉//绍兴医药学报星期增刊.-1-22-163

医理一则进就商榷/星觉//绍兴医药学报星期增刊.-1-22-163

星　实

识别菌类有无毒质之方法/星实//德华医学杂志.-1-39-152

星州中医联合会

星州中医联合会反对国医条例审查细则(星州通讯)/星州中医联合会//中医世界.-3-38-326

星洲茶阳回春医社

茶阳回春医社招考医生揭晓/星洲茶阳回春医社//神州医药学报.-1-45-298

行

扁鹊论/行//文医半月刊.-5-14-34

肥胖病/行//文医半月刊.-5-14-20

疾病与卫生/行//文医半月刊.-5-14-8

行　健

关于中国医学艺术论说几句话/行健//国医导报.-5-29-47

贫血症肝疗法及摄养/行健//国医导报.-5-29-28

行政院

行政院核定:中医师可充任各级学校校医/行政院//新中华医药月刊.-5-35-375

行政院训令奉国府指令中央国医馆开办费准拨五千元馆址由南京市政府酌为指拨除分令外令仰知照文/行政院//国医公报.-4-19-37

行政院训令据财政部呈中央国医馆开办费尚无核定预算请转饬造送等情令仰遵照送文/行政院//国医公报.-4-19-38

行政院训令据呈送中央国医馆组织章程及各省市国医分馆组织大纲并呈报启用关防日期一案呈奉指令准予备案转行知照文/行政院//国医公报.-4-19-44

行政院训令据教育部呈准该馆函为浙江及兰溪

中医专门学校请缓取缔如何办理一案除指令该部转饬浙江教育厅将该校等改为学社外令仰中央国医馆将组织章程及分馆组织大纲加以修正文附抄发原呈一件/行政院//国医公报.-4-19-155

行政院训令据南京市政府呈为奉令指拨地址作为国医馆馆址饬据土地局复称并无公地可拨除指令再行设法寻觅外可否转饬自行动定地址以便征收祈核示等情令仰知照文/行政院//国医公报.-4-19-38

行政院训令前据呈报中央国医馆筹备大会情形并检送理事会章程理事候圈人名单经由院核准并圈定理事及候补理事转呈奉令准予备案令行知照文/行政院//国医公报.-4-19-41

行政院训令前据该馆代理理事长彭养光呈报选举理事长常务理事正副馆长及续推代理理事长经过情形经呈奉指令准予备案转行知照文/行政院//国医公报.-4-19-43

行政院训令中央国医馆呈在预算未定以前已令财政部按月先行垫拨文/行政院//国医公报.-4-19-46

行政院训令准文官处函奉论交医药学会执委会陈述对于中央设立国医馆之意见函一件令交参考文/行政院//国医公报.-4-19-40

行政院训令准文官处函据本院呈为中央国医馆呈送该馆经常费预算书据情转呈核转奉交主计处核复函达查照等由令仰知照文/行政院//国医公报.-4-19-43

行政院训令准文官处函知本院呈据中央国医馆筹备委员会呈报成立日期转请鉴核备案奉论呈悉录谕函达查照等因训令知照文/行政院//国医公报.-4-19-37

行政院训令准文官处函中央政治会议函据财政部呈为专案呈送中央国医馆开办费临时预算案经本会议第二六八次会议决议照财政组审查意见通过录案函达查照施行奉交行政院监察院函达查照等由除分令外抄发原件令仰知照文/行政院//国医公报.-4-19-40

行政院训令准文官处函准中执会秘书处函为上海市执委会呈为转据第二区第十五分部呈陈

对于设立国医馆三项意见转呈鉴核一案奉批交府参考函希转陈等由奉论查案交行政院等因函达查照等由令仰参照办理文/行政院//国医公报.-4-19-39

行政院指令中央国医馆呈报本馆选举理事长常务理事正副馆长及续推代理理事长经过情形仰候转呈国民政府鉴核备案文/行政院//国医公报.-4-19-46

行政院指令中央国医馆呈请转呈指拨头道高井前黄埔同学会房屋为该馆馆址已转呈国府鉴核施行文/行政院//国医公报.-4-19-46

行政院指令中央国医馆呈送该馆组织章程各省市分馆组织大纲暨呈报启用关防日期已如请转呈国民政府备案文/行政院//国医公报.-4-19-45

行政院指令中央国医馆呈为造送该馆经常费预算书已据情转呈国民政府核定转送中央政治会议核准动支文/行政院//国医公报.-4-19-45

行政院指令中央国医馆筹备委员会呈报中央国医馆筹备大会情形并检送理事会章程理事候圈人名单以照章圈定并呈报国民政府备案文/行政院//国医公报.-4-19-45

行政院指令中央国医馆筹备委员会呈报中央国医馆筹备委员会成立日期已转呈国民政府鉴核文/行政院//国医公报.-4-19-44

行政院指令中央国医馆筹备委员会呈送开办费预算书已令财政部核转办理文/行政院//国医公报.-4-19-44

行政院内政部卫生署

公私立医院优待警察机关伤病员警办法/行政院内政部卫生署,军事委员会后方勤务部//新中华医药月刊.-5-35-49

邢朝昇

关于科学整理国药之心得/邢朝昇//中国医药月刊.-5-32-149

科学整理国药之我见/邢朝昇//中国医药月刊.-5-32-71

邢传清

铁樵函授医学学员课艺选刊:读病理各论第一
　　册书后(其二)/邢传清//铁樵医学月刊.-4-
　　44-68

铁樵函授医学学员课艺选刊:试言麻黄汤桂枝
　　汤应用共同之点(一)/邢传清//铁樵医学月
　　刊.-4-44-167

铁樵函授医学学员课艺选刊:体工有抵抗病毒
　　之本能试约举其例(其二)/邢传清//铁樵医
　　学月刊.-4-44-258

铁樵函授医学学员作品:读讲义一得(其一)/邢
　　传清//铁樵医学月刊.-4-44-300

邢华廷

内外痔/邢华廷//医界春秋.-3-9-445

邢汝霈

经前呕吐/邢汝霈//光华医药杂志.-4-38
　　-254

神经衰弱/邢汝霈//光华医药杂志.-4-38
　　-533

邢昇平

答陈寅阶君征求耳疾治法/邢昇平//医界春秋
　　.-3-11-497

为友人征治久喘妙方/邢昇平//医界春秋.-3-
　　14-485

征求大便下血治法(连载)/邢昇平//医界春秋
　　.-3-13-359,417

邢诵华

全国医药团体赴京请愿浙代表回杭后赴澄庐向
　　蒋委员长递呈请愿意见书(二十三年二月)/
　　邢诵华//国医公报.-4-21-401

浙江省会国医药界补行庆祝颁布中医条例告各
　　界同胞暨国医药同人书/邢诵华//国医公报
　　.-4-24-543

邢万成

论中医学之真价值/邢万成//苏州国医杂志.-5

　　-1-405

伤风不愈便成痨之三大原因/邢万成//苏州国
　　医杂志.-5-1-19

邢锡波

带下的原因和治疗/邢锡波//光华医药杂志.-4
　　-37-506

癫痫症之探讨(一)至(二)/邢锡波//文医半月
　　刊.-5-14-180,215

癫痫症之探讨/邢锡波//光华医药杂志.-4-39
　　-395

干血痨经闭之究研合疗法/邢锡波//国医砥柱
　　月刊.-5-17-522

葛斋验案/邢锡波//国医砥柱月刊.-5-16
　　-232

关节痛痹之成因和治疗/邢锡波//光华医药杂
　　志.-4-38-343

怀葛斋经验谈/邢锡波//光华医药杂志.-4-38
　　-209

怀葛斋验案(连载)/邢锡波//光华医药杂志.-4
　　-37-313,412.-4-38-37.-4-39-45,214

金匮阴阳毒的新释(一)至(二)/邢锡波//文医
　　半月刊.-5-14-294,313

经闭的研究和疗法(连载)/邢锡波//国医砥柱
　　月刊.-5-16-100,162

经闭之研究和治疗/邢锡波//中国医药月刊.-5
　　-32-111

脑膜炎之病理和疗法/邢锡波//中国医药月刊
　　.-5-32-186

脑膜炎之病状原因与治疗/邢锡波//光华医药
　　杂志.-4-38-337

咽喉证的研究和治疗(一)至(四)/邢锡波//国
　　医正言.-5-5-233,281,333,385

噎膈症之成因和治疗(一)至(二)/邢锡波//国
　　医正言.-5-5-33,78

疫病的研究与疗法/邢锡波//中国医药月刊.-5
　　-32-147

杂病论新诠(一)至(十二)/邢锡波//国医正言
　　.-5-5-67,113,164,218,270,324,375,
　　420,471,523,578,619

杂病论中西释义折中/邢锡波//文医半月刊.-5
-14-527

择医要言/邢锡波//国医砥柱月刊.-5-16
-491

邢熙平

为国民大会医师代表选举告全国中医同仁书/
邢熙平//国医公报.-4-26-331

为国民大会医药师代表选举告全国中医同仁书
/邢熙平//国医正言.-5-5-249//文医半月
刊.-5-14-306

中医对于国选的重要性/邢熙平//国医公报.-4
-26-57

中医对于国选的重要性并关注汪企张谬说/邢
熙平//光华医药杂志.-4-40-124//文医半
月刊.-5-14-274

醒

论医(调寄贺新郎)/醒//医学杂志.-2-12
-600

医医奇闻/醒//神州医药学报.-1-46-240

指獐为鹿/醒//神州医药学报.-1-45-308

醒 生

打胎之结果/醒生//三三医报.-2-30-593

读曹炳章先生最新医书有感而作/醒生//绍兴
医药学报.-1-16-266

儒医治病/醒生//三三医报.-2-31-39

神效除痛散之实验/醒生//绍兴医药学报星期
增刊.-1-21-272

卫生格言/醒生//绍兴医药学报星期增刊.-1-
21-392

拙作刊误表/醒生//三三医报.-2-30-314

醒生求是草

三焦膀胱者腠理毫毛其应解/醒生求是草//绍
兴医药学报.-1-20-238

醒生育和

忠告各处同道从速设立医会/醒生育和//绍兴

医药学报.-1-20-36

醒 我

冷浴习惯之宜养成/醒我//中西医学报.-1-27
-425

杏林医学月报社

颁定医药看护费条例/杏林医学月报社//杏林
医学月报.-3-21-159

饱啖荔枝消解法两则/杏林医学月报社//杏林
医学月报.-3-21-120

北平特别市市长何其巩令卫生局提倡中医文/
杏林医学月报社//杏林医学月报.-3-16
-37

本报百期之回顾与今后之努力/杏林医学月报
社//杏林医学月报.-3-23-463

本报蒙广东教育厅长金湘帆先生题赠封面谨此
鸣谢/杏林医学月报社//杏林医学月报.-3-
17-439

编后话/杏林医学月报社//杏林医学月报.-3-
16-37,168

编辑室主宣布征稿/杏林医学月报社//杏林医
学月报.-3-16-415

编辑者言/杏林医学月报社//杏林医学月报.-3
-17-161.-3-19-475

编余致意/杏林医学月报社//杏林医学月报.-3
-23-482

编者赘言/杏林医学月报社//杏林医学月报.-3
-17-449

病人枪伤医生之骇闻/杏林医学月报社//杏林
医学月报.-3-19-380

蔡钟氏割治毙命案(蔡仁宾请将原处分撤销命
令起诉)/杏林医学月报社//杏林医学月报.-
3-21-259

蔡钟氏割治毙命案处分不起诉/杏林医学月报
社//杏林医学月报.-3-21-215

蔡钟氏割治毙命案汇志(转载广州国华报)/杏
林医学月报社//杏林医学月报.-3-21-73

蔡钟氏割治毙命案续志(验证书已由卫生局函
送法院)/杏林医学月报社//杏林医学月报.-

3-21-126

蔡钟氏割治毙命案再定侦夺/杏林医学月报社//杏林医学月报.-3-21-163

陈伯赐案定今日开审/杏林医学月报社//杏林医学月报.-3-19-544

陈伯赐案经派员审理/杏林医学月报社//杏林医学月报.-3-19-544

陈伯赐伤害案初审纪/杏林医学月报社//杏林医学月报.-3-19-545

陈伯赐伤害程鸿轩案之昨讯/杏林医学月报社//杏林医学月报.-3-19-541

陈观光脉话出版/杏林医学月报社//杏林医学月报.-3-20-438

陈济棠召开国医药会议/杏林医学月报社//杏林医学月报.-3-20-503

陈仁山先生玉照/杏林医学月报社//杏林医学月报.-3-18-171

筹办县市国医支馆之先声番禺县国医支馆成立有期/杏林医学月报社//杏林医学月报.-3-19-78

答马师赘君(连载)/杏林医学月报社//杏林医学月报.-3-17-37,319

订阅处/杏林医学月报社//杏林医学月报.-3-20-303

定期举行国医纪念日/杏林医学月报社//杏林医学月报.-3-22-373

堕胎毙命案法院通缉陈珍涯/杏林医学月报社//杏林医学月报.-3-21-305

法院通缉陈伯赐归案/杏林医学月报社//杏林医学月报.-3-19-546

法院昨已起诉陈伯赐/杏林医学月报社//杏林医学月报.-3-19-542

冯容庄割症毙命案三志(死亡结果与剖治无关不起诉)(七月四日)/杏林医学月报社//杏林医学月报.-3-21-121

冯容庄割症毙命案续志/杏林医学月报社//杏林医学月报.-3-21-73

冯容庄割症毙命风波/杏林医学月报社//杏林医学月报.-3-20-520

奉挽鉴山张寿甫先生/杏林医学月报社//杏林

医学月报.-3-20-239

福建宁医士公会电/杏林医学月报社//杏林医学月报.-3-16-113

福宁医院妄医害人市党部监委会为民除害/杏林医学月报社//杏林医学月报.-3-19-538

复验梁宝辉毙命情形(九月八日)/杏林医学月报社//杏林医学月报.-3-21-213

割毙产妇案之处分书/杏林医学月报社//杏林医学月报.-3-21-389

割喉毙命案原告状请咨美领究辨/杏林医学月报社//杏林医学月报.-3-21-388

割诊病妇发生纠纷详情/杏林医学月报社//杏林医学月报.-3-21-126

各代表赴京请愿情形/杏林医学月报社//杏林医学月报.-3-16-106

关于国医条例审议之经过/杏林医学月报社//杏林医学月报.-3-20-294

关于中医教育的话/杏林医学月报社//杏林医学月报.-3-21-143

广东光汉中医专校同学会通电/杏林医学月报社//杏林医学月报.-3-16-111

广东克明医刊/杏林医学月报社//杏林医学月报.-3-20-303

广东梅县新中医养成所举行第一届学生毕业典礼/杏林医学月报社//杏林医学月报.-3-21-261

广东梅县中医学校近讯/杏林医学月报社//杏林医学月报.-3-21-262

广东全省医药界代表大会开会详情/杏林医学月报社//杏林医学月报.-3-19-344

广东省国医馆筹备处通电/杏林医学月报社//杏林医学月报.-3-17-534

广东新中医学会快邮代电/杏林医学月报社//杏林医学月报.-3-16-211

广东医学卫生社光汉中医专门学校通电/杏林医学月报社//杏林医学月报.-3-16-110

广东中医公会通电/杏林医学月报社//杏林医学月报.-3-16-111

广东中医药团体学校联呈教育部电/杏林医学月报社//杏林医学月报.-3-16-206

广东中医药专门学校第一届毕业典礼纪盛/杏林医学月报社//杏林医学月报.-3-16-271

广东中医药专门学校广东中医公会广州市商民协会中药行分会通电/杏林医学月报社//杏林医学月报.-3-16-110

广东中医药专门学校宣言/杏林医学月报社//杏林医学月报.-3-16-213

广东中医药专门学校学生会致国府蒋主席电/杏林医学月报社//杏林医学月报.-3-16-211

广东中医药专门学校学生会致全国医药团体联合总会电/杏林医学月报社//杏林医学月报.-3-16-211

广东中医药专门学校学生会重要宣言/杏林医学月报社//杏林医学月报.-3-16-219

广州方便医院通电/杏林医学月报社//杏林医学月报.-3-16-111

广州市卫生局举行中医考试详情/杏林医学月报社//杏林医学月报.-3-20-323

广州医药团体电/杏林医学月报社//杏林医学月报.-3-16-111

国府明令公布中医条例原文如后/杏林医学月报社//杏林医学月报.-3-22-365

国立中医研究组织条例(三月九日立法院第五十次会议通过)/杏林医学月报社(录)//杏林医学月报.-3-20-457

河南石招牌妇科丸紧要启事/杏林医学月报社//杏林医学月报.-3-16-124

霍乱流行中之见闻/杏林医学月报社//杏林医学月报.-3-19-154

霍乱流行中之一韵事/杏林医学月报社//杏林医学月报.-3-19-154

霍乱蔓延后之广州/杏林医学月报社//杏林医学月报.-3-19-155

季爱人主编丁录溪主校本草纲目指南出版了/杏林医学月报社//杏林医学月报.-3-20-155,206,288

蒋主席最近对中医药界之言论/杏林医学月报社//杏林医学月报.-3-16-498

介绍医界刊物一览表/杏林医学月报社//杏林医学月报.-3-17-77

介绍中西医师一览表/杏林医学月报社//杏林医学月报.-3-16-339

经验之言/杏林医学月报社//杏林医学月报.-3-20-389

救急霍乱灵方/杏林医学月报社//杏林医学月报.-3-19-149

救生油能预防百病/杏林医学月报社//杏林医学月报.-3-20-347

卷首语(连载)/杏林医学月报社//杏林医学月报.-3-16-130,287

开场/杏林医学月报社//杏林医学月报.-3-16-377

李健颐医师十余年经验药品(连载)/杏林医学月报社//杏林医学月报.-3-20-159,199

立法院第四三次会议通过中医条例全文(十二月十时南京无线电)/杏林医学月报社//杏林医学月报.-3-20-330

梁谦益堂药局启/杏林医学月报社//杏林医学月报.-3-18-40

梁实辉割喉毙命案/杏林医学月报社//杏林医学月报.-3-21-260

梁实辉割喉毙命案风波(九月七日)/杏林医学月报社//杏林医学月报.-3-21-212

梁实辉尸体剖验报告(九月十四日)/杏林医学月报社//杏林医学月报.-3-21-214

流行症又一预防法/杏林医学月报社//杏林医学月报.-3-19-78

卢朋著医哮喘宣言/杏林医学月报社//杏林医学月报.-3-17-439

迷信仙方之害/杏林医学月报社//杏林医学月报.-3-19-333

名医张寿甫先生遗著衷中参西录第七期出版预告/杏林医学月报社//杏林医学月报.-3-20-481

明赛X光镜/杏林医学月报社//杏林医学月报.-3-17-298

鸣谢各地医界惠赠书籍一览表/杏林医学月报社//杏林医学月报.-3-17-200

南洋侨界表示不平/杏林医学月报社//杏林医

学月报.-3-16-113

拟规定中西医药看护等费/杏林医学月报社//
杏林医学月报.-3-20-365

女产科师割毙产妇案/杏林医学月报社//杏林
医学月报.-3-21-347

女产科师钳毙婴儿重伤产妇/杏林医学月报社
//杏林医学月报.-3-21-393

女产科师误毙产妇风波/杏林医学月报社//杏
林医学月报.-3-21-305

潘素文堕胎毙命案判决赔偿损害费/杏林医学
月报社//杏林医学月报.-3-21-212

潘素文堕胎毙命案续闻/杏林医学月报社//杏
林医学月报.-3-21-121

潘素文堕胎毙命详情/杏林医学月报社//杏林
医学月报.-3-20-514

全国商会联合会电/杏林医学月报社//杏林医
学月报.-3-16-116

全国医校教材编委会会议纪/杏林医学月报社
//杏林医学月报.-3-16-272

全国医药代表会请愿团之报告/杏林医学月报
社//杏林医学月报.-3-16-107

全国医药团体代表大会记/杏林医学月报社//
杏林医学月报.-3-16-104

纱屎治霍乱应验如神/杏林医学月报社//杏林
医学月报.-3-19-153

山西中医改进研究会拟联合全国中医团体向中
央政府提议提倡中医学术案/杏林医学月报
社//杏林医学月报.-3-16-76

上海中医药团体之通电/杏林医学月报社//杏
林医学月报.-3-16-108

神州医药总会电/杏林医学月报社//杏林医学
月报.-3-16-112

顺德县筹备国医支馆/杏林医学月报社//杏林
医学月报.-3-19-79

苏省颁行中医暂行条例/杏林医学月报社//杏
林医学月报.-3-21-57

天良大宝堂创制人参膏价廉味美应验三大特色
/杏林医学月报社//杏林医学月报.-3-17
-263

卫生局派员会警传拘陈伯赐/杏林医学月报社

//杏林医学月报.-3-19-541

鸣呼骆明普先生逝世矣/杏林医学月报社//杏
林医学月报.-3-21-241

梧州医师按疮误毙人命(十二月二七)/杏林医
学月报社//杏林医学月报.-3-21-392

梧州医院误毙推事纪/杏林医学月报社//杏林
医学月报.-3-19-305

梧州中医药联合会电/杏林医学月报社//杏林
医学月报.-3-16-113

误服草头方毙命惨闻/杏林医学月报社//杏林
医学月报.-3-19-310

西医之处治霍乱症/杏林医学月报社//杏林医
学月报.-3-19-153

新夫妇染欲火焚身症/杏林医学月报社//杏林
医学月报.-3-19-181

新会产科师误毙产妇/杏林医学月报社//杏林
医学月报.-3-21-391

杏林丛录出版延期道歉/杏林医学月报社//杏
林医学月报.-3-19-205

杏林丛录出版延期通告/杏林医学月报社//杏
林医学月报.-3-19-199

杏林医学月报扩充医界广告简章/杏林医学月
报社//杏林医学月报.-3-20-189

杏林医学月报鸣谢/杏林医学月报社//杏林医
学月报.-3-16-38,38,169

杏林医学月报启事/杏林医学月报社//杏林医
学月报.-3-16-38,38.-3-19-462.-3-
20-173,209

杏林医学月报之通电/杏林医学月报社//杏林
医学月报.-3-16-110

杏林医学月报致教育部电/杏林医学月报社//
杏林医学月报.-3-16-208

杏林医学月报重要宣言/杏林医学月报社//杏
林医学月报.-3-16-217

杏前小语/杏林医学月报社//杏林医学月报.-3
-17-7

谚语新释/杏林医学月报社//杏林医学月报.-3
-20-374

医界名录/杏林医学月报社//杏林医学月报.-3
-17-4.-3-18-3.-3-19-5

医仙治斑之奇效/杏林医学月报社//杏林医学月报.-3-18-40

医学丛书(初集二集)/杏林医学月报社//杏林医学月报.-3-20-327

医学丛书初试集(连载)/杏林医学月报社//杏林医学月报.-3-20-144,215

医学杂志(现出至七十一期)/杏林医学月报社//杏林医学月报.-3-20-215

医学杂志汇编第一集第二集第三集同时出版广告/杏林医学月报社//杏林医学月报.-3-20-169

引言/杏林医学月报社//杏林医学月报.-3-23-460

庸医杀人母子同归于尽/杏林医学月报社//杏林医学月报.-3-21-72

永泰正十字油公司抗日通告/杏林医学月报社//杏林医学月报.-3-19-34

羽士作法能治愈癫人/杏林医学月报社//杏林医学月报.-3-19-310

在进行组织中之中医药团体总联合会广东分会筹备处/杏林医学月报社//杏林医学月报.-3-16-272

长沙市中医药业公会电/杏林医学月报社//杏林医学月报.-3-16-112

征稿条例/杏林医学月报社//杏林医学月报.-3-16-39

执行限制医生诊金/杏林医学月报社//杏林医学月报.-3-21-172

治霍乱之种种良方/杏林医学月报社//杏林医学月报.-3-19-151

中国传染病学/杏林医学月报社//杏林医学月报.-3-20-282

中西医药研究社成立大会记/杏林医学月报社//杏林医学月报.-3-21-415

中央国医馆注重粤籍人才/杏林医学月报社//杏林医学月报.-3-17-437

中医改进研究会本年份之大贡献审订良方汇出版/杏林医学月报社//杏林医学月报.-3-20-282

邹福松医师电疗误毙老妇纠纷详情/杏林医学月报社//杏林医学月报.-3-22-212

杏中仁

论医者宜秉至诚以对病家/杏中仁//杏林医学月报.-3-17-247

幸福报

幸福报馆宣言/幸福报//杏林医学月报.-3-16-116

幸福报之宣言/幸福报//广东医药月刊.-3-24-191

雄

预知胎儿的性别/雄//光华医药杂志.-4-35-500

熊　楚

研究汉药之感恩/熊楚//中医世界.-3-29-194

熊谷谦三郎

疫痢与赤痢(连载)/[日]熊谷谦三郎(演讲);中西医药杂志社(译)//中西医药.-5-13-55,146

熊济川

论温病历程及进化趋势/熊济川//中医世界.-3-36-320

熊健如

牛程蹇/熊健如//光华医药杂志.-4-40-413

熊杰钦

灸痨虫实验报告/陈延善,熊杰钦//针灸杂志.-4-34-288

熊晋阁

白话演说/熊晋阁//神州医药学报.-1-42-239

敬告药铺同业/熊晋阁//神州医药学报.-1-42

- 57

熊励修

灸之奇迹/熊励修//针灸杂志.-4-34-201

熊孟威

全国民众对于中央提倡国医馆应有的认识/熊孟威//医界春秋.-3-8-382

熊鸣旭

丰城瓘山牛痘局乙卯开局演说/熊鸣旭//中西医学报.-1-32-181

伤寒论之新注解(连载)/熊鸣旭//中西医学报.-1-29-237.-1-30-253,359,441.-1-31-453

熊其言

关于孕脉之经验/熊其言(述);郑邦达(撰)//光华医药杂志.-4-38-434

熊汝诚

西医之所谓无常识感言/熊汝诚//中医世界.-3-28-174

熊世琳

经方实验录序/熊世琳//光华医药杂志.-4-40-79

来件/熊世琳//铁樵医学月刊.-4-44-134

熊廷诏

内痈治疗记(连载)/熊廷诏//光华医药杂志.-4-38-443.-4-39-51

熊羡豪

证治一得之贡献/熊羡豪//光华医药杂志.-4-38-200

熊新

验案三则/熊新//针灸杂志.-4-33-148

熊耀庭

对中西医药说几句话/熊耀庭//自强医学月刊.-3-40-557

熊英灌

呕吐怔忡/熊英灌//光华医药杂志.-4-40-414

熊雨田

老年中风竟得痊愈/熊雨田//针灸杂志.-4-28-498

熊兆飞

蜂蜜研究/熊兆飞//光华医药杂志.-4-37-334

天和药室验方集/熊兆飞//光华医药杂志.-4-37-243

胃痛症治谈/熊兆飞//光华医药杂志.-4-37-311

消渴证研究/熊兆飞//光华医药杂志.-4-38-321

虚静子

挽评议员郦凤钧君联/虚静子//绍兴医药学报.-1-9-198

虚 中

中医验案/虚中//文医半月刊.-5-14-5

嘘

杂记一束/嘘//文医半月刊.-5-14-17

徐安甫

读本草纲目兰草泽兰感言/徐安甫//三三医报.-2-29-124//绍兴医药月报.-2-38-26

徐宝琛

上海中医专门学校学生成绩录目录/朱振声,虞舜臣,徐宝琛,施文德,陈宝康//中医杂志.-2-24-279

徐宝善

铁樵函授医学课艺选刊:热病正义(其三)/徐宝善//铁樵医学月刊.-4-44-391

铁樵函授医学学员课艺选刊:体工有抵抗病毒之本能试约举其例(其四)/徐宝善//铁樵医学月刊.-4-44-259

徐抱一

休息痢/徐抱一//光华医药杂志.-4-39-166

徐本立

跌扑内伤重症之治法问答/徐本立//三三医报.-2-29-301

徐 冰

致自雄先生函/徐冰//三三医报.-2-32-554

徐秉耐

恬憺庐验方秘录/徐秉耐//中医杂志.-2-20-499

徐炳和

呼吸攸关人体之肤见/徐炳和//三三医报.-2-30-7

敬问目疾治法/徐炳和//三三医报.-2-29-444

上杨燧熙先生书/徐炳和//三三医报.-2-30-51

食物的卫生/徐炳和//三三医报.-2-29-289

问粉刺治法/徐炳和//三三医报.-2-29-227

与盐山张锡纯先生函/徐炳和//三三医报.-2-30-52

徐炳文

安乐泻片治我多年肠痹/徐炳文//国医导报.-5-29-306

徐炳勋

和瀛峤君八旬寿诗原韵/徐炳勋//三三医报.-2-32-213

徐伯琴

痘症发挥(连载)/黄海阳(著);徐伯琴,徐克人(录)//光华医药杂志.-4-38-366,463.-4-39-54,226

痧疹瘄论治/徐伯琴//光华医药杂志.-4-39-137

徐伯英

产后泄泻治验/徐伯英//医学杂志.-2-4-455

村晚/徐伯英//三三医报.-2-31-39

答汪景文君癫狂病质疑书/徐伯英//三三医报.-2-29-503

大黄传/徐伯英//三三医报.-2-31-359

风字解/徐伯英//中医杂志.-2-22-520

腹痛治验/徐伯英//医学杂志.-2-4-457

谷入多而气少谷不入而气多义/徐伯英//三三医报.-2-31-384

关于三三医书之函件(致裘吉生先生书)/徐伯英//三三医报.-2-30-383

霍乱经验方/徐伯英//绍兴医药学报星期增刊.-1-21-276

慨取缔医生(五绝五首附序)/徐伯英//三三医报.-2-31-288

哭刘吉人先生文/杨书培,徐伯英//三三医报.-2-30-92

录野草堂笔志/徐伯英//中医杂志.-2-21-460

落花/徐伯英//三三医报.-2-31-39

绿野草堂笔记/徐伯英//中医杂志.-2-22-90,256,294,310,378

牧童/徐伯英//三三医报.-2-31-40

遣怀/徐伯英//三三医报.-2-30-351

伤寒论试释(一)/徐伯英//中国医学.-5-34-81

痛经治验/徐伯英//医学杂志.-2-4-456//三三医报.-2-29-560

效天中君嵌吟医士名七绝诗/徐伯英//三三医报.-2-31-287

写牧童意/徐伯英//三三医报.-2-31-40

写意/徐伯英//三三医报.-2-31-40

应杨燧熙君征求咳喘不寐治法/徐伯英//三三医报.-2-29-543

与桃花争胜/徐伯英//三三医报.-2-31-39

治验三则/徐伯英//中医杂志.-2-22-282

徐伯远

医学上之疑问四则/徐伯远//医界春秋.-3-8-199

徐步瀛

伤寒症/徐步瀛//中西医学报.-1-23-314

徐长卿

格致学:以形象形论/徐长卿//神州医药学报.-1-42-465

徐 超

试针之经过/徐超//针灸杂志.-4-28-612

徐丞甫

陆地仙经(连载)/冯氏(纂辑);张汝伟(按);徐丞甫(校注);刘哲苍(录)//沈阳医学杂志.-3-2-99,171,237,365,431.-3-3-30,78,137,195,248,296

徐崇衡

太阳表阳内陷之研究/徐崇衡//医界春秋.-3-8-424

徐春霖

风为百病之长浅释/徐春霖//国医砥柱月刊.-5-18-434

脚气之治疗谈/徐春霖//中国医药月刊.-5-33-543

内分泌问答/徐春霖//国药新声.-5-28-505

血液生理问答(连载)/徐春霖//国医砥柱月刊.-5-18-270,287,301,319,351

验方二则/徐春霖//中国医药月刊.-5-33-584

叶师劲秋医师训示录(连载)/徐春霖//国医砥柱月刊.-5-18-438,500

颍川医案跋/徐春霖//中国医药月刊.-5-33-570

整个中医药的认识/徐春霖//国药新声.-5-28-260

中国医药之动向/徐春霖//中西医药.-5-13-436

中药科学化/徐春霖//国医砥柱月刊.-5-18-105

中医考试与检验/徐春霖//国医砥柱月刊.-5-18-282

徐存性

医学传习所毕业学生会员代表薛复初徐存性苏晋等请求保障资格行医免考建议书/薛复初,徐存性,苏晋//医学杂志.-2-14-522

徐达生

妇女卫生刍言/徐达生//国医正言.-5-5-595

徐大桂

人之伤于寒也皆为热病/徐大桂//中医世界.-3-36-198

徐淡然

上海近月来之药材市况(连载)/徐淡然//光华医药杂志.-4-38-72,153,242

徐道揆

消治龙治流行性脑脊髓炎之验案/徐道揆//国医导报.-5-30-166

徐道来

别创一格的学校与升华的学生/徐道来//中西医药.-5-13-369

徐德庚

人生之三大问题(一)至(三)/秦伯未(讲);徐德庚(笔记)//中国医学.-5-34-22,72,119

徐德晖

肺结核之血清疗治法/徐德晖//中西医学报.-1
-23-393

徐德新

颂绍兴医报/王绍声,徐德新//绍兴医药学报.-
1-16-337,408

颂医铎将刊/徐德新//绍兴医药学报.-1-16
-407

治目刍言/徐德新//绍兴医药学报.-1-16
-469

徐鼎汾

丹阳贺氏虚劳医案/徐鼎汾//国医砥柱月刊.-5
-17-545

徐东林

脑膜炎与急头风论略/徐东林//中医世界.-3-
27-124

医事杂话/徐东林//中医世界.-3-26-573

仲景热度疗病之微旨/徐东林//中医世界.-3-
26-392

徐访儒

记松陵王友彬先生血瘕治验/徐访儒//中医杂
志.-2-19-263

诗五首/徐访儒//中医杂志.-2-19-538

王一仁诊疗启事/余继鸿,丁仲英,谢利恒,徐访
儒//中医杂志.-2-23-4,194

徐福昌

徐福昌君请求评议之说帖/徐福昌//绍兴医药
学报.-1-15-583

徐福民

告国药界/徐福民//神州国医学报.-4-15
-219

国医砥柱月刊二周年纪念感言/徐福民//国医
砥柱月刊.-5-17-388

汗酸毒与霍乱之关系/徐福民//中医指导录.-3
-37-76

建设三千个农村医院/徐福民//神州国医学报
.-4-14-398

女科用芍药说/徐福民//国医砥柱月刊.-5-17
-66

暑必挟痰之研究/徐福民//神州国医学报.-4-
15-17

胃肠病验案六则/徐福民//国医砥柱月刊.-5-
17-229

胃肠病应当注意之我见/徐福民//国医砥柱月
刊.-5-17-226

徐干卿

治验两则/徐干卿//中医杂志.-2-22-90

徐庚德

越婢加术汤论/徐庚德//苏州国医杂志.-5-2-
590

徐庚和

恭贺新禧/徐庚和等//自强医学月刊.-3-40
-241

徐庚和临别启事/徐庚和//自强医学月刊.-3-
40-411

徐公仆

谁负阐扬中国医药之责任/徐公仆//光华医药
杂志.-4-36-354

徐观涛

汉方医学之新研究/[日]中山忠直(著);徐观
涛(译)//苏州国医杂志.-5-1-313

汉方与民间治疗法/徐观涛(译)//苏州国医杂
志.-5-1-393

内经生理之科学观/徐观涛//苏州国医杂志.-5
-1-327

神经衰弱的灸治疗法/[日]中山忠直(著);徐
观涛(译)//苏州国医杂志.-5-1-229

王总务主任在纪念周训词/徐观涛//苏州国医
杂志.-5-2-442

医学与民族之关系及中西医应有之觉悟/徐观涛//苏州国医杂志.-5-1-236

徐冠慧

妊妇双胎之研究/徐冠慧//医学杂志.-2-3-551

治老人虚症说/徐冠慧//医学杂志.-2-3-181

徐国良

问耳根出血治法/徐国良//绍兴医药学报星期增刊.-1-22-39

徐海千

得效奇方三则/宣古秋,赵秉公,徐海千//中国医学月刊.-3-15-45

徐衡之

汉药之分析/[日]药研子(著);徐衡之(译)//中国医药月刊.-5-33-558

记康儿剧病治愈经过/徐衡之//自强医学月刊.-3-40-434

教材编委会与上海国医学院幼科讲义之比较观/卢宗强,徐衡之//自强医学月刊.-3-40-187

惊风(一)至(二)/徐衡之//中国医药月刊.-5-32-559.-5-33-399

诗二首/徐衡之//中医杂志.-2-19-541

湿温医案选评(连载)/章成之(选);徐衡之(评)//自强医学月刊.-3-41-95,173

医学新语(连载)/徐衡之//自强医学月刊.-3-40-261,303,385,517

医学新语(连载)/徐衡之,李鸿庆//自强医学月刊.-3-40-37,132

中国文化史上之张仲景观/徐衡之//中医新生命.-5-6-558

诸风掉眩皆属于肝/徐衡之//中医杂志.-2-19-237

徐鸿经

发行述意/徐鸿经//复兴中医.-5-31-70

卷头言/徐鸿经//复兴中医.-5-31-428

徐 化

客中书感/徐化//三三医报.-2-31-253

徐焕文

破伤风治验说/徐焕文//绍兴医药学报.-1-9-259

徐惠人

噤口痢获痊记/徐惠人//国医导报.-5-29-153

徐蕙贞

医师与生命/徐蕙贞//中西医学报.-1-32-473

徐吉明

英国之疾病保险法/徐吉明//光华医药杂志.-4-35-50

徐健民

冻疮论治及预防法/徐健民//中医杂志.-2-19-108

急救吞服火柴方/徐健民//中医杂志.-2-19-104

麻杏石甘汤解/徐健民//中医杂志.-2-19-244

乳儿抱寝之害/徐健民//中医杂志.-2-19-108

湿温病后神昏案/徐健民//中医杂志.-2-19-97

徐渐吉

灵兰医室医案/徐渐吉(遗著)//光华医药杂志.-4-41-282

徐介中

中国医药之将来/徐介中//国医砥柱月刊.-5-18-185

中医必须攻究生理学/徐介中//国医砥柱月刊
.-5-18-236

徐经才

猩红热与白喉之鉴别/徐经才(译述)//绍兴医
药月报.-2-39-283

徐经芳

伤湿伤燥的辨正/徐经芳//光华医药杂志.-4-
35-477

徐经郭

中风以续命汤为主方辩/徐经郭//复兴中医.-5
-31-194

徐景枋

老年经多/徐景枋//光华医药杂志.-4-36
-300

徐敬斋

中风漫谈/徐敬斋//复兴中医.-5-31-196

徐静志

和瀛峤君八十寿诗原韵/徐静志//三三医报.-2
-32-213

徐究仁

关于加入学系案之请愿报告书/随翰英,徐究
仁,秦伯未//广东医药月刊.-3-24-443

徐　恺

编后话/徐恺//光华医药杂志.-4-38-586
编后声明/徐恺//光华医药杂志.-4-38-400
编后小言/徐恺//光华医药杂志.-4-37-266,
371,465
编辑部白/徐恺//光华医药杂志.-4-38-98
编者代邮/徐恺//光华医药杂志.-4-37-464
.-4-38-84
编者小言/徐恺//光华医药杂志.-4-37-488
沉痛纪念三一七/徐恺//光华医药杂志.-4-37

-15
从焦易堂单骑独战说到国医界人才缺乏/徐恺
//光华医药杂志.-4-35-297
答论西医之所谓炎/徐恺//光华医药杂志.-4-
38-159
改良国药与国医前途/徐恺//光华医药杂志.-4
-37-399
关于女医专号再版的话/徐恺//光华医药杂志
.-4-36-288
光华医药杂志编者代邮/徐恺//光华医药杂志
.-4-37-551
光华医药杂志编者小言/徐恺//光华医药杂志
.-4-36-336
光华医药杂志二周纪念编者的话/徐恺//光华
医药杂志.-4-38-290
国医界应励行读书运动/徐恺//光华医药杂志
.-4-37-293
今年大家要努力希望全国医药界自救/徐恺//
光华医药杂志.-4-36-533
今年的新希望/徐恺//光华医药杂志.-4-38
-517
绍兴满城风雨之庸医杀人案/徐恺//光华医药
杂志.-4-35-87
实用内科学(连载)/盛心如(著);徐恺(校)//光
华医药杂志.-4-39-148,229.-4-40-
150,237.-4-41-133
希望中央国医馆理事改选大会/徐恺//光华医
药杂志.-4-37-99
征求优良药物种子/徐恺//光华医药杂志.-4-
39-234
中医条例内容之检讨/徐恺//光华医药杂志.-4
-35-152
注意中医条例考虑的演变/徐恺//光华医药杂
志.-4-38-421
组织全国国医联合会之紧急动议/徐恺//光华
医药杂志.-4-35-232

徐克人

痘症发挥(连载)/黄海阳(著);徐伯琴,徐克人
(录)//光华医药杂志.-4-38-366,463.-4

-39-54,226

徐匡宇

征求方药/徐匡宇//医界春秋.-3-9-515

徐兰韵

女医生徐兰韵启事/徐兰韵//医学报.-1-7-426

徐朗曦

别穴部位主治歌/徐朗曦//针灸杂志.-4-30-207

喉蛾之疗法/徐朗曦//针灸杂志.-4-28-298

来函更正/徐朗曦//针灸杂志.-4-28-378

揉捏人迎可治喉痛之经验/徐朗曦//针灸杂志.-4-28-458

新编奇穴部位主治歌/徐朗曦//针灸杂志.-4-30-205

新发明针治羊毛痧秘法公开/徐朗曦//针灸杂志.-4-32-433

液门可消喉外之肿痛/徐朗曦//针灸杂志.-4-28-480

针治四日难产之奇效/徐朗曦//针灸杂志.-4-32-88

徐立孙

针灸绪论/徐立孙//复兴中医.-5-31-361

徐利民

四明周氏新编伤寒汲古叙言/张山雷(著);徐利民(录)//神州国医学报.-4-15-226

孙中山科哲并重的老大证据/徐相任(讲);徐利民(记)//神州国医学报.-4-14-51

徐莲塘

答华君锦堂第十二期学报问(字母存亡之脉)/徐莲塘//神州医药学报.-1-45-45

答三年四期张君汝伟第二问/徐莲塘//神州医药学报.-1-45-485

答沈仲圭疑问四则之第二条/徐莲塘//绍兴医

药学报星期增刊.-1-21-227

答折背叟问西丁/徐莲塘//绍兴医药学报星期增刊.-1-21-228

读第十期学报虞君哲夫论痢疾篇书后/徐莲塘//神州医药学报.-1-44-462

述王节斋先生胎产医案始末/徐莲塘//绍兴医药学报.-1-16-534

胎产指南序/徐莲塘//绍兴医药学报.-1-15-135

王赤南先生治咳嗽详求论/徐莲塘(录)//绍兴医药学报.-1-13-90

王赤南先生治血证求原论/徐莲塘(录)//绍兴医药学报.-1-12-31

薛案辨疏序/徐莲塘//绍兴医药学报.-1-13-210

徐灵胎

徐灵胎先生病家论/徐灵胎//绍兴医药月报.-2-37-96

徐梅洲

废止五行生克问题之正确解决/徐梅洲//绍兴医药学报.-1-11-423

徐梦蝶

秋夜/徐梦蝶//三三医报.-2-31-253

吴刚伐桂/徐梦蝶//三三医报.-2-31-253

徐 敏

女子怕痒之研究/徐敏//中医世界.-3-25-313

徐名山

编辑者言/徐名山//苏州国医杂志.-5-2-600

参观浙江文献展览会以后/徐名山//苏州国医杂志.-5-2-456

灯夜随笔/徐名山//苏州国医杂志.-5-2-138

非常时期国医学生应有的动向/徐名山//苏州国医杂志.-5-2-554

国医教育的现况与展望(连载)/徐名山//苏州

国医杂志.-5-2-99,187

国医内科研究法/陆渊雷(讲);徐名山(记)//苏州国医杂志.-5-2-475

叩汉方医学之门/[日]吉田玄壶(著);徐名山(译)//苏州国医杂志.-5-2-181

陆渊雷先生讲演录(九月十一日苏州国医学校研究院所讲)/陆渊雷(述);徐名山(记录)//中医新生命.-5-8-224

麻疹的早期觉察与家庭疗法/徐名山(译)//苏州国医杂志.-5-2-262

日本人口头的松叶功效谈/徐名山(译)//苏州国医杂志.-5-2-301

新编儿科讲义(摘录)(连载)/徐名山(主编)//苏州国医杂志.-5-2-160,328

新编方剂讲义(摘录)/徐名山(主编)//苏州国医杂志.-5-2-149

怎样研究女科学/王慎轩(讲);徐名山(记)//苏州国医杂志.-5-2-490

徐鸣石

问病二则/徐鸣石//神州医药学报.-1-44-492

徐乃星

江苏璜泾国医砥柱分社成立宣言/瞿冕良(述);徐乃星(记录)//国医砥柱月刊.-5-18-397

徐佩璜

与某君论卫生化学与我民国之关系/徐佩璜//中西医学报.-1-28-533

中医应研究西医学理西医应研究中医药学现说/徐佩璜//中西医药.-5-12-256

徐佩芝

论伤寒与温病治法之迥异/徐佩芝//中医世界.-3-37-123

徐 平

致歙县胡天宗君书/徐平//绍兴医药学报星期增刊.-1-22-482

徐平章

中国产科学史略/徐平章//中西医药.-5-13-516

徐启东

论中西医之治疗术函件/徐启东//中医指导录.-4-2-275

暑湿概论/徐启东//铁樵医学月刊.-4-44-378

徐启唐

入针灸社后之感想歌/徐启唐//针灸杂志.-4-28-140

徐勤勋

多骨疽与蚧骨疽之原因状况/徐勤勋//医学杂志.-2-10-45

徐庆誉

青年色欲的危险与救济/徐庆誉//中西医学报.-1-40-389

徐秋生

神州医药总会绍兴分会会员一览表/徐秋生//绍兴医药月报.-2-37-133

天花之报告/徐秋生//绍兴医药月报.-2-37-125

婴科证治概要(连载)/徐仙槎,徐秋生(编)//绍兴医药月报.-2-37-113,177,253

徐仁甫

伤寒阴阳症辨治/徐仁甫//杏林医学月报.-3-16-527

伤寒阴阳症治论/徐仁甫//中国医学月刊.-3-15-600

徐仁民

改良中药设厂炼制议/徐仁民//中医杂志(广东).-3-4-597

徐仁勇

针疗成绩报告/徐仁勇//针灸杂志.-4-28-179

徐荣斋

何氏治痢要言/徐荣斋//国医砥柱月刊.-5-16
-280

皇汉医学丛书续集序/徐荣斋//医界春秋.-3-
14-427//中医新生命.-5-8-557

预防肺痨之摄生简规/徐荣斋//国医砥柱月刊
.-5-17-46

珍本医书集成续编序/徐荣斋//医界春秋.-3-
14-424//光华医药杂志.-4-41-391//国
医砥柱月刊.-5-16-183

中国新旧医药之我见/徐荣斋//文医半月刊.-5
-14-491

中国医学杂志创刊纪念/徐荣斋//国医砥柱月
刊.-5-18-540

徐尚志

天爵堂医学随笔(连载)/徐尚志//医学杂志.-2
-3-259,407,524

徐少明

小蒜不能代葱白说/徐少明//神州国医学报.-4
-14-269

徐少楠

劳病脉浮大手足烦春夏剧秋冬瘥释义/徐少楠
//中医杂志.-2-19-443

暖云寒月馆/徐少楠//中医杂志.-2-19-125

三三医书第一集刊误表/徐少楠//三三医报.-2
-31-351,378.-2-34-97

神农生日辨/徐少楠//中医杂志.-2-19-263

太阳之中风与半身不遂之中风异病同名说/徐
少楠//医学杂志.-2-4-553

五十一难言病欲得寒而欲见人并在府病欲得温
而不欲见人病在藏释义/徐少楠//医学杂志
.-2-2-418

谖云寒月馆诗稿/徐少楠//中医杂志.-2-19
-537

徐绍陆

恭祝/徐绍陆//针灸杂志.-4-32-1

徐绍南

辟暑为阳证用温药之论/徐绍南//绍兴医药学
报.-1-19-44

疑问四则/徐绍南//绍兴医药学报星期增刊.-1
-22-259

徐绍孺

操针解(仿获麟解体)/徐绍孺//针灸杂志.-4
-32-19

针灸铭(仿陋室铭体)/徐绍孺//针灸杂志.-4-
32-18

徐绍熙

革命中之医界(连载)/徐绍熙//医界春秋.-3-
5-337,358

徐省身

海浮散治冻疮/徐省身//神州国医学报.-4-17
-200

徐石年

茧庐医话/徐石年//中国医药月刊.-5-33
-506

徐石生

答八十一/徐石生//绍兴医药学报.-1-14
-144

答二十/徐石生//绍兴医药学报.-1-11-393

答问四则/徐石生//神州医药学报.-1-45
-276

答五十三/徐石生//绍兴医药学报.-1-12
-307

废止五行生克问题之正确解决/徐石生//绍兴
医药学报.-1-11-479

改订部定医学科目私议(课卷选录)/徐石生//
绍兴医药学报.-1-13-20

内伤外感验舌异同中西合参说/徐石生//绍兴

医药学报.-1-10-220

拟张聿青先生书后/徐石生//绍兴医药学报.-1-14-221

铜能防疫实验法/徐石生//神州医药学报.-1-43-227

扬州医俗/徐石生//绍兴医药学报.-1-14-169

玉函经序:玉函经重录自记/徐石生//绍兴医药学报.-1-10-413

治走马牙疳历验方法/徐石生//神州医药学报.-1-43-338

中华药学改良说(课卷选录)/徐石生//绍兴医药学报.-1-13-33

中西论目异同得失考/徐石生//神州医药学报.-1-44-127

徐世长

半身不遂口眼㖞斜刺法/徐世长//医学杂志.-2-5-250

补泻呼吸为针法之程度/徐世长//医学杂志.-2-3-499

产妇乳眼不通疼痛治愈/徐世长//医学杂志.-2-9-455

冬温与伤寒辨/徐世长//医学杂志.-2-7-66

读喻氏秋燥论书后/徐世长//医学杂志.-2-6-482

关于诸病烦躁之研究/徐世长//医学杂志.-2-9-430

行针弹努爪下二义/徐世长//医学杂志.-2-4-377

行针以平补泻法为贵/徐世长//医学杂志.-2-6-550

霍乱症有寒热之分其针灸应用何穴何法试分别言之/徐世长//医学杂志.-2-6-280

霍乱转筋刺法/徐世长//医学杂志.-2-4-117

金匮妊娠篇子脏解/徐世长//医学杂志.-2-5-310

咳嗽证治之研究/徐世长//医学杂志.-2-8-582

淋浊症之研究/徐世长//医学杂志.-2-9-318

灵枢小针解篇泻必用圆补必用方素问八正神明论泻必用方补必用圆其解有二试研究之以明灵枢补写之义/徐世长//医学杂志.-2-4-376

论古今医籍中病症病名之异同/徐世长//医学杂志.-2-5-448

论伤寒病中标本胜复从化之理/徐世长//医学杂志.-2-6-58

麻黄去沫之研究/徐世长//医学杂志.-2-5-220

疟病刺法/徐世长//医学杂志.-2-3-620

蒲灰散之研究/徐世长//医学杂志.-2-6-382

妊娠转胞与子淋之区别/徐世长//医学杂志.-2-4-313

上热下寒之研究及治法/徐世长//医学杂志.-2-9-199

问经脉篇之盛则泻之虚则补之不盛不虚以经取之诸注家多以此经字指本经言而盛泻虚补竟指何经试详论之/徐世长//医学杂志.-2-6-414

问经言五实死五虚死又言身汗得后利则实者活浆粥入胃泄注止则虚者活张子和谓治实当攻治虚当补试推论其理/徐世长//医学杂志.-2-4-492

泻利证治之经验/徐世长//医学杂志.-2-9-453

阳微结症与纯阳结症之区别/徐世长//医学杂志.-2-6-346

针刺暴病卒死之经验/徐世长//医学杂志.-2-4-622

针刺目盲之经验/徐世长//医学杂志.-2-3-119

针后成疮之研究/徐世长//医学杂志.-2-9-589

针灸邪祟之经验/徐世长//医学杂志.-2-9-375

针晕之原因/徐世长//医学杂志.-2-7-119

针治疟疾症之经验/徐世长//医学杂志.-2-3-237

治温病用银翘散辛凉透表此定法也而往往治之无效究竟此方有误处否还有他良方否是就实

地经过效验详言明之/徐世长//医学杂志.-2
-2-519

诸病烦躁之研究/徐世长//医学杂志.-2-8
-434

子午流注灵龟八法取穴与治病用法试详言之/
徐世长//医学杂志.-2-5-394

徐世华

难产之治验/徐世华//医学杂志.-2-5-327

治花柳症不用毒药之经验/徐世华//医学杂志
.-2-5-329

徐世钧

肝火肝阳肝风辨/徐世钧//国医砥柱月刊.-5-
17-544

徐寿如

治疗报告/徐寿如//针灸杂志.-4-28-505

徐寿山

答徐宗岐征求病愈致哑之答案/徐寿山//医界
春秋.-3-8-395

徐受谦

产妇死亡书一则/徐受谦//中西医学报.-1-23
-255

来件/徐受谦//医学公报.-1-7-120

徐树荣

内伤外感验舌异同中西合参说/徐树荣//中西
医学报.-1-30-247

唐杜广成先生玉函经(连载)/崔嘉彦(加注);程
云来(校订);徐树荣(重订)//绍兴医药学报
.-1-10-497,571

吴鞠通温病条辨界划三焦王孟英温热经纬症分
内营外卫两说俱有至理分晰辨之/徐树荣//
绍兴医药学报.-1-10-88

扬州中西医社徐君对于本分会之热心/徐树荣
//绍兴医药学报.-1-10-73

玉函经卷上/杜光庭(撰);崔嘉彦(注);程云来

(校正重订);徐树荣(重录较点)//绍兴医药
学报.-1-10-419

徐松侯

古方分量之讨论/逸丁,王福阶,徐松侯//医林
一谔.-4-10-539

徐叟渔

读许半龙先生国医乡村协作团论后感言/徐叟
渔//医界春秋.-3-14-124

徐苏恩

传染病的预防和治疗/徐苏恩//神州国医学报
.-4-17-233

徐倜奴

金山中西医学研究会缘起/蒋可均(拟);徐倜奴
(录登)//中西医学报.-1-24-428

徐廷章

寄生虫疾患/徐廷章//国医新声.-5-27-535

徐同江

薏苡仁之研究/徐同江//医林一谔.-4-10-470

徐味冰

我对于改造旧医的几点意见/徐味冰//华西医
药杂志.-5-37-604

我对于中医之展望/徐味冰//华西医药杂志.-5
-37-603

整理国药的我见/徐味冰//华西医药杂志.-5-
37-606

中医应创造新生命/徐味冰//华西医药杂志.-5
-37-361

徐蔚霖

白喉中西症治及征求中医效方/徐蔚霖,储宗钰
//国医砥柱月刊.-5-16-609

六淫及其它/徐蔚霖//新中医刊.-5-20-507

前人对于脏器之观念/徐蔚霖//新中医刊.-5-

19-130

研究中医的先决问题/徐蔚霖//新中医刊.-5-
19-108

徐文彬

初试成功一鸣惊人/徐文彬//针灸杂志.-4-28
-190

药石不及之神针法灸治验数则/徐文彬//针灸
杂志.-4-28-499

徐文焕

四物汤枯杀万物论/徐文焕//国医砥柱月刊.-5
-17-609

脏燥验方/徐文焕//国医砥柱月刊.-5-16
-537

徐梧园

代友问瘰疬之治法/徐梧园//三三医报.-2-35
-534

徐锡彦

淋病证治说/徐锡彦//光华医药杂志.-4-41
-200

徐熙春

紧喉风/徐熙春//光华医药杂志.-4-40-558

徐仙槎

讨论医药的一封信/徐仙槎(稿);张寿甫(寄)//
沈阳医学杂志.-3-1-206

徐仙槎君答复杜海生君/徐仙槎//三三医报.-2
-32-123//绍兴医药月报.-2-39-45

婴科证治概要(连载)/徐仙槎,徐秋生(编)//绍
兴医药月报.-2-37-113,177,253

徐相臣

中医界注意/施今墨,覃勤,徐相臣等//国医砥
柱月刊.-5-18-412

徐相宸

白话演讲/徐相宸//神州医药学报.-1-42-62

斑疹白痦治法观/徐相宸//医学杂志.-2-13
-261

答八十一/徐相宸//绍兴医药学报.-1-14
-146

答一百十八/徐相宸//绍兴医药学报.-1-15
-266

肺病正误/徐相宸//医学杂志.-2-8-565

复南通石念祖/徐相宸//绍兴医药学报.-1-13
-436

复汕头何约明书/徐相宸//绍兴医药学报.-1-
14-149

复时逸人君函/徐相宸//绍兴医药学报.-1-15
-295//三三医报.-2-35-212//沈阳医学
杂志.-3-3-96

复中央国医馆论统一病名书/徐相宸//神州国
医学报.-4-14-531

复中央国医馆统一病名书/徐相宸//医学杂志
.-2-15-220

国药之讨论/徐相宸//医学杂志.-2-13-468

国医师资亟应严格规定议/徐相宸//医学杂志
.-2-11-308

国医药学术问题之分别观/徐相宸//医学杂志
.-2-16-275

国医之两大特长/徐相宸//医学杂志.-2-12
-364

国医自身之绝症/徐相宸//医学杂志.-2-16
-325

胡展堂主席暴逝之研究/徐相宸//医学杂志.-2
-18-145

黄土化疫汤论/徐相宸//绍兴医药学报.-1-15
-146

黄张二军食饭问题之解纷/徐相宸//绍兴医药
学报.-1-16-150

急性闷疫新治验/徐相宸//绍兴医药学报.-1-
16-481

敬告全国国医同志书/徐相宸//医学杂志.-2-
13-461

来复丹之神效/徐相宸//医学杂志.-2-12

－117

论大人疫痘/徐相宸//绍兴医药学报.－1－13－421

论手术/徐相宸//神州医药学报.－1－42－391

论西药之缺点/徐相宸//神州医药学报.－1－42－359

迫不及待之急性险疫/徐相宸//绍兴医药学报星期增刊.－1－21－179

全国国医大会建设提案（附三大前提九大事实）/徐相宸//医学杂志.－2－11－303

上北京教育部力争国医加入学校系统快邮代电/徐相宸//三三医报.－2－34－274//绍兴医药月报.－2－40－149//沈阳医学杂志.－3－2－318

生气与生理/徐相宸//医学杂志.－2－14－568

时疫之新治验/徐相宸//绍兴医药学报.－1－14－525

时疫治验及其说明/徐相宸//绍兴医药学报.－1－13－419

时著医书序/徐相宸//医学杂志.－2－18－15

谈谈心狭病/徐相宸//医学杂志.－2－11－479

为急性险疫敬告全国医药两界书（中医内科通告）/徐相宸//绍兴医药学报星期增刊.－1－21－171

卫生集义/徐相宸//医学杂志.－2－13－507

现代国医药需要之人才/徐相宸//医学杂志.－2－18－293

小儿病大纲/徐相宸//医学杂志.－2－12－561

徐相宸君上教育部力争国医加入学校系统电（乙丑年冬）/徐相宸//医学杂志.－2－7－363

徐相宸君致绍兴医药学报社主任裘吉生君函/徐相宸//绍兴医药学报.－1－15－116

徐相宸先生来函论脉案管见/徐相宸//医学杂志.－2－13－295

徐相宸先生致山西中医改进研究会书（附议案）/徐相宸//医学杂志.－2－1－215

徐相宸郑重宣言/徐相宸//医学杂志.－2－7－491

徐相任君对于国医问题彻底解决之具体意见/徐相宸//医学杂志.－2－8－476

医品/徐相宸//神州医药学报.－1－42－189

医药两界协定永远合作条件/徐相宸//医学杂志.－2－11－307

疫症用药法程/徐相宸//医学杂志.－2－11－604

恽印内经序/徐相宸//三三医报.－2－29－83

知觉运动说/徐相宸//神州医药学报.－1－42－337

致上海各报论时症/徐相宸//绍兴医药学报.－1－15－144

致神州医药会绍兴分会何廉臣君书/徐相宸//绍兴医药学报.－1－12－319

致周小农书/徐相宸//三三医报.－2－29－26

中国生理学自序/徐相宸//神州医药学报.－1－46－109

中华国医各种统系表/徐相宸//医学杂志.－2－9－470

中华国医科目暨各科系统表草案/徐相宸//医学杂志.－2－11－170

中药大革新之提倡/徐相宸//绍兴医药学报.－1－15－9

中医加入学校系统之争电/徐相宸//中西医药.－5－13－217

注意脱疫（即霍乱）/徐相宸//医学杂志.－2－7－74//三三医报.－2－33－263//绍兴医药月报.－2－39－429

最完善之新诊治书/徐相宸//医学杂志.－2－13－642

徐相任

拔牙多之危险/徐相任//神州国医学报.－4－16－357//国医公报.－4－22－313

地鳖虫伪盛虫紫草紫草茸之实地审查意见/徐相任//神州国医学报.－4－17－304

第三次讨论问题/徐相任//神州国医学报.－4－15－144

跌仆轻伤之研究/徐相任//神州国医学报.－4－18－341

毒质世界/徐相任//神州国医学报.－4－14－202

读国医学书之原则及其方法/徐相任//神州国医学报.-4-16-542//国医公报.-4-23-113

对于统一病名之我见/徐相任//神州国医学报.-4-16-487

肺病正误(连载)/徐相任//三三医报.-2-36-21,494

肺病治疗扼要谈(连载)/徐相任//医界春秋.-3-5-287,321

复邵餐芝先生书/徐相任//神州国医学报.-4-17-127

复沈仲芳/徐相任//神州国医学报.-4-14-412

复邹趾痕先生书/徐相任//神州国医学报.-4-17-288

鬼傀术(陆晋笙遗著)/徐相任//神州国医学报.-4-18-117

桂枝之性质与用法/徐相任//新中医刊.-5-19-180

国药之讨论/徐相任//中医世界.-3-34-10

国医界自居于何等/徐相任//神州国医学报.-4-14-533

国医三要/徐相任//神州国医学报.-4-16-296

国医问题之彻底解决/徐相任//三三医报.-2-36-23//沈阳医学杂志.-3-3-369

国医学用最低限度书目/徐相任//神州国医学报.-4-16-544

国医之新生命/徐相任//医学杂志.-2-10-273//三三医报.-2-36-277

合作后之希望/徐相任//神州国医学报.-4-16-173

黑热病之推测/徐相任//神州国医学报.-4-16-240

纪念三一七之感想/徐相任//国医杂志.-4-13-406

教学与考验/徐相任//神州国医学报.-4-18-417

戒烟指南(连载)/徐相任//神州国医学报.-4-17-318,427,461

今后的祝望/徐相任//神州国医学报.-4-18-281

敬告全国国医同志书/徐相任//神州国医学报.-4-14-16

救误/徐相任//神州国医学报.-4-16-65

考核国医人才令其学术高于西医案/徐相任//国医公报.-4-22-399

脉案管见(连载)/徐相任//中医世界.-3-25-390,395

脉案管见/徐相任//中医杂志.-2-28-374

孟河费氏医学之解剖/徐相任//神州国医学报.-4-15-537

培植国医人才应有之目光/徐相任//神州国医学报.-4-18-259

请大家出来帮帮忙/徐相任//神州国医学报.-4-15-97

取缔投机著作及宣传文字案/徐相任//国医公报.-4-22-397

取缔伪医伪药案/徐相任//国医公报.-4-22-412

上海中医徐相任君等致各省中医暂拟国医科目系统书/徐相任等//杏林医学月报.-3-16-35

上焦馆长书/徐相任//神州国医学报.-4-14-579

神州医报补白/徐相任//神州国医学报.-4-15-37

生气与生理/徐相任//复兴中医.-5-31-18

蔬食与肉食之比较(连载)/徐相任//神州国医学报.-4-14-106,172

说神农/徐相任//中医世界.-3-25-122

说团结/徐相任//神州国医学报.-4-15-4

素轩医话序/徐相任//神州国医学报.-4-15-543

孙中山科哲并重的老大证据/徐相任(讲);徐利民(记)//神州国医学报.-4-14-51

提高国医程度及其道德/徐相任//神州国医学报.-4-17-57

外感七字诀/徐相任//国医砥柱月刊.-5-18-642

为国药业(包括参燕药行在内)统筹全局之建议/徐相任//神州国医学报.-4-18-183

为上海市国医分馆成立普告全国同志书(连载)/徐相任//神州国医学报.-4-14-253,311

卫生集义/徐相任//中西医学报.-1-41-275

吾所希望学国医之男女人才/徐相任//神州国医学报.-4-15-636

西医之残酷不仁/徐相任//医学杂志.-2-17-228

徐相任先生提议一(为本刊特辟学术研究一门事)/徐相任//神州国医学报.-4-14-620

学术工作概要计划/徐相任//神州国医学报.-4-14-370

学术研究门第二次征文/徐相任//神州国医学报.-4-15-82

医理与命理之比较/徐相任//三三医报.-2-36-151

医团之八大义务/徐相任//神州国医学报.-4-15-472

医学与建议/徐相任//神州国医学报.-4-17-180

疣与癌可同年而语乎/徐相任//神州国医学报.-4-18-43

遇安斋证治丛录序/徐相任//三三医报.-2-32-453

在医言医自序/徐相任//神州国医学报.-4-15-50

增加国药生产令其价格廉于西药案/徐相任//国医公报.-4-22-412

整理国药之先决问题/徐相任//国医公报.-4-19-330

整理国医之商榷/徐相任等//三三医报.-2-36-473

郑福兰堂丸药全集序/徐相任//神州国医学报.-4-18-214

志悼/徐相任//神州国医学报.-4-15-544

致邵君餐芝函/徐相任//神州国医学报.-4-15-543

致沈仲芳/徐相任//神州国医学报.-4-15-50

中央国医馆宜整理事实之我见/徐相任//国医公报.-4-19-329

诸癌之初步研究/徐相任//国医公报.-4-22-190

邹先生大作跋/徐相任//神州国医学报.-4-17-289

徐效青

疾病之今昔观/徐效青//绍兴医药学报.-1-18-251

徐燮平

问心神恍惚治法/徐燮平//绍兴医药学报星期增刊.-1-21-414

徐心亘

从丝瓜络说到药商必须改革/徐心亘//光华医药杂志.-4-38-121

脑膜炎愈后耳聋/徐心亘//光华医药杂志.-4-35-594

奇者西医不准中医用西药之法律观/徐心亘//文医半月刊.-5-14-548

中西医之争议现趋于法律问题/徐心亘//光华医药杂志.-4-41-30

徐心互

论前者西医不准中医用西药今者西医提倡西医用中药其关系之究竟如何/徐心互//光华医药杂志.-4-41-191

徐心如

我之对于医学/徐心如//绍兴医药学报.-1-18-484

徐新更

痉挛虚脱/徐新更//光华医药杂志.-4-39-168

徐星亮

妇人临产重要常识/徐星亮//光华医药杂志.-4

－38－21

徐秀定
附子之化湿作用/徐秀定//医界春秋.－3－8
－428

徐学礼
实用处方学(连载)/〔日〕栗原爱塔(著);张俊
卿,徐学礼(合译)//光华医药杂志.－4－39－
412.－4－40－72

徐雪梅
说妇女带病/徐雪梅//光华医药杂志.－4－35
－414

徐燕庭
浪迹丛谈/徐燕庭//三三医报.－2－33－248
问药/徐燕庭//绍兴医药学报星期增刊.－1－22
－323
痔漏治疗经验记/徐燕庭//三三医报.－2－33
－113
痔漏治疗经验记勘误表/徐燕庭//三三医报.－2
－33－245

徐浥白
谈中医的诊断/徐浥白//中国医药月刊.－5－33
－467

徐逸舟
知不足斋医案(连载)/曹蔚若(遗著);徐逸舟
(录)//中医杂志.－2－26－117,281,452.－2
－27－126

徐荫北
脘痛特效药/徐荫北//中国医学月刊.－3－15
－341

徐 莹
纪念发明种痘法的琴娜先生/徐莹//国药新声
.－5－25－499

痢疾的预防及疗养/徐莹//国药新声.－5－26
－541
食物中毒之原因及预防法/徐莹//国药新声.－5
－26－22
蔬菜及果实对于人体的营养/徐莹//国药新声
.－5－25－377
谈谈体温/徐莹//国药新声.－5－26－421
性的知识(连载)/徐莹//国医新声.－5－27－7,
140,251
血液和血管的知识/徐莹//国药新声.－5－26
－149
阳光和人体生理的关系/徐莹//国药新声.－5－
26－295
转地疗养的常识/徐莹//国医新声.－5－27
－603

徐瀛芳
冻疮治法别裁/徐瀛芳//中医新生命.－5－7
－365
肺炎治案/徐瀛芳//国医公报.－4－23－217
改进中医不必仿造恶劣方名/徐瀛芳//国医正
言.－5－4－591//中医新生命.－5－7－467
黑热病臆谈/徐瀛芳//中医新生命.－5－6－499
季弟墓碣/徐瀛芳//中医新生命.－5－6－480
节补达生编绪言/徐瀛芳//中医新生命.－5－6－
256
金匮要略今释序/徐瀛芳//中医新生命.－5－6－
317
近世内科国药处方集序/徐瀛芳//中医新生命
.－5－7－307
李治生君传/徐瀛芳//中医新生命.－5－7－574
临病实纪(响应陆君发布失治医案)/徐瀛芳//
中医新生命.－5－7－205
六气论/徐瀛芳//国医公报.－4－20－470
录谈医笔乘记脐风一则/徐瀛芳//中医新生命
.－5－6－394
录谭医笔乘救煤毒一则/徐瀛芳//中医新生命
.－5－7－421
论玉真散/徐瀛芳//中医新生命.－5－7－419
论孕占男女/徐瀛芳//中医新生命.－5－7－472

南昌徐君瀛芳来函(答徐君瀛芳)/徐瀛芳;陆渊雷//中医新生命.-5-6-60

蛇毒轶谈/徐瀛芳//中医新生命.-5-7-6

湿温验案/徐瀛芳//国医公报.-4-23-352

说蛔/徐瀛芳//国医公报.-4-21-252

为红虫病敬告市民及医家/徐瀛芳//中医新生命.-5-6-570

五行论/徐瀛芳//国医公报.-4-20-370

细菌在培养质内和在人体内力量相等么/徐瀛芳//国医公报.-4-22-68

消暑卮言/徐瀛芳//中医新生命.-5-7-70

徐君瀛芳来书/徐瀛芳//中医新生命.-5-8-265

徐瀛芳君来书/徐瀛芳//中医新生命.-5-6-355

章太炎先生古方权量考补证/徐瀛芳//中医新生命.-5-7-245

仲兄圹志/徐瀛芳//中医新生命.-5-6-479

周痹成痿验案/徐瀛芳//国医公报.-4-23-484

徐永恺

外感咳嗽微论/徐永恺//中医指导录.-4-2-325

徐友丞

敬送良方选要/徐友丞//中西医学报.-1-23-369

徐友丞启事/徐友丞//中西医学报.-1-24-224

医铎题辞/徐友丞//绍兴医药学报.-1-15-416

医学抉微序/徐友丞//绍兴医药学报.-1-13-76

徐友文

百合栽培法/徐友文//光华医药杂志.-4-40-223

薄荷的栽培法/徐友文//光华医药杂志.-4-40-46

五倍子采收法/徐友文//光华医药杂志.-4-41-45

徐玉台

徐玉台治验四则(连载)/徐玉台;费泽尧//医学杂志.-2-4-200,337

医学举要(一)至(八)/徐玉台(辑);费泽尧(校)//中医杂志.-2-21-411.-2-22-44,249,466.-2-23-54,227,411.-2-24-33,305

徐毓春

问八十二/徐毓春//绍兴医药学报.-1-14-139

徐元谟

病中吸食鸦片之危险/徐元谟//中西医学报.-1-40-472

徐韵英

白矾散治霍乱解/徐韵英//医学杂志.-2-3-316

本立而道生/徐韵英//绍兴医药学报星期增刊.-1-22-494

瘰螺痧治验/徐韵英//医学杂志.-2-3-313

瘅疟治验/徐韵英//医学杂志.-2-3-201

肺胀治验/徐韵英//医学杂志.-2-3-200

膏肓疑问/徐韵英//绍兴医药学报星期增刊.-1-22-424

谷入多而气少谷不入而气多说/徐韵英//医学杂志.-2-4-159

关于望诊脉诊各一则/张戴人(医案);徐韵英(抄)//医学杂志.-2-3-574

鸡口涎/徐韵英//绍兴医药学报.-1-20-303

记陈鸿恩乃郎伤寒病死之状/徐韵英//绍兴医药学报.-1-20-131

歆然轩笔志/徐韵英//中医杂志.-2-20-70

刘子仪膏药(见夜雨秋灯录)/徐韵英//医学杂志.-2-4-489//复兴中医.-5-31-34

末药吃死人/徐韵英//绍兴医药学报星期增刊.-1-22-409

内经四气调神大论今义/徐韵英//绍兴医药学

报.-1-20-415

伤寒论之中风与直中之中风名同证略论/徐韵英//绍兴医药学报.-1-19-194

伤寒疑问(兹记条数遵陈氏浅注)/徐韵英//绍兴医药学报星期增刊.-1-22-424

生痰之源贮痰之器论(连载)/徐韵英//绍兴医药学报.-1-19-441,444

湿温论(知古斋课艺)/徐韵英//绍兴医药学报.-1-19-418

暑证多以温药治之其义安在/徐韵英//绍兴医药学报.-1-19-416

水火阴阳论/徐韵英//绍兴医药学报.-1-20-254

叹中医之危殆/徐韵英//绍兴医药学报.-1-19-261

推广绍报的意见/徐韵英//绍兴医药学报星期增刊.-1-22-455

望色知生死/徐韵英//绍兴医药学报.-1-20-120

围脐疑问/徐韵英//绍兴医药学报星期增刊.-1-22-432

星刊校勘记/徐韵英//绍兴医药学报星期增刊.-1-22-468

徐韵英先生致山西中医改进研究会书/徐韵英//医学杂志.-2-3-215

焰然轩笔志(连载)/徐韵英//中医杂志.-2-20-245,419

知古斋医案(连载)/徐韵英//绍兴医药学报.-1-19-409.-1-20-99,199

蜘蛛有拔毒之能力/徐韵英//绍兴医药学报.-1-20-67

治病后余邪入络/徐韵英//医学杂志.-2-3-317

徐在民

征求良方以治痼疾/徐在民//医界春秋.-3-7-135

徐泽苍

咏菊/徐泽苍//中医指导录.-4-1-247

徐泽人

好力生治愈小儿瘰疬/徐泽人//国医导报.-5-29-199

徐召南

白矾散治霍乱解/徐召南//三三医报.-2-31-389

答邵伯勤君问指甲异症及治法/徐召南//绍兴医药学报星期增刊.-1-22-410

答张寿甫先生书/徐召南//三三医报.-2-34-25

悼刘吉人(为杨书培捉刀)/徐召南//三三医报.-2-30-103

叠前韵再赠陈守真君/徐召南//三三医报.-2-31-42

读衷中参西录砂淋丸诠解书后/徐召南//三三医报.-2-31-32

二十感怀/徐召南//三三医报.-2-29-563

复余姚康维恂君/徐召南//绍兴医药学报星期增刊.-1-22-456

腹痛治验/徐召南//三三医报.-2-29-560

汉木二防已辨/徐召南//绍兴医药学报.-1-20-63

和胡天宗君五旬自寿次韵/徐召南//三三医报.-2-29-563

霍乱(西名亚细亚虎列拉)/徐召南//医学杂志.-2-13-601

痉湿暍证皆太阳病论/徐召南//医学杂志.-2-3-438

哭刘吉人先生/徐召南//三三医报.-2-30-103

纶德医报颂辞/徐召南//三三医报.-2-32-391

麻疹(即正痧)/徐召南//医学杂志.-2-13-517

疟脉自弦饮脉亦弦说/徐召南//医学杂志.-2-3-439

秋伤于湿冬生咳嗽不谬说/徐召南//绍兴医药学报.-1-19-438

人始生先成精精成而脑髓生论/徐召南//绍兴

医药学报.-1-20-269

三三医报三周纪念漫赋一律/徐召南//三三医
报.-2-35-43

三三医报赞/徐召南//三三医报.-2-29-376

寿康爕忱三十联句/徐召南//三三医报.-2-32
-141

痰饮反胃之治疗/徐召南//医学杂志.-2-3
-462

韬庵治验录/徐召南//医学杂志.-2-16-61

提倡交换医书上武栋臣先生书/徐召南//三三
医报.-2-30-409

题康爕忱肖影赞/徐召南//三三医报.-2-30
-103

题衷中参西录(四版)/徐召南//三三医报.-2-
30-103

脱离阴阳五行如何才能达完全之目的乎/徐召
南//绍兴医药学报.-1-20-47

外感挟伏气治验/徐召南//医学杂志.-2-4
-454

胃太平/徐召南//国药新声.-5-23-530

问吞酸治法/徐召南//绍兴医药学报星期增刊
.-1-22-385

戏仿孟浩然归终南山作嘲庸医/徐召南//三三
医报.-2-32-141

徐召南伯英启事/徐召南//三三医报.-2-30-
436,500

徐召南君复高思潜君缄/徐召南//医学杂志.-2
-3-603

徐召南先生读十三期杂志气味相投之治法书后
/徐召南//医学杂志.-2-4-224

阳旦汤之商榷/徐召南//绍兴医药学报星期增
刊.-1-22-409

医药前贤纪事/徐召南//三三医报.-2-31
-278

疑问十则/徐召南//绍兴医药学报星期增刊.-1
-22-394

疫痧病理之讨论(连载)/徐召南//医学杂志.-2
-12-97,234,387

与化赵海仙医案摘录/徐召南//绍兴医药学报
.-1-20-390

征求/徐召南//三三医报.-2-29-227

知古斋医案/徐召南(辑)//绍兴医药学报.-1-
20-398

治疗述异初编(连载)/徐召南//绍兴医药月报
.-2-38-63,135,217,293,369,433.-2-39
-41,363,415,519,621.-2-40-95,141,
195,251,303

致陈守真君书/徐召南//三三医报.-2-30-
89,450

致高思潜君/徐召南//三三医报.-2-34-24

中医改革小论/徐召南//三三医报.-2-33-77

重订古本难经阐注序/徐召南//三三医报.-2-
29-270

重订增评古本难经阐注绪言/徐召南//三三医
报.-2-29-301

左臂痠疼之治疗/徐召南//医学杂志.-2-3
-462

徐兆祺

癫狂病之原因及治疗法/徐兆祺//现代中医.-4
-42-84

湿病约录/徐兆祺//现代中医.-4-42-96

药名艳词/徐兆祺//现代中医.-4-42-59

中国医学之民间文献/徐兆祺//现代中医.-4-
42-10

徐振予

咳嗽之种类与证状/徐振予//中医世界.-3-37
-552

口味诊断谈/徐振予//中医世界.-3-37-351
//中医指导录.-3-39-405

胃癌之研究/徐振予//国医砥柱月刊.-5-18
-567

徐振予君来书/徐振予//中医新生命.-5-8
-416

徐振中

北平国医砥柱月刊五卷告成序言/徐振中//国
医砥柱月刊.-5-18-356

徐镇江

妇女须注意妊娠之卫生说/徐镇江//文医半月
  刊.-5-14-85

妇人产后血崩之原因/徐镇江//文医半月刊.-5
  -14-19

蛤蚧尾/徐镇江//文医半月刊.-5-14-58

徐镇治

答奉天李春芝君问肺病治法/徐镇治//三三医
  报.-2-29-189

疑问一则/徐镇治//三三医报.-2-29-31

与金君未多句之商榷/徐镇治//三三医报.-2-
  29-178

徐正昌

耳鸣/徐正昌//光华医药杂志.-4-38-537

徐芝珊

水肿肤胀论治并方义/王普耀(鉴定);王惠生,
  徐芝珊(合参)//绍兴医药学报.-1-10-543

徐志成

不妊症/徐志成//国药新声.-5-23-417

徐仲珂

大受堂医学札记/徐仲珂//中医世界.-3-27
  -148

徐仲可

瘰病验方/徐仲可(遗著)//神州国医学报.-4-
  16-393

徐仲模

验方三则/徐仲模//中医指导录.-4-1-503

徐竹岑

医药胜谈/沈济苍,徐竹岑//中国医药月刊.-5
  -32-365

徐 庄

感谢张锡纯先生书/徐庄//绍兴医药学报星期
  增刊.-1-22-264

问治一则/徐庄//绍兴医药学报星期增刊.-1-
  21-436

徐 卓

治疗疫痘之我见/徐卓//三三医报.-2-29
  -516

徐子久

产妇乳眼不通疼痛治愈/徐子久//医学杂志.-2
  -8-208

风入胃腑之治验/徐子久//医学杂志.-2-11
  -222

徐子石

辨风邪暑热所伤表里之不同/徐子石//中医杂
  志.-2-20-403

梅花吟馆医案笔记/徐子石//中医杂志.-2-23
  -259

暑中心包神昏不语治验/徐子石//中医杂志.-2
  -23-561

药性类编(一)至(二)/徐子石//中医杂志.-2-
  20-283.-2-21-79

徐子玉

论猩红热瘰痧疹白喉各症及预防法/徐子玉//
  北京医药月刊.-5-21-152

徐自新

问灵枢刺法言上下皆满者旁取之又言气有余于
  上者导而下之气不足于上者推而休之其稽留
  不至者因而迎之试将其取导推迎等法据经以
  详释之/徐自新//医学杂志.-2-9-252

徐宗岐

答蔡德斋征求痫症之治疗/徐宗岐//医界春秋
  .-3-9-356

纪念辞/徐宗岐//针灸杂志.-4-32-9

右眦泪眵之征求/徐宗岐//医界春秋.-3-9-555

征求病愈致哑之答案/徐宗岐//医界春秋.-3-8-245

徐宗舜

答宁日升君为长男征求脑疾二则/徐宗舜,杜月坡//医界春秋.-3-9-420

徐祖佑

血证治疗大纲/徐祖佑//新中医刊.-5-20-425

许半龙

崇百药斋丛缀(连载)/许半龙//中医杂志.-2-21-66,454.-2-25-82,239

崇百药斋外科医案/许半龙//光华医药杂志.-4-38-356

崇百药斋医案/许半龙//光华医药杂志.-4-37-515

从阴阳五行推及中国病理学说与哲学/许半龙//中医世界.-3-25-18

对于中央国医馆成立之贡献/许半龙//医界春秋.-3-8-86

广朦叟氏驳余岩中医不能列入医科议/许半龙//医界春秋.-3-5-179

国庆和国医/许半龙//医界春秋.-3-6-125

国医乡村协作团/许半龙//医界春秋.-3-13-115

几个西医学理上的弱点/许半龙//医界春秋.-3-12-88

解剖刀下之中国医学/许半龙//医界春秋.-3-5-226

三焦研究/许半龙//光华医药杂志.-4-35-92

三焦之研究/许半龙//医界春秋.-3-10-432

舌病之种种疗法/许半龙//神州国医学报.-4-14-583

生生琐语(肠痈)/许半龙//中医世界.-3-36-21

盛心如先生实用方剂学序/许半龙//光华医药杂志.-4-37-441

题词/王震,许半龙,吴东迈//中医世界.-3-38-3,4,5

题张君赞臣玉影/许半龙//医界春秋.-3-5-465

胃病应注意的几种药品/许半龙//医界春秋.-3-12-239

五行生克与营养生理/许半龙//医界春秋.-3-5-418

五诊大纲/许半龙//中医指导录.-4-1-54

西医学家与中国古医书/许半龙//医界春秋.-3-5-68

现行大学教员资格条例与医科/许半龙//医界春秋.-3-5-381

新医学家与礼拜/许半龙//医界春秋.-3-5-447

新医学家之本身问题(连载)/许半龙//医界春秋.-3-5-26,37

新中医之使命(连载)/许半龙//医界春秋.-3-5-339,360

咽喉病/许半龙//中医世界.-3-30-378

咽喉审治法/许半龙//医界春秋.-3-6-212

药物配合的禁忌/许半龙//中医杂志.-2-28-221

医案之变迁与体裁及其作法/许半龙(作);钱今阳(撰按)//中国医药月刊.-5-32-267

医界春秋三周纪念特刊序/许半龙//医界春秋.-3-6-463

阴阳为自然的唯物的变化之表示/许半龙//医界春秋.-3-6-91//光华医药杂志.-4-36-365

阴阳五行气与科学/许半龙//自强医学月刊.-3-40-559

与胡朴安书/许半龙//医界春秋.-3-7-420

致上海市志馆长书/许半龙//医界春秋.-3-9-424

中国方剂学概要(连载)/许半龙//中医世界.-3-25-112,209,383,465

中国古制之新观念/许半龙//医界春秋.-3-5-357

中西药方之组织/许半龙//医界春秋.－3－5
－485

中西医之比观(一)至(六)/许半龙//医界春秋
.－3－6－511.－3－7－3,35,77,157,197

诸疮之诊断及治疗/许半龙//中医杂志.－2－26
－222

许半新

疡科临床讲义(许氏原本)(连载)/许半新(著);
邰家骊(录存)//医学杂志.－2－11－424,554
.－2－12－49,179,347,514.－2－13－22,
127,222,336.－2－14－69,156,319,400,
449,511.－2－15－47

许宝华

宝华随笔/许宝华//针灸杂志.－4－34－198

许弁灵

木瓜治筋病其作用何在/许弁灵//中医杂志.－2
－28－228

膀胱者州都之官津液藏焉气化则能出矣/许弁
灵//三三医报.－2－36－475

少阴病脱气脱神义/许弁灵//国医杂志.－4－12
－361

香橼皮与金橘皮之比较/许弁灵//中医杂志.－2
－28－228

许伯常

合谷治牙痛又一例/许伯常//针灸杂志.－4－28
－498

问中消病之针疗法/许伯常(问);承淡安(答)//
针灸杂志.－4－28－161

许伯超

如何治疗湿温/许伯超//国医砥柱月刊.－5－18
－389

胃痛与胃溃疡/许伯超//国医砥柱月刊.－5－18
－364

许伯元

虫积食积论/许伯元//神州医药学报.－1－47
－517

妇人科最多见的几种病症(连载)/许伯元//国
医导报.－5－29－55,90

急缓惊风辨/许伯元//神州医药学报.－1－47
－516

论疰/许伯元//医学杂志.－2－7－64

论膀胱之生理与功用/许伯元//神州医药学报
.－1－47－326

论幼科辨症方针/许伯元//中医杂志.－2－25
－227

中西肺脏说/许伯元//医学杂志.－2－7－47

许 超

读苏藜照先生事略谨撰一联借表景仰/许超//
国药新声.－5－22－263

许超然

中外医学研究社绪言(附简章)/许超然//中西
医学报.－1－31－311

许陈龙

幼科大全(卷上)(连载)/许陈龙(编辑)//神州
医药学报.－1－47－239,437

许承尧

王漾醋君传/许承尧//中西医学报.－1－25－52

许崇礼

环翠楼医案/许崇礼//光华医药杂志.－4－37
－519

许从周

中西医优劣之实绩/许从周//国医正言.－5－3－
353

许达三

建议信一通/许达三//针灸杂志.－4－29－654

许德晖

肺结核疗法/许德晖//中西医学报.-1-25-38

肺结核疗法序言/许德晖//中西医学报.-1-25-37

许鼎新

铁樵函授医学学员课艺选刊:试言大青龙汤小青龙汤主治异同之点(二)/许鼎新//铁樵医学月刊.-4-44-254

许　飞

学针灸学后之感想与经验谈/许飞//针灸杂志.-4-32-252

许辅民

脑脊膜炎症治验/许辅民//光华医药杂志.-4-35-550

药谜/许辅民//中医指导录.-4-1-281

走马牙疳验方桐油/许辅民//医界春秋.-3-10-244

许馥莘

征求脚气病未治之指教/许馥莘//医界春秋.-3-8-149

征求特效治疗方/许馥莘//医界春秋.-3-7-135

许公严

今夏暍症谈/许公严//中医世界.-3-27-362

乳儿暑日泄泻之研究/许公严//中医世界.-3-30-94

伤寒结胸与阳明温病/许公严//中医世界.-3-28-285

医不三世非祖孙相承考/许公严//中医世界.-3-33-88

许公岩

白喉忌表今按/许公岩//现代中医.-4-42-334

褓育与饲养/许公岩//现代中医.-4-42-452

扁鹊毒熨考原/许公岩//现代中医.-4-42-453

感冒解/许公岩//现代中医.-4-42-414

将养与劳复/许公岩//现代中医.-4-42-577

孔穴探原/许公岩//现代中医.-4-42-224

民间之弹伤要药/许公岩//现代中医.-4-42-317

奇疾研究/许公岩//现代中医.-4-42-277

伤寒刺灸集义考释序/许公岩//现代中医.-4-42-393

伤寒论非杂病论考/许公岩//现代中医.-4-42-458

生理上之戒烟问题/许公岩//现代医药月刊.-4-27-723//现代中医.-4-43-164

释毒/许公岩//现代医药月刊.-4-27-378//现代中医.-4-42-610

释痰/许公岩//现代中医.-4-42-610

说产后/许公岩//现代中医.-4-43-541

谈读书之重要和读伤寒论/许公岩//现代中医.-4-43-48

推拿与小儿生理之关系/许公岩//现代中医.-4-42-477

医儿漫谈/许公岩//现代中医.-4-42-347

阴疽内服剂(一味黄芪散)/许公岩//现代中医.-4-42-453

幼科发热症治之鸟瞰/许公岩//现代中医.-4-42-164

育庐证治偶存(一)至(八)/许公岩//现代中医.-4-43-28,131,179,230,289,364,418,481

冤哉沈克非医师/许公岩//现代中医.-4-42-297

怎样才能改进国药(开封国药改进社成立大会讲辞)/许公岩//现代中医.-4-42-543

许谷芝

北平国医砥柱月刊社天台分社公函/许谷芝//国医砥柱月刊.-5-18-398

天台国医砥柱分社成立宣言/许谷芝//国医砥柱月刊.-5-18-379

许盥孚

却病琐言(一)至(二)/潘纬亮(遗著);许盥孚(录)//中医杂志.-2-20-127,315

许桂庭

中国药在美国/许桂庭//华西医药杂志.-5-36-267

许汉臣

增订治麻问答捷要/许汉臣//国医砥柱月刊.-5-17-140

许惠昭

治疗温毒发颐症的经过/许惠昭//新中医刊.-5-19-238

许济弘

辨正石膏化学分子式之误会/许济弘//医界春秋.-3-11-331

产后勿令熟睡之谬妄/许济弘//光华医药杂志.-4-37-37//中国医药月刊.-5-32-355

钩虫症验案/许济弘//华西医药杂志.-5-36-545

临症杂谈/许济弘//国医砥柱月刊.-5-18-374,427//华西医药杂志.-5-37-365

漫谈白喉治疗/许济弘//新中华医药月刊.-5-35-459

人身诸气解/许济弘//中国医药月刊.-5-33-282

申明张氏石膏惟宜生用之理解/许济弘//医学杂志.-2-15-510//医界春秋.-3-11-140

水治法平议/许济弘//光华医药杂志.-4-37-295

投稿小经验/许济弘//中国医药月刊.-5-33-527

无灰酒考/许济弘//中国医药月刊.-5-33-458

无锡农村之特殊病/许济弘//医界春秋.-3-10-513

无锡农村之特殊病:桑叶黄/许济弘//光华医药

杂志.-4-35-193

午睡与治痨/许济弘//中国医药月刊.-5-33-524

中国医学之将来/陈立夫(讲);许济弘(记)//医界春秋.-3-11-369

许家庆

最新万病土疗法/许家庆//中西医学报.-1-35-41

许敬存

困学轩医话/许敬存//中医杂志.-2-20-70

许敬舆

脉法撷要(一)/许敬舆//现代中医.-4-43-70

伤寒刺法集义考释(一)至(五)/许敬舆//现代中医.-4-42-239,262,285,324,353

伤寒灸法集义考释(一)至(三)/许敬舆//现代中医.-4-42-377,405,431

中国幼科学(一)至(九)/许敬舆//中医世界.-3-34-278,411,521,637.-3-35-15,127,229,319,421,521

许镜澄

吐血忌凉涩说/许镜澄//中医世界.-3-32-262

外感咳嗽之种种/许镜澄//中医世界.-3-32-583

月经病之原因与治疗/许镜澄//光华医药杂志.-4-35-480

月经病之治疗概说/许镜澄//中医指导录.-4-3-391

许客卿

答十八期插图征求答案/许客卿//中医杂志.-2-25-158

许兰圃

金针学说/许兰圃//针灸杂志.-4-28-141

针灸能根本治疗中西医士不能治疗之疾病/许

兰圃//针灸杂志.-4-28-366

许乐泉

喉科白腐要旨/许乐泉//中医世界.-3-28
-373

许良水

久痢征求验方/许良水//医界春秋.-3-13
-124

盲肠炎治验记/许良水//医界春秋.-3-12
-168

许梦苏

华奇轩随笔/许梦苏//绍兴医药月报.-2-37
-349

化奇轩验案/许梦苏//中医杂志.-2-20-496

化奇轩验方摘录/许梦苏//中医杂志.-2-22
-370

化奇轩医案/许梦苏//神州医药学报.-1-47
-482

江苏青江浦许梦苏先生来函/许梦苏//绍兴医
药月报.-2-38-225

问治二/许梦苏//三三医报.-2-30-592

问治一/许梦苏//三三医报.-2-30-591

小儿易痉说/许梦苏//中医杂志.-2-22-70

许氏小药囊/许梦苏//中医杂志.-2-22-376

验方四则/许梦苏//中医杂志.-2-21-157

治痘问答(连载)/许梦苏//绍兴医药月报.-2-
37-351//绍兴医药月报.-2-38-65,139,
221,297,371.-2-39-43,201,365,625

治痘问答/许梦苏//绍兴医药月报.-2-37-423

猘犬录/孟云,胡玮(著);许梦苏(录)//中医杂
志.-2-21-218

许佩斋

三消症论治并方义/王普耀(鉴定);都敬斋,许
佩斋(合参)//绍兴医药学报.-1-10-245

许彭年

从药医不死病死病无药医说到国药及国医/许
彭年//中国医药月刊.-5-32-330

肾脏结石之治疗经过/[日]矢数道明(著);许
彭年(译)//中国医药月刊.-5-32-472

许其瑞

痘疹明镜/陈奇生(原著);许其瑞(增订);陈锡
三(抄录)//中医杂志.-2-27-188

许企周

麻杏石甘汤解/许企周//中医杂志.-2-19
-245

许启敏

针灸治疗与方剂治疗之比较/许启敏//针灸杂
志.-4-29-172

许勤勋

产后血虚生热论/许勤勋//中医杂志.-2-26
-219

读张汝伟君烂喉痧治法异同观书后/许勤勋//
医界春秋.-3-7-55

对于虎疫所见之一斑/许勤勋//医学杂志.-2-
9-210

对于教部中医学校应改称传习所之质问/许勤
勋//医界春秋.-3-7-73

对于沈仲圭君产后不宜服生化汤之商榷/许勤
勋//医界春秋.-3-6-100

肝癌论治/许勤勋//中医杂志.-2-27-336

经文气实者热气虚者寒释义/许勤勋//医界春
秋.-3-9-100

勉斋医话(连载)/许勤勋//中医杂志.-2-28-
52//医界春秋.-3-7-133,173,216.-3-
10-160,257

辟柯韵伯谓麻黄升麻汤非仲景方论/许勤勋//
中医杂志.-2-25-223

认淋病为梅毒的谬妄/许勤勋//医界春秋.-3-
7-494

伤寒论结胸与痞解/许勤勋//中医杂志.-2-25
-374

水分病与血分病之研究/许勤勋//医学杂志.-2

－8－435

五苓散证与猪苓汤证辨/许勤勋//中医杂志.-2
－24－206

阴虚滑泄当以肺脾论治说/许勤勋//中医杂志
.-2－27－348

与济民君论伤寒论亟应鉴定的几点/许勤勋//
医界春秋.-3－6－526

与张山雷君谈谈太阳阳明正阳阳明少阳阳明/
许勤勋//医界春秋.-3－6－305

治瘠经验谈/许勤勋//医界春秋.-3－6－408

致绍兴胡宝书先生函/许勤勋//中医杂志.-2－
28－247

仲景伤寒论可统治杂病说/许勤勋//医界春秋
.-3－6－38

仲景伤寒论可治百病说/许勤勋//中医杂志.-2
－28－45

滋肾丸治效之两案/许勤勋//中医杂志.-2－27
－357

许尚文

脚气病检讨/许尚文//国医砥柱月刊.-5－18
－368

针灸学术急应普遍说/许尚文//针灸杂志.-4－
34－111

许尚溪

问咳嗽鼻塞治法/许尚溪//绍兴医药学报星期
增刊.-1－21－438

许　氏

治痘救逆方/许氏//中医杂志.-2－27－300

许氏信

子宫实质炎/[日]简井德光(著);许氏信(译)
//国医砥柱月刊.-5－18－29

许世长

针灸功用与药饵等/许世长//医学杂志.-2－7－
387

许寿年

代友媳征求经年晨嗽根治良方/许寿年//医界
春秋.-3－14－261

许寿彭

催人衰老之带病/许寿彭//中国医学.-5－34
－98

许寿平

烂喉治愈后之疑问/许寿平//医界春秋.-3－6－
215

问破伤风症之治法/许寿平//医界春秋.-3－7－
496

许寿仁

恶性疟疾经验方/许寿仁//光华医药杂志.-4－
40－380

许思文

化奇轩治验笔记/许思文(著);陈龙(录)//中医
杂志.-2－20－433

许松如

与神州国医学报编辑书/许松如//神州国医学
报.-4－17－81

诊余脞谈(连载)/许松如//神州国医学报.-4－
17－98,436

许素素

可怖之黑热病/王完白(讲);许素素(记)//神州
国医学报.-4－16－246//中医新生命.-5－6
－328

许太平

乡村小学急应设备国产简易药库/许太平//光
华医药杂志.-4－40－28

最近幼科医学上之三大问题/许太平//医界春
秋.-3－9－494

许天由

消毒学试卷/许天由等//针灸杂志.-4-30-319

针科学试卷/许天由等//针灸杂志.-4-30-291

许晚成

书斋的布置/许晚成//中西医学报.-1-37-95

许蔚霞

内经地在太虚之中大气举之释义/许蔚霞//中医世界.-3-32-84

许文麓

医书流行病/许文麓//中医世界.-3-37-220

许锡衡

针灸验案七则/许锡衡//针灸杂志.-4-29-103

许小坤

读朱阜山与沈爱余讨论霍乱证治的疑问/许小坤//杏林医学月报.-3-20-166

许小士

白芍药之研究/许小士//国医公报.-4-23-93,211//中国医药月刊.-5-33-500

白头翁研究之余义/许小士//中医世界.-3-25-412

白头翁之研究/许小士//医界春秋.-3-6-498

常山(连载)/许小士//自强医学月刊.-3-41-189,273

点草考古/许小士//医学杂志.-2-8-213//三三医报.-2-34-561

独热病病名及其治法之研究/许小士//三三医报.-2-36-365

读中医御敌团简章有感/许小士//三三医报.-2-35-185

对于整顿中医希望编辑讲义暨恽氏学识优劣/许小士//三三医报.-2-35-149//绍兴医药月报.-2-40-448

附子之研究/许小士//自强医学月刊.-3-40-317

复周禹锡先生书/许小士//三三医报.-2-35-317

佝偻病之研究(连载)/许小士//三三医报.-2-34-558,591

检定医生势在必行(汕头市)/许小士//三三医报.-2-35-330

慢惊风之研究(连载)/许小士//自强医学月刊.-3-40-568,628

脐风之病理及其治法/许小士//中医世界.-3-26-82//自强医学月刊.-3-40-421

汕头医生调查完竣/许小士//三三医报.-2-34-491

上海三团体驳诘中医学校系统案/许小士//三三医报.-2-34-563

生化汤用于产后的药理(连载)/许小士//自强医学月刊.-3-41-408,450

鼠疫之治疗法(连载)/许小士//医学杂志.-2-8-71,199

许氏杂录/许小士//绍兴医药月报.-2-40-477,523

薏苡仁之滋养力/许小士//三三医报.-2-34-567

征求医报及杂志/许小士//绍兴医药月报.-2-40-212

中医生不受市厅检试/许小士//三三医报.-2-35-329

许辛木

真意斋遗著自叙/许辛木//神州国医学报.-4-17-62

许砚峰

瘟疫分别之概论/许砚峰//国医正言.-5-3-94

许仰庐

迷信伪病名害人/许仰庐//绍兴医药学报.-1-

19-488

许一叶

铁樵函授医学学员课艺选刊:试言麻黄汤桂枝汤应用共同之点(三)/许一叶//铁樵医学月刊.-4-44-169

铁樵函授医学学员作品:读恽氏讲义有感/许一叶//铁樵医学月刊.-4-44-207

许逸凡

问黄面色求治法/许逸凡//绍兴医药学报星期增刊.-1-21-439

许有恒

一阳发病少气善咳善泄其传为心掣其传为膈义/许有恒//中医杂志.-2-19-245

浙贝母之形状与培植及制干法/许有恒//中医杂志.-2-19-72

许幼曹

问题三则/许幼曹//光华医药杂志.-4-38-538

许远侯

检查伪药之吾见/许远侯//光华医药杂志.-4-37-24

许 昭

历代名医传略卷六(连载)/许昭//绍兴医药学报.-1-15-105,225,273

世界历代名医传略(连载)/许昭//神州医药学报.-1-42-43,101,175,221,321

学校卫生法(连载)/[日]高田九郎(著);许昭(译著)//中西医学报.-1-32-249,351

许兆璇

论感冒变症后之治法/许兆璇//光华医药杂志.-4-35-304

许振庆

仲景著伤寒论后人谓其长于治伤寒短于温病其说然否/许振庆//中医杂志(广东).-3-4-313

许子常

番木鳖治痛风有特效/许子常//国医导报.-5-29-32

许子振

戒烟指南/许子振(原稿);孙继之(校阅)//国药新声.-5-28-351

许宗微

目赤痛之研究及治疗/许宗微//医学杂志.-2-3-320

说生理卫生学报创行之必要/许宗微//医学杂志.-2-2-450

夏令卫生浅谈/许宗微//医学杂志.-2-4-46

许宗微先生戒烟方法/许宗微//医学杂志.-2-4-102

许宗微先生致山西中医改进研究会书/许宗微//医学杂志.-2-3-212

许宗微治验一则/许宗微//医学杂志.-2-4-344

栩 蝶

幻想中之未来世界/栩蝶//中国医学月刊.-3-15-403

旭 群

治疗遗精之法/旭群//中西医学报.-1-38-304

旭 人

中医应否将病的材料化验的商榷/旭人//国药新声.-5-24-7

序 理

医界新闻/序理//医文.-5-34-424,544

医学新闻/序理//医文.-5-34-501,528

宣古秋

得效奇方三则/宣古秋,赵秉公,徐海千//中国
　医学月刊.-3-15-45

宣铁吾

问百十九/宣铁吾//绍兴医药学报.-1-15
　-221

问四十三/宣铁吾//绍兴医药学报.-1-11
　-406

医士道序/宣铁吾//绍兴医药学报.-1-11
　-372

箴时医论/宣铁吾//绍兴医药学报.-1-12
　-318

萱百

卫生谣/萱百//中西医学报.-1-41-248

选

看护病人应注意之事实/选//中西医学报.-1-
　37-93

炫明

问豆腐有小毒究竟有无小毒/炫明//绍兴医药
　学报星期增刊.-1-21-252

问腹痛咳嗽多痰梦遗头痛便秘治法/炫明//绍
　兴医药月报.-2-41-563

问胃弱及食粉料即腹疼病/炫明//绍兴医药学
　报星期增刊.-1-21-253

薛宝田

慈禧请脉记(连载)/薛宝田(著);秦伯未(录)//
　中医指导录.-3-39-181,277,395,513

薛葆忱

十八伤之注意/薛葆忱(辑)//医学杂志.-2-8-
　50

食物之功用/薛葆忱(辑)//医学杂志.-2-8
　-51

望诊说略/薛葆忱//医学杂志.-2-6-353

问诊说要/薛葆忱//医学杂志.-2-6-496

中西病名对照表/薛葆忱//医学杂志.-2-6
　-466

薛炳

陈勉亭先生传/薛炳//绍兴医药学报.-1-11
　-556

薛成恺

再论对肺结核之樟脑葡萄糖液注射疗法/山田
　基(著);薛成恺(译)//中西医学报.-1-40
　-586

薛承垲

肺结核与肺坏疽/薛承垲//中西医学报.-1-41
　-150

乳儿之流行感冒/薛承垲//中西医学报.-1-41
　-149

薛德焴

随见录/薛德焴//中医新生命.-5-7-377

薛定华

百日咳之研究/薛定华//医林一谔.-4-11
　-254

大小柴胡汤论/薛定华//现代中医.-4-42
　-499

国医应参用科学医具与提倡科学国药/薛定华
　//光华医药杂志.-4-38-307

急性传染病概论(连载)/薛定华//光华医药杂
　志.-4-35-166,241,312,479,552.-4-36-
　31,106,179,263

纪念三一七全国国医药界应有的自救建设/薛
　定华//光华医药杂志.-4-37-101

六淫释义/薛定华//光华医药杂志.-4-36
　-374

卫生与健康/薛定华//现代中医.-4-42-552

疫病病原之探讨/薛定华//现代中医.-4-42
　-181

中医药并非无望/薛定华//现代中医.-4-42
　-212

薛笃弼

卫生部长薛笃弼之谈话/薛笃弼//杏林医学月
　报.-3-16-117

夏天应注意的卫生事项/薛笃弼//广东医药月
　刊.-3-24-329

薛部长复医界春秋社电文/薛笃弼//医界春秋
　.-3-6-163

薛复初

白喉治法沿革要略/薛复初//医学杂志.-2-13
　-547

辨风病证治/薛复初//医学杂志.-2-9-312

合谷三阴交二穴徐文伯刺之以下胎后人拟用之
　以安胎其说果可行否/薛复初//医学杂志.-2
　-6-121

经文释误之我见/薛复初//医学杂志.-2-3
　-532

精神之原始/薛复初//医学杂志.-2-9-48

论宿疾逢节气复发之理由/薛复初//医学杂志
　.-2-6-332

南北政岁有脉不应指之研究/薛复初//医学杂
　志.-2-9-71

内经诊法臆断之商榷/薛复初//医学杂志.-2-
　3-570

脾为胃行其津液于四支诠/薛复初//医学杂志
　.-2-4-41

气化之原理及其运行之通则/薛复初//医学杂
　志.-2-2-156

气血营卫之新诠/薛复初//医学杂志.-2-8-
　423,555

三焦有形之概说/薛复初//医学杂志.-2-3
　-416

三焦之说历来讫无定论然按之内经有指气化言
　者有指实象言者试分别条次之申明其意/薛
　复初//医学杂志.-2-1-603

三阳表里界限之说略(连载)/薛复初//医学杂
　志.-2-8-569.-2-9-62,193

伤湿辨症及疗治大要/薛复初//医学杂志.-2-
　9-431

说脉/薛复初//医学杂志.-2-9-321

吐血证之经验良方/薛复初//医学杂志.-2-9-
　80

亡阴亡阳之研究/薛复初//医学杂志.-2-8
　-433

问温病忌汗乃有兼用汗法而愈者试释其理/薛
　复初//医学杂志.-2-8-483

我对于改进中医的意见(连载)/薛复初//医学
　杂志.-2-11-579.-2-12-69,524

我对于中国医药前途人格的感想及呼吁/薛复
　初//医学杂志.-2-13-569

西说脑气筋即中国所谓督脉试阐明其义/薛复
　初//医学杂志.-2-2-127

血症验案述略/薛复初//医学杂志.-2-9-456

医学传习所毕业学生会员代表薛复初徐存性苏
　晋等请求保障资格行医免考建议书/薛复初,
　徐存性,苏晋//医学杂志.-2-14-522

用药须顺四时说/薛复初//医学杂志.-2-9
　-224

有人年五十因事忧愁饮茶过多小便忽然下血如
　淋溺孔刺痛大便干燥饮食顿减于食差强汤食
　不受少腹胀满左部尤甚服龙胆草滑石清热之
　药病反加重两腿不能起立胸中加烧不能安睡
　交子时后溺孔尤痛舌苔滑白微黄此病能愈者
　少是何病理应用何方试详言之/薛复初//医
　学杂志.-2-6-118

诊病脉证不可执一论/薛复初//医学杂志.-2-
　8-450

中医病理经解(连载)/薛复初//医学杂志.-2-
　9-194,308

中医生理经解/薛复初//医学杂志.-2-9-176

仲景脉法寸口多于跌阳合诊试详言其意义并引
　证以明之/薛复初//医学杂志.-2-2-382

薛公善

回忆与惨痛/薛公善//中医世界.-3-38-585

霍乱之研究/薛公善//中医世界.-3-39-39

近来的热望/薛公善//中医世界.-3-39-429

痉病概论/薛公善//神州国医学报.-4-17-46

热病新论/薛公善//文医半月刊.-5-14-459

湿温证治/薛公善//神州国医学报.-4-16
　-548

水肿之研究/薛公善//国医砥柱月刊.-5-18
　-568

研究国药之感想/薛公善//国药新声.-5-22
　-371

怎样坚固中医之壁垒与其源本/薛公善//文医
　半月刊.-5-14-258

怎样建设我们的医学/薛公善//中医世界.-3-
　38-383

中医奋斗史观/薛公善//中医世界.-3-38
　-278

薛广兴

奇产奇针/薛广兴//针灸杂志.-4-28-564

针能催生不让西医注射/薛广兴//针灸杂志.-4
　-28-508

薛国英

疫之检讨/吴继耀,董丽娟,胡宝林,薛国英,程
　门雪//国医砥柱月刊.-5-18-128

薛化民

肠胃专号登刊祝词(诗贯顶)/薛化民//国医砥
　柱月刊.-5-17-205

精神内守病安从来(诗贯顶)/薛化民//国医砥
　柱月刊.-5-17-217

首重卫生能负疾苦(诗贯顶)/薛化民//国医砥
　柱月刊.-5-17-217

希望注重预防胃病(诗贯顶)/薛化民//国医砥
　柱月刊.-5-17-217

薛君律

疗疮概论及消发灭定之应用/薛君律//国医导
　报.-5-30-256

人胞之效用/薛君律//国医新声.-5-27-523

痧子的病情及防护/薛君律//国药新声.-5-26
　-65

薛立夫

答张君无极丸方/薛立夫//绍兴医药学报星期
　增刊.-1-22-203

来函五/薛立夫//神州医药学报.-1-46-198

温州医士一览表/薛立夫//绍兴医药学报星期
　增刊.-1-21-79,88

问停饮症治法/薛立夫//绍兴医药学报星期增
　刊.-1-22-86

与社中主任书/薛立夫//绍兴医药学报.-1-12
　-180

薛敏英

鸣谢起死回生儿科神药小儿百效神丹/薛敏英
　//国医砥柱月刊.-5-17-248

薛明波

便痢探讨/薛明波//国医导报.-5-29-300

登革热与伤寒/薛明波//国医导报.-5-29
　-406

麻疹与合并症/薛明波//国医导报.-5-30
　-163

妊娠诊断术/薛明波//国医导报.-5-30-376

新药验案/薛明波//国医导报.-5-30-257

薛能安

白蜡锁灸治法/薛能安//针灸杂志.-4-33
　-310

灸疮血出/薛能安//针灸杂志.-4-33-47

胁下生疮久则有声如婴儿啼哭灸法/薛能安//
　针灸杂志.-4-33-139

软颈治法/薛能安//针灸杂志.-4-33-140

蜿串丹投急方/薛能安//针灸杂志.-4-33-47

胃气心疼灸法/薛能安//针灸杂志.-4-33
　-139

五种黄疸特效灸法/薛能安//针灸杂志.-4-33
　-139

喜笑欲死救法/薛能安//针灸杂志.-4-33-139

小儿喘胀灸法/薛能安//针灸杂志.-4-33
　-139

心如刀刺口吐清水有虫之治法/薛能安//针灸

杂志.-4-33-47

治疟法/薛能安//针灸杂志.-4-33-138

治哮喘妙法/薛能安//针灸杂志.-4-33-140

薛念祖

武进钱氏医津序/薛念祖//现代医药月刊.-4-27-662

薛瑞骥

祝词/薛瑞骥等//绍兴医药学报.-1-9-290,291,291,292,347,349,351,353,353.-1-15-373.-1-19-165//绍兴医药月报.-2-37-91,163,235,307,379.-2-38-17,107

薛润山

天津市署立案华北新中医学社/施今墨,薛润山//中国医药月刊.-5-32-304

薛润珊

流行性感冒/薛润珊//中国医药月刊.-5-32-14

薛时光

凡医必须兼通针灸说/薛时光//针灸杂志.-4-32-246

研究针灸学之我见/薛时光//针灸杂志.-4-33-367

薛通滨

太原市国医公会正式成立/薛通滨(记述)//中国医药月刊.-5-32-310

薛文元

对于光华二周纪念热烈之期望/薛文元//光华医药杂志.-4-38-292

霍乱后之变化/薛文元//光华医药杂志.-4-36-579

纪念三一七之真意义/薛文元//国医杂志.-4-13-368

瓢砚斋近案/薛文元//光华医药杂志.-4-37-350

一瓢砚斋近案(连载)/薛文元//光华医药杂志.-4-36-418,497.-4-37-73,146,251,532

薛玄鹂

征求医书函/薛玄鹂//中医指导录.-4-2-306

薛炎公

对于上海中医学校停办感言/薛炎公//国医砥柱月刊.-5-18-280

薛一斋

中国时令病学序/薛一斋//医学杂志.-2-17-433

薛 愚

整理国药计划纲要(一)说明/薛愚//国医公报.-4-25-574

中国医学之现状与药专今后之责任/薛愚//华西医药杂志.-5-36-62

薛韵琴

爱克司光之发源及其功用/薛韵琴//医林一谔.-4-11-321

薛泽珊

赤痢/薛泽珊//中国医药月刊.-5-32-198

肺出血与胃出血之鉴别及治法/薛泽珊//中国医药月刊.-5-32-161

高血压症中药治疗之解说/薛泽珊//中国医药月刊.-5-32-189

古方治疗法新解(连载)/薛泽珊//中国医药月刊.-5-32-42,107

和汉医药之科学研究与其治疗之应用/[日]长尾藻城(著);薛泽珊(译)//中国医药月刊.-5-32-284

皇汉医学研究与本草科设置之急务/[日]渡边熙(著);薛泽珊//中国医药月刊.-5-32-287

疟疾/薛泽珊//中国医药月刊.-5-32-372

伤寒/薛泽珊//中国医药月刊.-5-32-242

医学与人生/薛泽珊//中国医药月刊.-5-32
　-86

预防天花/薛泽珊//中国医药月刊.-5-32
　-333

薛正清

从忠孝二字说到医务人员/薛正清//国医砥柱
　月刊.-5-18-386

薛正清启事/薛正清//国医砥柱月刊.-5-18
　-450

医道与治道/薛正清//国医砥柱月刊.-5-18
　-361

薛仲猷

读国医砥柱月刊之感言/薛仲猷//国医砥柱月
　刊.-5-18-189

对再论中国医药问题及上海中医学校停办作一
　检讨再进一言/薛仲猷//国医砥柱月刊.-5-
　18-295

我们全国中医师国大代表自应选贤与能/薛仲
　猷//国医砥柱月刊.-5-18-361

新学欤,旧学欤,抑治疗学欤/薛仲猷//国医砥
　柱月刊.-5-18-238

学　涵

医学盛衰之关系/学涵//铁樵医学月刊.-4-44
　-519

乙亥立春作/学涵//铁樵医学月刊.-4-44
　-522

学术研究会

中西证治互勘(一)至(三)/学术研究会//文医
　半月刊.-5-14-167,183,217

学　文

读医座谈/天白(述);学文(笔录)//新中医刊.-
　5-19-13

雪

论医家当知体质一/雪//医学报.-1-6-154

雪　翔

写在中国药学大辞典章序及自序之间/雪翔//
　中医新生命.-5-8-497

雪　影

秦超之医术/雪影//三三医报.-2-32-280

恂　如

近世外科医院之大改革/恂如//中西医学报.-1
　-27-431

浔溪渔人

疗眼一束/浔溪渔人//中医杂志.-2-28-245

Y

亚

道德述闻/亚//文医半月刊.-5-14-27

亚东痴汉

问韦廉下红色补丸性质/亚东痴汉//绍兴医药
　学报星期增刊.-1-21-356

烟　桥

恽铁樵与大说/烟桥//铁樵医学月刊.-4-44
　-658

烟台公安局

烟台公安局考试中医暂行规则/烟台公安局//
　光华医药杂志.-4-41-149

延陵氏

答吴召女士问腋下与鼻尖出汗治法/延陵氏//
　三三医报.-2-30-191

延　茂

奏请开垦吉林腹地折/延茂//利济学堂报.-1-

3－649

延智伯

人参真伪和类别的浅说/延智伯//三三医报.-2
　-31-59

闫诚斋

临床须知评正/闫诚斋(原著);瞿绍衡(评正);
　余云岫(参校)//国药新声.-5-24-613

闫少海

为父求医/闫少海//三三医报.-2-31-594

严苍山

杜鹃山房医学随笔/严苍山//中医杂志.-2-21
　-69
凡属失血症宜静卧勿动论/严苍山//医界春秋
　.-3-13-454
诗六首/严苍山//中医杂志.-2-19-540
时疫痉病之经验谈/严苍山//中医世界.-3-25
　-215
陶斋医学随笔/严苍山//中医杂志.-2-22
　-501
调经种子之两验案/严苍山//中医世界.-3-25
　-327
温病治验记/严苍山//中医杂志.-2-23-279
夏令卫生的方法/严苍山//新中医刊.-5-19
　-231
医林借镜录/严苍山//中医杂志.-2-20-313
医学格言/严苍山//中医杂志.-2-20-137
种牛痘宜种清冷渊消铄二穴部位法/严苍山//
　中医杂志.-2-19-443
种牛痘宜种清冷渊消铄二穴说/严苍山//中医
　杂志.-2-19-234

严昌庭

光华医药杂志一周纪念/严昌庭//光华医药杂
　志.-4-36-416

严成珠

商榷改良中国医药之我见/严成珠//医界春秋
　.-3-9-57

严　诚

古医古法/严诚//现代中医.-4-42-45

严痴孙

寄周小农/严痴孙//三三医报.-2-30-586
宁波慈溪东乡严痴孙先生来函/严痴孙//绍兴
　医药月报.-2-38-143
严痴孙先生致山西中医改进研究会书/严痴孙
　//医学杂志.-2-1-586

严斗才

治验笔记三则/严斗才//中医杂志.-2-20-65

严独鹤

废止中医的商榷/严独鹤//医界春秋.-3-6-
　381//广东医药月刊.-3-24-227
戈公振之死(二)有幸有不幸/严独鹤//神州国
　医学报.-4-17-112

严富春

答问/严富春//神州医药学报.-1-43-135
煎药须择人/严富春//医学报.-1-6-489

严国政

瘰螺疬图说广告/严国政//医学报.-1-6-388
惠顾志谢/严国政//医学报.-1-6-490
论中西医学宜求其汇通/严国政//中西医学报
　.-1-27-257
拟中国医学会续增章程/严国政//医学报.-1-
　6-162
医正心术论/严国政//医学公报.-1-7-175
朱雅南先生传略/严国政//中西医学报.-1-24
　-190

严海珊

紫白癜风/严海珊//光华医药杂志.-4-38-80

严鸿慈

上周君书/严鸿慈//三三医报.-2-31-212

严鸿基

先夏至日者为病温后夏至日者为病暑论/严鸿基//绍兴医药学报.-1-17-85

薛案辨疏序/严鸿基//绍兴医药学报.-1-13-493

遇安斋证治丛录序/严鸿基//三三医报.-2-32-312

张生甫先生六十征诗启/周镇,郑留隐,陆济,董祥春,郑鸿元,严鸿基,胡鉴//三三医报.-2-31-613

严鸿志

金匮广义凡例/严鸿志//三三医报.-2-30-595

金匮广义自序/严鸿志//三三医报.-2-30-594

金匮论四饮对于痰饮主治究属何在/严鸿志//绍兴医药学报.-1-17-34

严惠民

预防砂眼卫生法/严惠民//国医砥柱月刊.-5-17-364

严活世

病中及病后之调养/严活世//国医砥柱月刊.-5-18-654

严坤荣

问张寿甫先生痰饮治法/严坤荣//三三医报.-2-29-21

谢张寿甫先生书/严坤荣//三三医报.-2-29-23

严临深

简易却病术/严临深//光华医药杂志.-4-36-406

严陵医学研究会

严陵医学研究会简章/严陵医学研究会//中西医学报.-1-23-349

严枚

上海哈佛医学(译美国科学世界)/严枚//中西医学报.-1-36-159

严孟丹

中央国医馆整理国医药学术标准大纲应征意见/严孟丹//国医公报.-4-19-428

严平伯

取缔医生之感言/严平伯//绍兴医药学报.-1-16-519

严如寅

铁樵函授医学学员作品:天癸与内分泌之研究/严如寅//铁樵医学月刊.-4-44-216

严绍岐

用药要诀(一)至(二)/严绍岐//绍兴医药学报.-1-8-109,153

严绍徐

问七十二/严绍徐//绍兴医药学报.-1-13-43

中医必须政府实行保存说/严绍徐//绍兴医药学报.-1-13-521

严慎子

整洁漫谈/严慎子//新中华医药月刊.-5-35-164

严澎滨

从证舍脉从脉舍证论/严澎滨//医学杂志.-2-17-144

痢疾之特效方/严澎滨//医学杂志.-2-17-168

严威夷

啖蝇惨死之骇闻/严威夷//绍兴医药月报.-2-40-415

严　巍

清叶薛二名医交恶之由/严巍//光华医药杂志.-4-39-430

苏东坡之死/严巍//光华医药杂志.-4-39-430

严文楼

关于苦参/严文楼//中西医药.-5-13-510

严贤斌

产后惊风之治疗/严贤斌//中医世界.-3-39-257

带下谈/严贤斌//光华医药杂志.-4-37-508

严襄平

白带之病理/严襄平//苏州国医杂志.-5-1-252

麻杏甘石汤之治验/严襄平//中医新生命.-5-6-466

试述月经之生理/严襄平//苏州国医杂志.-5-1-13

严襄平问谢诵穆答/严襄平(问);谢诵穆(答)//中医新生命.-5-6-131

严　修

退思庐医书四种合刻序/严修//绍兴医药学报.-1-18-159

严颜星

蔡将军出师上海征讨倭寇奉步秦伯未先生原韵/严颜星//中医世界.-3-32-128

闻吴子玉将军出山步秦伯未先生元韵/严颜星//中医世界.-3-32-128

严以平

湿温病为太湖流域独多之症候其治法与伤寒不

同论/程国树,严以平//中医世界.-3-36-187

严益澄

论复兴中医诸问题/严益澄//复兴中医.-5-31-711

严　桢

早婚与迟婚之研究/严桢//中西医学报.-1-35-289

严振生

沧社征求同志启/刘山农,严振生,秦伯未,王一仁等//中医杂志.-2-22-192

严志清

六经病诠议/严志清//国医导报.-5-29-136

脉学在诊断上价格之新估定/严志清//国医导报.-5-29-14

舌苔在辨证上之检讨/严志清//国医导报.-5-29-235

严仲琳

致周小农/严仲琳//三三医报.-2-29-330

严祖庇

杏林医学月报百期纪念感言/严祖庇//杏林医学月报.-3-23-467

中国古代汗吐下利小便外疗法整理之研究/严祖庇//医学杂志.-2-15-256

中国医学之改造(一)至(八)/严祖庇//杏林医学月报.-3-23-175,213,258,298,338,379,420,503

言庚孚

步沈君原韵一首/言庚孚//针灸杂志.-4-32-5

言金声

流注之治法/言金声//光华医药杂志.-4-39

-138

玉屑圆(慢惊风秘方)/言金声//光华医药杂志
.-4-39-323

岩馆清

家庭药草疗法/岩馆清(著);张永霖(译)//中医
新生命.-5-7-374

阎春浦

阎氏医案验方集/阎春浦//国医砥柱月刊.-5-
16-248

阎德润

十二经脉汇辨/阎德润//中西医药.-5-13
-105

说灸法今昔之价值/阎德润//医界春秋.-3-14
-461

张仲景伤寒论之价值/阎德润//医界春秋.-3-
14-347

阎汉臣

诊例(一)至(二)/阎汉臣//国医正言.-5-3-
166,224

阎汉文

病愈脉结之原理/阎汉文//医学杂志.-2-18
-274

温毒症验案/阎汉文//医学杂志.-2-18-331

阎静安

敬问三种理/阎静安//医学杂志.-2-18-564

问病三种/阎静安//医学杂志.-2-18-190

阎丽生

由七损八益悟到针灸治疗/阎丽生//针灸杂志
.-4-31-273

阎士麒

肝气宜升胆火宜降说/阎士麒//医学杂志.-2-
9-542

胃欲寒饮脾欲温服说/阎士麒//医学杂志.-2-
9-543

阎世华

内脏反生补录/阎世华//神州国医学报.-4-15
-624

阎万铸

治疯狗咬伤验方/阎万铸//医界春秋.-3-14
-22

阎锡山

会长阎督军第一次开会演说/阎锡山//医学杂
志.-2-1-19

会长阎督军像/阎锡山//医学杂志.-2-1-7

会长阎督军致丁仲祜先生书/阎锡山//医学杂
志.-2-1-110

会长阎督军致张季直先生书/阎锡山//医学杂
志.-2-1-114

审查征集验方第三集阎会长序/阎锡山//医学
杂志.-2-17-204

阎彝铭

神经系之卫生/阎彝铭//中西医学报.-1-38
-267

阎雨龙

人造光线与人体健康/阎雨龙//中西医学报.-1
-41-545

阎志仁

乳岩/阎志仁//医学杂志.-2-16-400

阎子俊

问伏暑肺燥治法/阎子俊//医学杂志.-2-7-254

阎子峻

伤寒汗下用药轻重说/阎子峻//医学杂志.-2-
5-454

岊 成

发秃之原因及预防/岊成//中西医学报.-1-36-437

感冒之危害及其疗治/Rupert Blue(著);岊成(译)//中西医学报.-1-37-63

颜伯卿

辩四明医铎论中国医学五行配五脏为迷信之误/颜伯卿//神州医药学报.-1-43-19

检疫感言/颜伯卿//神州医药学报.-1-42-122

淋症治验/颜伯卿//神州医药学报.-1-44-47

论中国医药两界之将来/颜伯卿//神州医药学报.-1-42-425

鼠疫发明/颜伯卿//神州医药学报.-1-45-136

说菌/颜伯卿//神州医药学报.-1-42-31

痰饮肿胀治验/颜伯卿//神州医药学报.-1-44-149

通信二/颜伯卿//神州医药学报.-1-45-282

卫生衫与娠妇之关系/颜伯卿//神州医药学报.-1-44-444

隐溪医案(连载)/颜伯卿//神州医药学报.-1-42-117,183,233,333.-1-43-155,327.-1-47-575

治法学:下痢治验/颜伯卿//神州医药学报.-1-42-454

颜德馨

中医外科学(一)至(二)/颜德馨//中国医学.-5-34-49,124

颜公辰

北平国医砥柱月刊胜利复刊纪念题词/颜公辰//国医砥柱月刊.-5-18-92

读申述关于中医科学化的问题后/颜公辰//新中华医药月刊.-5-35-146

中医哲理学讲话/颜公辰//华西医药杂志.-5-36-77

颜文亮

分泌神经性的胃疾患/颜文亮//现代中医.-4-43-650

乳房详论/颜文亮//现代中医.-4-43-576

颜兴斋

治验笔记(一)/颜兴斋//苏州国医杂志.-5-1-106

颜药生

胜玉歌浅注/颜药生//针灸杂志.-4-33-381

颜芝馨

慈溪颜氏医案/颜芝馨(遗著);魏文耀(校)//文医半月刊.-5-14-644

颜氏医案(一)至(三)/颜芝馨(遗著);魏文耀(校订)//国医砥柱月刊.-5-17-363,421,484

颜宗凯

盗汗之针法/颜宗凯//针灸杂志.-4-28-512

学习针灸泽及邻人/颜宗凯//针灸杂志.-4-28-83

以掐代针之又一例/颜宗凯//针灸杂志.-4-28-281

彦 和

疡科一得/彦和//国医导报.-5-30-209

晏 霖

食盐在家庭治疗上之重要/晏霖//中国医药月刊.-5-32-164

验方集成月刊社

验方集成月刊社启事/验方集成月刊社//国医砥柱月刊.-5-18-149

验方集成月刊征文启事/验方集成月刊社//国医砥柱月刊.-5-18-86,102,197

验 指

内科精虚晕眩案/验指//三三医报.-2-33
-388

掞 天

十日能言之怪婴/掞天//光华医药杂志.-4-38
-139

燕 斌

敬告有志医学之女同胞/燕斌//医学公报.-1-
4-361

燕尾生

日本的医学博士/燕尾生//中西医药.-5-10
-191

扬州医学公会

扬州医学公会鉴于淞沪卫生局医师医士医生登
记试验章程之宣言书/扬州医学公会//医学
杂志.-2-8-470//绍兴医药月报.-2-40
-550

杨安时

煎药法解/杨安时//国医砥柱月刊.-5-18
-408
谈中医之价值/杨安时//国医砥柱月刊.-5-18
-499

杨 敖

伤风之预防法/杨敖//中西医学报.-1-40
-595

杨百城

闭于心理疗治法四则/杨百城,赵意空//医学杂
志.-2-1-559
辨刺法本病非素问原篇/杨百城//医学杂志.-2
-9-291
病从口鼻而入/杨百城//医学杂志.-2-6-198
病理公例(连载)/杨百城//医学杂志.-2-8-
54,180

处方法(连载)/杨百城//医学杂志.-2-1-
308,416,556.-2-2-78,215,342,488
慈溪张生甫先生性道实学序/杨百城//三三医
报.-2-32-203
答萧君问/杨百城//三三医报.-2-30-161
东坡盖公堂记/杨百城,赵意空(辑)//医学杂志
.-2-1-601
东坡先生摄养法(连载)/杨百城,赵意空//医学
杂志.-2-1-510.-2-2-36
读王朴庄古方权量改书后/杨百城,赵意空//医
学杂志.-2-1-82
读左传秦缓诊晋候膏肓之疾/杨百城//医学杂
志.-2-1-197
改颜奇术/杨百城,赵意空//医学杂志.-2-1
-345
膏肓穴记(针灸)/杨百城,赵意空//医学杂志.-
2-1-74
古代脑学之阐明/杨百城//医学杂志.-2-7
-307
关于天和脉之诊治法(二则)/杨百城,赵意空//
医学杂志.-2-1-420
关于物性相制之治疗法(五则)/杨百城,赵意空
//医学杂志.-2-3-194
寄周小农君/杨百城//三三医报.-2-29-403
家庭普通看护法述略(连载)/杨百城,赵意空//
医学杂志.-2-1-69,192
家庭医学须知(连载)/杨百城//医学杂志.-2-
1-247,347,463
家庭医学须知绪言/杨百城//医学杂志.-2-1-
125
教育改进社社员赵意空杨百城再剑虹上教育部
函/赵意空,杨百城//医学杂志.-2-7-103
金匮广义序/杨百城//医学杂志.-2-5-230//
三三医报.-2-31-324
近代名医医案一脔(三):常熟杨百城先生医案
/杨百城//中医世界.-3-25-402
居处卫生法/杨百城//医学杂志.-2-1-291
历代名医治疗法汇录(连载)/杨百城,赵意空//
医学杂志.-2-4-566.-2-5-80,208,321,
478.-2-6-65,214,358,498.-2-7-

73,207

灵枢骨度篇新诠/杨百城,赵意空//医学杂志.-
2-2-33

灵素气化新论自叙/杨百城//医学杂志.-2-8-
539

灵素生理新论(连载)/杨百城//医学杂志.-2-
4-148,279,406,523,529.-2-5-21,149,
279,427.-2-6-13,157,313,443.-2-7-
13,151,289,417.-2-8-13,141,267,397,
530.-2-9-29,149,279,397,503.-2-10-
7,107,214,313,429,543.-2-11-19,145,
275,413,547.-2-12-41,169,335,493.-2
-13-9,121,215,329,494.-2-14-21

灵素生理新论例言/杨百城//医学杂志.-2-3-
405

灵素生理新论目次(连载)/杨百城//医学杂志
.-2-4-31,145,275,401.-2-5-15

论风/杨百城,赵意空//医学杂志.-2-8-30

论呼吸器官之卫生及引导法/杨百城,赵意空//
医学杂志.-2-1-187

论呼吸之原理/杨百城//医学杂志.-2-3-17

论脉搏/杨百城//医学杂志.-2-2-409

论明代医术之变迁/杨百城//医学杂志.-2-9-
514

论命门为精细胞生殖之源/杨百城//医学杂志
.-2-3-414

论男子精气女子经水之源委/杨百城//医学杂
志.-2-4-21

论内经阴阳五行甲子之说出于麻学/杨百城//
医学杂志.-2-8-279

论内外形脏各部之作用(续外形内景通释)/杨
百城//医学杂志.-2-1-503

论脾之大络即西人淋巴干之说/杨百城//医学
杂志.-2-3-267

论气/杨百城(遗稿)//医学杂志.-2-10-228

论神经/杨百城//医学杂志.-2-7-431

论天地之火与人身命门之火同一作用/杨百城
//医学杂志.-2-8-413

论微生物/杨百城,赵意空//医学杂志.-2-1
-177

论卫生莫先于养心/杨百城,赵意空//医学杂志
.-2-4-417

论西人所称脑气筋与中说经脉之关系/杨百城,
赵意空//医学杂志.-2-2-174

论细胞/杨百城,赵意空//医学杂志.-2-8
-169

论夏令卫生之要点/杨百城,赵意空//医学杂志
.-2-2-303

论消化器官之卫生及调摄引导法/杨百城,赵意
空//医学杂志.-2-1-387

论血液之循环/杨百城,赵意空//医学杂志.-2
-1-495

论印度先民发明精虫之学说/杨百城,赵意空//
医学杂志.-2-1-381

论营卫/杨百城//医学杂志.-2-7-185

论营卫关于十二经之作用/杨百城//医学杂志
.-2-8-40

论中国药学/杨百城,赵意空//医学杂志.-2-1
-76

论中西医候脉法异同/杨百城,赵意空//医学杂
志.-2-1-512

脉法原理/杨百城,赵意空//医学杂志.-2-1
-48

脑之生成/杨百城//医学杂志.-2-7-317

脑之研究/杨百城,赵意空//医学杂志.-2-2
-9

内经动脉考/杨百城,赵意空//医学杂志.-2-2
-40

内景通释(连载)/杨百城//医学杂志.-2-1-
283,383

前贤医案/杨百城,赵意空//医学杂志.-2-1
-231

清冷渊消灼二穴小记/杨百城//医学杂志.-2-
1-198

人身气化应时说(连载)/杨百城,赵意空//医学
杂志.-2-3-44,185,304,447

人身之血液/杨百城,赵意空(辑)//医学杂志.-
2-8-291

容斋随笔摘抄/杨百城,赵意空(辑)//医学杂志
.-2-1-599

容斋随笔摘抄/杨百城,赵意空(辑)//医学杂志.-2-1-461

色脉篇(连载)/杨百城//医学杂志.-2-6-211,351,490.-2-7-67,199,333,456.-2-8-60,189,316,448

试法(古人试病方法甚多足补四诊之缺汇录于下)(连载)/杨百城,赵意空//医学杂志.-2-2-312,454.-2-3-46,191,310

说明肺于五行属金之义/杨百城//医学杂志.-2-3-526

四时调摄法/杨百城,赵意空//医学杂志.-2-1-64

四时外感伏气之研究/杨百城,赵意空//医学杂志.-2-2-160

提议书(附表三纸)/杨百城,赵意空,冉剑虹//绍兴医药月报.-2-39-301

提议中医一门请加入学校系统文/杨百城等//中西医药.-5-13-205

外形通释/杨百城//医学杂志.-2-1-181

望色(连载)/杨百城//医学杂志.-2-4-60,184,315,434,559.-2-5-71,202,313,472.-2-6-63

望形色(二则)/杨百城//医学杂志.-2-2-451

望形色(连载)/杨百城//医学杂志.-2-3-183,302,445,568

望诊篇(二节)/杨百城//医学杂志.-2-2-183

小肠者受盛之官化物出焉释义/杨百城,赵意空//医学杂志.-2-2-173

新卫生法/杨百城,赵意空(辑)//医学杂志.-2-1-67

杨百城先生来函/杨百城//绍兴医药月报.-2-39-154

杨百城先生遗著脑病新篇目次/杨百城//医学杂志.-2-10-80

杨如侯先生灵素生理新论出版广告/杨百城//医学杂志.-2-4-121

杂俎门四则/杨百城,赵意空//医学杂志.-2-1-245

志傅青主先生医术遗闻/杨百城,赵意空(辑)//医学杂志.-2-1-121

治病序例(连载)/杨百城,赵意空//医学杂志.-2-7-341,464.-2-8-64,192,319,451,579.-2-9-74,204,326,449,554.-2-10-54,149,247,369,472,586.-2-11-60,204,342,484,602.-2-12-108,237,396,556.-2-13-56

致冉雪峰缄/杨百城,赵意空//医学杂志.-2-6-524

中风斠诠序/杨百城//医学杂志.-2-6-245

中西论脉搏之对照谈(连载)/杨百城,赵意空//医学杂志.-2-1-70,193

中西论胎形发育之对照谈/杨百城,赵意空//医学杂志.-2-1-58

中医关于化学病因上之治疗案/杨百城,赵意空//医学杂志.-2-7-359

祝慈溪张生甫先生六十寿/杨百城//三三医报.-2-32-214

纂辑中西解剖病理(连载)/杨百城,赵意空//医学杂志.-2-4-304,550.-2-5-64,187,307,464.-2-6-50,194,339.-2-7-328,453

纂辑中西解剖病理(连载)/赵意空,杨百城//医学杂志.-2-4-48,173,419.-2-6-479

杨宝善

常蜀截疟辨/杨宝善//中西医学报.-1-23-179

秋疟忌用柴胡说/杨宝善//中西医学报.-1-23-178

温疫论/杨宝善//中西医学报.-1-23-176

研经言(连载)/莫枚士(原本);杨宝善(钞存)//神州医药学报.-1-45-75,175,247,371,468.-1-46-51

药验论/杨宝善//中西医学报.-1-23-179//中国医药月刊.-5-32-52

杨葆年

伤寒与温病/杨葆年//复兴中医.-5-31-210

杨葆全

本社治疗股八月份之治疗人数统计表/杨葆全

//针灸杂志.-4-34-383

本社治疗股九十月份治疗人数统计表/杨葆全//针灸杂志.-4-34-466

记B型脑炎的针灸疗效/杨葆全//针灸杂志.-4-34-359

脑炎退后不能言语之治愈/杨葆全//针灸杂志.-4-34-361

沈蕴中同志的神经性呕吐针灸治疗经过记录(附沈蕴中来函)/杨葆全//针灸杂志.-4-34-455

杨秉枢

敬告我医药界诸同志书/杨秉枢//国医砥柱月刊.-5-16-382

杨伯谦

建议我界普设国医图书馆/杨伯谦//光华医药杂志.-4-38-427

杨诚之

五脏功用说/杨诚之//沈阳医学杂志.-3-3-22

杨　畴

脑力衰弱之调度法/杨畴//中西医学报.-1-33-301

杨川印

公开四种秘方/杨川印//医界春秋.-3-10-297

社会问题与现代医学之任务/桂华岳(著述);杨川印(录)//医界春秋.-3-8-220

征求良方/杨川印//医界春秋.-3-7-359

征求性的神经衰弱根本治疗法/杨川印//医界春秋.-3-10-468

杨崔夫

湿家忌汗辨/杨崔夫//中医杂志.-2-22-68

杨代英

无垢盦医案(连载)/杨代英//现代医药月刊.-4-27-428,463

杨道南

江艺香先生医案/杨道南//中医杂志.-2-26-435

论心咳/杨道南//中医世界.-3-27-295

名医马培之轶事/杨道南//中医世界.-3-27-251

仁寿室外科验方/杨道南//中医杂志.-2-26-307

仁寿室诊余笔记/杨道南//中医杂志.-2-26-243

时痘方案(连载)/杨道南//中医世界.-3-27-273.-3-29-308

实验良方/杨道南//中医世界.-3-27-308

药渣/杨道南//中医世界.-3-27-247

杨德成

二个疑问/杨德成//光华医药杂志.-4-38-252

杨德高

论伪药之宜禁/杨德高//中医指导录.-3-39-92

麻瘖诊治经过/杨德高//中医指导录.-3-37-307

杨德高来函/杨德高//中医指导录.-4-3-175

杨德儁

胸痹寒疝合论/杨德儁//中医世界.-3-32-266

杨德彰

八法诀衍图/杨德彰//针灸杂志.-4-33-38

杨典记

家藏制熟地秘法/杨典记//绍兴医药学报.-1-11-520

医话一则/杨典记//绍兴医药学报.-1-11
-551

杨东儒

三一七后之国医观/杨东儒//医林一谔.-4-9-
98

湿温病何以吴瑭以三仁汤主之试申其说/杨东
儒//医林一谔.-4-9-321

土硫磺治疗疥癣之功能/杨东儒//医林一谔.-4-
9-74

医林一谔报一周纪念序文/杨东儒//医林一谔
.-4-9-16

医林一谔报一周年纪念之贡献/杨东儒//医林
一谔.-4-9-28

增济堂医案/杨东儒//医林一谔.-4-8-545

中西解剖学先后比较谈/杨东儒//医林一谔.-4
-8-585

杨芳田

喉痧说/杨芳田//神州医药学报.-1-44-366

杨逢辰

神州医药总会成立祝词/杨逢辰//神州医药学
报.-1-42-352

杨凤岐

答问六则/杨凤岐//神州医药学报.-1-45
-170

杨钹田

动脉之动研究/杨钹田//医学杂志.-2-2-52

素问述灵枢之误之一(膀胱三焦)/杨钹田//医
学杂志.-2-1-44

外感之研究/杨钹田//医学杂志.-2-1-496

心藏神之研究(一)至(三)/杨钹田//医学杂志
.-2-1-273,371,375

中医实验改革录弁言/杨钹田//国医公报.-4-
26-56

杨复初

痈疽部位论/杨复初//国医公报.-4-23-155

痈疽治疗经验谈/杨复初//国医公报.-4-24
-154

杨古酓

岁莫述怀七律六章(步王鞠初孝廉鄂渚归舟诗
原韵)/杨古酓//医学报.-1-6-228

杨光华

代家伯父连甫征求答案/杨光华//医界春秋.-3
-7-359

通信治疗:怯症/杨光华//中医指导录.-4-3
-86

杨海珊

天行赤眼为流行病论/杨海珊//中医杂志.-2-
20-219

杨海钟

阑尾炎内科疗法之检讨/杨海钟//中西医药.-5
-13-456

杨浩观

胎儿男女性之诊断法/杨浩观//国医公报.-4-
26-324

杨浩如

本刊的发行缘起/杨浩如//北平医药月刊.-5-
9-31

草拟左季云先生病理学序/杨浩如//北平医药
月刊.-5-9-379

风阳扰络痰热阻窍类中案(连载)/杨浩如//北
平医药月刊.-5-9-91,215,327

霍乱治验录(连载)/杨浩如//北京医药月刊.-5
-21-145,227,300,369,437,494,540,602

杨和庆

耳鸣之原因/杨和庆(讲);朱益民(速记)//苏州
国医杂志.-5-2-509

杨鸿钧

虎杖之形态和效能/杨鸿钧//华西医药杂志.-5-36-534

华西医药杂志创刊第二周年纪念祝词/杨鸿钧//华西医药杂志.-5-37-453

秘方济世仙丹之疗效新释/杨鸿钧//华西医药杂志.-5-37-419

我对中医科学化的五个独立主张/杨鸿钧//华西医药杂志.-5-37-354

五叶草之考正和效能/杨鸿钧//华西医药杂志.-5-37-221

杨厚斋

杨厚斋君致胡会长书/杨厚斋//绍兴医药学报.-1-15-115

杨华昌

产后服生化汤之商榷/杨华昌//国医公报.-4-22-100

杨华亭

答本刊第五十三期叶君橘泉征求病理及治法/杨华亭//医界春秋.-3-8-146

答罗蓄成问马兜铃形态/杨华亭//国医公报.-4-26-81

答姚鑫波君问绣球风之治法案一/杨华亭//医界春秋.-3-8-196

发挥药物特效之本质并辟历来制药法之谬误/杨华亭//光华医药杂志.-4-37-431

防己考证/杨华亭//医界春秋.-3-8-518//自强医学月刊.-3-41-413

甘草考证/杨华亭//医界春秋.-3-8-279

过膣针之危险与针不消毒之传染说/杨华亭//国医公报.-4-23-459

灸焫说/杨华亭//国医公报.-4-24-79

麻黄考证/杨华亭//医界春秋.-3-8-133

山茱萸考证/杨华亭//自强医学月刊.-3-41-354

鼠疫的病理和预防及治疗法/杨华亭//医林一谔.-4-11-410

谈谈痘症的原因及现象和治疗法/杨华亭//国医公报.-4-22-315

乌头考证/杨华亭//自强医学月刊.-3-41-350

溪荪与菖蒲之正误/杨华亭//医界春秋.-3-8-280

虾蟆草考证/杨华亭//医界春秋.-3-8-191

袖珍临时药册(连载)/杨华亭//国医公报.-4-23-467.-4-24-89,209,315.-4-25-347

药物图考(连载)/杨华亭//医林一谔.-4-9-193,242,284,373//国医公报.-4-21-447.-4-22-81,199,323

药物图考自序/杨华亭//国医公报.-4-23-487

医学大词典改正/杨华亭//杏林医学月报.-3-20-257

医学大辞典考正(连载)/杨华亭//医林一谔.-4-8-459,565.-4-9-31.-4-10-357

医学大辞典考正/杨华亭//自强医学月刊.-3-41-411

医学大辞典益智之考证/杨华亭//杏林医学月报.-3-18-187

医治真性霍乱针药并施法/杨华亭//医林一谔.-4-9-412

玉枕穴之考正/杨华亭//医界春秋.-3-9-162

针灸图考(连载)/杨华亭//国医公报.-4-23-87,205.-4-24-195,303,419.-4-25-91

针灸图考序/杨华亭//国医公报.-4-22-555

整理药物方案/杨华亭//国医公报.-4-21-445

中西医药研究社纪念祝词/杨华亭//中西医药.-5-10-297

杨华新

孕妇服食保产无忧散之商榷/杨华新//光华医药杂志.-4-39-146

杨 焕

肺病/杨焕//光华医药杂志.-4-39-448

杨焕文

采药杂录/杨焕文//医学杂志.-2-9-339

肝藏魂肺藏魄解/杨焕文//医学杂志.-2-9-527

工厂卫生十二要/杨焕文//医学杂志.-2-11-473

魂魄解/杨焕文//医学杂志.-2-11-470

解颅证之研究/杨焕文//医学杂志.-2-9-540

经筋为神经说/杨焕文//医学杂志.-2-11-54

惊悸辨治/杨焕文//医学杂志.-2-10-580

精气神皆本于脾胃说/杨焕文//医学杂志.-2-11-472

狂癫痫之研究(连载)/杨焕文//医学杂志.-2-10-139,241

论病因/杨焕文//医学杂志.-2-8-303

论改进中国医药之方法/杨焕文//医学杂志.-2-11-41

论古代制方之意旨/杨焕文//医学杂志.-2-10-230

论命门/杨焕文//医学杂志.-2-9-178

论奇经八脉/杨焕文//医学杂志.-2-10-130

论清代之医派/杨焕文//医学杂志.-2-9-169

论人体血液以赤色为要素/杨焕文//医学杂志.-2-10-465

论日光疗法/杨焕文//医学杂志.-2-10-125

论少阳厥阴二经之作用与光之关系/杨焕文//医学杂志.-2-10-23

论十二经脉循环以大动静脉干为主/杨焕文//医学杂志.-2-10-31

论西医新生气说即中医所谓之元神/杨焕文//医学杂志.-2-9-180

论阴阳/杨焕文//医学杂志.-2-7-178

论中风/杨焕文//医学杂志.-2-9-524

论中国五形生人与西国四质生人说异而理同/杨焕文//医学杂志.-2-7-441

梅毒为民族衰颓之原因说/杨焕文//医学杂志.-2-10-570

民族主义与中华医药/杨焕文//医学杂志.-2-10-455

取缔医士感言/杨焕文//医学杂志.-2-11-168

妊妇摄养法十则/杨焕文//医学杂志.-2-10-238

实验生理学上疑谜之解释(连载)/杨焕文//医学杂志.-2-9-417,528

实验生理学上疑谜之解释/杨焕文//医学杂志.-2-9-300

吐白血之研究/杨焕文//医学杂志.-2-9-313

卫生警察十二要/杨焕文//医学杂志.-2-11-585

卫为淋巴液说/杨焕文//医学杂志.-2-11-186

温热方剂篇(连载)/杨焕文//医学杂志.-2-10-483,597.-2-11-78,223.-2-12-276

问诊法/杨焕文//医学杂志.-2-9-441

小儿变蒸之研究/杨焕文//医学杂志.-2-10-43

雁北各县时疫治疗之商榷/杨焕文//医学杂志.-2-10-337

医易同源论/杨焕文//医学杂志.-2-9-411

婴儿之看护法(连载)/[美] Jane. A. Delano(著);杨焕文(译)//医学杂志.-2-1-242,456

澡堂卫生十二则/杨焕文//医学杂志.-2-12-223

中国连动术/杨焕文//医学杂志.-2-12-91

中国医学沿革概论(连载)/杨焕文//医学杂志.-2-8-31,155,278,415,540.-2-9-37,168,295,412,519.-2-10-26,128,232,340,456,571.-2-11-47,169,467

中西医论痰之异同/杨焕文//医学杂志.-2-10-41

中西医于热之诊断/杨焕文//医学杂志.-2-10-365

杨焕周

留学日本爱知医学专门学校学生杨焕周为请设立医学以重卫生事上巡按使禀/杨焕周//中西医学报.-1-31-151

杨　辉

陈逊斋先生演题伤寒论概说/陈逊斋(著);方幼
　农,杨辉(记录)//医学杂志.-2-18-24

伤寒论概说/邹云翔(编);方幼农,杨辉(记录)
　//光华医药杂志.-4-40-128

杨回菴

释虫毒鬼疰/杨回菴//医界春秋.-3-9-497

杨会元

小柴胡汤间有用之而汗下说/杨会元//医学杂
　志.-2-6-231

杨慧普

中医治病之原理/杨慧普//国医砥柱月刊.-5-
　18-153

杨纪林

黄帝内经之研究/杨子良(讲);杨纪林(录)//医
　学杂志.-2-16-108//医林一谔.-4-11-
　401//现代中医.-4-42-303

内经年代考/杨子良(讲述);杨纪林(笔录)//现
　代中医.-4-42-250

杨际光

苏联的科学秘密/杨际光(译)//华西医药杂志
　.-5-37-506

杨季藩

类蛊毒浅说/杨季藩//中医世界.-3-32-578

杨济衷

对于中医必亡说贡献补救意见之两封信/杨济
　衷,蒋光汉//光华医药杂志.-4-38-157

杨继孙

中西医学平议/杨继孙//自强医学月刊.-3-40
　-353

杨嘉禄

问六十/杨嘉禄//绍兴医药学报.-1-12-377

杨健华

声浪高低与肾脏之关系/杨健华//中医指导录
　.-4-1-243

仲祖方剂名称之总检讨/杨健华//中医世界.-3
　-37-129

杨涧清

问自汗治法/杨涧清//绍兴医药学报星期增刊
　.-1-22-88

杨阶三

挽费梦萼先生诗联/杨阶三,赵意空等//医学杂
　志.-2-10-402

挽杨百城先生诗/杨阶三//医学杂志.-2-9-6

杨如侯著灵素生理新论各序(序二)/杨阶三//
　医学杂志.-2-4-14

杨金筍

后臂薄者其髓不满说/杨金筍//中医杂志(广
　东).-3-4-553

腰脊者身之大关节也论/杨金筍//中医杂志(广
　东).-3-4-554

杨谨臣

断针拔法/杨谨臣(传授);王霸武(投寄)//针灸
　杂志.-4-32-335

观音艾制法/杨谨臣(传授);王霸武(投寄)//针
　灸杂志.-4-32-334

灸疟法/杨谨臣(传授);王霸武(投寄)//针灸杂
　志.-4-32-334

心气久痛灸法/杨谨臣(传授);王霸武(投寄)//
　针灸杂志.-4-32-335

杨荩诚

隐轩医案/杨荩诚//神州医药学报.-1-47-
　198,486,581

杨晋侯

答一百十九/杨晋侯//绍兴医药学报.-1-15-269

提倡医药实验谈/杨晋侯//绍兴医药学报.-1-15-255

西医输入反促中医进化之感言/杨晋侯//绍兴医药学报.-1-15-387

应征求医俗之迁谈及病家改良之忠告/杨晋侯//绍兴医药学报.-1-15-139

杨静波

水灾与防疫/杨静波//中医世界.-3-27-396

杨静芳

产后发热论治/杨静芳//中医世界.-3-32-609

肝气病论治/杨静芳//中医世界.-3-32-612

霍乱条辨/杨静芳//中医世界.-3-32-567

杨静仪

纸烟的害处/杨静仪//中医世界.-3-37-269

杨　迥

论莱菔疗病之实验/杨迥//绍兴医药月报.-2-39-488

杨隽夫

何自宗先生医案(连载)/杨隽夫//中医杂志.-2-21-305,499

青浦何自宗先生医案/杨隽夫//中医杂志.-2-21-123

验方三则/杨隽夫//中医杂志.-2-20-297

杨觉倚

为久病征求良方/杨觉倚//医界春秋.-3-10-364

杨君谋

创立中国医会之志趣及办法/杨君谋//绍兴医药学报.-1-8-479

续创立中国医会之旨趣及办法/杨君谋//绍兴医药学报.-1-9-38

续中国医会之旨趣及办法/杨君谋//绍兴医药学报.-1-9-95

杨钧谨

盲肠炎的中药验方/杨钧谨//新中华医药月刊.-5-35-251

杨俊才

论产后血晕之治法/杨俊才//医界春秋.-3-11-317

论月经超前落后之治法/杨俊才//医界春秋.-3-12-381

杨俊人

阳症似阴阴症似阳辩/杨俊人//神州医药学报.-1-47-24

有病热者投寒益热有病寒者投热益寒此何以故当以何法治之/杨俊人//神州医药学报.-1-47-24

杨开进

咯血偶谈/杨开进//中医指导录.-4-2-19

赠伯未社长/杨开进//中医指导录.-4-1-473

杨开祥

国医与教育/杨开祥//文医半月刊.-5-14-128

离别/杨开祥//文医半月刊.-5-14-32

恋爱/杨开祥//文医半月刊.-5-14-80

人生/杨开祥//文医半月刊.-5-14-48

人性/杨开祥//文医半月刊.-5-14-64

文医半月刊发刊词/杨开祥//文医半月刊.-5-14-1

著作家(连载)/杨开祥//文医半月刊.-5-14-13,30,46,78,94,110,125,141,157

杨凯荣

油虫之勘误/杨凯荣//杏林医学月报.-3-18

－160

杨康宇

难题九则/杨康宇//中医世界.-3-39-163

杨克东

秘方化骨丸/杨克东//针灸杂志.-4-30-78

胎产须知的秘法/杨克东//针灸杂志.-4-30-77

杨克容

日本宇和川义瑞先生讲记/杨克容//国医公报
.-4-25-344//针灸杂志.-4-31-109

验案报告五则/杨克容//针灸杂志.-4-31-132

针灸治验五十证/杨克容//针灸杂志.-4-29
-387

杨克蓉

医疗笔记三则/杨克蓉//现代医药月刊.-4-27
-296

杨廉夫

杨廉夫君来函/杨廉夫//绍兴医药学报.-1-12
-399

杨凌虚

煅石膏不宜内服论/杨凌虚//杏林医学月报.-3
-22-200

论误用黄芪之弊/杨凌虚//杏林医学月报.-3-
22-33

太阴风温温热温疫冬温初起恶风寒者桂枝汤主
之论/杨凌虚//杏林医学月报.-3-22-247

五苓散与猪苓汤症治辨/杨凌虚//杏林医学月
报.-3-22-296

小儿纯阳论/杨凌虚//杏林医学月报.-3-22
-124

杨龙九

囊秘喉书/杨龙九(著);王景华(编订);张谔(评
点增录)//绍兴医药学报.-1-10-267

囊秘喉书卷上/杨龙九(著);王景华(编订);张

谔(评点增录)//绍兴医药学报.-1-10-123

杨茂如

医事心得录(三则)/杨茂如//复兴中医.-5-31
-208

杨茂生

常用百试百验治阴寒的秘方/杨茂生//针灸杂
志.-4-33-141

杨愁园

疥癣痔疮之治法/杨愁园//医学杂志.-2-17
-185

杨懋生

疯犬咬伤方治论/杨懋生//国医砥柱月刊.-5-
16-422

杨梦麒

百日咳之研究/杨梦麒//苏州国医杂志.-5-1-
247

便秘之科学探讨/杨梦麒//国医砥柱月刊.-5-
16-514

产后痢用白头翁加甘草阿胶汤之研究/杨梦麒
//国医砥柱月刊.-5-16-294

阐明伤寒论伤寒中风之真谛/杨梦麒//苏州国
医杂志.-5-1-159

赤石脂禹余粮汤之真理/杨梦麒//国医砥柱月
刊.-5-16-113

肥胖病之研究/杨梦麒//苏州国医杂志.-5-1-
88

改进国医之具体方案/杨梦麒//苏州国医杂志
.-5-2-102

葛根非发汗药/杨梦麒//苏州国医杂志.-5-1-
347

国医学校颂词/杨梦麒//苏州国医杂志.-5-1-
447

曼陀罗与山茶考/杨梦麒//国医砥柱月刊.-5-
16-174

唐院长对研究院学员训词/杨梦麒//苏州国医

杂志.-5-2-441

校歌/杨梦麒(作歌);高天楼(制谱)//苏州国医
杂志.-5-2-40

校长唐慎坊先生答词/杨梦麒(记)//苏州国医
杂志.-5-2-51

心理疗法在医学上之重要/杨梦麒//苏州国医
杂志.-5-1-414

新编药物读本/杨梦麒//苏州国医杂志.-5-2-
165

胸痹当分虚实辨/杨梦麒//医林一谔.-4-10
-268

药名新考(一)至(三)/杨梦麒//苏州国医杂志
.-5-2-226,230,299

遗尿新解/杨梦麒//国医砥柱月刊.-5-15
-611

中暑/杨梦麒//苏州国医杂志.-5-2-558

杨明光

人之谜(连载)/[法]卡勒(原著);杨明光(译)
//医文.-5-34-325,387,445,502,559

杨鸣皋

咳嗽漫谈/杨鸣皋//国医公报.-4-22-71

伤寒论阳明篇无目痛少阴篇言胸背满不言痛太
阴篇无咽干厥阴篇无囊缩说/杨鸣皋//中医
杂志.-2-28-196

张子和汗吐下三法果足以毕治病之能事乎试详
论之/杨鸣皋//国医公报.-4-22-277

杨铭鼎

科学化国药(中药)之初步方案及理由书(一)至
(二)/杨铭鼎//医文.-5-34-355,415

杨铭斋

头晕/杨铭斋//光华医药杂志.-4-36-588

杨佩玉

敬祝/杨佩玉//绍兴医药学报.-1-9-349

杨佩珍

答当阳席文介君问疟疾治法/杨佩珍//三三医
报.-2-30-15

答王肖舫君问乌发药方/杨佩珍//三三医报.-2
-30-161

答王肖舫君征求答案诸位住址/杨佩珍//三三
医报.-2-30-161

答王肖舫先生问内痈试法/杨佩珍//三三医报
.-2-29-607

答王肖舫先生问症/杨佩珍//三三医报.-2-29
-608

答谢养吾君问足病治法/杨佩珍//三三医报.-2
-29-580

答张汝伟先生小儿延颈治法/杨佩珍//三三医
报.-2-29-582

答诸暨葛星炜君问病一则/杨佩珍//三三医报
.-2-29-582

杨浦云

痫症原因之探究及其病症中之虚实寒热分别观
/杨浦云//医学杂志.-2-16-574

杨乔夫

读金匮诸病在脏条之研究/杨乔夫//中医杂志
.-2-22-482

杨钦仁

接骨方/杨钦仁//复兴中医.-5-31-388

医案六则/杨钦仁//复兴中医.-5-31-570

医案四则/杨钦仁//复兴中医.-5-31-342

中风偏枯医案/杨钦仁//复兴中医.-5-31
-393

杨青之

浙江江山诸葛辑甫先生小传/杨青之//光华医
药杂志.-4-37-444

杨卿蓥

验方四种/杨卿蓥//国医正言.-5-5-184

杨清白

产后攻补论/杨清白//中医杂志.-2-27-337

解鸦片毒/杨清白//中医杂志.-2-24-124

戒烟良效简便方/杨清白//中医杂志.-2-24-125

临证录/杨清白//中医杂志.-2-27-358

证验杂录/杨清白//中医杂志.-2-27-226

杨庆鸿

读全国医药总联合会教材编辑样本之感言/杨
庆鸿//自强医学月刊.-3-40-243

痿症的研究/杨庆鸿//自强医学月刊.-3-40-509

杨荏莆

论医师态度/杨荏莆//新中华医药月刊.-5-35-128

杨荣照

不眠症之治验记/杨荣照//针灸杂志.-4-33-153

三阴交治浊之研究/杨荣照//针灸杂志.-4-33-152

杨如侯

山西杨如侯先生来函/杨如侯//绍兴医药月报
.-2-37-205,277

杨　茹

读国医砥柱月刊的批评/杨茹//国医砥柱月刊
.-5-17-386

我的两件请示/杨茹//医学杂志.-2-18-368

杨三辰

呈中央国医馆整理国医药学术标准大纲草案意
见书/杨三辰//国医公报.-4-19-439

伤寒热病真诠/杨三辰//国医杂志.-4-12-289

杨尚诚

鼻血不止治验谈借以答黄詠周君之问/杨尚诚
//三三医报.-2-31-24

跌伤治验/杨尚诚//医学杂志.-2-6-73

论年久便血不愈之原因及治疗/杨尚诚//医学
杂志.-2-6-72

求尽性斋医案/杨尚诚//医界春秋.-3-10-109

三三医报正误/杨尚诚//三三医报.-2-32-558

挽杨百城先生/杨尚诚,张治河//医学杂志.-2
-10-73

致张寿甫先生书/杨尚诚//三三医报.-2-29-607

杨尚恒

白喉症血清疗治法之现状/[德]San-RatDr.
Frueckner(著);杨尚恒(译)//中西医学报.-
1-38-171

传染病要论/杨尚恒//德华医学杂志.-1-39-567

临床胜录/杨尚恒//德华医学杂志.-1-39-387

麻疹/杨尚恒//德华医学杂志.-1-40-73

猩红热/杨尚恒//德华医学杂志.-1-40-75

杨韶阳

不眠之理及速眠法/杨韶阳//医学杂志.-2-8-179

论肾/杨韶阳//医学杂志.-2-8-41

杨少碧

问阳痿之原因及其治疗法/杨少碧//绍兴医药
学报星期增刊.-1-22-465

杨绍茂

征求良方/杨绍茂//医界春秋.-3-14-486

杨绍祥

论茶/杨绍祥//国药新声.-5-25-121

杨绍曾

杨绍曾君征求病体医药之方法/杨绍曾//医学杂志.-2-14-533

杨声显

历次解剖学记/杨声显//医学报.-1-5-277

杨绳武

论温病及治法/杨绳武//北京医药月刊.-5-21-131

杨时中

医生当有仁心/杨时中//医界春秋.-3-9-47

杨士衡

治痢须防蛔虫之经验/杨士衡//中医新生命.-5-8-639

杨世族

新药使他肺安定与国药/杨世族//国医砥柱月刊.-5-18-239

杨式先

初学心得/杨式先//针灸杂志.-4-28-274
问艾灸改良法/杨式先//针灸杂志.-4-28-263

杨守仁

膀胱有下口无上口释疑/杨守仁//国医导报.-5-30-310
奇经八脉臆解/杨守仁//国医导报.-5-29-406
伤寒刍言/杨守仁//国医导报.-5-29-138
生地黄与毛地黄之功用不同辨/杨守仁//中国医药月刊.-5-32-614
瘦石轩治验录/杨守仁//国医导报.-5-30-52

杨书培

产后病之治验/杨书培//医学杂志.-2-3-459
答安徽歙县胡天中君问喘咳治法/杨书培//绍兴医药学报星期增刊.-1-22-71
答北京克仲养问狂笑之际为人击背随发咳嗽失血止后盗汗咳嗽治法/杨书培//绍兴医药学报星期增刊.-1-22-214
答葛介人问肺劳治法(其二)/杨书培//绍兴医药学报星期增刊.-1-22-269
答临安城史梅生君代令妹问咽喉白腐治法/杨书培//绍兴医药学报星期增刊.-1-22-270
答天台许尚溪君问咳嗽鼻塞治法/杨书培//绍兴医药学报星期增刊.-1-22-262
答镇江和记洋行塘君尊阃咳喘治法/杨书培//绍兴医药学报星期增刊.-1-22-223
哭刘吉人先生文/杨书培,徐伯英//三三医报.-2-30-92
湿温治验之研究/杨书培//医学杂志.-2-3-437
小儿发肿眼鼻出血便秘之治验/杨书培//医学杂志.-2-3-458
遗精论/杨书培//绍兴医药学报.-1-19-112
饮食卫生谈/杨书培//医学杂志.-2-3-431
致周小农书/杨书培//绍兴医药学报星期增刊.-1-22-272
拙稿校勘记/杨书培//绍兴医药学报.-1-17-268

杨叔澄

肝气辨/杨叔澄//北平医药月刊.-5-9-49//文医半月刊.-5-14-311
解内经有所堕坠恶血留内并及跌落击扑等症治法/杨叔澄//北平医药月刊.-5-9-169//文医半月刊.-5-14-406
论大头瘟病治法/杨叔澄//中医世界.-3-36-131
论大头瘟症治法/杨叔澄//北平医药月刊.-5-9-289//文医半月刊.-5-14-115
论时疫咽喉等症治法/杨叔澄//北平医药月刊.-5-9-53//文医半月刊.-5-14-199
论水痘治法/杨叔澄//北平医药月刊.-5-9-290//文医半月刊.-5-14-116//北京医药月刊.-5-21-282

论夏令常见之疾病及治法(一)至(二)/杨叔澄//文医半月刊.-5-14-218,233

论小儿作搐之病原治法/杨叔澄//文医半月刊.-5-14-65

门人魏龙骧悬壶诗以张之兼致劝勉之意/杨叔澄//文医半月刊.-5-14-648

梦陶轩医案/杨叔澄//北平医药月刊.-5-9-329//文医半月刊.-5-14-411

暮春书怀/杨叔澄//北平医药月刊.-5-9-381

三焦考(连载)/杨叔澄//文医半月刊.-5-14-33,50

伤寒温热瘟疫辨(一)至(三)/杨叔澄//文医半月刊.-5-14-343,361,376

伤寒温热瘟疫辨/杨叔澄//北平医药月刊.-5-9-163

伤寒诸家平议(一)至(四)/杨叔澄//文医半月刊.-5-14-247,262,280,296

上焦易堂馆长条陈/杨叔澄//北平医药月刊.-5-9-109

上汪精卫先生书/杨叔澄//北平医药月刊.-5-9-239

题内经运气诸篇/杨叔澄//文医半月刊.-5-14-414

天然痘症治概要(一)至(二)/杨叔澄//文医半月刊.-5-14-164,181

调经丸方/叶狷卿,杨叔澄//北平医药月刊.-5-9-339

温病条辨节要绪言/杨叔澄//北京医药月刊.-5-21-70

萧龙友先生七十正寿序/杨叔澄//北京医药月刊.-5-21-156

医学问答/杨叔澄//文医半月刊.-5-14-124

益乳良方/叶狷卿,杨叔澄//北平医药月刊.-5-9-338

用药须知(连载)/杨叔澄//北平医药月刊.-5-9-62,180,293

用药须知(一)至(二十二)/杨叔澄//文医半月刊.-5-14-184,219,236,250,266,283,298,315,331,347,364,379,410,429,446,463,482,501,558,598,618,641

制药学(连载)/杨叔澄//北京医药月刊.-5-21-57,142,225,299,367,436,489,537,601

治齿虫法/叶狷卿,杨叔澄//北平医药月刊.-5-9-337

治乳痈初起法/叶狷卿,杨叔澄//北平医药月刊.-5-9-337

治足跟生猴法/叶狷卿,杨叔澄//北平医药月刊.-5-9-339

中国医学史(连载)/杨叔澄(编述)//国医砥柱月刊.-5-15-435,494,551,607.-5-16-26,93//北京医药月刊.-5-21-141,224,297,364,434,487,535,599

中国医学史(连载)/杨叔澄//北京医药月刊.-5-21-51

中国医学史(一)/杨叔澄//文医半月刊.-5-14-635

杨舒荣

痰疬/杨舒荣//光华医药杂志.-4-36-434

杨树仁

心的研究/杨树仁//中国医药月刊.-5-32-154

杨宿栽

中医兼习针灸功效远胜西医论/杨宿栽//针灸杂志.-4-31-424

杨燧熙

鼻渊及治法/杨燧熙//绍兴医药学报星期增刊.-1-21-269

鼻渊痰核合病之原因及治法/杨燧熙//绍兴医药学报.-1-19-45

闭脱二症之鉴别论/杨燧熙//绍兴医药学报.-1-19-199

辨温邪阴阳两传论/杨燧熙//绍兴医药学报.-1-11-365

纯碱易罹喉症说/杨燧熙//绍兴医药学报.-1-10-331

答/杨燧熙//绍兴医药月报.-2-41-563

答安徽胡天中先生代友人问治一则/杨燧熙//绍兴医药学报星期增刊.-1-22-82

答安徽胡天中先生问肝胃痛已宁以晚间食粥饭胸胀治法/杨燧熙//绍兴医药学报星期增刊.-1-22-105

答白湖后坂林问林荫祥催眠术授法住所/杨燧熙//绍兴医药学报星期增刊.-1-21-259

答百三十六/杨燧熙//绍兴医药学报.-1-16-92

答百三十七/杨燧熙//绍兴医药学报.-1-16-93

答北岸吴笏臣君症治/杨燧熙//绍兴医药学报星期增刊.-1-22-62

答北京克仲养问失红后咳嗽盗汗治法/杨燧熙//绍兴医药学报星期增刊.-1-21-448

答蔡凤仪君问腹块胀硬大便或燥或不燥治法/杨燧熙//三三医报.-2-30-338

答陈白言君问右目及右手之病治法/杨燧熙//三三医报.-2-30-159

答陈白言君胸前疼痛之治法/杨燧熙//三三医报.-2-29-266

答陈君问口涎治法/杨燧熙//绍兴医药学报星期增刊.-1-21-452

答陈龙池君问鼻塞治法/杨燧熙//绍兴医药学报星期增刊.-1-21-452

答陈鲁宾君问儿病治法/杨燧熙//三三医报.-2-29-38

答陈树生君脘痛吐水治法/杨燧熙//绍兴医药月报.-2-39-571

答陈月锄问遗精症究可服姜附否/杨燧熙//沈阳医学杂志.-3-3-99

答陈祝三君问下利症治/杨燧熙//绍兴医药学报星期增刊.-1-21-53

答承君问令堂病/杨燧熙//绍兴医药学报星期增刊.-1-21-15

答楚湖君两膝肿痛治法/杨燧熙//绍兴医药学报星期增刊.-1-21-374,381

答慈北宓望森君问胃病治法/杨燧熙//绍兴医药学报星期增刊.-1-21-142

答慈溪韩成之问喉病/杨燧熙//绍兴医药学报星期增刊.-1-21-197

答丹徒吕善夫君代友问咳嗽鼻塞治法/杨燧熙//三三医报.-2-29-257

答董荫璋问妹病/杨燧熙//绍兴医药学报星期增刊.-1-21-46

答独善君在六十六号问服西药/杨燧熙//绍兴医药学报星期增刊.-1-22-28

答方春生君问胸前疼痛治法/杨燧熙//绍兴医药学报星期增刊.-1-21-429

答方肇元君问千日疮治法/杨燧熙//绍兴医药学报星期增刊.-1-21-149

答冯甘棠君问腰痛治法/杨燧熙//绍兴医药学报星期增刊.-1-21-142

答奉天李春芝君问异病治法/杨燧熙//绍兴医药学报星期增刊.-1-22-434

答福建长乐董君问小儿脊膂肿痛治法/杨燧熙//三三医报.-2-29-77

答高思潜君手足逆冷治法/杨燧熙//绍兴医药学报星期增刊.-1-22-480

答古越陈紫九君问三阴不足症治法/杨燧熙//绍兴医药学报星期增刊.-1-21-372

答古越李玉山君问肝肾病治法/杨燧熙//绍兴医药学报星期增刊.-1-21-325,342

答广东和平黄树荣君代友人问腿膝臀疼痛治/杨燧熙//绍兴医药学报星期增刊.-1-22-459

答桂翁问喉病治法/杨燧熙//三三医报.-2-34-169

答汉镇陈紫九问左腿觉硬且跳动及更衣不一治法/杨燧熙//绍兴医药学报星期增刊.-1-22-228

答杭垣高有成君问土虚治法/杨燧熙//绍兴医药学报星期增刊.-1-21-372

答杭垣江于陈源生君问痛胀治法/杨燧熙//绍兴医药学报星期增刊.-1-21-213

答杭州郦昌龄君问小儿病/杨燧熙//绍兴医药学报星期增刊.-1-21-29

答何其伟君问心跳夜不安眠治法/杨燧熙//绍兴医药学报星期增刊.-1-22-403

答胡君问手足麻木治法/杨燧熙//绍兴医药月

报.-2-40-97

答黄树荣君问耳内出水治法/杨燨熙//三三医报.-2-29-137

答嘉定王绍声问不寐症治法/杨燨熙//绍兴医药学报星期增刊.-1-21-111

答江都陈君问友妇病/杨燨熙//绍兴医药学报星期增刊.-1-21-38

答江都陈龙池君问虎疫正当疗法/杨燨熙//绍兴医药学报星期增刊.-1-21-285

答金正希君问令堂手裂预防及疗治法/杨燨熙//绍兴医药学报星期增刊.-1-21-429

答荆门马品玉君问妇人前阴坠痛之原因应如何治法/杨燨熙//三三医报.-2-29-261

答竟成君问遗精症究可服姜附否/杨燨熙//绍兴医药学报星期增刊.-1-21-188

答九峰山农在六十一号问治/杨燨熙//绍兴医药学报星期增刊.-1-22-85

答赖君鼻渊治法/杨燨熙//绍兴医药月报.-2-41-45

答李桂生君问气郁等症治法/杨燨熙//绍兴医药月报.-2-40-100

答李慰农君问病理一则/杨燨熙//三三医报.-2-29-133

答郦昌龄君问儿病/杨燨熙//绍兴医药学报星期增刊.-1-21-53

答临安吕锦春君所问治法/杨燨熙//绍兴医药学报星期增刊.-1-22-371

答刘景翁代友问胃脘硬痛年余又增大腹隆然高突治法/杨燨熙//绍兴医药月报.-2-41-94//沈阳医学杂志.-3-3-361

答刘廉青君问面黄头昏耳鸣鼻塞治法/杨燨熙//三三医报.-2-29-265

答刘瑞云君问周身骨节手足疼痛治法/杨燨熙//三三医报.-2-29-267

答刘润苍君鼻塞流浊涕治法/杨燨熙//绍兴医药学报星期增刊.-1-22-395

答刘小青君问病/杨燨熙//沈阳医学杂志.-3-2-47

答柳贯先君问慢性白浊及玉茎破漏治法/杨燨熙//三三医报.-2-29-259

答卢吉和先生问座鲁儿是何名词/杨燨熙//绍兴医药学报星期增刊.-1-21-102

答卢香华君为令尊问足部风湿溃烂传染于头面治法/杨燨熙//绍兴医药学报星期增刊.-1-22-245

答卢育和君问食盐注射治霍乱/杨燨熙//绍兴医药学报星期增刊.-1-21-68

答甪直朱贡三君问令尊痰核治法/杨燨熙//绍兴医药学报星期增刊.-1-22-139

答吕善夫君问妇科病理一则/杨燨熙//三三医报.-2-29-260

答母病外疡后绕腰疼痛治法/杨燨熙//绍兴医药学报星期增刊.-1-22-81

答钱无逸君问梅毒治法/杨燨熙//绍兴医药学报星期增刊.-1-21-478

答青岛王纽衷问喉毒未尽治法/杨燨熙//绍兴医药学报星期增刊.-1-21-110

答任伯和君问蛇咬治法/杨燨熙//三三医报.-2-29-373

答任伯和君问牙痛治法/杨燨熙//三三医报.-2-29-373

答山东单县何承恩君问阴虚阳旺治法/杨燨熙//绍兴医药学报星期增刊.-1-22-105

答上海东英女士问肝病治法/杨燨熙//绍兴医药学报星期增刊.-1-21-357

答上海东英女士问天癸不调治法/杨燨熙//绍兴医药学报星期增刊.-1-21-408

答绍兴东关李咏春问遗精治法/杨燨熙//绍兴医药学报星期增刊.-1-21-220

答绍兴东关镇李玉山君问阳黄证治法/杨燨熙//绍兴医药学报星期增刊.-1-21-271

答绍兴东关镇李玉山问便秘治法/杨燨熙//绍兴医药学报星期增刊.-1-21-239

答绍兴郑永康鼻渊治法/杨燨熙//绍兴医药学报星期增刊.-1-21-326

答时症治法/杨燨熙//绍兴医药月报.-2-40-143

答守一氏问母病治法/杨燨熙//绍兴医药学报星期增刊.-1-21-188

答守一氏问遗精症治法/杨燨熙//绍兴医药学

报星期增刊.-1-21-133

答松阳蔡蕉桐君问神经症治法/杨燧熙//绍兴
医药学报星期增刊.-1-21-279

答孙鼎先君问病/杨燧熙//沈阳医学杂志.-3-
2-46

答孙一鹄君问手掌症治法/杨燧熙//三三医报
.-2-29-228

答吐血用豆油鸡卵之理/杨燧熙//绍兴医药学
报星期增刊.-1-21-69//绍兴医药月报.-2
-40-98

答汪景文君在一百零三号征求疡科治管经验方
/杨燧熙//绍兴医药学报星期增刊.-1-22
-384

答汪雨卿君问痰疾治法/杨燧熙//绍兴医药学
报星期增刊.-1-22-275

答王君问玉茎肿腐治法/杨燧熙//绍兴医药学
报星期增刊.-1-21-44

答王叔琴夫人停经腰酸腹胀干咳治法(问见一
百另七号)/杨燧熙//绍兴医药学报星期增刊
.-1-22-425

答问有年腹痛治法案/杨燧熙//医界春秋.-3-
5-462

答翁义芳问呃气逆郁治法/杨燧熙//绍兴医药
学报星期增刊.-1-22-483

答吴云生君问伤力后胀痛拒按嘈杂治法/杨燧
熙//三三医报.-2-33-561

答歙县胡天中医士研究问治一则/杨燧熙//绍
兴医药学报星期增刊.-1-22-221

答歙县吴驾黎君令尊症/杨燧熙//绍兴医药学
报星期增刊.-1-22-62

答歙县吴雯青君令媛产后病治法/杨燧熙//绍
兴医药学报星期增刊.-1-22-79

答夏明诚君问喉癣治法/杨燧熙//三三医报.-2
-29-373

答萧介青君问耳病治法/杨燧熙//三三医报.-2
-30-131

答许梦苏君问治三则/杨燧熙//三三医报.-2-
30-591,592

答炫明问胃弱腹痛病治法/杨燧熙//绍兴医药
学报星期增刊.-1-21-319

答扬州陈小川君问李子卿肝胃气痛吐治法/杨
燧熙//三三医报.-2-32-238

答姚亚凤君代问鼻渊治法/杨燧熙//三三医报
.-2-29-182

答叶安析君问母病治法/杨燧熙//绍兴医药学
报星期增刊.-1-21-198

答叶健生君问产后症治法/杨燧熙//三三医报
.-2-29-293

答叶键生问膝盖肿胀酸疼治法/杨燧熙//绍兴
医药学报星期增刊.-1-21-341

答叶祖良君问肛治法/杨燧熙//绍兴医药月报
.-2-41-609

答一百〇八/杨燧熙//绍兴医药学报.-1-15
-546

答一百〇七/杨燧熙//绍兴医药学报.-1-15
-545

答一百三十二/杨燧熙//绍兴医药学报.-1-16
-9

答一百三十三/杨燧熙//绍兴医药学报.-1-16
-13

答一百三十四/杨燧熙//绍兴医药学报.-1-16
-14

答一百三十五/杨燧熙//绍兴医药学报.-1-16
-20

答仪征时逸人君问大针/杨燧熙//绍兴医药学
报星期增刊.-1-21-44

答异病治法/杨燧熙//绍兴医药学报星期增刊
.-1-22-206

答甬江张则经君问遗精梦泄治法/杨燧熙//绍
兴医药学报星期增刊.-1-21-348

答余姚康君问治疗冻疮法/杨燧熙//绍兴医药
学报星期增刊.-1-21-38

答鸳湖陈美贞君问牙疼治法(其一)/杨燧熙//
绍兴医药学报星期增刊.-1-22-122

答袁汉臣君问经停腹胀干咳治法/杨燧熙//绍
兴医药月报.-2-39-444

答袁锡臣问郁病之治法/杨燧熙//绍兴医药月
报.-2-39-469

答张春圃君问大小人两病治法/杨燧熙//绍兴
医药学报星期增刊.-1-21-13

答张黼章君问腰痛治法/杨燧熙//三三医报.-2 -30-333

答张家口郭贻觳君问肾虚治法/杨燧熙//绍兴医药学报星期增刊.-1-21-263

答张汝君问咳嗽治法/杨燧熙//三三医报.-2-30-129

答章济川君在一百号问小儿发热症治法/杨燧熙//绍兴医药学报星期增刊.-1-22-384

答哲夫先生问幼科病治法/杨燧熙//三三医报.-2-31-22

答郑韵轩君问久泻治法/杨燧熙//绍兴医药月报.-2-39-299

答直隶庞履廷君代沧县学校问病一则(原文在八十九号)/杨燧熙//绍兴医药学报星期增刊.-1-22-433

答钟清甫君代问梦遗治法/杨燧熙//三三医报.-2-29-228

答周小川问胁痛致毙之理由/杨燧熙//绍兴医药月报.-2-40-199

答诸暨孟兴联君问肺劳病治法/杨燧熙,柳贯先//绍兴医药学报星期增刊.-1-22-220

答竹余芳问产后证治法/杨燧熙//绍兴医药学报星期增刊.-1-21-189,198

答邹沛臣问耳鸣重听治法/杨燧熙//沈阳医学杂志.-3-2-182

代友人刘廉清问痔疗法/杨燧熙//绍兴医药学报星期增刊.-1-22-29

当表不当表与当下不当下症分别诊治论/杨燧熙//绍兴医药学报.-1-11-80

冬温之治法/杨燧熙//医学杂志.-2-2-57

对于吴楚卿感症研究谈/杨燧熙//三三医报.-2-30-137

多年鼻塞之治法/杨燧熙//医学杂志.-2-2-327

耳肿治验/杨燧熙//三三医报.-2-30-195

风寒风热辩论/杨燧熙//绍兴医药学报.-1-20-106

风温春温之原起及治法/杨燧熙//医学杂志.-2-2-186

妇科内外症之治法/杨燧熙//绍兴医药学报.-1-20-89

妇幼广意附家庭实验方序/杨燧熙//三三医报.-2-30-138

腹胀治验/杨燧熙//三三医报.-2-29-295

肝病治法答问/杨燧熙//绍兴医药学报星期增刊.-1-21-295

喉痧预防法致病原因说/杨燧熙//绍兴医药学报.-1-17-29

花柳病治法/杨燧熙//三三医报.-2-31-601

黄疸治验/杨燧熙//绍兴医药学报.-1-19-407

霍乱与痉症论/杨燧熙//绍兴医药学报.-1-17-426

霍乱治验/杨燧熙//绍兴医药学报.-1-20-375

剪发禁用毛刷/杨燧熙//绍兴医药学报星期增刊.-1-21-347

见余姚康维恂君行之感言/杨燧熙//绍兴医药学报星期增刊.-1-21-440

接续征求文稿/杨燧熙//三三医报.-2-30-189

痉症论/杨燧熙//绍兴医药月报.-2-39-332

勘误/杨燧熙//绍兴医药学报星期增刊.-1-22-32

咳嗽论/杨燧熙//医学杂志.-2-2-197

咳嗽论及治法/杨燧熙//医学杂志.-2-12-575

咳嗽吐血论/杨燧熙//三三医报.-2-29-69

类中治法问答/杨燧熙//绍兴医药学报星期增刊.-1-21-270

论养神为卫生之要诀/杨燧熙//三三医报.-2-29-10

论益世须究卫生养神/杨燧熙//三三医报.-2-30-5

梅毒性外疡治验/杨燧熙//三三医报.-2-29-326

目生云翳之治法/杨燧熙//医学杂志.-2-2-327

囊痈治法/杨燧熙//三三医报.-2-34-166

囊痈治验/杨燧熙//绍兴医药学报星期增刊.-1

- 22 - 247

脑疽治验/杨燧熙//绍兴医药学报.-1-18-434

呕恶白沫不食不大便治验/杨燧熙//绍兴医药学报.-1-19-408

脾胃论及治法/杨燧熙//医学杂志.-2-13-159//绍兴医药月报.-2-40-68

气寒气凉治以寒凉行水渍之气温气热治以温热强其内守必同其气可使平也论/杨燧熙//绍兴医药学报.-1-11-162

却病延年说/杨燧熙//医学杂志.-2-4-548

乳岩说及治法/杨燧熙//绍兴医药学报.-1-20-340

乳症之治验/杨燧熙//医学杂志.-2-5-84

三三医报勘误/杨燧熙//三三医报.-2-32-106

痧疹麻痦喉及治法论/杨燧熙//绍兴医药学报.-1-15-424

痧疹麻痦喉及治法再论/杨燧熙//绍兴医药学报.-1-16-205

上搭治验/杨燧熙//绍兴医药学报.-1-16-475

社友治验录:霍乱医案/杨燧熙//绍兴医药学报.-1-11-65

社友治验录:胀病医案(连载)杨燧熙//绍兴医药学报.-1-10-559.-1-11-131

失血后咳逆治验/杨燧熙//绍兴医药学报.-1-20-379

湿痰辨治论/杨燧熙//绍兴医药学报.-1-19-437

湿痰说/杨燧熙//绍兴医药月报.-2-37-263

时病治验/杨燧熙//绍兴医药学报.-1-19-520

时痧治验/杨燧熙//三三医报.-2-30-272

时疫原因及实用方论/杨燧熙//绍兴医药学报.-1-17-93

水轮白翳气轮红丝之验案/杨燧熙//绍兴医药月报.-2-37-415

胎前调护使胎不可在腹内肥胖及产时宜慢临盆论/杨燧熙//医学杂志.-2-13-51

胎前诸病之原因甚则流产难产及预防并治法论/杨燧熙//沈阳医学杂志.-3-1-250

泰西本草(一)/杨燧熙//绍兴医药学报星期增刊.-1-21-367

特售预约券/杨燧熙,萧介青//绍兴医药月报.-2-37-350

头痛耳聋之验案/杨燧熙//绍兴医药月报.-2-37-119

顽固慢性倭麻质斯症治法答问/杨燧熙//绍兴医药学报星期增刊.-1-21-301

脘痛胀吐倘非湿痰未可辛温必须养肝调胃论/杨燧熙//绍兴医药月报.-2-39-591

万国卫生学论/杨燧熙//绍兴医药学报.-1-11-272

痿躄论/杨燧熙//医学杂志.-2-3-561

卫生必读序(连载)/杨燧熙//三三医报.-2-30-273,311

卫生说/杨燧熙//绍兴医药月报.-2-38-137

卫生谈/杨燧熙//三三医报.-2-29-589

胃热之咳与风寒之咳之鉴别论/杨燧熙//绍兴医药月报.-2-39-483

温病治验/杨燧熙//绍兴医药学报.-1-16-476//三三医报.-2-29-336

问睾丸偏大治法/杨燧熙//绍兴医药学报星期增刊.-1-21-128

问虎疫正当疗法/陈龙池(问);杨燧熙(答)//绍兴医药月报.-2-41-241

问溃疡治法/杨燧熙//绍兴医药学报星期增刊.-1-21-87

问面部及四肢浮肿骨痛足软咳嗽治法/杨燧熙//三三医报.-2-31-595

问特效退烧剂/杨燧熙//绍兴医药学报星期增刊.-1-21-126

问退烧药/杨燧熙//绍兴医药学报星期增刊.-1-21-126

问小儿病/杨燧熙//绍兴医药学报星期增刊.-1-21-103

问小儿呵欠作吐之疗法/杨燧熙//绍兴医药学报星期增刊.-1-22-451

问右腿屈而不伸右足跟不能任地治法/杨燧熙

//绍兴医药学报星期增刊.-1-22-309

下痢治验/杨燧熙//三三医报.-2-29-326

小儿头面红肿治验/杨燧熙//绍兴医药学报.-1-20-183

星期刊勘误/杨燧熙//绍兴医药学报星期增刊.-1-22-404

血痢寒热脉象治疗始末论/杨燧熙//绍兴医药学报.-1-17-155

牙痢治验/杨燧熙//三三医报.-2-29-295

眼科论/杨燧熙//三三医报.-2-29-221

眼科学及点眼退翳之研究/杨燧熙//绍兴医药学报.-1-16-412

杨燧熙先生祝辞/杨燧熙//医学杂志.-2-1-593

杨燧熙征求妇幼科著作及经验方法又卫生论说/杨燧熙//医学杂志.-2-4-233

杨燧熙治验一则/杨燧熙//医学公报.-1-7-193

腰痛及疮疡论/杨燧熙//沈阳医学杂志.-3-1-438

医案/杨燧熙//神州医药学报.-1-46-302,304

医海一勺序/杨燧熙,沈仲圭//沈阳医学杂志.-3-3-427

遗精论三/杨燧熙//绍兴医药学报.-1-20-105

遗精再论/杨燧熙//绍兴医药学报.-1-20-103

易罗喉症说/杨燧熙//神州医药学报.-1-46-34

因劳心致疾之治验/杨燧熙//绍兴医药学报.-1-19-405

因劳致疾之治法/杨燧熙//医学杂志.-2-2-187

阴虚体感冒治验案/杨燧熙//绍兴医药月报.-2-38-133

阴虚之体胃热痰热伏暑热治验/杨燧熙//三三医报.-2-29-473

阴阳再论(续六十四期)/杨燧熙//绍兴医药学报.-1-12-14

痈疽论/杨燧熙//绍兴医药学报.-1-17-431

孕妇诸病之原因甚则流产难产及预防并治法论/杨燧熙//绍兴医药月报.-2-39-15

再答汤溪金正希君问尊翁耳鸣耳聋治法/杨燧熙//绍兴医药学报星期增刊.-1-22-141

镇江杨燧熙汉口萧介青启事/杨燧熙,萧介青//三三医报.-2-31-578

镇江医学公会会员一览表(民国九年)/杨燧熙//绍兴医药学报星期增刊.-1-21-431

征求妇幼广意附家庭实验又卫生必读论说/杨燧熙//三三医报.-2-29-503

征求气喘不寐治法/杨燧熙//三三医报.-2-29-471

枳壳槟榔用之得失利害论/杨燧熙//绍兴医药学报.-1-16-409

治疗脾胃说/杨燧熙//医学杂志.-2-4-71

治验医案/杨燧熙//绍兴医药学报.-1-14-532

致柴也愚/杨燧熙//绍兴医药学报星期增刊.-1-22-372

致周小农君/杨燧熙//三三医报.-2-29-80

致周小农先生/杨燧熙//绍兴医药学报星期增刊.-1-22-364

致子丹先生书/杨燧熙//绍兴医药学报星期增刊.-1-22-280

肿胀治验/杨燧熙//绍兴医药学报.-1-11-66

种子说(连载)/杨燧熙//沈阳医学杂志.-3-1-28.-3-3-399

拙答校勘补遗/杨燧熙//绍兴医药学报星期增刊.-1-21-472

拙答校勘记/杨燧熙//绍兴医药学报星期增刊.-1-21-352.-1-22-168,279

拙著答勘误/杨燧熙//三三医报.-2-29-180,572

拙作勘误/杨燧熙//绍兴医药学报.-1-19-328

杨燧熙医室

介绍名著/杨燧熙医室//三三医报.-2-34-64

杨太和

论中医之出路/杨太和//广东医药月刊.-3-24
-433

全国医药总会上五院长书/杨太和//医界春秋
.-3-8-253

双十节针革命的中医/杨太和//医界春秋.-3-
6-119

再论中医之出路/杨太和//广东医药月刊.-3-
24-563

杨太龄

急慢惊风之鉴别及其疗法/杨太龄//医界春秋
.-3-14-239

试述编订中医教学规程之体例及注意之事项/
杨太龄//医学杂志.-2-18-494

杨铁僧

答杨觉倚君久病治征案三则/马冠群,杨铁僧,
罗石麟//医界春秋.-3-11-18

杨晚成

亚东唯一之滋养食物/杨晚成//中西医学报.-1
-38-237

止痛圣药凡拉蒙/杨晚成//德华医学杂志.-1-
39-278

杨万仪

医界春秋社四周题赠张主席赞臣先生/杨万仪
//医界春秋.-3-7-393

杨文典

答尹君小泉征求解颅病理及治疗法/杨文典//
医界春秋.-3-9-469

杨文渊

恭祝针灸学研究社/杨文渊//针灸杂志.-4-32
-15

杨无我

医药学报出版祝辞/杨无我等//绍兴医药学报
.-1-9-287,288,289,347,348

杨锡类

香烟如毒蛇歌/杨锡类//三三医报.-2-31
-173

杨锡琴

齿牙的功业与卫生/杨锡琴//光华医药杂志.-4
-36-488

经期摄生法/杨锡琴//光华医药杂志.-4-36
-285

生产前应有的顾虑(连载)/杨锡琴//中医世界
.-3-37-53,262

睡眠和休息/杨锡琴//光华医药杂志.-4-36
-203

杨羲桢

简问樵社长并祝公报前途/杨羲桢//医学公报
.-1-7-72

杨先橘

疔疮论治/杨先橘//中医杂志.-2-19-224

杨小华

康平本伤寒论/[日]大塚敬节(著);杨小华,张
公让(口译)//华西医药杂志.-5-36-294

杨新华

产后胞衣不下急救验方/杨新华//中医世界.-3
-39-442

答李显君征求鼻瘤后贻症方/杨新华//医界春
秋.-3-11-83

答廖孟培君征求环跳疽疗法/杨新华//医界春
秋.-3-11-84

答游焕明君征头风方/杨新华//医界春秋.-3-
11-82

对于蒋定英君奇症之讨论/杨新华//中医指导
录.-4-3-499

妇女血崩危症之治验/杨新华//光华医药杂志
.-4-39-396

豪猪草枣答案/杨新华//中医指导录.-4-3
-306

交接出血之原因及其验方/杨新华//中医世界
.-3-39-443

良医之质量/杨新华//中医世界.-3-37-110

女子阴吹症简效方/杨新华//中医世界.-3-38
-418

失眠症之原因及疗法/杨新华//中医世界.-3-
37-25

学识与经验之比较观/杨新华//中医世界.-3-
37-111

医界春秋五周纪念感言/杨新华//医界春秋.-3
-8-379

杨馨若

肺结核原形症状营养及治疗/杨馨若//中医世
界.-3-37-336

杨兴祖

鳞屑性眼睑缘炎/杨兴祖//新中医刊.-5-19
-129

疹眼/杨兴祖//新中医刊.-5-19-32

杨星垣

保婴简方汇录/杨星垣//医学杂志.-2-5-331

赤痢之原因与防御/杨星垣//医学杂志.-2-10
-142

痘症论治/杨星垣(选录)//医学杂志.-2-8
-327

痘症论治/杨星垣//医学杂志.-2-11-76

妇科简易汇方/杨星垣//医学杂志.-2-7-476

肝叶倒竖治疗/杨星垣//医学杂志.-2-7-485

固精法/杨星垣//医学杂志.-2-4-168

关于服药变化法五则/杨星垣//医学杂志.-2-
4-93

关于霍乱种种之治疗/杨星垣//医学杂志.-2-
14-174

关于积聚治法汇录(附方)/杨星垣//医学杂志
.-2-4-333

关于伤风种种之治疗/杨星垣(选录)//医学杂

志.-2-14-317

关于外科各种之治疗/杨星垣//医学杂志.-2-
13-80

关于泄泻种种之治疗/杨星垣//医学杂志.-2-
13-630

纪念历代名医功绩歌/杨星垣//医界春秋.-3-
5-239

讲卫生可以除疾病论/杨星垣//医学杂志.-2-
10-578

脚气之治疗/杨星垣//医学杂志.-2-7-220

痢疾要旨/杨星垣//医学杂志.-2-13-162

痢症论治/杨星垣//医学杂志.-2-11-73

两证并治法(连载)/杨星垣(选)//医学杂志.-2
-3-575.-2-4-92

疗治肺痨病之新发明/杨星垣//医学杂志.-2-
7-474

论保养身体不必服药/杨星垣//医学杂志.-2-
13-148

论劳伤有游血之疗治/杨星垣//医学杂志.-2-
11-354

论目光视物倒置之原因/杨星垣//医学杂志.-2
-9-544

论伤风之治法/杨星垣//医学杂志.-2-13-68

论神昏谵语/杨星垣//医学杂志.-2-4-294

论吐衄下血之治法/杨星垣//医学杂志.-2-12
-122

论卫生宜先注意于衣食住/杨星垣//医学杂志
.-2-14-396

论瘟疫之原因与治疗法/杨星垣//医学杂志.-2
-13-160

论小儿得疳之由与治疳之方/杨星垣//医学杂
志.-2-12-120

论虚劳有种种区别/杨星垣//医学杂志.-2-10
-244

论运动适当之效果/杨星垣//医学杂志.-2-6-
476

论治痢/杨星垣//医学杂志.-2-3-582

麻证论治/杨星垣//医学杂志.-2-8-329

麻症论治/杨星垣//医学杂志.-2-11-74

脉诀阐微(不知何人假托鬼臾区作)(连载)/杨

星垣//医学杂志.-2-7-202,335,458.-2-8-63

孟河马某治蛇伤/杨星垣//医学杂志.-2-7-195

内经论脏腑与近代医家种种不同/杨星垣//医学杂志.-2-10-575

切脉大要/杨星垣//医学杂志.-2-9-70

却病要诀/杨星垣//医学杂志.-2-4-167

仁者寿说/杨星垣//医学杂志.-2-11-193

痧症之源流与治法/杨星垣//医学杂志.-2-10-245

摄生格言/杨星垣//医学杂志.-2-13-49

鼠疫之原因与危险/杨星垣//医学杂志.-2-10-145

说人参成分与功用/杨星垣//医学杂志.-2-10-375

说治肝火种种方法/杨星垣//医学杂志.-2-12-121

胎儿男女之诊断/杨星垣//医学杂志.-2-9-325

挽杨百城先生诗(二则)/杨星垣,梁余生//医学杂志.-2-10-403

卫生刍言/杨星垣//绍兴医药月报.-2-41-459

卫生集说/杨星垣//医学杂志.-2-6-45

卫生家宜注重任督二脉/杨星垣//医学杂志.-2-10-358

温病与伤寒诊脉之不同/杨星垣//医学杂志.-2-9-201

小便不通之治疗/杨星垣//医学杂志.-2-11-355

小儿症二则/杨星垣//医学杂志.-2-5-244

延年六字诀/杨星垣//医学杂志.-2-4-169

杨星垣君医学感言/杨星垣//医学杂志.-2-8-223

遗精病之研究/杨星垣//医学杂志.-2-10-469

疫分胃府胃经辨/杨星垣//医学杂志.-2-9-328

逸病说/杨星垣//医学杂志.-2-9-319

运气法/杨星垣//医学杂志.-2-4-169

杂治单方汇录/杨星垣//医学杂志.-2-8-88

长寿格言/杨星垣//医学杂志.-2-10-354

诊病先望色说/杨星垣//医学杂志.-2-9-547

诊断祸福二则/杨星垣//医学杂志.-2-7-382

治刀斧伤简便法/杨星垣//医学杂志.-2-4-350

治疟疾白喉梅毒需先明病源/杨星垣//医学杂志.-2-10-468

治实热老痰/杨星垣//医学杂志.-2-10-594

治泻痢古方/杨星垣//医学杂志.-2-4-350

治疫必须解毒/杨星垣//医学杂志.-2-9-328

重用石膏治疫记/杨星垣//医学杂志.-2-13-68

纂辑中西解剖病理/杨星垣//医学杂志.-2-7-57

杨杏初

白痦症之由来及其治法/杨杏初//中医世界.-3-32-588

杨雪松

和刘公蔚楚自题小照原韵/杨雪松//三三医报.-2-32-463

杨循初

破伤风治验/杨循初//杏林医学月报.-3-20-431

杨彦和

䗪虫紫草研究之结果/杨彦和//神州国医学报.-4-17-307

不容忽视之华北痞症/杨彦和//光华医药杂志.-4-35-334

产后三冲辨(连载)/杨彦和//医界春秋.-3-10-437,489.-3-11-13

答王百安君晕不止宜防中风论/杨彦和//医界春秋.-3-10-316

对于解剖术治愈痔湿症之商榷/杨彦和//医界春秋.-3-9-349

肺病肋膜炎灸法之考正/杨彦和//医界春秋.-3

－10－304

国医节/杨彦和//中医世界.－3－35－9

国医节之意义/杨彦和//国医杂志.－4－13
－379

霍乱刍言/杨彦和//医界春秋.－3－9－283

痞气秘方两则/杨彦和//神州国医学报.－4－16
－149

痞证之研究/杨彦和//医界春秋.－3－12－148

人面疮论治/杨彦和//神州国医学报.－4－17
－71

生理上怪事之研究/杨彦和//医界春秋.－3－9－
302

失眠论治(连载)/杨彦和//医界春秋.－3－10－
138,234,287,339

嵩厓尊生考/杨彦和//国医导报.－5－30－132

汤头歌括正误之探讨(四)/杨彦和//医界春秋
.－3－14－200

汤头歌括正误之探讨(一)/杨彦和//医界春秋
.－3－14－141

汪病感言/杨彦和//医界春秋.－3－9－329

为王百安君问内功走火证/杨彦和//医界春秋
.－3－10－208

温病赋考/杨彦和//医界春秋.－3－12－380

勖毕业同学/杨彦和//复兴中医.－5－31－151

血证论略/杨彦和//医界春秋.－3－13－229

与香港医界论三一七书/杨彦和//医界春秋.－3
－12－62

中风论治/杨彦和//医界春秋.－3－13－119

中国医学大辞典有补正之必要/杨彦和//医界
春秋.－3－10－361

杨 扬

水蛭入粪门之我见/杨扬//杏林医学月报.－3－
19－242

中医之价值及地位/杨扬//杏林医学月报.－3－
19－209

杨野鹤

伏梁说/杨野鹤//国医杂志.－4－12－228

观近世医家咳嗽误治变为痨症之感想/杨野鹤
//医界春秋.－3－9－64

咳嗽论/杨野鹤//医界春秋.－3－9－533

难经引内经文有今内经所不载考/杨野鹤//医
林一谔.－4－8－458

人年四十而阴气自半解/杨野鹤//医林一谔.－4
－8－549

人年四十而阴气自半义/杨野鹤//国医杂志.－4
－13－31

伤寒六经病欲解时何以预知说/杨野鹤//国医
杂志.－4－12－93

伤寒论冠以桂枝汤之研究/杨野鹤//医林一谔
.－4－9－59

伤寒脉浮紧不发汗因致衄者麻黄汤主之论/杨
野鹤//医界春秋.－3－8－312

释阳明篇少阴篇之急下/杨野鹤//医界春秋.－3
－8－427

五种药物之真伪辨/杨野鹤//医界春秋.－3－8－
285

象胆与獭肝/杨野鹤//国医杂志.－4－12－239

验方一束/杨野鹤//现代中医.－4－42－265

药物学研究之方法/杨野鹤//医界春秋.－3－8－
190

长沙书中屡称桂枝症柴胡症乃近世医家病家多
畏此二药试言古今变迁之故/杨野鹤//医林
一谔.－4－8－593

中国式之急救术/杨野鹤//现代中医.－4－42－133

中络中经中腑中脏之别及其治疗/杨野鹤//医
界春秋.－3－8－126

杨一民

读遇安斋证治丛录有感/杨一民,澹一子//三三
医报.－2－33－426

杨一素

猩红热与麻疹之区别/杨一素//中国医学.－5－
34－45

杨医生

咽头神经麻痹滴水不下之治愈经过/杨医生//
针灸杂志.－4－34－458

杨医亚

白喉生白之原因及其治法/杨医亚//文医半月刊.-5-14-40

白疹秘钥序/杨医亚//国医砥柱月刊.-5-15-579

编者小言/杨医亚//国医砥柱月刊.-5-17-635.-5-18-3

苍白术功用之研究/杨医亚//文医半月刊.-5-14-123

赤石脂/杨医亚//文医半月刊.-5-14-139

创刊辞/杨医亚//国医砥柱月刊.-5-15-417

读伤寒脉浮紧不发汗因致衄者麻黄汤主之书后(一)至(二)/杨医亚//文医半月刊.-5-14-249,264

肥儿丸/杨医亚//文医半月刊.-5-14-136

告各地办事处社员读者及函授学员片言/杨医亚//国医砥柱月刊.-5-18-486

关于首都国医院筹募经费/杨医亚//国医砥柱月刊.-5-16-1

关于中医称师的几句话/杨医亚//国医砥柱月刊.-5-18-117

桂枝汤与建中汤之异/杨医亚//文医半月刊.-5-14-149

国医/杨医亚//文医半月刊.-5-14-96

国医砥柱六十一期始刊小言/杨医亚//国医砥柱月刊.-5-18-355

国医砥柱月刊第二十五期始刊小言/杨医亚//国医砥柱月刊.-5-17-373

国医砥柱月刊总社祝词/杨医亚//国医砥柱月刊.-5-17-163

国医学校急宜彻底改革/杨医亚//国医砥柱月刊.-5-16-61

贺电/杨医亚//国医砥柱月刊.-5-18-450

黑神丸方/杨医亚//国医砥柱月刊.-5-16-531

介绍武进医专/杨医亚//国医砥柱月刊.-5-18-119

戒烟神效方/杨医亚//文医半月刊.-5-14-165

近世针灸学全书第六集经穴学(一)至(二)/杨医亚//国医砥柱月刊.-5-17-161,305

近世针灸学全书第一集解剖学/杨医亚//国医砥柱月刊.-5-17-159

近世中医药物学(连载)/杨医亚//国医砥柱月刊.-5-16-352,435

精与身体之关系/杨医亚//文医半月刊.-5-14-103

敬告全国医界同人/杨医亚//国医砥柱月刊.-5-18-51

扩大征求组织分社五百处通告/杨医亚//国医砥柱月刊.-5-18-68

良方介绍/杨医亚//文医半月刊.-5-14-275

论国医国药之关系/杨医亚//文医半月刊.-5-14-116

破口止血神效方/杨医亚//三三医报.-2-30-274//国医砥柱月刊.-5-16-177

请全国中医界一致选施今墨为立委/杨医亚,董德懋//国医砥柱月刊.-5-18-401

曲志远先生等筹备组织分社通告/杨医亚//国医砥柱月刊.-5-17-602

全国中医师应赶快申请检核/杨医亚//国医砥柱月刊.-5-18-67

伤寒六经病之转变及其治法(连载)/杨医亚//文医半月刊.-5-14-11,21

伤寒论新解(连载)/杨医亚//国医砥柱月刊.-5-17-351,402,463,551,574,595,613,629,645,664.-5-18-15

伤寒论之科学观序/杨医亚//国医砥柱月刊.-5-16-183

神效白痧药/杨医亚//国医砥柱月刊.-5-16-534

暑令验方/杨医亚//文医半月刊.-5-14-123

唐兆桐先生等筹备组织分社通告/杨医亚//国医砥柱月刊.-5-17-580

小言/杨医亚//国医砥柱月刊.-5-17-311.-5-18-497

虚劳症宜防汗脱说/杨医亚//文医半月刊.-5-14-84

咽痛证治/方补德(纂);杨医亚(刊)//文医半月刊.-5-14-202

杨医亚启事/杨医亚//文医半月刊.-5-14-336//国医砥柱月刊.-5-15-466.-5-18-36,52,354

一粒化骨丸/杨医亚//文医半月刊.-5-14-43

医界应到农村去努力(连载)/杨医亚//文医半月刊.-5-14-112,128

医事闲谈/杨医亚//文医半月刊.-5-14-274

医亚社长暨诸同方有道/杨医亚//国医砥柱月刊.-5-17-653

由浅入深/杨医亚//国医砥柱月刊.-5-17-89

针灸琐谈/杨医亚//文医半月刊.-5-14-168

征求针灸稿件/杨医亚//国医砥柱月刊.-5-17-382

治鼻流臭涕方/杨医亚//文医半月刊.-5-14-216

治缠喉风/杨医亚//文医半月刊.-5-14-216

治疗疮妙法/杨医亚//文医半月刊.-5-14-165

治干癣之特效良方/杨医亚//文医半月刊.-5-14-150

治臌胀/杨医亚//文医半月刊.-5-14-216

治海噎食闷海气/杨医亚//文医半月刊.-5-14-123

治喉癣方/杨医亚//文医半月刊.-5-14-216

治疥疮方/杨医亚//文医半月刊.-5-14-136

治男女大小远近咳嗽方/杨医亚//文医半月刊.-5-14-136

治乳汁不下五法/杨医亚//文医半月刊.-5-14-183

治砂眼秘方/杨医亚//文医半月刊.-5-14-183

治秃疮方/杨医亚//文医半月刊.-5-14-58

中国百日咳治疗法(二)/陈滋全(编著);杨医亚(鉴定)//国医砥柱月刊.-5-18-367

中国医学杂志发刊纪念文/杨医亚//国医砥柱月刊.-5-18-535

种子神方/杨医亚//文医半月刊.-5-14-92

祝伯熙先生六十双寿题诗/杨医亚//国医砥柱月刊.-5-17-163

杨宜斋

报告黄彩彬张心一二君惠赐良方服后之经过/杨宜斋//医界春秋.-3-14-35

征求近视眼之医疗法/杨宜斋//医界春秋.-3-14-315

征求头痛治法/杨宜斋//医界春秋.-3-12-389

杨艺农

安宫牛黄丸散不可妄用论/杨艺农//中医世界.-3-36-156//北平医药月刊.-5-9-297

肺痨之研究/杨艺农//北京医药月刊.-5-21-207

国医改进之我见/杨艺农//文医半月刊.-5-14-370

用药分量之研究/杨艺农//中医世界.-3-36-507//北平医药月刊.-5-9-295

杨益年

疯疾/杨益年//广东医药月刊.-3-24-399

眼科/杨益年//广东医药月刊.-3-24-398

制透骨丹炼药法/杨益年//广东医药月刊.-3-24-530

杨益亚

随便谈谈/杨益亚//文医半月刊.-5-14-16

杨荫川

答陈少铭君代友征方/杨荫川//医界春秋.-3-13-509

答难经上之疑题/杨荫川//医界春秋.-3-11-495

答问/杨荫川(问);陆渊雷(答)//中医新生命.-5-7-637

胃病治疗之管见/杨荫川//医界春秋.-3-12-217

杨荫浦

验方两则/杨荫浦//中医杂志.-2-20-503

杨影庐

编辑中国医学研究一书之管见/杨影庐//三三医报.-2-29-251

杨永超

胆石病及胆管发炎之最新治法/杨永超,张书铭(译)//医学杂志.-2-6-539

麻醉术 anaesthesie(连载)/杨永超(译)//医学杂志.-2-2-238,374,513.-2-3-108,224,356,486,609.-2-4-238

梅毒治疗之考察(连载)/杨永超(译)//医学杂志.-2-7-109,246

剖腹手术后肠管麻痹之最新疗法(译自德国医学周报)/张书铭,杨永超(译)//医学杂志.-2-6-403

伤寒(连载)/杨永超//医学杂志.-2-1-405,542.-2-2-70,203

世界大战内外科上之经验及进步序略(连载)/杨永超//医学杂志.-2-4-365,479,609

胃溃疡之治疗/杨永超(译)//医学杂志.-2-7-377

西医外科进化考(连载)/杨永超//医学杂志.-2-1-278,377,498

用颜料防腐之成绩(连载)/杨永超//医学杂志.-2-6-109,265

浴日法治外瘰/杨永超//医学杂志.-2-2-27

治小儿脱肛最新法/杨永超(译)//医学杂志.-2-5-516

中风(又名脑出血)(连载)/杨永超//医学杂志.-2-2-335,481

最新用颜料防腐之成绩/杨永超(译)//医学杂志.-2-5-519

杨永锡

臂痛痢疾白带/杨永锡//医学杂志.-2-18-272

问题三则/杨永锡//医学杂志.-2-17-187

杨永钊

麻黄葛根小柴胡三方合解/杨永钊//中医世界.-3-32-265

脑漏神方/杨永钊//中医世界.-3-35-453

谦斋语录(恶露)/秦伯未(讲);杨永钊(笔记)//中医指导录.-4-3-418

谦斋语录(肝火)/秦伯未(讲);杨永钊(笔记)//中医指导录.-4-3-226

谦斋语录(肝气)/秦伯未(讲);杨永钊(笔记)//中医指导录.-4-3-225

谦斋语录(攻药)/秦伯未(讲);杨永钊(笔记)//中医指导录.-4-3-258

谦斋语录(花柳)/秦伯未(讲);杨永钊(笔记)//中医指导录.-4-3-290

谦斋语录(经闭)/秦伯未(讲);杨永钊(笔记)//中医指导录.-4-3-194

谦斋语录(麻瘄)/秦伯未(讲);杨永钊(笔记)//中医指导录.-4-3-450

谦斋语录(情志)/秦伯未(讲);杨永钊(笔记)//中医指导录.-4-3-257

谦斋语录(神经)/秦伯未(讲);杨永钊(笔记)//中医指导录.-4-3-482

谦斋语录(湿热)/秦伯未(讲);杨永钊(笔记)//中医指导录.-4-3-289

谦斋语录(天竹)/秦伯未(讲);杨永钊(笔记)//中医指导录.-4-3-386

谦斋语录(调经二)/秦伯未(讲);杨永钊(笔记)//中医指导录.-4-3-354

谦斋语录(调经一)/秦伯未(讲);杨永钊(笔记)//中医指导录.-4-3-353

谦斋语录(吐血)/秦伯未(讲);杨永钊(笔记)//中医指导录.-4-3-161

谦斋语录(血崩)/秦伯未(讲);杨永钊(笔记)//中医指导录.-4-3-419

谦斋语录(自杀)/秦伯未(讲);杨永钊(笔记)//中医指导录.-4-3-193

谦斋语录:浮脉/杨永钊//中医指导录.-4-3-129

杨友椿

小儿百效神丹/杨友椿//国医砥柱月刊.-5-17-245

杨又生

答壶隐居士征求医书问案/杨又生//三三医报.-2-29-365

同寿堂医话(连载)/杨又生//三三医报.-2-29-272,303

细辛之功用/杨又生//三三医报.-2-29-364

医家以辩证为第一要义/杨又生//三三医报.-2-29-216

医学当宗叶派论/杨又生//绍兴医药学报.-1-20-487

游小天竺医事谈记/杨又生//绍兴医药学报.-1-20-319

诸暨枫桥医学研究会序/杨又生//三三医报.-2-29-272

杨宇昌

补益药概论/杨宇昌//中医指导录.-4-1-408

杨郁生

煤油是可治疗肺病么/杨郁生//医学杂志.-2-15-624

杨毓珊

灭痢菌汁(临床报告)/杨毓珊//国医导报.-5-29-411

杨元吉

妊娠特征在诊断上之区别/杨元吉//德华医学杂志.-1-39-45

杨云泉

中华医药学会侮辱国医/黄肯堂,周纯碫,杨云泉,查贡甫等//医林一谔.-4-8-291

杨云史

专治疯狗咬绝方/杨云史(藏)//国医正言.-5-5-501

专治疯狗咬验方/杨云史//光华医药杂志.-4-41-28

杨云章

刺激竞争/杨云章//光华医药杂志.-4-39-111

多骨疽/杨云章//现代中医.-4-42-186

脱壳囊痈/杨云章//现代中医.-4-42-187

危险外症/周允超,杨云章//光华医药杂志.-4-36-139

治水火烫特效方/杨云章//光华医药杂志.-4-37-244

杨孕灵

呈诸道长书/杨孕灵//三三医报.-2-36-31

齿痛验方三则/杨孕灵//中医杂志.-2-21-156

齿痛之关于卫生及治疗/杨孕灵//医学杂志.-2-4-78

创建医药图书馆并附设医学传习所之刍议/杨孕灵//三三医报.-2-32-556//绍兴医药月报.-2-39-230

答李天球先生函/杨孕灵//三三医报.-2-32-374

附重用石膏记/杨孕灵//三三医报.-2-32-556

复沈仲圭先生书/杨孕灵//三三医报.-2-33-487

喉科牙疳案/杨孕灵//绍兴医药月报.-2-41-291

记误服热药之治验(连载)/杨孕灵//绍兴医药月报.-2-39-557,615

记岳母瘰疬之治验/杨孕灵//三三医报.-2-32-382

寄裘吉生社长先生书/杨孕灵//三三医报.-2-33-25

甲子生朝偶成/杨孕灵//三三医报.-2-31-39

江苏泰县铎声医报社杨孕灵先生来函/杨孕灵//绍兴医药月报.-2-38-225

敬答徐菊人先生书/杨孕灵//三三医报.-2-32-373

敬答张寿甫先生书(附邹君趾痕书)/杨孕灵//三三医报.-2-31-526//绍兴医药月报.-2

－38－301

敬问奇症之原因与治法/杨孕灵//医界春秋.-3
－11－269

旧作秋日晚眺/杨孕灵//三三医报.-2-31
－253

局部卫生谈/杨孕灵//三三医报.-2-31-161

臁疮治验/杨孕灵//中医杂志.-2-23-376

论疮痈辨脓施针之研究/杨孕灵//医学杂志.-2
－4－450

论阳明热盛少阴伏寒之肠结/杨孕灵//中医杂
志.-2-21-438

论阳明热盛之便秘与少阴伏寒之肠结不同及治
法/杨孕灵//医学杂志.-2-4-309

麦秋野望喜同社刘蜕如过访/杨孕灵//三三医
报.-2-31-253

明明室随笔/杨孕灵(辑)//三三医报.-2-31
－70

内科癃闭案/杨孕灵//绍兴医药月报.-2-41
－293

求尽性斋嘉言录/杨孕灵//三三医报.-2-33
－501

求尽性斋证治录/杨孕灵//中医杂志.-2-23-
469//国医杂志.-4-12-163

求尽性斋转投稿件之宣言(连载)/杨孕灵//三
三医报.-2-33-301,409

求尽性斋转投之稿件/杨孕灵//三三医报.-2-
34－349

三三医报三周纪念赞/杨孕灵//三三医报.-2-
35－13

上张寿甫先生书/杨孕灵//三三医报.-2-31
－239

生生室验案/杨孕灵//绍兴医药月报.-2-38
－421

生生先生生朝偶成/杨孕灵//三三医报.-2-31
－253

书重用石膏记书后/杨孕灵//三三医报.-2-32
－555

四川邹趾痕先生来函/邹趾痕;杨孕灵(录寄)//
绍兴医药月报.-2-39-253

泰县娄庄尽性社主任杨孕灵启事/杨孕灵//绍

兴医药月报.-2-40-148

泰县娄庄尽性医社杨孕灵启事/杨孕灵//三三
医报.-2-33-100.-2-34-64

问三弟鹤膝治法/杨孕灵//三三医报.-2-30
－17

杨孕灵君记女劳疸用张锡纯君新发明治验/杨
孕灵//医学杂志.-2-3-605

杨孕灵先生来函/杨孕灵//绍兴医药月报.-2-
38－441

疑证候教/杨孕灵//三三医报.-2-32-374

用药必先辨证论/杨孕灵//绍兴医药月报.-2-
38－329

征求中医杂志/杨孕灵//中医杂志.-2-23
－134

重用石膏记/杨孕灵//绍兴医药月报.-2-39
－17

拙著正误/杨孕灵//三三医报.-2-33-391

走马牙疳治法/杨孕灵//医学杂志.-2-4-76

杨韵英

存心(录尺牍教科书)/杨韵英//绍兴医药学报
星期增刊.-1-22-408

杨蕴芳

说预防感冒之要件/杨蕴芳//医学杂志.-2-13
－149

杨赞民

斑蝥之研究/杨赞民//中医杂志.-2-28-217

答翁廉介君问肾囊膨胀之治法案二则/李征韶,
杨赞民//医界春秋.-3-8-243

答张泽霖君问久咳吐虫之原理/杨赞民//医界
春秋.-3-8-244

答张泽霖君征求常年放气不止治法/杨赞民//
医界春秋.-3-8-244

改良煎剂刍议(连载)/杨赞民//中医杂志.-2-
28-65//医林一谔.-4-10-147,192,230,
269,362,412

关于问答之建议/杨赞民//医界春秋.-3-8
－332

金匮杏子汤非麻仁甘石汤辨/杨赞民//中医杂志.-2-28-181

论以石灰水利胃酸之不足恃/杨赞民//中医杂志.-2-28-321

麻黄甘石汤之应用/杨赞民//中医杂志.-2-28-322

杨则民

补血剂/杨则民(编);朱正馥(录)//中国医药月刊.-5-33-36

发汗剂/杨则民//国医公报.-4-21-242

国医今释/杨则民//国医公报.-4-21-37

积聚与癥结(连载)/杨则民//国医砥柱月刊.-5-18-46

积聚与症结(连载)/杨则民//国医砥柱月刊.-5-18-5

健胃剂(连载)/杨则民//国医公报.-4-24-291,413.-4-25-73

健胃剂/杨则民//中国医药月刊.-5-33-403

惊风概论(连载)/杨则民//中国医药月刊.-5-32-453,495

惊风概论/杨则民//现代中医.-4-42-334

利尿剂/杨则民//国医公报.-4-21-239//中国医药月刊.-5-33-449

癃闭与淋浊/杨则民//国医砥柱月刊.-5-17-588

论强壮剂/杨则民(著述);朱正馥(录投)//中国医药月刊.-5-32-562

论轻灵剂/杨则民//国医公报.-4-20-291//现代中医.-4-42-107

论下剂/杨则民//中国医药月刊.-5-33-427

内经之哲学的检讨(连载)/杨则民//国医公报.-4-23-53,173,288,413.-4-24-39//现代中医.-4-42-118,145,169,192,216//国医砥柱月刊.-5-18-404,420,441,462//中国医药月刊.-5-32-353,400,527

呕吐与哕呕/杨则民//国医砥柱月刊.-5-17-621

强心剂(连载)/杨则民//国医公报.-4-25-196,315

强壮剂/杨则民//国医公报.-4-25-467

王治华诊断学序/杨则民//新中华医药月刊.-5-35-448

下剂/杨则民//国医公报.-4-20-273

杨氏方剂学(连载)/杨则民(编著);朱正馥(录投)//中国医药月刊.-5-32-367,407

症状通论(连载)/杨则民//中国医药月刊.-5-33-520,537,567,573

止汗剂/杨则民//国医公报.-4-21-250//中国医药月刊.-5-32-609

止利剂/杨则民//国医公报.-4-22-94

止吐剂/杨则民//国医公报.-4-21-463

止血剂(连载)/杨则民//中国医药月刊.-5-33-185,251,305,338

中医变迁之史的鸟瞰(连载)/杨则民//国医公报.-4-20-384,461//中国医药月刊.-5-33-421,445

诸气新释/杨则民,王传华//现代中医.-4-42-274

壮脑剂(补气宁神剂)/杨则民//中国医药月刊.-5-33-363

杨则徐

常熟沙洲农村医况素描(连载)/杨则徐//光华医药杂志.-4-35-58,120

麻黄治喘考/杨则徐//中医世界.-3-30-119

杨宅传

治乳疮方/杨宅传//国医正言.-5-4-562

杨彰德

验案四则/杨彰德//针灸杂志.-4-33-155

祝由与针灸/杨彰德//针灸杂志.-4-33-173

杨兆泰

山西中医改进研究会附设医学专门学校第一班毕业同学录/杨兆泰//医学杂志.-2-5-13

杨蚩安

五行生克辨(连载)/杨蚩安//绍兴医药学报.-1

－8－275,321

小儿中暑痉厥不宜骤开心窍说/杨蛰安//绍兴
　医药学报.-1-8-149

杨志豪

医师业务上过失与病家妨害名誉之刑罪合论/
　杨志豪//光华医药杂志.-4-35-422

杨志平

药误说/杨志平//中医杂志.-2-20-53

杨志群

改良国药浅说/杨志群//国医新声.-5-27
　-528

国药改良问题的观察与愿望/杨志群//国医新
　声.-5-27-609

认识国药的是谁/杨志群//国药新声.-5-28
　-14

杨志仁

铁樵函授医学学员课艺选刊:何谓代偿作用试
　约举其例并言其理(其四)/杨志仁//铁樵医
　学月刊.-4-44-262

铁樵医药事务所读者园地:咳嗽之种类与证状
　(其三)/杨志仁//铁樵医学月刊.-4-44
　-528

杨志一

陈氏子阳明症治验记/杨志一//中医杂志.-2-
　23-280

斥包办卫生运动者/杨志一//医界春秋.-3-5-
　503

读金匮笔记(一)至(二)/杨志一//中医杂志.-2
　-25-75.-2-26-235

对安南禁中药入口之感想/杨志一//医界春秋
　.-3-5-228

恶性疟疾/杨志一//华西医药杂志.-5-37-82

儿科食疗单方/杨志一//中西医药.-5-12
　-165

肺痨病之研究(连载)/杨志一//医界春秋.-3-

5-284,317

改进中医之先决问题/杨志一//医界春秋.-3-
　5-252

咯血与咳血/杨志一//医界春秋.-3-5-192

古方之应用与实验(连载)/杨志一//国医砥柱
　月刊.-5-15-453,512

国民革命与国医/杨志一//医界春秋.-3-5
　-139

国医发展之时机至矣/杨志一//医界春秋.-3-
　5-159

急惊风(西名脑膜炎)/杨志一//光华医药杂志
　.-4-39-322

将于国医馆成立之感言/杨志一//医界春秋.-3
　-8-89

局方黑锡丹之治验例/杨志一//国医公报.-4-
　25-104

厥论/杨志一//中医杂志.-2-23-83

李克蕙先生小传/杨志一//华西医药杂志.-5-
　36-444

论痿躄有肺热肺冷之不同/杨志一//中医杂志
　.-2-24-352

论滋阴扶阳功用及其一偏之弊/杨志一//中医
　杂志.-2-24-53

慢脾惊(西名结核性脑膜炎)/杨志一//光华医
　药杂志.-4-39-323

木克土解/杨志一//医学杂志.-2-8-163

清肠运动与素食养生/杨志一//华西医药杂志
　.-5-37-175

妊娠新语/杨志一//光华医药杂志.-4-37
　-497

三焦膀胱作用理解/杨志一//医学杂志.-2-6-
　187

伤寒六经阳明概论/杨志一//医学杂志.-2-6-
　329

伤寒阳明证与温热阳明证异同论/杨志一//中
　医杂志.-2-23-514

恸李君克蕙之死论及中国医学之真价值/杨志
　一//国医砥柱月刊.-5-18-40

吐血证之原因与治疗/杨志一//医界春秋.-3-
　5-124

王氏仲奇医案/王仲奇(著);杨志一(选)//国医砥柱月刊.-5-17-525

胃病浅说/杨志一//医界春秋.-3-12-221

胃痛与胃溃疡/杨志一//中国医药月刊.-5-33-527

西医年来之治案(一)/杨志一//医界春秋.-3-5-18

西医与国情/杨志一//医界春秋.-3-5-26

夏令卫生谈/杨志一//华西医药杂志.-5-36-224

闲话疟疾/杨志一//国医砥柱月刊.-5-17-303

闲话中医诊断子宫病之神妙/杨志一//国医砥柱月刊.-5-17-542

小儿肺炎之治验报告(上)/杨志一//医界春秋.-3-9-513

小儿肺炎之治验报告(下)/杨志一(述)//医界春秋.-3-9-551

小儿肺炎之治验报告/杨志一//医学杂志.-2-15-53

小儿肺炎治验记/杨志一//苏州国医杂志.-5-2-225

小儿麻症验案/杨志一//国医砥柱月刊.-5-17-41

血症三法鼎立谈/杨志一//医界春秋.-3-13-248

杨志一君致山西中医改进研究会/杨志一//医学杂志.-2-7-98

杨志一启事/杨志一//医界春秋.-3-5-326,522

医界春秋二周之回顾/杨志一//医界春秋.-3-6-26

医界春秋社特别启事/杨志一//医界春秋.-3-5-184

医林漫谈/杨志一//中医杂志.-2-23-502

医林碎金录(连载)/杨志一//医界春秋.-3-13-494.-3-14-25

医林小言/杨志一//中医杂志.-2-26-390

医事杂记/杨志一//医界春秋.-3-5-512

医药杂话/杨志一//华西医药杂志.-5-37-342

逸盦药话/杨志一//中西医药.-5-13-479

阴阳症烦躁辨/杨志一//中医杂志.-2-22-483

早服金鸡纳霜之害/杨志一//医学杂志.-2-7-353

中风伤寒宜辨虚实说/杨志一//医学杂志.-2-5-452

中国医学集成序/杨志一//国医公报.-4-25-241

中西医治疫之我见/杨志一//医界春秋.-3-7-399

中医传统的最高原则/杨志一//国医砥柱月刊.-5-18-403

中医与科学/杨志一//医界春秋.-3-5-48

中医诊治之特长(一)至(五)/杨志一//医界春秋.-3-5-38,59,69,80,101

杨质安

存存斋医话三编(连载)/赵晴初(撰);杨质安(注);李养和(录)//绍兴医药月报.-2-37-343,416

国民卫生宜重饮食论/杨质安//绍兴医药学报.-1-9-15

论温病风温瘟疫湿温温毒温虐之异/杨质安//绍兴医药学报.-1-8-457

伤寒传经辨惑论/杨质安//绍兴医药学报.-1-8-57

医界福田述略/杨质安//绍兴医药学报.-1-8-427

蛰庐诫子弟学医书/杨质安//绍兴医药月报.-2-37-169

杨忠信

日本白井光太郎之姜桂谈/杨忠信(译)//中医世界.-3-25-198

杨祝成

妇科圣药胚生蒙之卓效/杨祝成//国医新声.-5-27-424

杨铸园

北京胎产官方子之谬/杨铸园//神州医药学报
　　.-1-45-241

肝气病忌用香燥药论/杨铸园//神州医药学报
　　.-1-45-243

鸡酥考/杨铸园//神州医药学报.-1-42-337

明红丸案平议/杨铸园//神州医药学报.-1-42
　　-293

温疹忌用芫荽山川柳说/杨铸园//神州医药学
　　报.-1-45-243

益母草考/杨铸园//神州医药学报.-1-43
　　-120

杨卓寅

杨卓寅君来书/杨卓寅//中医新生命.-5-7
　　-644

谒先贤喻嘉言墓记(附墓景二影)/杨卓寅//光
　　华医药杂志.-4-38-387

杨子钧

读徐灵胎热药误人最烈论书后/杨子钧//自强
　　医学月刊.-3-41-118

耳中流脓/杨子钧//自强医学月刊.-3-40
　　-654

肺痨漫谈/杨子钧//国医公报.-4-22-310

肺痨之祛瘀疗法谈/杨子钧//国医公报.-4-22
　　-103

妇科学(连载)/杨子钧//中国医药月刊.-5-33
　　-539,565,579

妇科学讲义(连载)/杨子钧//中国医药月刊.-5
　　-32-451

记莱菔愈水肿/杨子钧//自强医学月刊.-3-41
　　-202

麻杏石甘汤又一治案/杨子钧//中医新生命.5
　　-7-42

偶然随笔(连载)/杨子钧//中医新生命.-5-6-
　　401,448.-5-7-22,81,139,198,254,425,
　　482,537.-5-8-171,234,306

神秘不可思议的心跳/杨子钧//自强医学月刊
　　.-3-41-18

释民间实验方/杨子钧//国医公报.-4-22-
　　213//中医新生命.-5-7-375

杨子良

黄帝内经之研究/杨子良(讲);杨纪林(录)//医
　　学杂志.-2-16-108//医林一谔.-4-11-
　　401//现代中医.-4-42-303

内经年代考/杨子良(讲述);杨纪林(笔录)//现
　　代中医.-4-42-250

杨子明

理想的天老研究/杨子明//国医正言.-5-3
　　-43

杨子明启事/杨子明//国医正言.-5-3-62

杨子韶

小儿断乳后之变故/杨子韶//光华医药杂志.-4
　　-36-432

杨子育

警察局之通告/杨子育(抄)//绍兴医药学报星
　　期增刊.-1-21-243

杨自陈

谈脑膜炎/杨自陈//中医指导录.-4-1-114

杨自强

学医的感想/杨自强//国医砥柱月刊.-5-18
　　-126

杨宗凯

惊风是热窜神经/杨宗凯//医界春秋.-3-6
　　-198

痧疹须知/杨宗凯//医界春秋.-3-6-78

杨宗濂

脉学摘要/杨宗濂//医学杂志.-2-13-154

杨宗仪

疑问数则/杨宗仪//光华医药杂志.-4-36

－301

杨祖同

铁樵函授医学学员课艺选刊:读病理各论第一
　册书后(其九)/杨祖同//铁樵医学月刊.-4-
　44-72

铁樵函授医学学员作品:读讲义一得(其二)/杨
　祖同//铁樵医学月刊.-4-44-302

杨醉梅

谈谈营卫/杨醉梅//苏州国医杂志.-5-1-325

仰道子

灵枢上膈篇分气为上膈虫为下膈论其致病之理
　由与针刺之法试举经验有心得者合灵枢之旨
　而发明之/仰道子//医学杂志.-2-4-247

中医脉学之大革命(连载)/仰道子//医学杂志
　.-2-11-600.-2-12-105,273,392,550

养正书屋

养正书屋征请各种善书格言启事/养正书屋//
　华西医药杂志.-5-37-377

垚　言

敬祝文医/垚言//文医半月刊.-5-14-26

姚霭园

黑热病/姚霭园//中医世界.-3-32-590

人工太阳灯/姚霭园//中医指导录.-3-37
　-182

人工造男术/姚霭园//中医世界.-3-33-107

消毒的意义/姚霭园//中医世界.-3-33-104

腋臭疗法述要/姚霭园//中医世界.-3-32
　-592

姚柏堂

喉痧之疑问题/姚柏堂,俞修源//绍兴医药月报
　.-2-37-204

论病家议药不议病之自误/姚柏堂//绍兴医药
　月报.-2-38-265

论无毒疳积药之效用/姚柏堂//绍兴医药月报
　.-2-38-335

医林之海外消息/姚柏堂//绍兴医药月报.-2-
　37-207

姚邦杰

辩陈修园据经论血症言/姚邦杰//医学公报.-1
　-7-283

恶疫论治新编(一)至(六)/姚邦杰//医学公报
　.-1-7-152,167,188,202,235,260

医者意也辩/姚邦杰//医学公报.-1-7-233

姚秉权

破伤风/姚秉权//国医砥柱月刊.-5-18-505

姚秉忠

三症如何治法/姚秉忠//光华医药杂志.-4-36
　-138

姚伯藩

答南京医家著述/姚伯藩//三三医报.-2-31
　-375

姚长寿

神州医药总会成立祝词/姚长寿,李钧衡//神州
　医药学报.-1-43-375

姚承祜

代问目疾之治法/姚承祜//医界春秋.-3-8
　-198

姚斗山

姚斗山君(问道学)/姚斗山//医学杂志.-2-14
　-353

致时逸人先生书(问道学)/姚斗山//三三医报
　.-2-35-66

姚而上

肝经风痰/姚而上//中医世界.-3-39-167

姚公鹤

医界春秋社主席介绍/姚公鹤//医界春秋.-3-5-217.-3-6-21

姚光祖

刊误表/姚光祖//三三医报.-2-34-607

药性赋/凌履之(著);姚光祖(录)//中医杂志.-2-21-472

张千里医案(连载)/张梦庐(著);姚光祖(录)//中医杂志.-2-21-309.-2-22-150,349

姚荷生

关于增补伤寒论六经汇证针灸治疗编之讨论/姚荷生(来函);谢建明(复函)//针灸杂志.-4-30-131

姚华清

遂安姚华青致张腾蛟函/姚华清//医界春秋.-3-10-320

姚惠安

医界应请法律救济的一个重要问题/姚惠安//光华医药杂志.-4-38-309

姚楫君

初次治疫之侥幸/姚楫君//绍兴医药学报.-1-16-483

姚季英

春雪/姚季英//文医半月刊.-5-14-108

防治猩红热之方法(连载)/姚季英//文医半月刊.-5-14-36,54

痨症论/姚季英//文医半月刊.-5-14-362

鼠疫汇编(一)至(九)/姚季英//文医半月刊.-5-14-133,147,163,178,230,261,591,613,636

鼠疫之预防法/姚季英//文医半月刊.-5-14-69

姚建溪

谨呈病状求赐治法/姚建溪//绍兴医药学报星期增刊.-1-22-254

姚解愠

虚脱之挽救/姚解愠//针灸杂志.-4-28-286

姚浚

武进钱氏医津序/姚浚//现代医药月刊.-4-27-637

姚李英

题词/姚李英//文医半月刊.-5-14-2

姚笠舟

妇人热入血室之研究/姚笠舟//光华医药杂志.-4-40-225

述晕针之病理情状及救治法/姚笠舟//国医公报.-4-22-321

晕针之病理情状与救治法/姚笠舟//医林一谔.-4-11-551

姚梦石

银海新编(一)/姚梦石//中医杂志.-2-28-370

姚明新

妇人失眠症/姚明新//光华医药杂志.-4-36-222

姚琦行

如何治疗多发性疖疮/姚琦行//新中华医药月刊.-5-35-261

姚潜

吴又可温病禁用黄连之我论/姚潜//杏林医学月报.-3-20-381

姚庆占

答何伯贤君征求红疹治疗法二则/张锡纯,姚庆

占//医界春秋.-3-8-525

姚若琴

辨中阴溜府脉证并治/姚若琴//杏林医学月报.-3-21-507

热有阳盛与阴虚之辨/姚若琴//杏林医学月报.-3-22-25

伤寒论简释/姚若琴//中国医学月刊.-3-15-585

姚世琛

哀胡汉民先生/姚世琛//医界春秋.-3-13-528

答侍笑春君征求两目模糊之治法/姚世琛//医界春秋.-3-12-339

肺结核天然疗养法/姚世琛//现代中医.-4-43-65

感冒咳嗽早用川贝母等易成肺痨说/姚世琛//医界春秋.-3-14-416

高年服务社会之医生方乾九/姚世琛//光华医药杂志.-4-36-210

关于中医药前途的几个实际问题/姚世琛//现代中医.-4-42-153

经方实验录序(连载)/姚世琛//医界春秋.-3-14-296,356//光华医药杂志.-4-41-392,603

经方实验录序/姚世琛//中医新生命.-5-8-491

经过了农村一番/姚世琛//医界春秋.-3-12-357

哭老宿曾觉叟先生/姚世琛//医界春秋.-3-14-247

期望于今后之本刊/姚世琛//现代中医.-4-42-311

日光疗法在国医治疗上之价值/姚世琛//光华医药杂志.-4-40-338

虚症治验/姚世琛//现代中医.-4-42-184

姚世琛鸣谢启事/姚世琛//国医砥柱月刊.-5-16-462

一年零七个月以来我所要讲的话/姚世琛//国医砥柱月刊.-5-16-552

医界春秋祝词/姚世琛//医界春秋.-3-14-86

诊余闲谈(连载)/姚世琛//现代中医.-4-42-165,205,230,253,282,399,425,500

治验简编/姚世琛//现代中医.-4-42-614

祝光华医药杂志社二周纪念/姚世琛//光华医药杂志.-4-38-294

姚守诚

痞积/姚守诚//中国女医.-5-34-206

胃病研究/姚守诚//中国女医.-5-34-184

肿胀概言/姚守诚//中国女医.-5-34-169

姚寿氏

答余姚北乡沈孝荣君问女病治法/姚寿氏//绍兴医药学报星期增刊.-1-21-399

姚嵩甫

姚嵩甫治验三则/姚嵩甫//医学公报.-1-7-225

姚肃吾

流行性脑膜炎的病因和治法/姚肃吾//医林一谔.-4-11-615

流行性脑膜炎之原因症状及疗法/姚肃吾//现代医药月刊.-4-27-491

葡萄疫治验报告/姚肃吾//医界春秋.-3-10-108

时邪烂喉治验记/姚肃吾//医界春秋.-3-11-444

医药疑问四则/姚肃吾//医界春秋.-3-11-505

姚素民

肠覃概论/姚素民//沈阳医学杂志.-3-3-71

古诊法兼取足趺阳少阴之脉说/姚素民//沈阳医学杂志.-3-3-191

六气从化论/姚素民//沈阳医学杂志.-3-3-278

论心疟/姚素民//沈阳医学杂志.-3-3-338

论针刺之补泻（连载）/姚素民//沈阳医学杂志
.-3-2-74,223

南北政之不应说/姚素民//沈阳医学杂志.-3-
3-392

其高者因而越之其下者引而竭之中满者泻之于
内说/姚素民//沈阳医学杂志.-3-3-399

奇病论之短识/姚素民//沈阳医学杂志.-3-2-
416

取缔医士之踌躇词/姚素民//沈阳医学杂志.-3
-3-260

伤寒过用升散肉瞤筋惕温病误用升提咳衄露乳
说/姚素民//沈阳医学杂志.-3-3-234

石瘕说/姚素民//沈阳医学杂志.-3-3-72

水肿治验/姚素民//沈阳医学杂志.-3-3-35

司岁备物无遗主病之概论/姚素民//沈阳医学
杂志.-3-3-224

太阳经之略述/姚素民//沈阳医学杂志.-3-3-
126

痰饮论/姚素民//沈阳医学杂志.-3-2-349

洮南现病之我见/姚素民//沈阳医学杂志.-3-
2-83

吐血宜降气行血补肝缪氏此说是否可宗诠/姚
素民//沈阳医学杂志.-3-3-9

温病其邪在经在腑究以何法主治/姚素民//沈
阳医学杂志.-3-3-9

温病已汗而不得汗已下而热不得退脉尚躁甚者
重与复脉汤主之论/姚素民//沈阳医学杂志
.-3-3-335

逍遥散方论/姚素民//沈阳医学杂志.-3-3
-19

形藏四神藏五合为九藏以应之也义/姚素民//
沈阳医学杂志.-3-3-117

医与周易之符合谈/姚素民//沈阳医学杂志.-3
-2-277

运气概论/姚素民//沈阳医学杂志.-3-3-392

诸疮皆属心火说/姚素民//沈阳医学杂志.-3-
3-282

足少阳胆经诠/姚素民//沈阳医学杂志.-3-2-
286

姚天农

绍兴通俗痧疾方案三则/姚天农//国医砥柱月
刊.-5-16-227

姚维峰

肾囊肿烂/姚维峰//光华医药杂志.-4-35
-594

姚维昭

致周禹锡先生函/姚维昭//三三医报.-2-33
-485

姚文栋

禀北洋大臣请开北方利源总公司条议/姚文栋
//利济学堂报.-1-1-193

姚文镠

汉医落后的几种原因（连载）/姚文镠//绍兴医
药月报.-2-41-523,576

姚文耀

加味逍遥散对于妇女之功用谈/姚文耀//中医
世界.-3-36-37

姚西柳

治疮一孔谈/姚西柳//中医杂志.-2-27-212

姚啸岗

姚啸岗医案（连载）/姚啸岗;张蕴石//医学杂志
.-2-12-291,438,581.-2-13-74,168,
285,406.-2-14-83,167,344,407,615

姚心敏

疑问二则/姚心敏//光华医药杂志.-4-39
-260

姚心源

病理学稿裁（一）至（三）/姚心源//国医砥柱月
刊.-5-15-498,554,608

脉学复古（一）至（七）/姚心源//文医半月刊.-5

-14-479,498,555,579,593,620,643//国医砥柱月刊.-5-16-38,109,333,395,520,610

为国医脉学上焦馆长书/姚心源//国医公报.-4-25-585

一九三四年中国医术之新发明/姚心源//医林一谔.-4-10-586,625.-4-11-25,67,119,163

姚鑫波

问难产之原理及救治法/姚鑫波//医界春秋.-3-8-246

问绣球风之治法/姚鑫波//医界春秋.-3-8-68

姚旭光

和县高思潜先生来函/姚旭光//绍兴医药月报.-2-37-278

姚薰成

针治慢惊实验/姚薰成//针灸杂志.-4-34-219

针治脑脊髓膜炎灵效验案/姚薰成//针灸杂志.-4-34-220

姚亚凤

代问鼻渊症治法/姚亚凤//三三医报.-2-29-27

姚　一

问水臌治法/姚一//三三医报.-2-29-257

姚一仁

暗中摸索的苦痛/姚一仁//中医新生命.-5-8-56

姚揖君

为申报陈潜武书商榷/姚揖君//绍兴医药学报.-1-14-49

姚贻春

国药科学化之商榷/姚贻春//国医公报.-4-21-457

豪猪枣之特效/姚贻春//国医公报.-4-21-270

霍乱病要览(连载)/姚贻春//国医公报.-4-23-300,426

偶谈/姚贻春//国医公报.-4-21-276

验方偶录(连载)/姚贻春//国医公报.-4-21-271.-4-22-220

姚隐樵

针魔一则/姚隐樵//针灸杂志.-4-34-212

姚有彬

内经运气辑要序/姚有彬//三三医报.-2-32-305

姚元之

小人奇症(竹叶亭杂记)/姚元之//中医杂志(广东).-3-4-316

姚兆骥

复刊序言/姚兆骥//国医砥柱月刊.-5-18-39

霍乱(一)至(二)/姚兆骥//国医砥柱月刊.-5-18-297,316

烂喉丹痧的症状及疗法/姚兆骥//国医砥柱月刊.-5-18-169

痢疾的症状及疗法/姚兆骥//国医砥柱月刊.-5-18-62

痢疾之症状与治疗/姚兆骥//国医砥柱月刊.-5-18-243

论夹阴伤寒说之谬妄/姚兆骥//国医砥柱月刊.-5-18-286

论近时之处方习惯/姚兆骥//国医砥柱月刊.-5-18-72

痧疹的病情及疗法/姚兆骥//国医砥柱月刊.-5-17-656

我国古代之吸着剂及其应用/姚兆骥//国医砥柱月刊.-5-18-41

写在三十六年元旦/姚兆骥//国医砥柱月刊.-5

－18－217

蓄血证治新义/姚兆骥//中国医药月刊.－5－33
－557

疟夏今释/姚兆骥//国医砥柱月刊.－5－18－12

姚兆培

苍耳子之药性及功用/姚兆培//医林一谔.－4－
10－77

脚丫湿痒一验方/姚兆培//中国医学月刊.－3－
15－445

神州医药学刊宣言/叶伯良,张赞臣,姚兆培//
三三医报.－2－34－525

药物与阴阳(连载)/姚兆培//中国医学月刊.－3
－15－73,119

医药札记两则/姚兆培//中国医学月刊.－3－15
－284

阴阳解(连载)/姚兆培//中国医学月刊.－3－15
－421,475

阴阳之研究(连载)/姚兆培//医界春秋.－3－6－
45,73

中国医学源流论(一)至(二十二)/谢利恒(述);
王林芳(录);姚兆培(校)//医界春秋.－3－5－
230,253,289,312,343,364,391,422,453,
482,509,544.－3－6－41,71,97,130,154,
188,256,300,402,440

中医与前途/姚兆培//医界春秋.－3－7－237

姚振飞

问病治法/姚振飞//绍兴医药学报星期增刊.－1
－22－464

姚志敖

中风证半身不遂偏左偏右之释义(连载)/姚志
敖//医界春秋.－3－6－92,128

姚志豪

民间实验方/姚志豪//中医世界.－3－38－78

姚子让

步秦师蔚花杂咏见赐原韵/姚子让//中医指导

录.－3－37－80

从中医国选的重要联想到西医的过虑/姚子让
//中医世界.－3－38－33

带下之症状及原因/姚子让//国医砥柱月刊.－5
－18－640

怀孕期之鉴别/姚子让//中医世界.－3－39－32

霍乱之原因与治疗/姚子让//国医砥柱月刊.－5
－18－644

纪念三一七全国医药界应有的切实工作/姚子
让//中医世界.－3－38－587

金匮产后风论阳旦汤用黄芩之勘误/姚子让//
中医世界.－3－38－58

惊风证治概要/姚子让//国医砥柱月刊.－5－18
－191

菊之种种/姚子让//中医指导录.－3－38－112

痢疾漫谈/姚子让//国医砥柱月刊.－5－16
－287

民间习用西药治疗之商榷/姚子让//中医指导
录.－3－39－193

失眠症论治/姚子让//中医指导录.－4－4－565

释燥气/姚子让//中医指导录.－3－39－288

胎前病及产后病概要/姚子让//国医砥柱月刊
.－5－18－285

谈谈微生虫/姚子让//中医世界.－3－39－31

痰饮病七法/姚子让//中医指导录.－3－39
－195

献给检验同仁/姚子让//国医砥柱月刊.－5－18
－218

写在国医砥柱纪念特刊号/姚子让//国医砥柱
月刊.－5－18－358

蟹之历代记述考/姚子让//中医指导录.－3－38
－106

验方一则/姚子让//中医世界.－3－38－78

愿国医出版界大团结/姚子让//中医世界.－3－
38－157

月经过多以及不止的新研究/姚子让//中医世
界.－3－37－537

中医学与盲肠炎/姚子让//中医世界.－3－39
－341

姚祖光

刊误表（连载）/姚祖光//三三医报.-2-34-535,573

药盦

题画（草虫）/药盦//铁樵医学月刊.-4-44-421

团扇/药盦//铁樵医学月刊.-4-44-241

我们医学的将来/药盦//铁樵医学月刊.-4-44-491

无题/药盦//铁樵医学月刊.-4-44-17

药向荣

国医药界应有的精神/药向荣//医学杂志.-2-13-356

全国医药界同人对于中央国医馆应有之认识与努力/药向荣//医学杂志.-2-13-354

药学研究会

国药苦参之研究/药学研究会//文医半月刊.-5-14-185

药研子

汉药之分析/〔日〕药研子（著）；徐衡之（译）//中国医药月刊.-5-33-558

药业同业公会

天津市中医公会及药业同业公会上行政立法两院并军委会代电文/天津市中医公会，药业同业公会//国医正言.-5-4-477

要颖之

痢疾论治/要颖之//国医砥柱月刊.-5-16-275

也佚

答九峰山农之法三则/也佚//绍兴医药学报星期增刊.-1-21-493

答余姚周行劳君痛风治法/也佚//绍兴医药学报星期增刊.-1-21-517

征求药方/也佚//三三医报.-2-29-260

也珍

皮肤病/也珍//光华医药杂志.-4-39-254

野鹤

答任伯和君顽癣治法/野鹤//三三医报.-2-29-374

野津猛男

关于胃症之疗治/〔日〕野津猛男//医学杂志.-2-1-87

汉法医典绪言/〔日〕野津猛男（著）；丁福保（译）//中西医学报.-1-33-229

野五七郎

和汉药物学（蟾酥）/〔日〕野五七郎（著）；王博平（译）//苏州国医杂志.-5-1-143

野烨

麻黄用量实验记/野烨//医界春秋.-3-8-519

叶安祈

问母病治法/叶安祈//绍兴医药学报星期增刊.-1-21-152

叶秉衡

期挽利权/蔡文森，叶秉衡//神州医药学报.-1-45-299

叶伯敬

申论东垣清暑益气汤/叶伯敬//三三医报.-2-32-367

叶伯良

喉症急救概要（一）至（二）/费山寿（辑）；叶伯良（录）//中医杂志.-2-20-195,383

上海神州中医大学致山西中医改进研究会缄/包识生，叶伯良，张赞臣//医学杂志.-2-8-102

神州医药学刊宣言/叶伯良,张赞臣,姚兆培//三三医报.-2-34-525

痛告医界/叶伯良//三三医报.-2-35-46

叶彩明

经方亟宜提倡之我见/叶彩明//中医世界.-3-39-130

叶承槩

南星膏/叶承槩//中医世界.-3-29-188

叶春藩

春寒医疗摘记(连载)/叶春藩//国医公报.-4-20-404,499

叶达仁

赤小豆/叶达仁//国医导报.-5-30-124

叶德千

向读者报告/叶德千//文医半月刊.-5-14-416

叶尔度

神州医药总会成立大会祝词/叶尔度//神州医药学报.-1-42-353

叶　芳

问神经衰弱之治疗法/叶芳//医界春秋.-3-8-199

叶风吟

谈炭之药性作用与应用/叶风吟//新中医刊.-5-19-150

叶凤龙

答邢昇平君征求大便下血之治法(二)/叶凤龙//医界春秋.-3-13-507

虚痨病治案/叶凤龙//国医公报.-4-24-323

叶富才

与宋爱仁君谈黑热病/叶富才//杏林医学月报.-3-21-518

叶公恕

论哕与呃逆之分/叶公恕//国医砥柱月刊.-5-18-643

叶公夐

梅毒传染与预防法/叶公夐//中西医学报.-1-38-78

叶古红

传染病之国医疗法/叶古红//国医公报.-4-20-79//国医砥柱月刊.-5-15-556

答某君论中国医药事业/叶古红//医学杂志.-2-11-294

何谓鼠疫/叶古红//国医公报.-4-20-478//中国医药月刊.-5-33-444

黑热病国医疗法/叶古红(鉴定);李克蕙(撰述)//中医新生命.-5-6-374

黑热病与疳病/叶古红//神州国医学报.-4-16-308

黑热病治疗方剂之商榷/叶古红//医界春秋.-3-12-41

论国医治黑热病验方/叶古红//神州国医学报.-4-16-309//苏州国医杂志.-5-1-353//中医新生命.-5-6-386

脑膜炎论治/叶古红//医界春秋.-3-11-119

人参的真面目/叶古红//医界春秋.-3-10-452

胃病疗法说略/叶古红//医界春秋.-3-12-210

血症治疗漫话/叶古红//医界春秋.-3-13-236//中国医药月刊.-5-32-425

中风半身不遂/叶古红//光华医药杂志.-4-36-370//中国医药月刊.-5-32-455

中华医学革命论/叶古红//国医公报.-4-20-175

中华医药革命论/叶古红//医界春秋.-3-7-397

中西合作进一步的展望/叶古红//中西医药.-5
-10-451

叶华林

角膜溃证治/叶华林//国医砥柱月刊.-5-18
-95

角膜软化病(干燥性角膜炎)/叶华林//华西医
药杂志.-5-36-260

酒渣鼻/叶华林//国医砥柱月刊.-5-18-210

口角疔之治验/叶华林//华西医药杂志.-5-37
-227

略述眼喉科两个病症/叶华林//华西医药杂志
.-5-36-118

眼睑缘炎/叶华林//华西医药杂志.-5-37
-144

眼球突出之治验/叶华林//国医砥柱月刊.-5-
18-192

坠扑重伤之治验/叶华林//华西医药杂志.-5-
36-222

叶回春

良药治验报告汇录/叶回春//国医导报.-5-29
-364

维他命浅说/叶回春//国医导报.-5-29-51

叶慧博

种胎术答客问/叶慧博//中西医学报.-1-33
-369

叶蕙如

分娩后之调养法/叶蕙如//中西医学报.-1-35
-37

妊娠时之调养法/叶蕙如//中西医学报.-1-35
-36

婴儿养育法/叶蕙如//中西医学报.-1-35-33

叶家元

论医之新旧/叶家元//绍兴医药月报.-2-41
-322

叶简斋

医与本草/叶简斋//国医砥柱月刊.-5-18
-122

叶健生

问产后症治法/叶健生//三三医报.-2-29
-134

问外症治法/叶健生//绍兴医药学报星期增刊
.-1-21-204

问腰膝肿胀酸痛治法/叶健生//绍兴医药学报
星期增刊.-1-21-295

问药并问书/叶健生//绍兴医药学报星期增刊
.-1-21-365

致时逸人君函/叶健生//三三医报.-2-34-25

叶 瑾

奇贵的药材/叶瑾//光华医药杂志.-4-35
-427

叶劲秋

按摩法(一)至(三)/叶劲秋//国医导报.-5-30
-44,98,224

辨内经妇人无须之理寄秦君/叶劲秋//中医杂
志.-2-20-325

病者之患患病多医者之患患方少/叶劲秋//光
华医药杂志.-4-41-573

产后泄泻验案/叶劲秋//中医杂志.-2-19-94

陈果夫氏医学经验谈/叶劲秋//医界春秋.-3-
12-375

陈果夫院长训辞/叶劲秋//医学杂志.-2-16
-207

臭虫药粉方/叶劲秋//中医杂志.-2-19-342

出血杂谈/叶劲秋//医界春秋.-3-13-253

处方与方剂(一)至(九)/叶劲秋(编);张赞臣
(校订)//医界春秋.-3-10-443,497.-3-
11-22,80,129,178,221,273,324,383

创设乡村医院之计议/叶劲秋//医界春秋.-3-
12-476

从病症说到诊断/叶劲秋//国医公报.-4-25
-435

答陈龙池问横生倒产方的理/叶劲秋//绍兴医药学报星期增刊.-1-21-293

答金君问手裂治法/叶劲秋//绍兴医药学报星期增刊.-1-21-464

答康君问制乳香法/叶劲秋//绍兴医药学报星期增刊.-1-21-461

答卢育和君质疑十则内口唇生疗俗名猪疗一则/叶劲秋//绍兴医药学报星期增刊.-1-21-37

答罗乐三君问停止生育方/叶劲秋//绍兴医药学报星期增刊.-1-21-300

答沈君仲圭疑问一则/叶劲秋//绍兴医药学报星期增刊.-1-21-300

答沈仲圭君问损伤出血验方/叶劲秋//绍兴医药学报星期增刊.-1-21-453

答王肖舫药物质疑/叶劲秋//绍兴医药学报星期增刊.-1-21-300

答游戏问题三则/叶劲秋//绍兴医药学报星期增刊.-1-21-391

答友人问卫生特别训练班/叶劲秋//中西医药.-5-13-358

答朱菊坡先生问脱肛治法/叶劲秋//绍兴医药学报星期增刊.-1-21-454

大众化的医药/叶劲秋//国医砥柱月刊.-5-17-415

代答芜城憨生君(见四十七号代邮栏)/叶劲秋//绍兴医药学报星期增刊.-1-21-452

当心诈病/叶劲秋//国医砥柱月刊.-5-18-284,284

悼缪君俊德/叶劲秋//中国医药月刊.-5-33-595

悼张山雷先生/叶劲秋//医界春秋.-3-11-351

读废弃阴阳五行论感言/叶劲秋//绍兴医药学报.-1-19-253

读长沙社长演说辞后/叶劲秋//三三医报.-2-34-603

对于本报改进意见寄君/叶劲秋//中医杂志.-2-21-176

风寒与人体究有何等的关系/叶劲秋//医学杂志.-2-7-41//三三医报.-2-33-19

扶乩治病/叶劲秋//绍兴医药学报.-1-19-506

复湖南刘君叔纯/叶劲秋//绍兴医药学报.-1-20-433

复周禹锡先生书/叶劲秋//三三医报.-2-35-101

感恩志/叶劲秋//中医杂志.-2-19-92

感统一病名言/叶劲秋//医界春秋.-3-10-183

古方剂之分两/叶劲秋//自强医学月刊.-3-41-559

关系中医的话/叶劲秋//医界春秋.-3-12-146

关于公医制的话/叶劲秋//医学杂志.-2-18-107

关于针刺的话(连载)/叶劲秋//文医半月刊.-5-14-329,359

关于针灸的话/叶劲秋//国药新声.-5-22-489

关于中医的话/叶劲秋//中西医药.-5-13-15

关于中医教育/叶劲秋//中西医药.-5-13-327

关于中医教育的话/叶劲秋//医学杂志.-2-15-602

鬼神/叶劲秋//绍兴医药学报.-1-19-501

国医的针刺法(连载)/叶劲秋//国药新声.-5-25-151,269,528

国医节的感想/叶劲秋//新中医刊.-5-19-176

国医统一病名问题/叶劲秋,朱寿朋//医学杂志.-2-15-226//医界春秋.-3-10-180

花露水之特别功用/叶劲秋//绍兴医药学报星期增刊.-1-21-331

集中思想/叶劲秋//现代中医.-4-42-339

嘉善医生调查一览表/叶劲秋//绍兴医药学报星期增刊.-1-21-384

今后中国人命的危险及中医界的责任/叶劲秋//三三医报.-2-33-77

劲秋随笔/叶劲秋//三三医报.-2-34-385

禁刺经穴的检讨/叶劲秋//国药新声.-5-23-428

经验秘方/叶劲秋//中医杂志.-2-19-99

李鸿章之卫生谈/叶劲秋//中医世界.-3-37-471

痢疾/叶劲秋//国医砥柱月刊.-5-16-266

临诊碎玉/叶劲秋//中医杂志.-2-19-264

灵枢五十营篇之校正/叶劲秋//医界春秋.-3-8-181

六气论/叶劲秋//新中医刊.-5-19-182

脉论（连载）/叶劲秋//医界春秋.-3-5-507,535

疟疾与柴胡/叶劲秋//新中医刊.-5-19-291

呕吐哕恶心集证/叶劲秋//现代中医.-4-43-225

辟针刺手法的补泻/叶劲秋//国药新声.-5-28-85

岂有此理与竟有此理/叶劲秋//医学杂志.-2-17-361

气之研究征文三：气话/叶劲秋//现代中医.-4-42-88

请发刊医药常识以求普遍/叶劲秋//绍兴医药学报.-1-20-479

请看日本人的心肝/叶劲秋//医界春秋.-3-8-495

妊娠之鉴定法/叶劲秋//医林一谔.-4-11-323

妊娠之鉴定目次/叶劲秋//医学杂志.-2-14-43

如何学习中医/叶劲秋//中国医药月刊.-5-32-481

伤寒论启秘/叶劲秋//光华医药杂志.-4-35-464//国医文献.-5-15-89

伤寒与温病名之商酌/叶劲秋//光华医药杂志.-4-41-377

伤寒与温病是否有对立之可能征文二/叶劲秋//现代中医.-4-42-43

上海国货制药公司宣言/叶劲秋,叶山陀//杏林医学月报.-3-16-36

身痛治验/叶劲秋//绍兴医药学报星期增刊.-1-21-3

什么叫国医什么叫国药/叶劲秋//医界春秋.-3-10-136

十二经脉/叶劲秋//国药新声.-5-23-553

十二经穴检查表/叶劲秋//中医杂志.-2-28-197

实验主义的单方/叶劲秋//国医砥柱月刊.-5-16-177

食物相克问题/叶劲秋//光华医药杂志.-4-41-474

史屑/叶劲秋//中国医药月刊.-5-33-472

释蝉衣之差误/叶劲秋//医界春秋.-3-5-130

水火者阴阳之征兆也/叶劲秋//医学杂志.-2-6-461

随笔/叶劲秋//三三医报.-2-34-311,459

讨论/叶劲秋//光华医药杂志.-4-40-473

提议普设医院以谋医药大众化并整理医药以推进卫生事业案/叶劲秋//国医公报.-4-22-420

统一病名感言/叶劲秋//医学杂志.-2-15-231

统一病名问题/朱寿朋,叶劲秋//医林一谔.-4-10-323

外治之宗吴尚先/叶劲秋,耿鉴庭//医史杂志.-5-38-35

玩墨轩随笔（连载）/叶劲秋//中医杂志.-2-19-74,262,471.-2-20-428

为医界春秋社四周纪念之文/叶劲秋//医界春秋.-3-7-400

温病可否有外感伏气之分别征文三/叶劲秋//现代中医.-4-42-15

问治三则/叶劲秋//绍兴医药学报星期增刊.-1-21-60

我国的治疗法/叶劲秋//中国医药月刊.-5-33-191

现代名医验案第五期至第九期/叶劲秋//医界春秋.-3-8-153,289,479.-3-9-211,557

泻方用药/叶劲秋//中国医药月刊.-5-33-461

虚劳咳血形瘦便溏案/叶劲秋//中医杂志.-2-

19－96

验方两则/叶劲秋//中医杂志.－2－23－360

药品道地录(一)至(三)/慎德(著);叶劲秋(录)//中医杂志.－2－20－291.－2－21－91,261

药性/叶劲秋//三三医报.－2－34－461

叶劲秋君致山西中医改进研究会缄/叶劲秋//医学杂志.－2－7－241

叶氏医案/叶劲秋//中国医药月刊.－5－33－563

叶天士略传/叶劲秋//华西医药杂志.－5－36－139

叶天士之研究(连载)/叶劲秋//中西医药.－5－13－462,469,487,500,521

叶天士治疟不用柴胡/叶劲秋//医史杂志.－5－38－299

医学语冰(一)至(五)/意意生(著);叶劲秋(录)//医界春秋.－3－12－61,112,167,289,348

医药随笔/叶劲秋//医学杂志.－2－14－358

医药之将来/陈立夫(讲);叶劲秋(笔记)//光华医药杂志.－4－36－348

遗精/叶劲秋//光华医药杂志.－4－41－197

疑问一则/叶劲秋//绍兴医药学报星期增刊.－1－21－331//三三医报.－2－33－138

已病减痛是医者唯一的天职是病者唯一的要求/叶劲秋//医界春秋.－3－7－38

阴阳与人体/叶劲秋//现代中医.－4－42－93

再答陈君/叶劲秋//绍兴医药学报星期增刊.－1－21－348

浙江叶劲秋先生与四川天年医社书/叶劲秋//三三医报.－2－36－89,93

针刺述古/叶劲秋//国药新声.－5－23－66

针灸孔穴症治汇集(连载)/叶劲秋//国药新声.－5－27－359//国药新声.－5－28－245,409

诊病大纲/丁福保(讲);叶劲秋(纪)//医界春秋.－3－6－149

诊断与治疗/叶劲秋//国医公报.－4－25－567

整理中医之初步贡献/叶劲秋//医界春秋.－3－11－69

知之为知之/叶劲秋//医界春秋.－3－11－474

中国内科自疗学序/叶劲秋//新中医刊.－5－19－434

中国药学/叶劲秋//医界春秋.－3－14－383

中委陈立夫讲辞医学之将来/叶劲秋//医学杂志.－2－16－202

中西病症参考/叶劲秋//国医公报.－4－26－75

中西医根本的不同/叶劲秋//医学杂志.－2－6－175

中医的灸法/叶劲秋//国药新声.－5－26－243

中医灌肠法考(连载)/叶劲秋//光华医药杂志.－4－35－163,242,313

中医行道的艺术/叶劲秋//中国医药月刊.－5－32－547

中医基础学(阴阳篇)/叶劲秋//医学杂志.－2－14－17

中医界的科学工作/叶劲秋//中国医药月刊.－5－33－577

中医列入学制问题/叶劲秋//医界春秋.－3－14－409

中医内科自疗入门(连载)/叶劲秋//国医砥柱月刊.－5－18－222,240,259,284,299,313,348//中国医药月刊.－5－33－434,460,481

中医是一种常识/叶劲秋//中国医药月刊.－5－32－586

中医术语释义(连载)/叶劲秋//中国医药月刊.－5－33－311,372,410

中医眼科手术/叶劲秋//国医砥柱月刊.－5－16－37

叶静贻

小陷胸汤方论/叶静贻//国医杂志.－4－5－394

叶橘泉

奔豚症问答/叶橘泉//医界春秋.－3－9－286

病理学讲稿/叶橘泉//光华医药杂志.－4－40－233

肠窒扶斯非尽属湿温(连载)/叶橘泉//国医砥柱月刊.－5－17－339,398

齿龈炎/叶橘泉//中国医药月刊.－5－32－473

存济医庐更正启事/叶橘泉//华西医药杂志.－5－36－540

存济医庐研究国药的旨趣/叶橘泉//神州国医学报.-4-15-637

存济医庐叶橘泉启事/叶橘泉//医界春秋.-3-14-62//光华医药杂志.-4-40-243

存济医庐诊疗日记之一/叶橘泉//现代医药月刊.-4-27-170

答冯炳南君之胃痛病理及治疗/叶橘泉//光华医药杂志.-4-41-293

答黄劳逸之评论/叶橘泉//中西医药.-5-13-157

答赵君国廉征求疑症案/叶橘泉//医界春秋.-3-9-175

胆石黄疸用国药治验记/叶橘泉//医界春秋.-3-9-500

地黄考证/叶橘泉//自强医学月刊.-1-41-465

冬温症的真相和预防法/叶橘泉//杏林医学月报.-3-18-469

读黄谦伤寒杂病论集注书后/叶橘泉//光华医药杂志.-4-36-494

读黄著伤寒杂病论集注书后/叶橘泉//国医公报.-4-22-570

对于中央国医馆成立之刍议/叶橘泉//医界春秋.-3-8-87//医林一谔.-4-8-231

发泡医治疟疾的原理/叶橘泉//光华医药杂志.-4-39-527

防己之研究/叶橘泉//医林一谔.-4-8-341

妇女带下的病理及疗法/叶橘泉//医林一谔.-4-8-114

复朱师墨先生之商讨/叶橘泉//中医新生命.-5-8-627

古本康平伤寒论发售预约启事/叶橘泉//华西医药杂志.-5-36-371

国产药物百部之研究/叶橘泉//国医公报.-4-19-303

国产药物甘草之研究/叶橘泉,黄劳逸//医界春秋.-3-9-164

国产药物之研究(甘草)/黄劳逸,叶橘泉//医林一谔.-4-9-153

国产药物之研究(甘草)/叶橘泉//国医公报.-4

国产药物之研究(生姜)/叶橘泉//医林一谔.-4-9-151

国产药物之研究(淫羊藿)/叶橘泉//医林一谔.-4-9-379

国产药物之研究(淫羊藿)/叶橘泉,沈仲圭//医学杂志.-2-14-315

国粹的卫生谈/叶橘泉//杏林医学月报.-3-19-35

国药单方实验研究社宣言/叶橘泉//医学杂志.-2-16-292//医界春秋.-3-11-500//国医公报.-4-22-231

国药改良泡制谈/叶橘泉//医界春秋.-3-8-273

国药蜕化之新药(连载)/叶橘泉//中西医药.-5-13-422//新中华医药月刊.-5-35-317,411,449,483,597,635

国药新典自序/叶橘泉//医学杂志.-2-15-633

国医的科学(药理篇)/李克蕙(编);叶橘泉(校正)//光华医药杂志.-4-41-190//文医半月刊.-5-14-292

国医馆成立后对于整理医药之商榷/叶橘泉//医林一谔.-4-8-266

国医金鉴/叶橘泉//神州国医学报.-4-15-583

国医文献研究的我见/叶橘泉//医界春秋.-3-14-179

国医药科学化的谬见/叶橘泉//中西医药.-5-10-486

果子药/叶橘泉//中国医药月刊.-5-32-115//中国医学.-5-34-153

汉法医学的合理性(连载)/[日]森田之皓(著);叶橘泉(译)//华西医药杂志.-5-36-203,252,358,407,460

汉方医学总论/叶橘泉//中国医药月刊.-5-32-173

汉方治疗之一斑/叶橘泉//复兴中医.-5-31-297

合理的民间单方/叶橘泉//医学杂志.-2-16-

54 //国医公报.-4-21-327 //现代医药月刊.-4-27-161

合理的民间单方续编(连载)/叶橘泉//国医导报.-5-29-63,96

合学理的眼病古方(羊肝的研究)/叶橘泉//铁樵医学月刊.-4-44-197

黑热病(痞块病)(连载)/叶橘泉//神州国医学报.-4-16-312,354

黑烧漫谈/叶橘泉//中国医学.-5-34-35

胡桃二/叶橘泉//光华医药杂志.-4-35-484

黄连考证/叶橘泉//医界春秋.-3-9-23 //自强医学月刊.-3-41-356

黄芪之研究/叶橘泉//医界春秋.-3-8-475

几种民间生草药的研讨/叶橘泉//中医新生命.-5-7-327

健康指导社宣言/叶橘泉//华西医药杂志.-5-37-446

酵母菌/叶橘泉//医学杂志.-2-18-79

介绍一张有价值的起死回生丹方/叶橘泉//现代医药月刊.-4-27-163

锦纹将军传略及其战绩(连夺三关底定阳明府)(连载)/叶橘泉//医界春秋.-3-11-389,433,479

近世内科国药处方集(连载)/叶橘泉//医学杂志.-2-16-298 //神州国医学报.-4-16-18,99 //国医公报.-4-21-458 .-4-22-89,329 .-4-24-435 //光华医药杂志.-4-38-329 .-4-39-126,486 //复兴中医.-5-31-228,354,490

近世内科国药处方集(一)至(二)/叶橘泉//现代中医.-4-42-190,236

近世内科国药处方集/叶橘泉//苏州国医杂志.-5-1-419 //中西医药.-5-10-690

近世内科国药处方集传染病篇(连载)/叶橘泉//中医新生命.-5-6-107,276

近世内科国药处方集第二集消化系统病篇(连载)/叶橘泉//国医公报.-4-24-95,214,318

近世内科国药处方集第二集消化系统病篇/叶橘泉//医学杂志.-2-17-347 .-5-7-541

近世内科国药处方集呼吸病篇(连载)/叶橘泉//中医新生命.-5-8-101,364,441

近世内科国药处方集酿脓性病/叶橘泉//苏州国医杂志.-5-1-336

近世内科国药处方集消化系统病(连载)/叶橘泉//文医半月刊.-5-14-114,131

近世内科国药处方集消化系统病/叶橘泉//国医公报.-4-25-473 //光华医药杂志.-4-40-30

近世内科国药处方集自序/叶橘泉//神州国医学报.-4-16-263

近世内科国药处方集瘰咳病/叶橘泉//苏州国医杂志.-5-1-240

经方实验录序/叶橘泉//光华医药杂志.-4-41-308

敬告痔疾患者一些预防摄生和治疗的方法/叶橘泉//现代医药月刊.-4-27-679

科学的国药药理浅说/叶橘泉//现代医药月刊.-4-27-65

流行性脑膜炎之中西疗法比较/叶橘泉//光华医药杂志.-4-35-102

萝卜之效用/叶橘泉//医界春秋.-3-10-303

旅杭记略/叶橘泉//苏州国医杂志.-5-2-448

民间药废物利用最合科学的止血药童便/叶橘泉//国医砥柱月刊.-5-17-566

木香之功用/叶橘泉//医界春秋.-3-10-362

内科学中西对照表/叶橘泉//医界春秋.-3-10-238

平地木治血之功效/叶橘泉//医界春秋.-3-13-272

平心话中医硕果仅存的经方/叶橘泉//国医砥柱月刊.-5-18-71

全蝎天虫蜈蚣祛风之原理/叶橘泉//三三医报.-2-36-114

饶有研究价值的古方:古人对于肝脏脏器疗法的认识/叶橘泉//国医公报.-4-25-106 //现代医药月刊.-4-27-655

热病发狂得冷水浴与恣食鲜桑椹自然疗治记/叶橘泉//医界春秋.-3-6-496

伤寒论六经治法大纲/叶橘泉//医林一谔.-4-

9-415

商讨的信/叶橘泉//中西医药.-5-12-419

湿温治验录/叶橘泉//中国医药月刊.-5-32
-432

石菖蒲/叶橘泉//医学杂志.-2-13-617

石菖蒲之研究/叶橘泉//医林一谔.-4-8-587

石膏是什么东西/叶橘泉//光华医药杂志.-4-
35-107

试制国产新药保尔肺/叶橘泉//医林一谔.-4-
9-476

水产类的民间药/[日]岛野武原(著);叶橘泉
(译)//华西医药杂志.-5-37-491

苏州存济医庐叶橘泉征求医书事启/叶橘泉//
中国医药月刊.-5-32-458

谈谈民间医药/叶橘泉//复兴中医.-5-31-
297//中国医学.-5-34-99

痰饮之病理及原因/叶橘泉//医界春秋.-3-5-
481

提供几种特殊药物之研究/叶橘泉//国医导报
.-5-29-142

题词/叶橘泉,时逸人,钱今阳//中国医药月刊
.-5-32-36,36,36

文献研究之意义与方法/叶橘泉(讲)//苏州国
医杂志.-5-2-495

希望与建议/叶橘泉//华西医药杂志.-5-37
-412

现代医疗与民间药(连载)/叶橘泉//新中华医
药月刊.-5-35-579,623

现代医药碎语/叶橘泉//国医公报.-4-21
-256

胸胁苦满心下痞硬结胸三者之证治浅释/叶橘
泉//医学杂志.-2-14-163//医林一谔.-4
-9-72

虚劳(结核病)中西学说平议/叶橘泉//医林一
谔.-4-8-500

虚痨病理治疗谈/叶橘泉//医学杂志.-2-13
-368

研究药物之方法和步骤/叶橘泉//国医公报.-4
-26-304

药店业亟应纠正之一问题(连载)/叶橘泉//光

华医药杂志.-4-38-33.-4-40-136

叶橘泉启事/叶橘泉//医界春秋.-3-14-501
//中医新生命.-5-8-467//新中华医药月
刊.-5-35-580//华西医药杂志.-5-37
-116

叶橘泉征求医书启事/叶橘泉//复兴中医.-5-
31-629

一个治疗之报告/叶橘泉//医界春秋.-3-8
-522

一则凌驾西药之上的脑充血验方/叶橘泉//新
中华医药月刊.-5-35-549

一种草药秘方喉病滴鼻药水/叶橘泉//医界春
秋.-3-14-496

阴阳之原理/叶橘泉//医界春秋.-3-5-452

茵陈蒿治疗黄疸有特效之研究/叶橘泉//医界
春秋.-3-14-388

应征十五年不眠治法/叶橘泉//光华医药杂志
.-4-36-435

郁金/叶橘泉//医学杂志.-2-13-619//医林
一谔.-4-9-75

针灸经穴图考序/叶橘泉//国医公报.-4-23
-111

征求病理及治法/叶橘泉//医界春秋.-3-8
-28

征求婴儿脐风口噤之病理预防及治法/叶橘泉
//医界春秋.-3-6-311

整理国药学术刍议/叶橘泉//国医公报.-4-22
-206

栀子豉汤证之研究/叶橘泉//医学杂志.-2-14
-161

栀子豉汤证治之研究/叶橘泉//医林一谔.-4-
8-577

值得注意的几种草药/叶橘泉//中西医药.-5-
11-164,260

痔疾的预防摄生和治疗的方法/叶橘泉//中医
世界.-3-37-151

中毒性及溶血性黄疸之处方/叶橘泉//医界春
秋.-3-13-404

中国医学论文选序/叶橘泉//华西医药杂志.-5
-37-337

中国医药卫生常识(连载)/叶橘泉//医界春秋
.-3-7-490,532.-3-8-18,61,131,187,
232,316

中华药物学(连载)/叶橘泉//神州国医学报.-4
-15-443,603//光华医药杂志.-4-36-
186,387

中西病理论不同之沟通/叶橘泉//三三医报.-2
-36-113

中西医学立脚点之比较/叶橘泉//医界春秋.-3
-6-89

中西医药第三周纪念中的几点小贡献/叶橘泉
//中西医药.-5-12-274

中央国医馆成立之刍议/叶橘泉//中医世界.-3
-27-72

中医宜采用新法之管见/叶橘泉//绍兴医药月
报.-2-41-471

仲师伤寒论六经治法大纲/叶橘泉//医界春秋
.-3-6-295

重印古康平本伤寒论序/叶橘泉//国医砥柱月刊
.-5-18-193//华西医药杂志.-5-36-227

住血丝状虫乳糜尿之治验/叶橘泉(诊);周子平
(记)//复兴中医.-5-31-654//中国医药月
刊.-5-32-472

祝医林一谔周年纪念宝塔诗/叶橘泉//医林一
谔.-4-9-27

自然医疗(连载)/叶橘泉//华西医药杂志.-5-
36-10,116

叶狷卿

脾胃病肠胃病名称之商榷/叶狷卿//北平医药
月刊.-5-9-168

清代名医四咏/叶狷卿//北平医药月刊.-5-9-
380

调经丸方/叶狷卿,杨叔澄//北平医药月刊.-5
-9-339

为病温者进一言/叶狷卿//北平医药月刊.-5-
9-195

益乳良方/叶狷卿,杨叔澄//北平医药月刊.-5
-9-338

治齿虫法/叶狷卿,杨叔澄//北平医药月刊.-5

-9-337

治乳痈初起法/叶狷卿,杨叔澄//北平医药月刊
.-5-9-337

治足跟生猴法/叶狷卿,杨叔澄//北平医药月刊
.-5-9-339

中医科学化评议/叶狷卿//北平医药月刊.-5-
9-151

叶 君

通信治疗:春温/叶君//中医指导录.-4-3-41

叶坤荣

情志之研究/叶坤荣//医界春秋.-3-6-517

叶朗清

改进国医应有之设施/叶朗清//中医世界.-3-
36-289

麻黄考/叶朗清//中医世界.-3-36-40

青年病之简易自疗法(连载)/叶朗清//光华医
药杂志.-4-36-111,198,283

人参/叶朗清//中医世界.-3-36-157

三一七感言/叶朗清//中医世界.-3-38-589

伤寒病的看护常识/叶朗清//中医世界.-3-39
-57

桃仁/叶朗清//中医世界.-3-36-337

叶乐安

答龙君疑问二则/叶乐安//绍兴医药学报星期
增刊.-1-21-428

叶 磊

育婴常识/叶磊//光华医药杂志.-4-36-204

叶联田

治癣验方/叶联田//国医砥柱月刊.-5-16
-535

叶麟风

国耻足以兴论/叶麟风//利济学堂报.-1-3
-297

叶　敏

喉痧:猩红热/叶敏//国医砥柱月刊.-5-18
　-315

叶培根

代友问病/叶培根//三三医报.-2-29-406

敬题张寿甫夫子医学衷中参西录(四版)/叶培
　根//三三医报.-2-30-394

致李启沅先生/叶培根//三三医报.-2-31
　-211

致张汝伟先生/叶培根//三三医报.-2-31
　-211

重刊陆地仙经序/叶培根(著);刘哲苍(辑)//沈
　阳医学杂志.-3-2-99

叶佩桐

提倡针灸按摩之刍议/叶佩桐//医界春秋.-3-
　10-336

医界春秋五周祝诗六首/叶佩桐等//医界春秋
　.-3-8-370

叶其谁

中医之自贬/叶其谁//医界春秋.-3-5-62

叶秋渔

医感/叶秋渔//中医指导录.-4-2-203

叶蘐伯

厄米汀那氯盐治阿米巴赤痢之实验谈/叶蘐伯
　//中西医学报.-1-33-335

花柳病问答/叶蘐伯//中西医学报.-1-35-7

花柳病问答发凡/叶蘐伯//中西医学报.-1-35
　-77

中国经验良方发凡/叶蘐伯//中西医学报.-1-
　35-287

叶瑞阶

咳嗽治验谈/叶瑞阶//中医世界.-3-36-316

叶瑞阳

敬告全国医学会(预防防日本消灭汉医之执
　照)/叶瑞阳//三三医报.-2-31-549

叶山陀

上海国货制药公司宣言/叶劲秋,叶山陀//杏林
　医学月报.-3-16-36

叶善勋

肺痨病浅说/叶善勋//中西医学报.-1-40
　-569

叶疏九

改进国医函/叶疏九//中医指导录.-4-2-403

叶树芝

再问血后余症治法/叶树芝//三三医报.-2-29
　-78

叶太昂

水之研究/叶太昂//三三医报.-2-29-540

叶　天

石斛/叶天//自强医学月刊.-3-40-330

叶天芳

答二十六/叶天芳//绍兴医药学报.-1-11
　-309

叶天任

光华医院记/叶天任//中西医学报.-1-26
　-445

叶庭芝

民间疗法四百种(一)至(五)/日本主妇之友社
　(编);叶庭芝(译)//中国女医.-5-34-188,
　212,231,245,259

叶蔚然

请示咯血疗养法/叶蔚然//医学杂志.-2-18

- 363

叶蔚文

说沐浴/叶蔚文//中西医学报.-1-33-447

叶慰萱

妇女不产之原因/叶慰萱//中医世界.-3-36-512

叶兮钟

咳吐痰血/叶兮钟//光华医药杂志.-4-36-587

叶香圃

胡汉民先生病状之研究/叶香圃//杏林医学月报.-3-22-17

叶香圃先生来函/叶香圃//杏林医学月报.-3-23-13

叶香岩

药学指南(原名叶天士家抄本草)(连载)/叶香岩(原著);何廉臣(校增)//神州医药学报.-1-45-185//神州医药学报.-1-45-261

药学指南(总纲)/叶香岩(原著);何廉臣(校增)//神州医药学报.-1-45-191

叶心铭

村医曝言/叶心铭//华西医药杂志.-5-36-102

学术要迎头赶上工作向农村开展/叶心铭//新中华医药月刊.-5-35-329

叶心铭叶橘泉医师主办农村医师进修社/叶心铭//华西医药杂志.-5-36-143

叶心农

评议摒弃阴阳五行六气不知阴阳五行六气是科学/叶心农//医界春秋.-3-5-183

叶雄

未读医书前之隐痛及读医书后之获益谈/叶雄

//三三医报.-2-32-204

叶秀峰

医的人生观/叶秀峰//中医世界.-3-36-273

叶永栽

惊风辨/叶永栽(著);郑轩渠(校)//医界春秋.-3-12-92

叶右箴

久病不愈征求特效治疗法/叶右箴//医界春秋.-3-7-60

叶宇青

病余小志/叶宇青//神州医药学报.-1-47-107

叶玉登

答本刊第五十七期姚承祐君代问目疾治疗法/叶玉登//医界春秋.-3-8-434

关于独灵草实验报告的函件/叶玉登//医界春秋.-3-9-318

征求眼科答案/叶玉登//医界春秋.-3-8-433

叶泽华

切脉为传声之学说/叶泽华//医学杂志.-2-15-614

叶兆芳

答任伯和问耳聋治法/叶兆芳//绍兴医药学报星期增刊.-1-21-334

问药/叶兆芳//三三医报.-2-31-116

叶蓁

产后忌用芍药之纠谬/叶蓁//神州国医学报.-4-16-63

读金匮玉函经桂枝茯苓丸证书后/叶蓁//神州国医学报.-4-14-270

中医治病长于形态西医治病长于形迹说/叶蓁//神州国医学报.-4-14-204

叶拯民

口齿集成(一)至(三)/〔日〕顾赞仰氏(原稿);
　叶拯民(校刊)//国医砥柱月刊.-5-16-622
　.-5-17-57,150

内经精华今释(一)至(三)/叶拯民(集注)//国
　医砥柱月刊.-5-16-587.-5-17-27,115

谈麻黄浸豆豉之弊/叶拯民//北京医药月刊.-5
　-21-357

胃溃疡之国医疗法及其治验二则/叶拯民//国
　医砥柱月刊.-5-17-208

新中医妇科学/叶拯民//国医砥柱月刊.-5-17
　-123

叶指发

论惊风/叶指发//中医杂志.-2-19-225

论时行天痘忌用食品举发/叶指发//中医杂志.
　.-2-19-235

叶种骥

急救疗疮全集/陈实功(著);叶种骥(录)//中医
　杂志.-2-21-20

叶子萱

瘤病/叶子萱//光华医药杂志.-4-36-433

叶祖良

问肝门肿硬疼痛治法/叶祖良//绍兴医药月报
　.-2-41-566

叶祖章

赤痢菌求和记/叶祖章//中西医学报.-1-36
　-99

读书探验录/叶祖章//中西医学报.-1-36
　-192

函授新医学讲习社成绩报告/叶祖章//中西医
　学报.-1-24-423

急性关节偻麻质斯之疗法实验谈/叶祖章//中
　西医学报.-1-25-59

家庭卫生谈序(代论)/叶祖章(仲华)//中西医
　学报.-1-31-429

欲医国先医民欲医民先医医说/叶祖章(仲华)
　//中西医学报.-1-28-13

注射厄米汀那之实验谈/叶祖章//中西医学报
　.-1-36-101

叶左红

伤寒概论/叶左红//光华医药杂志.-4-35
　-541

叶佐臣

关于胃病之证候及其疗法/叶佐臣//现代中医
　.-4-43-644

清河小轩医案(一)/叶佐臣//现代中医.-4-43
　-635

蛇症/叶佐臣//现代中医.-4-43-594

验案几个(一)至(三)/叶佐臣//现代中医.-4-
　43-296,365,412

一　才

食物之相克/一才//神州国医学报.-4-17-31

一尘录

气化与微生物/一尘录//国医杂志.-4-13-30

一　得

防霍乱传染要取缔老虎灶/一得//绍兴医药月
　报.-2-40-418

婚娶的奇早/一得//光华医药杂志.-4-35
　-499

论理发匠挑痧之危险/一得//绍兴医药月报.-2
　-40-458

疟痢之预防法论/一得//绍兴医药月报.-2-40
　-394

香烟能促进肾上腺素分泌/一得//光华医药杂
　志.-4-35-567

长生之要诀/一得//中西医学报.-1-37-385

一　官

小常识/一官//光华医药杂志.-4-39-431

一 珪

恐水病之实验概观/一珪//医林一谔.-4-11-406

一 鸣

读金匮中风篇小识/一鸣//中国医药月刊.-5-32-287

一九三五年医药科学上之新发现/一鸣//光华医药杂志.-4-39-422

一 叟

采人参的神秘/一叟//光华医药杂志.-4-35-500

一 五

食盐之使用方法/一五//中西医学报.-1-34-460

盐酸俄卜岛精/一五//中西医学报.-1-34-459

药室须知/一五//中西医学报.-1-34-457

一 心

麦芽与粬/一心//新中医刊.-5-20-445

一 亚

阴阳/一亚//文医半月刊.-5-14-89

一 叶

鹿茸的研究/一叶//神州国医学报.-4-15-572

一 庸

希告知林静意同学音讯/一庸//华西医药杂志.-5-36-137

伊博恩

翘摇一名之英文鉴别/[英]伊博恩//医史杂志.-5-38-334

十年来之中国药物学(英文)/[英]伊博恩//医史杂志.-5-38-78

中国药用植物考证/[英]伊博恩(著);宋大仁(译)//中西医药.-5-11-323.-5-12-73

伊藤富雄

汉和医药:日常食用野菜之医治作用/[日]伊藤富雄(著);邓名世(译)//中医世界.-3-39-456

伊藤知教

脑膜炎之预防与看护/[日]伊藤知教(著);程仕根(译)//苏州国医杂志.-5-2-530

衣

损寿统计/衣//光华医药杂志.-4-37-68

医 夫

读难经三难我之见解/医夫//文医半月刊.-5-14-38

我也谈谈阴盛阳虚阳盛阴虚/医夫//文医半月刊.-5-14-42

萧山今墨施氏医案(一)至(二十六)/医夫//文医半月刊.-5-14-56,73,90,104,122,137,151,170,186,220,237,251,267,284,300,317,332,348,364,377,411,430,447,464,483,501

药物的研究(一)至(四)/医夫//文医半月刊.-5-14-42,57,90,106

医 魂

为中医前途一哭/医魂//自强医学月刊.-3-40-170

医界春秋编者

编辑余沈/医界春秋编者//医界春秋.-3-9-268

读子耀疑校正/医界春秋编者//医界春秋.-3-12-281

医界春秋读者

团结/医界春秋读者//医界春秋.-3-5-184

与蔡陆仙君讨论中风/医界春秋读者//医界春秋.-3-5-168

医界春秋记者

德国实行优生学/医界春秋记者//医界春秋.-3-10-446

砺精图治之女子中医专校/医界春秋记者//医界春秋.-3-5-172

西医欲消灭中医之阴谋/医界春秋记者//医界春秋.-3-5-281

闲话(连载)/医界春秋记者//医界春秋.-3-5-55,64,73,90

医界春秋社改组委员制会议记/医界春秋记者//医界春秋.-3-5-240

医界春秋社秋季大会记/医界春秋记者//医界春秋.-3-5-56

医林漫谈/医界春秋记者//医界春秋.-3-5-466

医界春秋热心者

中医果能团结吗/医界春秋热心者//医界春秋.-3-5-228

医界春秋社

爱读医界春秋者肖像/医界春秋社//医界春秋.-3-6-116

北平市府调剂中西医术之通令/医界春秋社//医界春秋.-3-6-163

本草学样本待索通告/医界春秋社//医界春秋.-3-14-55

本社与中国医药问津社等联合电贺卫生署中医委员会成立/医界春秋社//医界春秋.-3-14-275

本市法租界新订中药发售章程/医界春秋社//医界春秋.-3-13-432

编辑余沈/医界春秋社//医界春秋.-3-5-520.-3-12-244

曾觉叟等来函照登/医界春秋社//医界春秋.-3-12-123

产后误中牛肉毒之治验/医界春秋社//医界春秋.-3-7-98

常熟未领执照医师县府批示不得执行业务/医界春秋社//医界春秋.-3-13-146

常熟中医检定委员会成立/医界春秋社//医界春秋.-3-13-42

褚民谊对新旧医药纷争之意见/医界春秋社//医界春秋.-3-6-358

订阅本刊诸君均鉴附医界春秋续订单/医界春秋社//医界春秋.-3-8-339

独灵草招请外埠特约经理/医界春秋社//医界春秋.-3-11-277

读者注意/医界春秋社//医界春秋.-3-6-165

对于砒石争论之商榷/医界春秋社//医界春秋.-3-5-103

发行部启事/医界春秋社//医界春秋.-3-5-404,436,468,496,522,554

发刊词/医界春秋社//医界春秋.-3-5-15

菲律宾华侨中医在马里拉组设国医分馆/医界春秋社//医界春秋.-3-11-457

附勘误/医界春秋社//医界春秋.-3-9-358

阜宁医药协会之组织/医界春秋社//医界春秋.-3-6-164

阜宁舆论界为中医缴械/医界春秋社//医界春秋.-3-13-42

改进农村医药意见/医界春秋社//医界春秋.-3-10-62

各地爱读医界春秋者肖像/医界春秋社//医界春秋.-3-7-394

各地反对取缔国医之函电/医界春秋社//医界春秋.-3-6-352

各地医药团体力争中医管辖之邮电/医界春秋社//医界春秋.-3-13-368

各地中医药团体要求实行五全会决议案向三中全会请愿之情形/医界春秋社//医界春秋.-3-14-321

恭贺新禧/医界春秋社//医界春秋.-3-5-96

关于独灵草报告函二件/医界春秋社//医界春秋.-3-10-163

关于独灵草试验报告函二件/医界春秋社//医界春秋.-3-10-115

关于独灵草治效报告函录要/医界春秋社//医界春秋.-3-10-321

关于国医条例审议之经过/医界春秋社//医界春秋.-3-10-203

管理中医归卫生署办理登记发照仍归各省市地方机关/医界春秋社//医界春秋.-3-13-475

广东河源县政府国医支馆检定国医章程/医界春秋社//医界春秋.-3-11-454

广东梅县中医学校筹设疗养院/医界春秋社//医界春秋.-3-12-68

广东梅县中医学校近讯/医界春秋社//医界春秋.-3-11-296

广东新会石湖梁再超函报告宁坤宝治愈七年之白带/医界春秋社//医界春秋.-3-10-370

国民大会自由职业团体代表选举办法及进行程序/医界春秋社//医界春秋.-3-14-44

国民政府明令公布中医条例/医界春秋社//医界春秋.-3-13-305

国民政府内政部登记证之缩影/医界春秋社//医界春秋.-3-9-386

国选自由职业团体候选人之推定(国医丁仲英谢利恒等得票最多)/医界春秋社//医界春秋.-3-14-43

国医馆沪分馆招待新闻界/医界春秋社//医界春秋.-3-10-17

国医馆问题之争执/医界春秋社//医界春秋.-3-10-525

国医馆在京开发起人会/医界春秋社//医界春秋.-3-8-30

国医界千呼万唤日望颁行之中医条例不日公布中政会已议决通过/医界春秋社//医界春秋.-3-13-147

国医药界向四中全会请愿消息之一束/医界春秋社//医界春秋.-3-10-526

行政院会议通过中医审查规则/医界春秋社//医界春秋.-3-13-527

杭州市医药团体联合通电/医界春秋社//医界春秋.-3-9-516

河源县国医考试纪闻/医界春秋社//医界春秋.-3-11-454

湖北国医专科学校同学会通电/医界春秋社//医界春秋.-3-14-211

湖北国医专科学校校董会宣言/医界春秋社//医界春秋.-3-14-209

湖南曾觉叟先生来书/医界春秋社//医界春秋.-3-13-94

湖南常德县国医公会等快邮代电/医界春秋社//医界春秋.-3-11-47

湖南国医专校学生自治会宣言/医界春秋社//医界春秋.-3-14-212

湖南全省国医药同人庆祝中医条例公布宣言/医界春秋社//医界春秋.-3-13-303

湖南医药团体致全国医药界一致争回管理国医全权电/医界春秋社//医界春秋.-3-10-262

沪警局令各戒烟院提倡国药戒烟/医界春秋社(转载)//医界春秋.-3-14-266

沪市国医分馆电请迅颁布中医条例/医界春秋社//医界春秋.-3-13-42

沪市国医药界五团体合办国药展览会开幕盛况/医界春秋社//医界春秋.-3-13-430

沪市国营药等五团体联合筹备国药展览会情形/医界春秋社//医界春秋.-3-13-371

沪医药界集议欢迎国联会代表纪/医界春秋社//医界春秋.-3-8-30

沪中医界对于三一七纪念大会之盛况/医界春秋社//医界春秋.-3-7-287

华侨代表报告日本改用汉药书/医界春秋社//医界春秋.-3-6-351

淮阴国医药界庆祝中医条例之热烈情形/医界春秋社//医界春秋.-3-13-315

黄郛病势好转之经过/医界春秋社//医界春秋.-3-14-103

黄溪大案写真/医界春秋社//医界春秋.-3-7-56

黄竹斋等所著医药针灸各书不日付印/医界春秋社//医界春秋.-3-12-107

家庭应用(食物疗病常识)/医界春秋社//医界春秋.-3-14-248

江苏省颁行管理中医暂行规则/医界春秋社//医界春秋.-3-11-143

江苏省政府公布各县外科中医训练大纲/医界春秋社//医界春秋.-3-13-526

江苏省中医检定规则/医界春秋社//医界春秋.-3-11-143

教卫两部会呈限制中医案经过/医界春秋社//医界春秋.-3-7-288

介绍新书/医界春秋社//医界春秋.-3-11-456

京沪两地国医界庆祝中医条例公布之盛况/医界春秋社//医界春秋.-3-13-313

昆山花家桥医药改进社成立(昆山通讯)/医界春秋社//医界春秋.-3-12-298

立法院会议通过国医馆条例及国立中医研究院组织条例/医界春秋社//医界春秋.-3-11-54

立法院会议修正卫生署组织法:增置中医委员会中医条例修正通过/医界春秋社//医界春秋.-3-14-218

两件惊人矛盾的消息/医界春秋社//医界春秋.-3-10-164

美国沙加缅度埠华侨中医师黄祝汉先生来书/医界春秋社//医界春秋.-3-14-441

民国政府内政部登记证之缩影附上海市政府之批示/医界春秋社//医界春秋.-3-10-408.-3-12-22

民国政府内政部发给本刊登记证之缩影/医界春秋社//医界春秋.-3-9-44,88,180

南海李徵韶先生来书/医界春秋社//医界春秋.-3-13-318

南洋特派调查教育之代表卓兰齐君驳余岩异哉旧医之举动/医界春秋社//医界春秋.-3-6-360

内科专门医士施用安福消肿膏之结果报告/医界春秋社//医界春秋.-3-7-184

内政部会同卫生署拟定中西医资格检定规则/医界春秋社//医界春秋.-3-13-527

牛腹生石/医界春秋社//医界春秋.-3-9-474

平镇两地医药界同时举行国医节纪念会之短讯/医界春秋社//医界春秋.-3-12-128

浦东医药会与褚民谊讨论新旧医药之纷争/医界春秋社//医界春秋.-3-6-354

全国国医联合会之筹备/医界春秋社//医界春秋.-3-14-103

全国商会联合会电请保存国医/医界春秋社//医界春秋.-3-6-348

全国商联会与卫生部再论中医电/医界春秋社//医界春秋.-3-6-349

全国医药代表大会第二日会议决案/医界春秋社//医界春秋.-3-6-369

全国医药代表大会第三日闭幕情形/医界春秋社//医界春秋.-3-6-370

全国医药代表大会第一日之盛况/医界春秋社//医界春秋.-3-6-366

全国医药代表大会今日开幕/医界春秋社//医界春秋.-3-6-366

全国医药代表昨晚进京请愿/医界春秋社//医界春秋.-3-6-372

全国医药请愿团赴京情形/医界春秋社//医界春秋.-3-6-373

全国医药团体代表大会开会全景/医界春秋社//医界春秋.-3-6-367

全国医药团体代表大会之筹备会议记/医界春秋社//医界春秋.-3-6-365

全国医药团体临时代表大会请愿之美满结果/医界春秋社//医界春秋.-3-7-177

全国医药之团体请愿之报告/医界春秋社//医界春秋.-3-6-374

日本东京脑膜炎猖獗/医界春秋社//医界春秋.-3-12-396

日本汉医家来华搜集医药资料/医界春秋社//医界春秋.-3-12-395

日本医学家来华搜集中国奇方及贵重药材料/医界春秋社//医界春秋.-3-14-391

日人木村康一发明石斛栽培新法/医界春秋社//医界春秋.-3-14-390

沙市名医刘正宇演讲诊治黄郅肝癌之经过/医界春秋社//医界春秋.-3-14-219

山西中医改进研究会访问记(太原通讯)/医界

春秋社//医界春秋.-3-12-356

伤暑六案/医界春秋社//医界春秋.-3-13-80

伤暑痞疟/医界春秋社//医界春秋.-3-13-81

伤燥六案/医界春秋社//医界春秋.-3-13-416

上海各路商界总联合会对取缔中医药之宣言/医界春秋社//医界春秋.-3-6-340

上海市国医分馆转发审定病名录凡例征求意见函/医界春秋社//医界春秋.-3-10-191

上海市国医分馆转发统一病名建议书征求意见函/医界春秋社//医界春秋.-3-10-191

上海市国医公会等致全国国医团体之公函/医界春秋社//医界春秋.-3-11-296

上海市国医公会第六届会员大会记/医界春秋社//医界春秋.-3-13-100

上海市国医公会第六届执监委员就职/医界春秋社//医界春秋.-3-13-146

上海市国医公会第五届会员大会记/医界春秋社//医界春秋.-3-11-504

上海市国医公会第五届执监委员就职纪闻/医界春秋社//医界春秋.-3-11-505

上海市国医公会复中央国医馆函(附对于统一病名怀疑四点)/医界春秋社(录)//医界春秋.-3-10-192

上海市国医公会举行公民宣誓/医界春秋社//医界春秋.-3-14-103

上海市国医公会设立中国医学院概况/医界春秋社//医界春秋.-3-10-528

上海市国医公会设立中国医学院概况招收男女新生/医界春秋社//医界春秋.-3-12-256

上海市国医公会执监联席会议纪/医界春秋社//医界春秋.-3-12-66

上海市国医学会第十五届会员大会记/医界春秋社//医界春秋.-3-14-219

上海市国医药界参加捐款购械祝蒋寿/医界春秋社//医界春秋.-3-13-526

上海市国医药团体联合举行纪念国医节之盛况/医界春秋社//医界春秋.-3-12-126

上海市卫生局管理医士(中医)暂行章程/医界春秋社//医界春秋.-3-8-204

上海市卫生局批示/医界春秋社//医界春秋.-3-9-385

上海市卫生局为抄发管理医士暂行章程致医界春秋社之训令/医界春秋社//医界春秋.-3-8-204

上海市卫生局中医试验委员已聘定(本市消息)/医界春秋社//医界春秋.-3-14-379

上海市卫生局注册证书/医界春秋社//医界春秋.-3-9-385

上海市卫生局注册证书附上海市卫生局批示/医界春秋社//医界春秋.-3-10-406.-3-12-20

上海市药业商民协会致全国中药团体之通电/医界春秋社//医界春秋.-3-6-351

上海市药业职工会告全国工友书/医界春秋社//医界春秋.-3-6-352

上海特别市六区党部援助中医院之呈文/医界春秋社//医界春秋.-3-7-177

上海特别市中医协会呈卫生部代电/医界春秋社//医界春秋.-3-6-346

上海幸福报馆反对废止中医药案宣言/医界春秋社//医界春秋.-3-6-341

上海药业职工会昨开联欢会/医界春秋社//医界春秋.-3-6-371

上海医界春秋社驳斥中央卫生委员会议废止国医案之通电/医界春秋社//医界春秋.-3-6-344

上海医界春秋社二周纪念摄影/医界春秋社//医界春秋.-3-5-216.-3-6-20

上海医界春秋社发行第八年始刊纪念号征文启事/医界春秋社//医界春秋.-3-10-276,331//杏林医学月报.-3-20-199

上海医界春秋社简章/医界春秋社//医界春秋.-3-6-166,280

上海医界春秋社来函/医界春秋社//医学杂志.-2-16-384

上海医界春秋社为中西医不平等待遇案宣言/医界春秋社//医学杂志.-2-18-281//国医砥柱月刊.-5-15-483

上海医界春秋社致山西中医改进研究会缄/医

界春秋社//医学杂志.-2-8-101

上海医界春秋致山西中医改进研究会缄/医界
　春秋社//医学杂志.-2-10-499

上海医药团体反对取缔中医药案会议记/医界
　春秋社//医界春秋.-3-6-364

上海中国医学院学生抗日救国会来电/医界春
　秋社//医界春秋.-3-9-27

上海中医学会否认中央卫生委员会议决案谨告
　全国中医同志书/医界春秋社//医界春秋.-3
　-6-347

上海中医药团体会议反对取缔中医案/医界春
　秋社//医界春秋.-3-6-314

少年中医社征稿/医界春秋社//医界春秋.-3-
　9-547

邵主席重恙告痊(西安通讯)/医界春秋社//医
　界春秋.-3-12-111

社员证书缩影银质奖屏之缩影/医界春秋社//
　医界春秋.-3-7-332,382,438,478

社员诸君公鉴/医界春秋社//医界春秋.-3-6-
　452,501,539.-3-7-412

神州国医学会第五届会员大会记闻/医界春秋
　社//医界春秋.-3-13-100

实验灵药报告录(宁坤宝天台黄药救血六神
　丹)/医界春秋社//医界春秋.-3-12-341

实验灵药报告录(治血草乾坤正气丸宁坤宝)/
　医界春秋社//医界春秋.-3-12-281

四川中医学院宣言/医界春秋社//医界春秋.-3
　-6-269

苏北黑热病防治已有办法/医界春秋社//医界
　春秋.-3-12-289

苏北黑热病之证状/医界春秋社//医界春秋.-3
　-12-67

苏北黑热病最近调查报告/医界春秋社//医界
　春秋.-3-12-129

谈改良国医/医界春秋社//医界春秋.-3-10
　-164

唐孙思邈隐居处太原洞之摄影/医界春秋社//
　医界春秋.-3-14-3

王百安致杨彦和函/医界春秋社//医界春秋.-3
　-10-315

韦廉士医生红色补丸则为例外/医界春秋社//
　医界春秋.-3-13-180

卫生署修正中医审查规则之经过/医界春秋社
　//医界春秋.-3-14-442

卫生署中医委员会成立/医界春秋社//医界春
　秋.-3-14-322

卫生署中医委员会复本社电/医界春秋社//医
　界春秋.-3-14-275

卫生署中医委员已聘定/医界春秋社//医界春
　秋.-3-14-265

吴县医钟社来函聘医界春秋社张主席为社董/
　医界春秋社//医界春秋.-3-12-410

五洲固本皂药厂事略/医界春秋社//医界春秋
　.-3-7-180

武进国医登记开始(武进通讯)/医界春秋社//
　医界春秋.-3-11-385

武进张伯熙先生医案/医界春秋社//医界春秋
　.-3-12-350

西医对于国大代表人选之恐慌/医界春秋社//
　医界春秋.-3-14-155

西医药团体纷呈力争代表名额(最可注意的西
　医汪企张之谬论)/医界春秋社//医界春秋.-
　3-14-44

香港湖南医药两界对于中央国医馆通令国医学
　院学校改称社所问题之反抗/医界春秋社//
　医界春秋.-3-12-449

象贝垄断居奇消息之一束/医界春秋社//医界
　春秋.-3-11-293

新社员名誉社员题名录/医界春秋社//医界春
　秋.-3-5-92

新社员题名录/医界春秋社//医界春秋.-3-5-
　33,56,64,76,172,200,224,248,298,326,
　350,374,404,436,493,520.-3-6-138,
　225,242,307,426,454,465,535.-3-7-26,
　79,185,222,258,291,323,340,453,501,545
　.-3-8-4,72,82,161,207,260,299,333,
　397,440,486,534.-3-9-31,77,122,135,
　186,228,274,325,403,444,547.-3-10-
　34,80,120,165,176,322,373,473,529.-3-
　11-55,99,151,195,249,299,306,366,420,

507.-3-12-131,179,302,511.-3-14-62,295

新中医社致药界同志一封信/医界春秋社//医界春秋.-3-5-272

杨太和先生来函/医界春秋社//医界春秋.-3-6-163

药业分会请撤销废止中医议决案之代电/医界春秋社//医界春秋.-3-6-347

药业分会请撤销废置旧医议案/医界春秋社//医界春秋.-3-6-314

一本初衷/医界春秋社//医界春秋.-3-13-109

医界春秋编辑部启事/医界春秋社//医界春秋.-3-6-138//医界春秋.-3-6-426,454

医界春秋编辑委员图/医界春秋社//医界春秋.-3-13-182

医界春秋编辑余话/医界春秋社//医界春秋.-3-10-205

医界春秋编辑者言/医界春秋社//医界春秋.-3-5-44,45.-3-8-305,357,413,451

医界春秋第一百期发行胃病专号征稿启事/医界春秋社//医界春秋.-3-12-82

医界春秋第一二三六期刊误表/医界春秋社//医界春秋.-3-5-92

医界春秋发行部启事/医界春秋社//医界春秋.-3-6-108,138,242,319,387

医界春秋顾问图/医界春秋社//医界春秋.-3-13-181

医界春秋汇订第三五至九集总目录/医界春秋社//医界春秋.-3-6-3.-3-7-369.-3-8-347.-3-9-367.-3-10-387.-3-12-3

医界春秋汇选预约展期启事/医界春秋社//医界春秋.-3-5-224

医界春秋卷头语(连载)/医界春秋社//医界春秋.-3-5-57,77

医界春秋刊误鸣谢启事/医界春秋社//医界春秋.-3-5-115

医界春秋启事/医界春秋社//医界春秋.-3-5-468,496.-3-6-108.-3-5-374,404,436,522,554.-3-6-52,80,242

医界春秋愆期启事/医界春秋社//医界春秋.-3-12-154

医界春秋三周纪念优待读者/医界春秋社//医界春秋.-3-6-461

医界春秋社驳斥中央卫生委员会取缔国医议决案之通电/医界春秋社//医界春秋.-3-6-289

医界春秋社呈国民政府文/医界春秋社//医界春秋.-3-5-173

医界春秋社呈上海特别市卫生局注册文/医界春秋社//医界春秋.-3-5-430

医界春秋社出版中医条例公布特辑启事/医界春秋社//医界春秋.-3-13-319

医界春秋社创办函授科招收研究员/医界春秋社//医界春秋.-3-10-81,88

医界春秋社创设中国医药书局启事/医界春秋社//医界春秋.-3-7-462,502,546

医界春秋社催缴社费启事/医界春秋社//医界春秋.-3-9-224,319,359,426.-3-10-330,398,480

医界春秋社电一中全会请实行中西医平等待遇并促从速颁布中医条例/医界春秋社//医界春秋.-3-13-41

医界春秋社对于环境压迫的宣言/医界春秋社//医学杂志.-2-12-138

医界春秋社对于消灭中国医药毒计之危险的宣言/医界春秋社//医界春秋.-3-7-114

医界春秋社发行部紧要启事/医界春秋社//医界春秋.-3-6-235,281,315,383,426,454

医界春秋社发行四周纪念特刊启事/医界春秋社//医界春秋.-3-7-360

医界春秋社附设制药函授两部启事/医界春秋社//医界春秋.-3-5-273

医界春秋社复上海市卫生局之呈文/医界春秋社//医界春秋.-3-8-204

医界春秋社复中央国医馆准推派出席代表之一函/医界春秋社//医界春秋.-3-8-169

医界春秋社顾问夏应堂先生逝世/医界春秋社//医界春秋.-3-13-527

医界春秋社欢迎特约撰述员余择明君记/医界

春秋社//医界春秋.-3-5-431

医界春秋社欢迎新职员就职记/医界春秋社//医界春秋.-3-5-241

医界春秋社吉林省之社员合影/医界春秋社//医界春秋.-3-8-218

医界春秋社简章/医界春秋社//医界春秋.-3-5-434

医界春秋社经济股启事/医界春秋社//医界春秋.-3-5-468,496,522,554.-3-6-52.-3-8-209,234,300,336,400,418,456

医界春秋社经济股致谢/医界春秋社//医界春秋.-3-6-307

医界春秋社扩大组织征求新社员启事/医界春秋社//医界春秋.-3-7-437,477.-3-8-6,47.-3-9-366.-3-10-386.-3-12-2//国医公报.-4-24-330

医界春秋社来函/医界春秋社//医学杂志.-2-16-386//三三医报.-2-34-570

医界春秋社拟制发社员徽章启事/医界春秋社//医界春秋.-3-14-355,433

医界春秋社启事/医界春秋社//医界春秋.-3-5-15,25,119,172,176,200,224,248,298,326,528.-3-8-153,289

医界春秋社启事二则/医界春秋社//医界春秋.-3-5-156

医界春秋社迁移通告/医界春秋社//医界春秋.-3-7-234,268,302

医界春秋社迁移新址启事/医界春秋社//医界春秋.-3-7-500,544.-3-8-22

医界春秋社人员名录/医界春秋社//医界春秋.-3-5-1

医界春秋社三周纪念征文启事/医界春秋社//医界春秋.-3-6-429

医界春秋社上卫生部薛部长电文/医界春秋社//医界春秋.-3-6-163

医界春秋社社员录/医界春秋社//医界春秋.-3-7-421

医界春秋社四周纪念扩大组织征求新社员启事/医界春秋社//医界春秋.-3-7-331,381

医界春秋社特设医书代办部启事/医界春秋社

//医界春秋.-3-6-8,424,430,462,537.-3-7-221

医界春秋社特约撰稿人肖像/医界春秋社//医界春秋.-3-6-474

医界春秋社同仁肖像/医界春秋社//医界春秋.-3-5-10

医界春秋社图书室鸣谢/医界春秋社//医界春秋.-3-5-350,374.-3-6-52,80

医界春秋社为创办世界医报征文启/医界春秋社//医界春秋.-3-7-255

医界春秋社为创设中国制药社启事/医界春秋社//医界春秋.-3-10-190,225,323,377,400,530.-3-11-3,65,153

医界春秋社为七周纪念征文启事/医界春秋社//医界春秋.-3-9-274,325

医界春秋社为十一周年纪念发行小儿科专号征稿启事/医界春秋社//医界春秋.-3-14-180,249

医界春秋社夏令卫生宣传提要/医界春秋社//医界春秋.-3-5-241

医界春秋社一周年捐款总致谢/医界春秋社//医界春秋.-3-5-242

医界春秋社一周年账略报告/医界春秋社//医界春秋.-3-5-242

医界春秋社员证书缩影银质奖屏之缩影/医界春秋社//医界春秋.-3-8-5,48

医界春秋社月刊呈请上海市政府转咨内政部登记文/医界春秋社//医界春秋.-3-8-288

医界春秋社张主席之近影附盛心如先生题词泰安高宗岳先生聊语/医界春秋社//医界春秋.-3-9-387

医界春秋社征求社员简章/医界春秋社//医界春秋.-3-5-44

医界春秋社征求新社员宣言/医界春秋社//医界春秋.-3-7-154,222,256,280

医界春秋社征文/医界春秋社//医界春秋.-3-5-65

医界春秋社职员一览表/医界春秋社//医界春秋.-3-5-56

医界春秋社致卫生局局长函/医界春秋社//医

界春秋.-3-5-520

医界春秋社致谢/医界春秋社//医界春秋.-3-5-65,118,156,176,200,224,248,298,350,374,468,496,522.-3-6-52,108,138,242,535

医界春秋社中国医药书局联合启事/医界春秋社//医界春秋.-3-10-215

医界春秋社中国医药书局迁移启事/医界春秋社//医界春秋.-3-10-231,323,377,400,530

医界春秋社主席张赞臣君肖像/医界春秋社//医界春秋.-3-6-473.-3-7-393

医界春秋社组织编辑委员会启事/医界春秋社//医界春秋.-3-14-341,433

医界春秋社组织股启事/医界春秋社//医界春秋.-3-8-209,259,300,336,400

医界春秋社组织中国制药社缘起/医界春秋社//医界春秋.-3-10-115

医界春秋社组织中医革命团大纲/医界春秋社//医界春秋.-3-5-241

医界春秋十周年纪念发行血证专号征稿启事/医界春秋社//医界春秋.-3-13-11

医界春秋四周纪念优待读者/医界春秋社//医界春秋.-3-7-379

医界春秋特别启事/医界春秋社//医界春秋.-3-9-129

医界春秋特辟中国药学附刊出版启事/医界春秋社//医界春秋.-3-14-342,402,455

医界春秋特辟中国药学栏征稿启事/医界春秋社//医界春秋.-3-13-372,384,480,536

医界春秋特约撰述员肖像/医界春秋社//医界春秋.-3-6-22.-3-5-218

医界春秋五周纪念征文启事/医界春秋社//医界春秋.-3-8-267.-3-8-308

医界春秋小儿病专号改期出版启事/医界春秋社//医界春秋.-3-14-342,402,455

医界春秋咽喉号征文启事/医界春秋社//医界春秋.-3-6-176

医界春秋赞助者肖像/医界春秋社//医界春秋.-3-5-215.-3-6-19

医界春秋增价启事/医界春秋社//医界春秋.-3-8-262,300,335,401,478

医界春秋征求代表/医界春秋社//医界春秋.-3-5-176,200

医界春秋征求代派/医界春秋社//医界春秋.-3-5-118,156

医界春秋撰述者名录/医界春秋社//医界春秋.-3-5-205

医界春秋撰述者之台衔/医界春秋社//医界春秋.-3-6-2

医林短讯附医界春秋社征求社员简章/医界春秋社//医界春秋.-3-5-76

医药界招待国联会代表参观纪详/医界春秋社//医界春秋.-3-8-30

医药团体注册执照/医界春秋社//医界春秋.-3-5-474.-3-6-472

医药新闻报馆之通电/医界春秋社//医界春秋.-3-6-350

已到期而尚未缴纳常年社费之各社员诸君注意/医界春秋社//医界春秋.-3-8-315,379

余岩异哉旧医之举动/医界春秋社//医界春秋.-3-6-360

余云岫之旧医上五院长书驳议/医界春秋社//医界春秋.-3-8-258

张蕴忠来沪举行生理解剖图展览会/医界春秋社//医界春秋.-3-12-129

长沙曾觉叟先生来函(附陆渊雷复函)/医界春秋社(录)//医界春秋.-3-11-49

长沙发现黑舌症/医界春秋社//医界春秋.-3-10-246

长沙易南坡吴汉僎两先生来书(附湘省府决定推行公共卫生各步骤)/医界春秋社(录)//医界春秋.-3-11-44

浙江中医专科学校学生自治会告全国中医界宣言/医界春秋社//医界春秋.-3-14-215

浙省中医协会秋季大会记/医界春秋社//医界春秋.-3-8-31

针灸学中国最古发明(连载)/医界春秋社//医界春秋.-3-9-506,541

征求/医界春秋社//医界春秋.-3-10-527

征求中国医药学研究稿件启事/医界春秋社//医界春秋.-3-5-380,410

中国名药代办社启事/医界春秋社//医界春秋.-3-14-414

中国医学院改组成立宣言书/医界春秋社//医界春秋.-3-13-93

中国制药社药品实验报告录/医界春秋社//医界春秋.-3-11-97

中华国货维持会电请维持中医中药/医界春秋社//医界春秋.-3-6-350

中华国医学会第四届会员大会记/医界春秋社//医界春秋.-3-13-432

中西医行政管理法/医界春秋社//医界春秋.-3-10-525

中西医药研究社成立/医界春秋社//医界春秋.-3-12-65

中央各要人发起筹设首都国医院/医界春秋社//医界春秋.-3-13-99

中央国医馆成立大会记/医界春秋社//医界春秋.-3-8-206

中央国医馆代表大会注重新闻/医界春秋社//医界春秋.-3-12-130

中央国医馆二届代表大会之情形/医界春秋社//医界春秋.-3-12-128

中央国医馆工作改进/医界春秋社//医界春秋.-3-11-145

中央国医馆焦馆长聘本社主席张赞臣氏为编审委员/医界春秋社//医界春秋.-3-13-475

中央国医馆近讯(南京通讯)/医界春秋社//医界春秋.-3-12-297

中央国医馆设处方鉴定委员会/医界春秋社//医界春秋.-3-13-99

中央国医馆调派上海市国馆医分馆长/医界春秋社//医界春秋.-3-13-527

中央国医馆通电二/医界春秋社//医界春秋.-3-13-308

中央国医馆通电一/医界春秋社//医界春秋.-3-13-308

中央国医馆为药物图考出版启事/医界春秋社//医界春秋.-3-13-54

中央民众运动指导委员会解释中央国医馆性质/医界春秋社//医界春秋.-3-12-65

中医条例公布后关于中医管理问题(立法院重新审定)/医界春秋社//医界春秋.-3-13-367

中医条例公布后之波折/医界春秋社//医界春秋.-3-13-304

中医委员会议决设中医卫生训练班/医界春秋社//医界春秋.-3-14-480

中医药团体反对取缔案续闻/医界春秋社//医界春秋.-3-6-364

中政会决议中医教学规程由教育部会同卫生署中医委员会拟定(南京通讯)/医界春秋社//医界春秋.-3-14-379

驻菲律宾国医分馆要闻/医界春秋社//医界春秋.-3-14-250

追踪草圣者陈无咎书法/医界春秋社//医界春秋.-3-10-216,224

自由职业请减低所得税/医界春秋社//医界春秋.-3-14-265

医林一谔编者

本报复江苏孙家骥先生函/医林一谔编者//医林一谔.-4-9-210

本报介绍国医师/医林一谔编者//医林一谔.-4-9-265,355,445.-4-10-5,46,86,174,256,296,348,400,446,488,528,570

医林一谔启示/医林一谔编者//医林一谔.-4-9-168,393

医林一谔记者

第八届远东医学会在暹开会/医林一谔记者//医林一谔.-4-8-87

医林一谔杂志社

阿斯匹灵治病之疑问/医林一谔杂志社//医林一谔.-4-9-248

爱尔兰改正性的犯罪法/医林一谔杂志社//医林一谔.-4-11-531

奥国生产率减退死亡率增加/医林一谔杂志社

//医林一谔.-4-11-439

本报致本市同业函/医林一谔杂志社//医林一谔.-4-9-166

本社筹备举行种痘大运动/医林一谔杂志社//医林一谔.-4-9-479

本社复函/医林一谔杂志社//医林一谔.-4-10-35

本社复台山县国医支馆/医林一谔杂志社//医林一谔.-4-9-435

本社举行种痘大运动盛况/医林一谔杂志社//医林一谔.-4-10-32

本社修正卫生局修正取缔中医生章程提议书/医林一谔杂志社//医林一谔.-4-10-29

本市卫生局试验国医师情形/医林一谔杂志社//医林一谔.-4-11-437

本市医药团体控诉卫生局欺压国医师呈文/医林一谔杂志社//医林一谔.-4-9-162

庇报主持正义/医林一谔杂志社//医林一谔.-4-8-306

编后琐言/医林一谔杂志社//医林一谔.-4-8-40,201

编辑室的墨沈/医林一谔杂志社//医林一谔.-4-8-309

常熟医会改组成立/医林一谔杂志社//医林一谔.-4-10-37

陈济棠提倡国医药/医林一谔杂志社//医林一谔.-4-10-619

筹设国医学院之计书/医林一谔杂志社//医林一谔.-4-11-337

大学教授发明人造鼻(伦敦通讯)/医林一谔杂志社//医林一谔.-4-11-66

代国民大学图书馆征求/医林一谔杂志社//医林一谔.-4-10-37

德国发明计算微生物仪器/医林一谔杂志社//医林一谔.-4-11-441

德国厉行优生律/医林一谔杂志社//医林一谔.-4-11-237

德厉行优种政策/医林一谔杂志社//医林一谔.-4-10-642

德学者发明充饥物质/医林一谔杂志社//医林

一谔.-4-10-387

对于象贝栽培效用及改良之意见/医林一谔杂志社//医林一谔.-4-11-282

俄人发明医治聋哑新器/医林一谔杂志社//医林一谔.-4-11-237

俄医界实验鹿茸功效/医林一谔杂志社//医林一谔.-4-11-85

发明蛋黄素治愈烟瘾(南京通讯)/医林一谔杂志社//医林一谔.-4-11-385

法国着手防止骚音/医林一谔杂志社//医林一谔.-4-11-439

菲律宾中医代表回国呼吁/医林一谔杂志社//医林一谔.-4-11-339

肺结核病与煤油/医林一谔杂志社//医林一谔.-4-11-285

肺炎与血清疗法/医林一谔杂志社//医林一谔.-4-11-614

奉送金针疗病奇书/医林一谔杂志社//医林一谔.-4-10-117,167

福建国医馆筹备处成立讯/医林一谔杂志社//医林一谔.-4-8-83

妇女月经将大显功用/医林一谔杂志社//医林一谔.-4-11-577

工人愤日本横暴自杀/医林一谔杂志社//医林一谔.-4-8-456

恭颂名医陈亦毅先生神术/医林一谔杂志社//医林一谔.-4-10-286

关于病人药单贴印花之种种/医林一谔杂志社(辑)//医林一谔.-4-8-32

关于药单贴印花之面面观/医林一谔杂志社//医林一谔.-4-8-122

光汉中医专门学校控告卫生局摧残中国医药/医林一谔杂志社//医林一谔.-4-8-474

光华医院发生割症毙命案详情/医林一谔杂志社//医林一谔.-4-10-643

广州市卫生局第一卫生区通告/医林一谔杂志社(录)//医林一谔.-4-8-34

广州市卫生局招考国医师布告/医林一谔杂志社//医林一谔.-4-11-382

国府为整理中医学术训令行政院/医林一谔杂

志社//医林一谔.-4-8-177

国立中大医院函约中医公会共同研究发扬中药创闻/医林一谔杂志社//医林一谔.-4-8-351

国联关于组织中国古医研究委员会提案概要/医林一谔杂志社//医林一谔.-4-11-81

国药制造厂征求认股/医林一谔杂志社//医林一谔.-4-11-531

国医处方新衡旧秤折合对照表/医林一谔杂志社//医林一谔.-4-10-477

国医馆将设广东分馆/医林一谔杂志社//医林一谔.-4-8-35

国医馆在京开筹备大会详情/医林一谔杂志社(录)//医林一谔.-4-8-196

国医馆展期成立讯/医林一谔杂志社//医林一谔.-4-8-36

国医名录/医林一谔杂志社//医林一谔.-4-8-7.-4-9-9,53,95

国医条例审议之经过/医林一谔杂志社//医林一谔.-4-10-379

骇人听闻之秘鲁政府严禁华医华药案/医林一谔杂志社//医林一谔.-4-8-298

汉口市医药分会之希望/医林一谔杂志社//医林一谔.-4-8-265

黑热病之概况(上海通讯)/医林一谔杂志社//医林一谔.-4-11-576

湖南国医前途之曙光/医林一谔杂志社//医林一谔.-4-10-205

湖南国医药建设委员会致本社快邮代电/医林一谔杂志社//医林一谔.-4-10-557,650

湖南国医药团体致本社快邮代电/医林一谔杂志社//医林一谔.-4-10-283

华侨怨声载道/医林一谔杂志社//医林一谔.-4-9-42

华医华药被禁后之情况/医林一谔杂志社//医林一谔.-4-8-301

霍乱盛行之广州市/医林一谔杂志社//医林一谔.-4-9-202

建设厅劝用土产国药/医林一谔杂志社//医林一谔.-4-10-115

江苏武进国医公会致本社快邮代电/医林一谔杂志社//医林一谔.-4-10-556

焦易堂筹设国药制造厂/医林一谔杂志社//医林一谔.-4-11-438

解剖尸体规则/医林一谔杂志社(录)//医林一谔.-4-10-433

谨以十二分的诚意接受作者维护本志新生命的灌溉/医林一谔杂志社//医林一谔.-4-10-11

禁丑角装扮医生/医林一谔杂志社//医林一谔.-4-9-344

禁绝华医华药之感愤/医林一谔杂志社//医林一谔.-4-8-305

经济会发明国药效用/医林一谔杂志社//医林一谔.-4-11-531

卷首语/医林一谔杂志社//医林一谔.-4-8-57

科学家发现人体生光/医林一谔杂志社//医林一谔.-4-11-235

李光医生论酒之祸害/医林一谔杂志社//医林一谔.-4-9-391

李宗仁发起设国医馆/医林一谔杂志社//医林一谔.-4-10-204

立法院会议经过/医林一谔杂志社//医林一谔.-4-10-601

岭南医林一谔社藏书楼征求图书启事/医林一谔杂志社//医林一谔.-4-11-267

岭南医林一谔社藏书楼征求图书启事/医林一谔杂志社//医林一谔.-4-11-267

岭南医林一谔社藏书楼最近收到书报志谢/医林一谔杂志社//医林一谔.-4-11-226

伦敦医生将有致死病人权/医林一谔杂志社//医林一谔.-4-11-337

落升架可救心脏停止/医林一谔杂志社//医林一谔.-4-11-39

秘鲁稽查员骚扰华药店/医林一谔杂志社//医林一谔.-4-9-42

秘鲁政府禁绝华医药案之批词与电文/医林一谔杂志社//医林一谔.-4-8-439

秘鲁政府之布告/医林一谔杂志社//医林一谔

.-4-8-299

秘人联名拥护华医药/医林一谔杂志社//医林一谔.-4-8-300

秘政府拒绝华医及秘京民众呈文之批示/医林一谔杂志社//医林一谔.-4-8-301

秘政府取缔中医药之感言/医林一谔杂志社//医林一谔.-4-8-307

秘政府严禁中国医药之我见/医林一谔杂志社//医林一谔.-4-8-303

摩拿罗夫人胸膛放光/医林一谔杂志社//医林一谔.-4-11-68

农村医药人员训练班/医林一谔杂志社//医林一谔.-4-11-573

请维持国医国药/医林一谔杂志社//医林一谔.-4-10-555

取缔西医开立秘方提高药费(杭州通讯)/医林一谔杂志社//医林一谔.-4-11-573

取缔医药广告将改善/医林一谔杂志社//医林一谔.-4-11-80

取缔医药广告新规则/医林一谔杂志社//医林一谔.-4-10-640

全国医药界代表请愿情形/医林一谔杂志社//医林一谔.-4-10-602

全国医药总会拟呈庆祝国医馆成立纪念大会办法/医林一谔杂志社//医林一谔.-4-8-185

全国医药总会为西医金君反对设立国医馆敬告全国同业书/医林一谔杂志社//医林一谔.-4-8-36

人参已不复为国货/医林一谔杂志社//医林一谔.-4-11-237

人的寿命不止可活一四零年/医林一谔杂志社//医林一谔.-4-11-531

人的寿命可活一百四十年/医林一谔杂志社//医林一谔.-4-11-446

日本汉方医学会举行春季大演讲(南京通讯)/医林一谔杂志社//医林一谔.-4-11-575

日本汉医药的复兴/医林一谔杂志社//医林一谔.-4-10-432

日本汉医之复兴运动/医林一谔杂志社//医林一谔.-4-11-77

日本谋夺我国药材市场/医林一谔杂志社//医林一谔.-4-10-285

日本侵略中国年表/医林一谔杂志社//医林一谔.-4-8-508

日人发明蛇毒治癌症/医林一谔杂志社//医林一谔.-4-11-383

日人罹肺病者达一百万/医林一谔杂志社//医林一谔.-4-8-590

肉瘤原来乃病菌作祟/医林一谔杂志社//医林一谔.-4-11-336

三月间医药消息记要三十则/医林一谔杂志社//医林一谔.-4-8-119

山西中医改进研究会致本社快邮代电/医林一谔杂志社//医林一谔.-4-10-648

伤寒汲古行将出版/医林一谔杂志社//医林一谔.-4-10-388

上海市商会请免征国药出口税(上海通讯)/医林一谔杂志社//医林一谔.-4-11-574

上海象贝价格飞涨/医林一谔杂志社//医林一谔.-4-11-233

上海中医处方用新度量衡制/医林一谔杂志社//医林一谔.-4-10-112

省参议会请省府拨款设立国医学院及国医留医院/医林一谔杂志社//医林一谔.-4-11-235

十六年不睡的人/医林一谔杂志社//医林一谔.-4-11-70

十年卫生行政计划实现湘省政府铁腕下宣布国医国药死刑/医林一谔杂志社//医林一谔.-4-10-603

市参议会通过修正取缔中医章程/医林一谔杂志社//医林一谔.-4-10-31

市立医院应增设跌打科/医林一谔杂志社//医林一谔.-4-10-205

苏北黑热病调查/医林一谔杂志社//医林一谔.-4-11-505

苏联发明人造心/医林一谔杂志社//医林一谔.-4-11-33

他的病怎样治疗/医林一谔杂志社//医林一谔.-4-11-447

台湾皇汉医报/医林一谔杂志社//医林一谔.-4
-10-117

谭次仲函授国医学社招收同门广告/医林一谔
杂志社//医林一谔.-4-11-643

特别声明/医林一谔杂志社//医林一谔.-4-9-
122

提议规定中西医药看护费标准/医林一谔杂志
社//医林一谔.-4-10-515

铁血周刊/医林一谔杂志社//医林一谔.-4-10
-118

汪精卫也信仰国医吗/医林一谔杂志社//医林
一谔.-4-11-273

为国医界稍尽义务-破天荒的创举/医林一谔杂
志社//医林一谔.-4-9-5

维他命A对于眼疾有特效/医林一谔杂志社//
医林一谔.-4-11-384

卫生行政权/医林一谔杂志社//医林一谔.-4-
11-1

卫生局定期招考国医师/医林一谔杂志社//医
林一谔.-4-10-431

卫生局考试国医师记/医林一谔杂志社//医林
一谔.-4-10-477

卫生局考试针灸医生/医林一谔杂志社//医林
一谔.-4-10-204

胃十二指肠溃疡之新疗法/医林一谔杂志社//
医林一谔.-4-11-489

呜呼!中央医院之内容如此/医林一谔杂志社
//医林一谔.-4-11-167

五周开始的话/医林一谔杂志社//医林一谔.-4
-11-391

西医对取缔广告意见/医林一谔杂志社//医林
一谔.-4-10-641

锡兰热病死亡众多/医林一谔杂志社//医林一
谔.-4-11-483

香港医药界宴广东中医代表/医林一谔杂志社
//医林一谔.-4-8-285

象贝风潮愈趋扩大/医林一谔杂志社//医林一
谔.-4-11-274

写在第四卷首/医林一谔杂志社//医林一谔.-4
-10-525

猩红热与月经之关系/医林一谔杂志社//医林
一谔.-4-11-613

修正管理中医生章程/医林一谔杂志社//医林
一谔.-4-10-202

选卫生委员会第十七次会议之报告/医林一谔
杂志社//医林一谔.-4-11-83

药单又要贴印花/医林一谔杂志社//医林一谔
.-4-9-343

药物汇辑(连载)/医林一谔杂志社//医林一谔
.-4-10-120,168,208,393,439,481,521,
530,573,617.-4-11-56,135,231,269,
309,349,395,433,479

药物汇辑/医林一谔杂志社//医林一谔.-4-11
-8

一片偷龙转凤声/医林一谔杂志社//医林一谔
.-4-8-460

医界党员应负之责任(南京通讯)/医林一谔杂
志社//医林一谔.-4-11-573

医林一谔杂志社二周年纪念特别启示/医林一
谔杂志社//医林一谔.-4-10-9

医林一谔杂志社重要启示/医林一谔杂志社//
医林一谔.-4-10-435

医林一谔杂志社最近收到书报/医林一谔杂志
社//医林一谔.-4-10-38

医林一谔杂志优待直接定户/医林一谔杂志社
//医林一谔.-4-10-9,78,119

医学杂志汇编出版/医林一谔杂志社//医林一
谔.-4-10-38

医药法规两种/医林一谔杂志社(录)//医林一
谔.-4-8-80

医药总会请求组织国医馆之来鸿去雁呈请中央
准设国医馆/医林一谔杂志社//医林一谔.-4
-8-174

医钟出版了/医林一谔杂志社//医林一谔.-4-
10-37

以牛乳作饮料之危险/医林一谔杂志社//医林
一谔.-4-11-187

英国劳动阶级之健康状态/医林一谔杂志社//
医林一谔.-4-11-440

再度重来浸信医院之草菅人命/医林一谔杂志

社//医林一谔.-4-8-351

在德外人亦适用断种法/医林一谔杂志社//医
林一谔.-4-11-440

赠送冻疮原因及预防治疗法/医林一谔杂志社
//医林一谔.-4-10-561

赠送无血刺胳刊/医林一谔杂志社//医林一谔
.-4-10-562

张甸民众医药图书馆鸣谢/医林一谔杂志社//
医林一谔.-4-10-37

浙江塘栖枇杷业考察记/医林一谔杂志社//医
林一谔.-4-11-73

征集设国医学院意见/医林一谔杂志社//医林
一谔.-4-11-338

征求肝癌疗法/医林一谔杂志社//医林一谔.-4
-11-62

征求民间实验特效方药/医林一谔杂志社//医
林一谔.-4-10-559

芝城女子一睡三十三月(苏联社芝加哥讯)/医
林一谔杂志社//医林一谔.-4-11-483

中国医学远胜于西医之铁证大论/医林一谔杂
志社//医林一谔.-4-9-55

中华麻风救济会举行第二届铲除麻风悬奖征文
/医林一谔杂志社//医林一谔.-4-10-516

中华医学会之厚颜无耻/医林一谔杂志社//医
林一谔.-4-10-406

中西医药研究社成立大会记/医林一谔杂志社
//医林一谔.-4-11-445

中西医诊疗价目标准/医林一谔杂志社(录)//
医林一谔.-4-10-604

中央常会议决案(南京专电)/医林一谔杂志社
//医林一谔.-4-8-120

中央国医馆成立后与日本汉医复活/医林一谔
杂志社//医林一谔.-4-8-295

中央国医馆筹备大会全体会员谒陵摄影/医林
一谔杂志社//医林一谔.-4-8-139

中央国医馆请派本省市医药代表赴首都出席发
起人大会/医林一谔杂志社//医林一谔.-4-
8-82

中药行商之减税运动/医林一谔杂志社//医林
一谔.-4-10-558

中医公会召开联席会议致函本社/医林一谔杂
志社//医林一谔.-4-9-479

中医生组随军服务团/医林一谔杂志社//医林
一谔.-4-10-204

中医药公会选举结果/医林一谔杂志社//医林
一谔.-4-8-82

中医在日本获取得荣誉/医林一谔杂志社//医
林一谔.-4-11-338

诸公勉乎哉/医林一谔杂志社//医林一谔.-4-
10-609

专科学生病了三分一/医林一谔杂志社//医林
一谔.-4-11-65

医声通讯社

医声通讯社启事/医声通讯社//华西医药杂志
.-5-37-62

医史学委员会

中国医学史分类法/中西医药研究社,医史学委
员会//中西医药.-5-13-541

医文杂志部

稿约/医文杂志部//医文.-5-34-331

医文启事/医文杂志部//医文.-5-34-301

医学报社

白血球之数/医学报社//医学报.-1-4-191

博习医院给凭/医学报社//医学报.-1-6-305

陈修园/医学报社//医学报.-1-6-480

程子医说/医学报社//医学报.-1-6-256

春季会课揭晓(己酉四月初一日)/医学报社//
医学报.-1-6-287

春季课题/医学报社//医学报.-1-6-181

催缴报费/医学报社//医学报.-1-6-512

答侯春林(二)/医学报社//医学报.-1-5-475

答黄君承禧问(连载)/医学报社//医学报.-1-
4-115,131,146,163

代售天然戒烟丸启/医学报社//医学报.-1-5-
68,100,132,164,198

刀圭解/医学报社//医学报.-1-7-393

定痛/医学报社//医学报.-1-5-317

冬季课题/医学报社//医学报.-1-6-504

毒药库/医学报社(辑)//医学报.-1-7-399

讹传更正/医学报社//医学报.-1-6-175

伏气温病篇(连载)/医学报社//医学报.-1-4-
　　120,138

福医/医学报社//医学报.-1-6-376

告白/医学报社//医学报.-1-7-486

各属会友姓名住址表/医学报社//医学报.-1-
　　6-497

各种解剖生理图/医学报社//医学报.-1-5-
　　570.-1-6-26,58,86,122,154

工部局卫生清册/医学报社//医学报.-1-4-7

工部局卫生示谕(连载)/医学报社(录)//医学
　　报.-1-6-48,80

工部局卫生示谕/医学报社(录)//医学报.-1-
　　6-112

公函照录/医学报社//医学报.-1-6-306

恭贺医界大进步/医学报社//医学报.-1-7
　　-307

贵贱异治/医学报社//医学报.-1-6-257

寒霍乱治法/医学报社//医学报.-1-6-391

湖北禀办卫生会/医学报社//医学报.-1-6
　　-305

会友题名录/医学报社//医学报.-1-4-83,
　　99,130,146,163,179,211,226,275,431,527
　　.-1-5-49,209,497,549.-1-6-5,37,69,
　　101,133,179,197,215,231,249,267,285,
　　295,307,319,331,355,367,387,423,435,
　　447,459,503

惠书汇录/医学报社//医学报.-1-5-305

肌肉之卫生/医学报社//医学报.-1-4-192

记上海医会撤销事/医学报社//医学报.-1-6-
　　174

记太原医学馆提调朱伯雄别驾之病/医学报社
　　//医学报.-1-5-217

加非/医学报社//医学报.-1-5-223

甲乙经八卷/医学报社//医学报.-1-7-421

江督考试医生记/医学报社//医学报.-1-6
　　-296

江督批无锡丁福保请保护医书版权文/医学报
　　社(转载)//医学报.-1-6-303

江南镇台扎饬各标营军医官文(为饬遵认购本
　　报事)/医学报社//医学报.-1-6-268

教室之卫生/医学报社//医学报.-1-4-192

节录家庭卫生书序/医学报社//医学报.-1-4-
　　420

戒鸦片新法/医学报社//医学报.-1-7-524

戒烟浅说/医学报社//医学报.-1-6-252

谨贺新禧/医学报社//医学报.-1-7-306

净身粉暂缺/医学报社//医学报.-1-4-145

敬告会友及阅报诸君/医学报社//医学报.-1-
　　5-50

敬拟联络各医会简程/医学报社//医学报.-1-
　　4-443

敬请医药两界诸君子均鉴/医学报社//医学报
　　.-1-6-9,41,73,105,137

酒/医学报社//医学报.-1-5-224

考察日本医学专员回沪/医学报社//医学报.-1
　　-6-387

考试医生章程/医学报社//医学报.-1-5-401

来函照录/医学报社//医学报.-1-6-354

历代名医列传/医学报社//医学报.-1-7-442

两江总督部堂张批医士王桢等禀请刊用公会钤
　　记由/医学报社(录)//医学公报.-1-7-39

录孟河费绳甫先生医案一则/医学报社//医学
　　报.-1-5-158

录同仁报第六号/医学报社//医学报.-1-4
　　-355

录朱雅南先生来书并书其后/医学报社//医学
　　报.-1-4-83

论痢疾/医学报社//医学报.-1-5-541

论孟河费氏之治病(一)至(五)/医学报社//医
　　学报.-1-4-276,291,307,323,341

论胎息/医学报社//医学报.-1-5-337

论微细血管之功用/医学报社//医学报.-1-4-
　　571

论夏热病/医学报社//医学报.-1-6-156

名医回沪/医学报社//医学报.-1-5-453,515

南雅雄剖解病犬之神奇/医学报社//医学报.-1

－6－302

拟编圣愈录启/医学报社//医学报.－1－4－410

宁垣考试医生记/医学报社//医学报.－1－5
－529

纽约之犬名医/医学报社//医学报.－1－7－400

疟疾刍言/医学报社//医学报.－1－6－379

彭伴渔先生传略/医学报社//医学报.－1－6
－367

皮肤之感觉/医学报社//医学报.－1－4－191

平人之屎量/医学报社//医学报.－1－4－191

请阅医报以重生命启/医学报社//医学报.－1
－5－290,322,354,386

秋季会课题揭晓/医学报社//医学报.－1－6
－505

秋季课题/医学报社//医学报.－1－6－368

求医告白/医学报社//医学报.－1－4－170

全体阐微(连载)/医学报社//医学报.－1－5－
343,371

热霍乱治法/医学报社//医学报.－1－6－392

热心可感/医学报社//医学报.－1－5－40,72,
104,136,168

人体寄生虫及霉菌之图解(连载)/医学报社//
医学报.－1－4－207,213,229

人体寄生虫及霉菌之图解/医学报社//医学报
.－1－4－183

人体解剖生理图/医学报社//医学报.－1－5－
274,342,370,410,442,474,507

三近因/医学报社//医学报.－1－4－406

三十六期校勘记/医学报社//医学报.－1－4
－67

上海工部卫生局预防痨症传染之法/医学报社
//医学报.－1－5－325

上海医会各董事姓氏表/医学报社//医学报.－1
－5－265,297

上海医务总会成立纪/医学报社//医学报.－1－
4－195

社友题名录/医学报社//医学报.－1－4－259

实用解剖学(连载)/医学报社//医学报.－1－4－
37,70,153

嗜欲不同/医学报社//医学报.－1－6－200

水治法分类术式/医学报社//医学报.－1－7
－465

水治法介达的应用/医学报社//医学报.－1－7－
482

水治法效用/医学报社//医学报.－1－7－463

太后重视医学/医学报社//医学报.－1－4－449

太医院整顿医学/医学报社//医学报.－1－4
－450

唐容川/医学报社//医学报.－1－6－479

特开正式大会启/医学报社//医学报.－1－6
－460

题竹氏产婆学/医学报社//医学报.－1－5－435

通俗报简章/医学报社//医学报.－1－4－462

退热/医学报社//医学报.－1－5－318

微细血管功用说(一)至(三)/医学报社//医学
报.－1－4－431,447,539

卫生漫录/医学报社//医学报.－1－4－423

问答/医学报社//医学报.－1－7－360,471,495

夏季会课题揭晓(己酉六月三十日桢定)/医学
报社//医学报.－1－6－369

夏季课题(脉学考)/医学报社//医学报.－1－6－
286

仙方照录/医学报社//医学报.－1－6－331

向日葵治疟/医学报社//医学报.－1－6－410

新订报例/医学报社//医学报.－1－6－496

新纂儿科学绪言/医学报社//医学报.－1－7
－525

杏林余话/医学报社//医学报.－1－7－446

徐家汇高等实业学堂疫症记/医学报社//医学
报.－1－4－487

许菊泉先生传略/医学报社//医学报.－1－6
－250

续交会费姓氏录/医学报社//医学报.－1－4－
399,447

宣统二年中国医学会新会员题名录/医学报社
//医学报.－1－7－306,342

学部奏议复请分办中西医学堂/医学报社//医
学报.－1－4－449

衣服之卫生/医学报社//医学报.－1－4－191

医案/医学报社(辑)//医学报.－1－6－253

医报馆启/医学报社//医学报.-1-4-51,55,67,184.-1-5-162,194,228,258,355

医界一览表/医学报社//医学报.-1-5-361

医学报创立中西药物调查表启/医学报社//医学报.-1-5-263,325,358,388,420,455

医学报馆告白/医学报社//医学报.-1-4-182,198,210,215,226,230,242,258,266,274,282,290,294,306

医学报会敬赠医学报三个月/医学报社//医学报.-1-7-328

医学报目录/医学报社//医学报.-1-4-196

医学报赞助诸员题名录/医学报社//医学报.-1-5-195,233,266,297,328,357,389,421,457,489,521,553.-1-6-9,41,73,105,137

医学报招登告白启/医学报社//医学报.-1-5-162

医学报招登医界一览表启/医学报社//医学报.-1-5-195,229,265,325,360,388,420,452,484.-1-6-9,41,73,105,137

医学概论(连载)/医学报社//医学报.-1-5-57,62

医学通论之绪论(一)至(三)/医学报社//医学报.-1-4-463,479,511

医学源流考(一)至(十)/医学报社//医学报.-1-5-433,467,499.-1-6-19,54,115,147,161,182,198

医贼/医学报社//医学报.-1-6-172

余道生医案/医学报社//医学报.-1-4-456

与郁卿舅氏书论神昏一症/医学报社//医学报.-1-6-481

冤哉李医/医学报社//医学报.-1-6-175

越医传派/医学报社//医学报.-1-4-43

早晨呕吐/医学报社//医学报.-1-7-392

造就看护妇说/医学报社//医学报.-1-4-211

赠彩待领/医学报社//医学报.-1-6-308

赠品附志/医学报社//医学报.-1-6-292

浙省私立医院学校招生/医学报社//医学报.-1-5-234

征求病历质疑/医学报社//医学报.-1-7-364

征求名医碎金录/医学报社//医学报.-1-7-363

职员评议事件/医学报社//医学报.-1-7-332

致各埠会友之公函/医学报社//医学报.-1-6-145

中国江海险要图志/医学报社//医学报.-1-5-76,108,140,172

中国医学报简章/医学报社//医学报.-1-7-336

中国医学会春季课题/医学报社//医学报.-1-7-412

中国医学会会员赴东京考察医学附录札文如下/医学报社//医学报.-1-6-303

中国医学会会员续题名录/医学报社//医学报.-1-7-425,449

中国医学会序/医学报社//医学报.-1-4-68

中权居士演说录(连载)/医学报社//医学报.-1-4-118,135,151,165

中矢毒伤/医学报社//医学报.-1-7-395

中西药物调查表/医学报社//医学报.-1-5-294,326,358,391,423,455

中西药物调查表启/医学报社//医学报.-1-5-233

中西医浅论/医学报社//医学报.-1-4-180

中西医学群书/医学报社//医学报.-1-5-346

猪心血/医学报社//医学报.-1-5-21

自语时耳中觉响之理/医学报社//医学报.-1-7-394

宗气即空气论/医学报社//医学报.-1-6-485

医学导报社

医学导报社启事/医学导报社//华西医药杂志.-5-37-118,242

医学公报社

按寸不及尺握手不及足人迎趺阳三部不参解/医学公报社//医学公报.-1-7-234

本会诸评议员暨各埠调查员之照会/医学公报社//医学公报.-1-7-57

本年夏季课题/医学公报社//医学公报.-1-7-287

驳医界一分子杨湘卿传单(连载)/医学公报社//医学公报.-1-5-323,355

补收社费姓氏录/医学公报社//医学公报.-1-7-143

蔡小香敬告同社诸君/医学公报社//医学公报.-1-6-517

蔡小香启事/医学公报社//医学公报.-1-7-109,143

蔡种骏亲笔谨登(二月二十四日)/医学公报社//医学公报.-1-7-2

春季会课题揭晓(庚戌四月十五日)/医学公报社//医学公报.-1-7-73

春课揭晓/医学公报社//医学公报.-1-7-269

催缴本年报费/医学公报社//医学公报.-1-6-576

催缴上届报费/医学公报社//医学公报.-1-6-530

答问二则/医学公报社//医学公报.-1-6-585

丁氏医学业书总序/医学公报社//医学报.-1-5-273

冬课展期揭晓/医学公报社//医学公报.-1-6-530

二十九期解剖学正误记/医学公报社//医学报.-1-4-4

复李君鹤访凌君志云李君啸云邵君质人/医学公报社//医学报.-1-7-339

复南京评议员濮君凤笙函(二月二十七日)/医学公报社//医学公报.-1-7-7

庚戌夏季课卷揭晓(村潜阅)/医学公报社//医学公报.-1-7-161

乖鱼毒/医学公报社//医学公报.-1-7-196

杭医出报之新颖/医学公报社//医学公报.-1-7-17

沪事评论二(录二月二一日上海神州日报)/医学公报社//医学公报.-1-7-9

沪事评论一(录二月十七上海神州日报)/医学公报社//医学公报.-1-7-9

黄玉楸/医学公报社//医学公报.-1-7-86

汇答承询各节/医学公报社//医学公报.-1-6-550

汇录第一期至八十期之医论总目/医学公报社//医学报.-1-5-241

会课缓晓之原因/医学公报社//医学公报.-1-6-575

会友题名/医学公报社//医学公报.-1-6-515,535,576.-1-7-8,23,40,58,91,111

会友心得录/医学公报社//医学报.-1-4-412

惠函节录/医学公报社//医学公报.-1-6-586

惠件志谢/医学公报社//医学报.-1-6-191

惠书鸣谢/医学公报社//医学报.-1-4-550

祸者福之倚/医学公报社//医学公报.-1-7-5

江督张批优等医士秦士俊禀陈中西医院传考不洽与情由/医学公报社//医学公报.-1-7-53

晋抚恩行司道设立医学馆并饬筹款札/医学公报社//医学报.-1-4-165

敬告海内医学家/医学公报社//医学公报.-1-7-143

敬告热心之会友/医学公报社//医学公报.-1-6-549

敬谢维持本报诸君/医学公报社//医学公报.-1-7-250

酒/医学公报社//医学公报.-1-7-249

勘误/医学公报社//医学公报.-1-7-197

黎庇留治验三则(连载)/医学公报社//医学公报.-1-7-68,103

黎天佑治验三则/医学公报社//医学公报.-1-7-28

李笠翁颐养法/医学公报社//医学公报.-1-7-247

论伏气温病是伏热非伏寒/医学公报社//医学公报.-1-6-579

论哈尔滨致疫之由/医学公报社//医学公报.-1-7-276

论戊申岁粤港核疫(一)至(四)/医学公报社//医学报.-1-6-93,121

论宜编辑医书/医学公报社//医学公报.-1-4-259

论宜奖励译书/医学公报社//医学公报.-1-5-17

梅咏仙治验一则/医学公报社//医学公报.-1-6-561

迁移广告/医学公报社//医学公报.-1-7-269

秋课赠彩待领/医学公报社//医学公报.-1-6-530

群仙液/医学公报社//医学公报.-1-7-230

日华新报馆告白/医学公报社//医学公报.-1-5-16

社词/医学公报社//医学公报.-1-6-535

社友题名/医学公报社//医学公报.-1-7-146,180,197,251,287

申报启用钤记日期由/医学公报社(辑)//医学公报.-1-7-57

申明本报之宗旨/医学公报社//医学公报.-1-6-53

收缴会费姓氏录/医学公报社//医学公报.-1-6-534,549,573

收缴社费姓氏录/医学公报社//医学公报.-1-7-287

素灵讲义凡例/医学公报社//医学公报.-1-7-137

素灵讲义目录/医学公报社//医学公报.-1-7-135

特捐申谢/医学公报社//医学公报.-1-6-573.-1-7-179,287

特开恳亲大会启/医学公报社//医学公报.-1-7-39,55

条驳丁氏医学报同人复函/医学公报社//医学公报.-1-6-567

条驳各处所接蔡小香伪函/医学公报社//医学公报.-1-6-573

投稿诸君注意/医学公报社//医学公报.-1-7-179

投函本社者注意/医学公报社//医学公报.-1-7-54

王士翘医案/医学公报社//医学报.-1-4-426

为复各议员另立公会公报事各埠会友赞成书/医学公报社(录)//医学公报.-1-6-528

为复议大会风潮事各省议员公布意见书/医学公报社//医学公报.-1-6-522

违教志歉/医学公报社//医学公报.-1-6-549

问题求教(问者桢有所疑而问之也教者敬求丁君教之也)/医学公报社//医学公报.-1-7-5

我道不孤/医学公报社//医学公报.-1-5-442

物性/医学公报社//医学公报.-1-7-230

夏季课题/医学公报社//医学公报.-1-7-78

小儿纯阳辨/医学公报社//医学报.-1-6-271

医界一览表/医学公报社//医学报.-1-5-298,329,393,425,457,489,521,553.-1-6-10,42,74,106,138,177,195

医学报社同人公启/医学公报社//医学公报.-1-6-532

医学公报馆特志/医学公报社//医学公报.-1-6-519

医学公报愆期之原因/医学公报社//医学公报.-1-6-518

医学公报社办法三条/医学公报社//医学公报.-1-6-531

医学公报社启事/医学公报社//医学公报.-1-6-533,549,573.-1-7-7,21,39,57,73,91,107,143,161,179,251,269,287

医学公会开会集议情形/医学公报社//医学公报.-1-7-107

医学公会批准立案/医学公报社//医学公报.-1-6-533

医学研究所通告/医学公报社//医学公报.-1-5-324

庸医/医学公报社//医学公报.-1-7-523

阅报诸君注意/医学公报社//医学公报.-1-6-532.-1-7-134

正告全体会员/医学公报社//医学公报.-1-6-573

中国国民卫生会叙文(日本留学生来稿)/医学公报社//医学报.-1-4-495

中国医学会议决明年办法/医学公报社//医学公报.-1-6-534

中国医药学准用钤记/医学公报社//医学公报.-1-7-215

中国制药公司序/医学公报社//医学公报.-1-

4－415

总工程局上瑞道宪禀稿/医学公报社//医学公报.－1－4－501

医学书局

医学书局特别启事/医学书局//中西医学报.－1－26－501

医学研究改进会

学生史家侯报告浮山县西路发生冬温症山西中医改进研究会研究之治疗法/医学研究改进会//医学杂志.－2－1－321

研究汾城县报告小儿时症/医学研究改进会//医学杂志.－2－4－588

研究高平县贾树棠报告时症/医学研究改进会//医学杂志.－2－4－463

研究广灵县救治霍乱症布告/医学研究改进会//医学杂志.－2－4－95

研究怀仁县报告痢症/医学研究改进会//医学杂志.－2－4－216

研究岚县发生时疫/医学研究改进会//医学杂志.－2－8－479

研究辽县发生喉疫症之治疗/医学研究改进会//医学杂志.－2－7－234

研究临汾县监狱传染症/医学研究改进会//医学杂志.－2－2－224

研究偏关县发生各症/医学研究改进会//医学杂志.－2－2－226

研究清源县报告冬温症/医学研究改进会//医学杂志.－2－2－223

研究上次兴县发生疫症/医学研究改进会//医学杂志.－2－4－590

医学研究会

医学研究会简章/医学研究会//中医杂志（广东）.－3－4－207

医学杂志社

安泽县报告监狱发生时症山西中医改进研究会答复疗治法（九年二月）/医学杂志社//医学

杂志.－2－1－429

保护睾丸/医学杂志社//医学杂志.－2－6－408

闭于命火衰弱之疗治法/医学杂志社//医学杂志.－2－1－561

闭于宗气虚陷之疗治法/医学杂志社//医学杂志.－2－1－562

编辑处启事/医学杂志社//医学杂志.－2－4－253

扁鹊见垣一方人说/医学杂志社//医学杂志.－2－9－476

病理学大家麦几尼夸甫/医学杂志社//医学杂志.－2－6－271

驳杂病新论首书/医学杂志社//医学杂志.－2－6－394

不药之治疗三则/医学杂志社//医学杂志.－2－4－354

不治已病治未病（录丹溪心法附余）/医学杂志社//医学杂志.－2－4－547

传染病预防法/医学杂志社//医学杂志.－2－10－505

春蔬养生谈（见医药新闻）/医学杂志社//医学杂志.－2－2－178

答×××先生问/医学杂志社//医学杂志.－2－16－140

答○○○先生/医学杂志社//医学杂志.－2－16－215

答马铎先生问/医学杂志社//医学杂志.－2－16－139

答秦国桢先生/医学杂志社//医学杂志.－2－16－216

答孙心泽先生/医学杂志社//医学杂志.－2－16－212

答吴定安问病拟方/医学杂志社//医学杂志.－2－16－600

答杨永锡先生问/医学杂志社//医学杂志.－2－16－137

答杨子良先生/医学杂志社//医学杂志.－2－16－216

答益华君函/医学杂志社//医学杂志.－2－17－77

答余子祥先生/医学杂志社//医学杂志.-2-16-213

答张绂卿先生/医学杂志社//医学杂志.-2-16-214

东亚医学杂志广告/医学杂志社//医学杂志.-2-4-385

冬虫夏草考/医学杂志社//医学杂志.-2-7-506

读日本内务省禁止煤油治肺病之感想/医学杂志社//医学杂志.-2-16-104

繁峙县报告发生疫症/医学杂志社//医学杂志.-2-8-351

防治临县疫症记/医学杂志社//医学杂志.-2-5-343

肺痨之鉴别与治方/医学杂志社//医学杂志.-2-10-596

附设医院十八年十一十二月中西医诊治人数表/医学杂志社//医学杂志.-2-11-541

附设医院十三年九月十月中西医诊治人数及比较表/医学杂志社//医学杂志.-2-5-273

附设医院十三年七月八月中西医诊治人数及比较表/医学杂志社//医学杂志.-2-5-143

附设医院十三年十一月十二月中西医诊治人数及比较表/医学杂志社//医学杂志.-2-5-421

附设医院十三年五月六月中西医诊治人数及比较表/医学杂志社//医学杂志.-2-5-7

复广州杏林医学月报社缄/医学杂志社//医学杂志.-2-10-613

复胡复春报告小儿吸气困难症/医学杂志社//医学杂志.-2-3-478

复介休分会报告眩晕作呕证/医学杂志社//医学杂志.-2-4-217

复介休高锦云报告小儿咳嗽症/医学杂志社//医学杂志.-2-5-228

复介休县知事报告失血症/医学杂志社//医学杂志.-2-3-477

复介休县中医改进研究分会缄/医学杂志社//医学杂志.-2-2-237

复沁县郝景清报告各症/医学杂志社//医学杂志.-2-5-229

复邱明扬君(四川梁山县县立初级中学)/医学杂志社//医学杂志.-2-10-614

复孝义县吕知事/医学杂志社//医学杂志.-2-1-591

复张泽民报告痫症/医学杂志社//医学杂志.-2-3-476

傅山题幼科证治准绳/医学杂志社//医学杂志.-2-3-228

傅山医药论略/医学杂志社//医学杂志.-2-3-228

个人卫生十二要/医学杂志社//医学杂志.-2-11-319

各地中医药团体向三中全会请愿(实行中西医待遇平等)/医学杂志社//医学杂志.-2-18-292

各省市理事候圈人名单/医学杂志社//医学杂志.-2-13-118

古医十四科/医学杂志社//医学杂志.-2-9-247

关于病气虚实用药之不同(二则)/医学杂志社//医学杂志.-2-3-471

关于不药之治疗二则/医学杂志社//医学杂志.-2-5-93

关于痘症外泄法/医学杂志社//医学杂志.-2-2-219

关于喉症之用吐法三则/医学杂志社//医学杂志.-2-3-311

关于科学之理治疗案/医学杂志社//医学杂志.-2-6-521

关于气工治病法(二则)/医学杂志社//医学杂志.-2-2-220

关于色诊之治疗(三则)/医学杂志社//医学杂志.-2-3-331

关于上病移下法/医学杂志社//医学杂志.-2-3-470

关于痰症之治疗(四则)/医学杂志社//医学杂志.-2-5-93

关于体质肥瘦治疗之不同(二则)/医学杂志社//医学杂志.-2-3-472

关于头痛为虫证治法/医学杂志社//医学杂志.-2-2-219

关于下病治上法/医学杂志社//医学杂志.-2-3-470

关于心理疗治之法(连载)/医学杂志社(辑)//医学杂志.-2-1-84,311,419.-2-2-81,218,345,490.-2-3-79,209,330,591.-2-4-212,459,459,583.-2-5-223.-2-6-93,235.-2-8-343

关于阳极似阴证一则/医学杂志社//医学杂志.-2-4-584

关于医药卫生之法律(连载)/医学杂志社(录)//医学杂志.-2-11-249,522

关于阴极似阳证一则/医学杂志社//医学杂志.-2-4-584

关于诈病之治法二则/医学杂志社//医学杂志.-2-5-502

关于针灸之神术二则/医学杂志社//医学杂志.-2-4-460

关于真寒假热之证治(三则)/医学杂志社//医学杂志.-2-2-345

关于治脱肛证/医学杂志社//医学杂志.-2-4-586

关于治子宫脱下证/医学杂志社//医学杂志.-2-4-585

广东国医学院代电/医学杂志社//医学杂志.-2-18-280

广东新中医学会来电/医学杂志社//医学杂志.-2-11-243

广东中医工会为医校改称社事通告/医学杂志社//医学杂志.-2-13-185

广东中医专门学校致山西中医改进研究会缄/医学杂志社//医学杂志.-2-8-350

广灵县发生疫症/医学杂志社//医学杂志.-2-8-227

广西南宁医药界同人为争国医管理权致立法院电/医学杂志社//医学杂志.-2-15-532

广西南宁中医中药团体联合会来电/医学杂志社//医学杂志.-2-11-244

龟板(录丹波氏医剩)/医学杂志社(辑)//医学杂志.-2-7-112

国府明令公布中医条例原文/医学杂志社//医学杂志.-2-17-179

国医自强重大提案/医学杂志社//医学杂志.-2-7-365

河津等县报告小儿疹症山西中医改进研究会研究正疹温疹之区别及治疗法(八年四月)/医学杂志社//医学杂志.-2-1-96

湖北国医专校反对学校改称学社电/医学杂志社//医学杂志.-2-17-388

湖南国医药团体为国医改校称社快邮代电/医学杂志社//医学杂志.-2-17-52

湖南国医药专校为国医改校称社快邮代电/医学杂志社//医学杂志.-2-17-54

湖南国医专科学校快邮代电/医学杂志社//医学杂志.-2-16-495

湖南省国医药界向立法院为国医馆争管理权/医学杂志社//医学杂志.-2-15-199

湖南医学团体向内政会议请求提倡国医事/医学杂志社//医学杂志.-2-15-147

湖南长沙卫生报社来函一/医学杂志社//医学杂志.-2-15-534

化验洋绿及救治法/医学杂志社//医学杂志.-2-6-237

会长复张季直先生书(八年七月)/医学杂志社//医学杂志.-2-1-578

家庭卫生十二要/医学杂志社//医学杂志.-2-11-324

江苏省管理中医规则/医学杂志社//医学杂志.-2-16-68

江西各医学团体快邮代电/医学杂志社//医学杂志.-2-15-315

教卫部焚坑国医国药之痛史录/医学杂志社//医学杂志.-2-15-311

介绍学道新书金丹真传/医学杂志社//医学杂志.-2-5-410

介绍阅报医士/医学杂志社//医学杂志.-2-3-252

介绍浙江绍兴与医药月报/医学杂志社//医学杂志.-2-6-125

紧要启事/医学杂志社//医学杂志.-2-16-80

近人医案/医学杂志社//医学杂志.-2-1-233

精神合作(少年中医社征求社员)/医学杂志社//医学杂志.-2-15-636

敬告读者/医学杂志社//医学杂志.-2-16-226

静乐等县报告时温兼痧喉症山西中医改进研究会研究治疗方法(九年三月)/医学杂志社//医学杂志.-2-1-425

灸十二种骨蒸法(苏沈良方)(连载)/医学杂志社//医学杂志.-2-2-314,458

来函更正/医学杂志社//医学杂志.-2-17-189

理事合照/医学杂志社//医学杂志.-2-1-10

理事长杨政务厅长像/医学杂志社//医学杂志.-2-1-9

辽县报发生疫症/医学杂志社//医学杂志.-2-4-589

临县防疫纪/医学杂志社//医学杂志.-2-5-359

录报载小三榆主人稿三则/医学杂志社//医学杂志.-2-8-481

论勤惰与血脉之关系(录格致丛书)/医学杂志社(辑)//医学杂志.-2-4-44

论孙中山之病/医学杂志社//医学杂志.-2-7-368

论血内铁质功用(录格致丛书)/医学杂志社(辑)//医学杂志.-2-4-415

梅县中医公会来电/医学杂志社//医学杂志.-2-18-281

门人某与趾痕书/医学杂志社//医学杂志.-2-15-527

民国二十年间参考友人送来治半身不遂方案/医学杂志社//医学杂志.-2-18-544

闽中林鉴塘太史闲居杂录/医学杂志社//医学杂志.-2-2-517

名誉理事长赵旅长像/医学杂志社//医学杂志.-2-1-8

鸣谢启事/医学杂志社//医学杂志.-2-16-218

南京医报陈少之论霍乱/医学杂志社//医学杂志.-2-3-93

南通预防春季白喉痘疫之通告/医学杂志社//医学杂志.-2-8-354

脑膜炎之特效疗法/医学杂志社//医学杂志.-2-16-407

拟定中央国医馆草案/医学杂志社(录)//医学杂志.-2-12-21

拟请恢复乡贤医圣张仲景祝典并发还祭田创设国医学术研究院经费呈请河南省政府并蒙批示原文/医学杂志社(录)//医学杂志.-2-17-294

宁波中医公会快邮代电/医学杂志社//医学杂志.-2-15-306

佩雄神确能得男之奇验(转载科学常识)/医学杂志社(辑)//医学杂志.-2-11-524

平鲁报告发生疫症/医学杂志社//医学杂志.-2-8-353

平蒲等县报告时行温病山西中医改进研究会研究治疗法/医学杂志社//医学杂志.-2-1-100

破伤风之直肠性镁疗法/医学杂志社//医学杂志.-2-3-488

全国各省市国医国药两界代表宣言(二十三年二月)/医学杂志社//医学杂志.-2-15-520

全国医学总会建设方略刍议(连载)/医学杂志社//医学杂志.-2-11-507,628.-2-12-128

全国医药总会广东分会为医校改称医社通启/医学杂志社//医学杂志.-2-13-184

全国中医药请愿修改卫生署组织/医学杂志社//医学杂志.-2-18-275

人秉双性说(录格致丛书)(连载)/医学杂志社(辑)//医学杂志.-2-4-616.-2-5-113

如皋姚世琛来函/医学杂志社//医学杂志.-2-17-391

杀虫药品录/医学杂志社//医学杂志.-2-4-209

沙市国医药公会庆祝一二二国府公布国医条例纪念大会宣言/医学杂志社//医学杂志.-2-

17-386

山东国医药团体反对卫生署管理中医电/医学杂志社//医学杂志.-2-18-280

山东诸城发生险症/医学杂志社//医学杂志.-2-3-594

山西省银行杨君来函问病/医学杂志社//医学杂志.-2-14-534

山西中医改进研究会复书/医学杂志社//医学杂志.-2-3-103

山西中医改进研究会改组后现届理事表/医学杂志社//医学杂志.-2-14-115

山西中医改进研究会会长阎伯川先生肖像/医学杂志社//医学杂志.-2-16-78.-2-17-95

山西中医改进研究会寄送第一期杂志各处来缄汇登(附复信)/医学杂志社//医学杂志.-2-1-223

山西中医改进研究会理事向山西省政设计委员会论改良医药计划/医学杂志社//医学杂志.-2-14-120

山西中医改进研究会名誉理事王奉山先生逝世志挽/医学杂志社//医学杂志.-2-15-68

山西中医改进研究会推选陈理事赴沪会出席复书/医学杂志社//医学杂志.-2-11-13

山西中医改进研究会为发会员证书事告会员书/医学杂志社//医学杂志.-2-15-145

山西中医改进研究会向中央政府提议提倡中医学术案/医学杂志社//医学杂志.-2-10-211

山西中医改进研究会星期征稿选登二篇/医学杂志社//医学杂志.-2-1-467

上海国医公会等为公布中医条例函/医学杂志社//医学杂志.-2-16-135

上海全国医药代表大会致山西中医改进研究会电/医学杂志社//医学杂志.-2-11-13

上海市国医公会设立中国医学院概况/医学杂志社//医学杂志.-2-15-393

上海医界春秋社关于中西医平等待遇之呼声/医学杂志社//医学杂志.-2-17-173

上海医界春秋社为创办世界医界报征文启/医

学杂志社//医学杂志.-2-12-447

上海医药团体反对废止中国医药之通电/医学杂志社//医学杂志.-2-11-90

上张南通改良中药意见书/医学杂志社//医学杂志.-2-2-101

神舟医药学发刊宣言/医学杂志社//医学杂志.-2-8-605

神州医药总会复山西中医改进研究会缄/医学杂志社//医学杂志.-2-7-93

省长行知审查孙秉彝等合编针灸真传八册公牍/医学杂志社//医学杂志.-2-4-18

十六年一二月中西医诊治人数及比较表/医学杂志社//医学杂志.-2-8-523

十三年分每星期讲演到会次数最多之会员录/医学杂志社//医学杂志.-2-6-282

时令病学序/医学杂志社//医学杂志.-2-16-67

实行解剖之发轫/医学杂志社//医学杂志.-2-11-106

实用中药小词典/医学杂志社//医学杂志.-2-17-450

使怒法二则/医学杂志社//医学杂志.-2-6-387

书汉张太守仲景碑阴(鹤泉文钞续选)/医学杂志社//医学杂志.-2-16-382

朔县报告发生疫症/医学杂志社//医学杂志.-2-8-352

太谷县东山底村村长石中砺函/医学杂志社//医学杂志.-2-3-95

太原市公安局登记中医一览表/医学杂志社//医学杂志.-2-17-417

太原市中药店著名药品一览表/医学杂志社//医学杂志.-2-16-605

太原市中医一览表/医学杂志社//医学杂志.-2-16-404

太原绥靖公署军医处介绍启事/医学杂志社//医学杂志.-2-16-70

谈人类的寿命/医学杂志社//医学杂志.-2-14-352

谈医学杂志改组以后/医学杂志社//医学杂志

.-2-14-112

特别启事/医学杂志社//医学杂志.-2-16-150

投稿诸君注意/医学杂志社//医学杂志.-2-16-150

外界介绍会员录/医学杂志社//医学杂志.-2-1-483

外界介绍阅报医士/医学杂志社//医学杂志.-2-3-8

外界投稿简章/医学杂志社//医学杂志.-2-3-3

为日本奖励培植汉药事忠告我医药界同人/医学杂志社//医学杂志.-2-15-248

为亡友费君泽尧运柩回籍收支公布/医学杂志社//医学杂志.-2-17-192

卫生部颁发卫生运动大会宣传纲要/医学杂志社(录)//医学杂志.-2-12-377

卫生署公布中医审查规则/医学杂志社//医学杂志.-2-18-205

温病全书序/医学杂志社//医学杂志.-2-15-535

温热病问答序/医学杂志社//医学杂志.-2-2-235

温瘟辨/医学杂志社//医学杂志.-2-1-453

问中西医能否沟通/医学杂志社//医学杂志.-2-13-138

五全大会第五次大会决议案原文/医学杂志社（录）//医学杂志.-2-17-107

武进国医界纪念三一七国医节大会记/医学杂志社//医学杂志.-2-16-378

痫病汇编/医学杂志社//医学杂志.-2-16-519

小儿慢脾惊效方/医学杂志社//医学杂志.-2-14-312

谢氏医学出版预告/医学杂志社//医学杂志.-2-16-511

徐相任张汝伟时逸人诸君广征全国国医对于国医科目及各科系统之具体意见之通告/医学杂志社//医学杂志.-2-11-238

续聘名誉会员/医学杂志社//医学杂志.-2-3-252

续聘投稿会员/医学杂志社//医学杂志.-2-3-7

血液凝固之生理的经过/医学杂志社//医学杂志.-2-1-596

炎黄学社征求纯粹高尚国医同志/医学杂志社//医学杂志.-2-12-600

研究黎城县报告吞服火柴救治法/医学杂志社//医学杂志.-2-4-95

研究寿阳县报告喉症/医学杂志社//医学杂志.-2-4-462

研究王希会报告病证/医学杂志社//医学杂志.-2-2-222

研究萧怀之报告中痰症/医学杂志社//医学杂志.-2-4-97

研究张团长痹证/医学杂志社//医学杂志.-2-8-479

阎会长征集验方函/医学杂志社（录）//医学杂志.-2-17-203

杨百城先生遗像及事略/医学杂志社//医学杂志.-2-9-231

养形篇(连载)/医学杂志社//医学杂志.-2-2-518.-2-3-112

医界春秋社中国医药书局迁移启事/医学杂志社//医学杂志.-2-15-250

医界新闻/医学杂志社//医学杂志.-2-15-62

医界要闻/医学杂志社//医学杂志.-2-13-555

医科/医学杂志社//医学杂志.-2-8-358

医剩吸毒石考(连载)/医学杂志社//医学杂志.-2-8-105,229

医师之十德(录丁氏医学丛书)(连载)/医学杂志社//医学杂志.-2-10-189,288

医学(录医胜)/医学杂志社//医学杂志.-2-6-545

医学传习所第六期同学录叙/医学杂志社//医学杂志.-2-8-265

医学杂志第五年出版宣言二/医学杂志社//医学杂志.-2-6-141

医学杂志第五年出版宣言一/医学杂志社//医学杂志.-2-6-140

医学杂志凡例二十一年十二日修正/医学杂志社//医学杂志.-2-14-471

医学杂志十三期杂志刊误更正/医学杂志社//医学杂志.-2-3-523

医学杂志投稿规则/医学杂志社//医学杂志.-2-14-370

医学杂志赠阅诸君注意/医学杂志社//医学杂志.-2-16-150

医学杂志征稿启事/医学杂志社//医学杂志.-2-12-606

医药卫生问答/医学杂志社//医学杂志.-2-16-73

医院三四月分中西医诊治人数表/医学杂志社//医学杂志.-2-2-145

医专毕业纪念训词纪略/医学杂志社//医学杂志.-2-14-291

印度医圣耆域传/医学杂志社//医学杂志.-2-7-250

又敬告国医药两界亟起团结书/医学杂志社//医学杂志.-2-12-453

又研究平遥县监狱发生黄病/医学杂志社//医学杂志.-2-2-350

又研究襄陵县报告发生疫疮/医学杂志社//医学杂志.-2-2-351

杂俎门/医学杂志社//医学杂志.-2-2-378.-2-6-114

增纂国药新辞典编辑凡例/医学杂志社//医学杂志.-2-15-633

赠书鸣谢/医学杂志社//医学杂志.-2-15-69

赠送医医医病集/医学杂志社//医学杂志.-2-5-406.-2-6-129

摘录中国时令病学关于伤寒温病定义之论文/医学杂志社//医学杂志.-2-17-109

长沙医药界为中医条例向三中全会请愿代电/医学杂志社//医学杂志.-2-18-276

浙江中医专校学生自治会告全国中医界宣言/医学杂志社//医学杂志.-2-18-277

诊察呼吸次数情形/医学杂志社(辑)//医学杂志.-2-4-58

诊脉法(连载)/医学杂志社//医学杂志.-2-4-317,437

震泽纪闻长语摘抄三则/医学杂志社//医学杂志.-2-2-123

征求丁著内科分类审症法一书启事/医学杂志社//医学杂志.-2-15-318

致北京中华教育改进社提议书/医学杂志社//医学杂志.-2-6-249

致督署军医课/医学杂志社//医学杂志.-2-1-431

致省公署第三科颁发外县报告病证表式/医学杂志社//医学杂志.-2-1-205

中国传染病学跋/医学杂志社//医学杂志.-2-15-623

中国药品在美国畅销/医学杂志社(辑)//医学杂志.-2-8-340

中国药学会扩大组织广征各地理事及会员/医学杂志社//医学杂志.-2-15-548

中国医学前途之光明/医学杂志社//医学杂志.-2-15-470

中国医学杂志编辑部启事/医学杂志社//国医砥柱月刊.-5-18-523,609,615,615

中国医学杂志社设立读者服务部启事/医学杂志社//国医砥柱月刊.-5-18-510

中国医学杂志社设立读者指导部启事/医学杂志社//国医砥柱月刊.-5-18-510

中国医学杂志投稿简章/医学杂志社//国医砥柱月刊.-5-18-653

中西医药研究会宣言暨章程附来函/医学杂志社//医学杂志.-2-14-530

中西医药研究社的信条/医学杂志社//医学杂志.-2-17-177

中西医药研究社基本社员芳名如左/医学杂志社//医学杂志.-2-15-630

中西医药研究社近讯/医学杂志社//医学杂志.-2-16-386

中西医药研究社宣言/医学杂志社//医学杂志.-2-15-626

中央添设医政司/医学杂志社//医学杂志.-2-15-533

中医改进研究会附设医校医院平面图/医学杂

志社//医学杂志.-2-1-133

中医改进研究会附设医学传习所第三期同学录序/医学杂志社//医学杂志.-2-2-405

中医改进研究会征求会员缘起/医学杂志社//医学杂志.-2-12-483

中医改进之良机协和医院研究针灸铜人将俞穴图经译为德文/医学杂志社//医学杂志.-2-12-2,158

中医请愿结果圆满/医学杂志社//医学杂志.-2-12-39

中医通函教授专门学社简章/医学杂志社//医学杂志.-2-6-102

中医外治手术二则(录医事启源)/医学杂志社(辑)//医学杂志.-2-9-369

中医学说写真/医学杂志社//医学杂志.-2-14-200

中政会决议中医教程由教部会同卫署妥拟/医学杂志社//医学杂志.-2-18-361

肿胀辨(格致丛书)/医学杂志社(辑)//医学杂志.-2-4-306

祝由科/医学杂志社//医学杂志.-2-9-102

医药新闻报社

医药新闻/医药新闻报社//三三医报.-2-36-106,142,178,214,250,286,322,358

医药学报编辑部

医药学报刊心脏病证专号征文启事/医药学报编辑部/杏林医学月报.-3-17-196

医药之声杂志社

医药之声社迁址启事/医药之声杂志社//国医砥柱月刊.-5-17-165

依克唐阿

增办理业有成效折/依克唐阿/利济学堂报.-1-1-188

壹 贰

梦/壹贰//新中医刊.-5-19-135

漪 君

拾煤女/漪君//文医半月刊.-5-14-27

夷 质

书报简介/夷质//医史杂志.-5-38-180

宜昌中医全体同人

政府待遇中医应与西医平等/宜昌中医全体同人//医学杂志.-2-18-175

遗 园

问久哮治法/遗园//绍兴医药学报星期增刊.-1-22-458

颐

论湿热/颐//文医半月刊.-5-14-35

脉分五色之故及观脉色之法/颐//文医半月刊.-5-14-6

颐 和

谈谈废止中医/颐和//医界春秋.-3-6-382

疑 痴

桑椹子膏治目疾之特效/疑痴//神州国医学报.-4-16-520

义

我之五不五必/义//三三医报.-2-33-175

小见议/义//文医半月刊.-5-14-3

义 律

今日之新药品/义律//神州医药学报.-1-46-225

忆 碧

糠之新用途/忆碧//中西医学报.-1-37-382

亦 怒

蔓延苏北之黑热病研究/亦怒//光华医药杂志.-4-36-169

亦 云

谈谈中央国医馆宣言/亦云//医学杂志.-2-13
-501

医学笔记一束/亦云//复兴中医.-5-31-121

整理中国医学药学/亦云//医学杂志.-2-13
-493

佚 名

第六师师长训词/佚名//中西医学报.-1-29
-26

书怀/佚名//三三医报.-2-30-212

书束天民见赠诗后即简挚友天民平生第一知己
经年未见备极相思近荷惠诗其缱绻之意离索
之感流于字外慨夫官有守私有职会合之不可
有常也对兹尺素徒惆怅弥增耳爰赋三章用代
柬答不识知我者其将何以教我也/佚名//三
三医报.-2-30-211

题画/佚名//医学报.-1-7-399

研究医学笔记/佚名//医学杂志.-2-17-260

御街行秋海棠/佚名//三三医报.-2-30-212

浙江陆军军医养成所第一期毕业都督训辞/佚
名//中西医学报.-1-29-27

浙江陆军军医养成所开学都督训词/佚名//中
西医学报.-1-29-25

自君之出矣(寄彭基相北京)/佚名//三三医报
.-2-30-212

易斐然

西医韦龙杀人/易斐然//三三医报.-2-35
-213

易九如

霍乱普济方/易九如//光华医药杂志.-4-40
-384

轻伤阴卵治验/易九如//光华医药杂志.-4-40
-386

易 钧

曾经中西医治不效之无名肿毒针灸治愈案/易
钧//针灸杂志.-4-31-291

人体十二经穴挂图附白/易钧//针灸杂志.-4-
28-583

易南坡

组织医院或学院或卫生院计划书/易南坡//医
学杂志.-2-18-358

易上达

痧之研究谈/易上达//绍兴医药月报.-2-40
-438

易万育

对全国卫生行政会议严禁中医使用西药案的抗
议/易万育//华西医药杂志.-5-36-403

湖南新发现之古本伤寒杂病论批判/易万育//
国医文献.-5-15-169

易文士

西医易文士夏日饮食要言/易文士//中西医学
报.-1-32-343

易由甫

伤寒论读法(节录易由甫先生元庵文钞)/易由
甫//医学杂志.-2-7-29

易玉良

鱼腥草之功效/易玉良//华西医药杂志.-5-37
-285

易著勋

答蔡百星君代姚君问瘫截案/易著勋//医界春
秋.-3-7-418

逸 庵

统一中国医药名词之必要/逸庵//医界春秋.-3
-5-131

中医之耻/逸庵//医界春秋.-3-5-229

逸 厂

对办理施诊所的进一个忠告/逸厂//光华医药

杂志.-4-39-482

逸 丁

古方分量之讨论/逸丁,王福阶,徐松侯//医林一谔.-4-10-539

逸 君

疯猫毙人之奇闻/逸君//医界春秋.-3-10-447

逸 梅

谈乌贼/逸梅//国医杂志.-4-13-462

逸 人

答陈祝三君问下利治法/逸人//绍兴医药学报星期增刊.-1-21-77

答九十一/逸人//绍兴医药学报.-1-15-102

论天然疗病法/逸人//绍兴医药学报.-1-15-170

食盐之研究/逸人//绍兴医药学报.-1-15-35

与友人议医事三条/逸人//绍兴医药学报.-1-15-30

致徐相宸先生函/逸人//绍兴医药学报.-1-15-136//三三医报.-2-34-606//沈阳医学杂志.-3-3-95

意意生

医学语冰(一)至(五)/意意生（著）;叶劲秋（录）//医界春秋.-3-12-61,112,167,289,348

毅 甫

奇病述异/毅甫//神州国医学报.-4-15-252

毅 民

中西剖解带脉考(课卷选录)/毅民//绍兴医药学报.-1-13-62

中西剖解血室考(课卷选录)/毅民//绍兴医药学报.-1-13-59

毅 鸣

中医到哪里去/毅鸣//国医砥柱月刊.-5-18-297

翼 藩

关于医案/翼藩//中医新生命.-5-7-323

国医馆编辑教材/翼藩//中医新生命.-5-7-529

翼 庐

日医博士来苏访谒汉医记/翼庐//现代中医.-4-42-421

日医博士莅苏访谒国医记/翼庐//医界春秋.-3-12-173//杏林医学月报.-3-22-82//医林一谔.-4-11-532

翼 云

问停经治法/翼云//绍兴医药学报星期增刊.-1-22-111

阴庆元

霍乱之研究/阴庆元//医学杂志.-2-1-173

阴毓龙

疟疾之研究/阴毓龙//医学杂志.-2-2-325

小儿痧症之治疗/阴毓龙//医学杂志.-2-1-400

荫 荪

对于卫生局续办医生登记之商榷/荫荪//医界春秋.-3-5-335

荫 先

风病浅说(连载)/荫先(撰稿);春熙(主穴)//针灸杂志.-4-30-53,135

颂词/荫先,余德仓//针灸杂志.-4-30-15.-4-32-5

有感/荫先//针灸杂志.-4-30-15

殷定有

痛风治法/殷定有//医学杂志.-2-17-304

殷宏臣

三实三虚说/殷宏臣//中医杂志.-2-23-543

殷鉴昭

阐发内经春温三例并引证仲景原文以比例出治总论温症大意(连载)/殷鉴昭//光华医药杂志.-4-41-367,456

凡医必须兼通针灸说/殷鉴昭//针灸杂志.-4-32-228

据经分症即症分脉凭脉用药之研究(连载)/殷鉴昭//针灸杂志.-4-33-243,335

老年牙痛特效灸法/殷鉴昭//针灸杂志.-4-31-116

验案三则/殷鉴昭//针灸杂志.-4-31-473

针灸薪传(连载)/程朋五(著);殷鉴昭(录)//针灸杂志.-4-31-153,245,427.-4-32-27,117,297,399,463.-4-33-17,105,199,279

殷骏生

说胃/殷骏生//神州医药学报.-1-47-145

殷尚忠

铁樵函授医学学员课艺选刊:何谓代偿作用试约举其例并言其理(其五)/殷尚忠//铁樵医学月刊.-4-44-263

殷受田

全国医药团体总联合会致各省医校公函/殷受田,丁仲英//杏林医学月报.-3-16-221

殷顺龄

问母病/殷顺龄//绍兴医药学报星期增刊.-1-22-292

殷天一

伤寒与温病/殷天一//复兴中医.-5-31-111

殷惟贤

答六十六/殷惟贤//绍兴医药学报.-1-13-46

答六十七/殷惟贤//绍兴医药学报.-1-13-47

答六十五/殷惟贤//绍兴医药学报.-1-13-44

殷养浩

伤寒两感论/殷养浩//中医杂志.-2-21-55

殷震一

夏理彬萧退庵殷震一启事/夏理彬,萧退庵,殷震一//国医砥柱月刊.-5-18-510

殷子正

国医界目前急须实干的几件事(连载)/殷子正//光华医药杂志.-4-38-423.-4-39-21

经方实验录序/殷子正//现代中医.-4-43-416

我对于国医界之两重愿望/殷子正//医界春秋.-3-9-485

振兴吾国医学之方略/殷子正//医界春秋.-3-12-261

鄞南病夫

上高思潜先生书/鄞南病夫//三三医报.-2-30-382

阃 如

中国疗能的认识/阃如//国医砥柱月刊.-5-18-327

尹炳南

废止五行生克问题之正确解决/尹炳南//绍兴医药学报.-1-11-468

尹涤尘

半阴半阳喉痛治疗案/尹涤尘//医学杂志.-2-2-83

答丁保生君问齿缝出脓治法/尹涤尘//绍兴医药学报星期增刊.-1-22-344

古方不可拘泥亦不可不守论/尹涤尘//绍兴医

药学报.-1-19-265

小儿麻疹症之治疗/尹涤尘//医学杂志.-2-2-474

药毒入心包以致似类中症治疗案/尹涤尘//医学杂志.-2-2-82

噎膈呕血之治疗/尹涤尘//医学杂志.-2-1-517

尹静宜

几味常用的驱虫药/尹静宜//中国女医.-5-34-263

尹 任

论张锡纯所撰金匮硝石矾石散中之药品及治女劳疸之理由书后/尹任//医学杂志.-2-2-21

尹容森

肺病一瞥/尹容森//文医半月刊.-5-14-532

尹天民

尹天民先生致山西中医改进研究会书(连载)/尹天民//医学杂志.-2-1-587.-2-2-109

尹小泉

征求解颅病理及治疗法/尹小泉//医界春秋.-3-9-266

尹小润

白喉一得(连载)/尹小润//医学杂志.-2-2-477.-2-3-62,202

隐 公

京师考内科二题云奇经八脉现症及治法之肤见/隐公//神州医药学报.-1-43-260

隐 家

痈疽发背未溃时之治疗法/隐家//光华医药杂志.-4-36-114

隐名氏

(一)种子的候(二)刀火伤日久不愈(三)交合疑问/隐名氏//光华医药杂志.-4-40-269

隐名氏医话/隐名氏//神州国医学报.-4-16-516

隐 吾

考试中医/隐吾//国医正言.-5-5-290

印 岩

问坐功�◻等发神经病为社友代求疗法/印岩//绍兴医药月报.-2-37-61

医界佳音之平议/印岩//绍兴医药月报.-2-37-208

印岩浪墨/印岩//绍兴医药月报.-2-37-57

应 策

皮肤疾病之食饵疗法/[日]佐藤邦雄(原著);应策(译述)//中西医药.-5-12-401

应 昇

问恶疟/应昇//绍兴医药学报星期增刊.-1-22-488

问汉药代用西药之指针/应昇//绍兴医药学报星期增刊.-1-21-397

问近观眼治法/应昇//绍兴医药学报星期增刊.-1-21-119

应 石

预测去年夏时盛行的霍乱病捍菌还不能杀灭净尽呢/应石//绍兴医药学报星期增刊.-1-21-155

应石麟

答张仲纯殇女函件书后/应石麟//铁樵医学月刊.-4-44-295

内分泌管窥/应石麟//铁樵医学月刊.-4-44-248

脾脏胜谈/应石麟//铁樵医学月刊.-4-44-327

营卫刍言(连载)/应石麟//铁樵医学月刊.-4-
　44-154,193

应 颖

卷头语/应颖//广东医药月刊.-3-24-7

英 超

单方(一)/英超//中国医药月刊.-5-32-334

医学随笔/英超//中国医药月刊.-5-32-329

英 丹

病肺琐感/英丹//国医导报.-5-30-188

英 和

针灸之效能/英和//中国医药月刊.-5-32
　-331

英 华

毒药与瞑眩/英华//新中医刊.-5-19-344

金匮痉病之检讨/英华//新中医刊.-5-19
　-404

迷信治疗/英华//新中医刊.-5-19-345

膺

所谓肺结核(连载)/膺//文医半月刊.-5-14-
　21,35,53,87,102

鹰

不可思议的借尸还魂/鹰//神州国医学报.-4-
　18-163

瀛峤

素兰催生记/瀛峤//绍兴医药学报.-1-16
　-435

影庐

死之研究/影庐//三三医报.-2-30-47

与嵇叔旨美论程案书/影庐//三三医报.-2-29
　-269

诊察小儿之热疟惊风伤寒三种辨异/影庐//三

三医报.-2-30-221

映 南

关于张樊二君辩案之商榷/映南//华西医药杂
　志.-5-37-169

庸 才

食饵于医疗之上功用/庸才//现代医药月刊.-4
　-27-248

雍伯平

少年国医/雍伯平//沈阳医学杂志.-3-3-385

永春分社筹备处

北平国医砥柱总社永春分社成立宣言/永春分
　社筹备处//国医砥柱月刊.-5-18-398

永富凤

医警/永富凤//医学报.-1-7-384

永 明

吃豆腐/永明//新中医刊.-5-19-84

强心剂的药理作用/永明//新中医刊.-5-19
　-113

永 年

科学珍闻/永年//光华医药杂志.-4-39-424

永泰红十字油公司广州总行

永泰红十字油公司呈复工商部原文/永泰红十
　字油公司广州总行//杏林医学月报.-3-16-
　277

永泰正十字油公司

永泰正十字油公司启事/永泰正十字油公司//
　杏林医学月报.-3-17-152

永田生

名医验方:皇汉医界/[日]南拜山(讲述);永田
　生(笔记);周其华(摘译)//医界春秋.-3-9-

536

尤敦顺

咳嗽有外感内伤之分说/尤敦顺//中国女医.-5
-34-258

尤辅鏖

社友治验录:论咳血之效果/尤辅鏖//绍兴医药
学报.-1-11-200

尤辅麟

误吞火柴救急良方/尤辅麟//绍兴医药学报.-1
-11-106

尤 列

何君佩瑜像赞/尤列//国医杂志.-4-6-273

欢宴董事席上致欢迎词/尤列//国医杂志.-4-
7-105

挽陈重远先生联/尤列//国医杂志.-4-6-519

挽宋远龄母刘太夫人联/尤列//国医杂志.-4-
6-362

尤列先生遗嘱/尤列//国医杂志.-4-7-584

尤学贤

外症求治/尤学贤//光华医药杂志.-4-38
-160

尤学周

鼻血与发灰/尤学周//新中医刊.-5-19-206

产后房劳论/顾文山(著);尤学周(录)//中医杂
志.-2-23-241

废止中医药案慨言/尤学周//医界春秋.-3-6-
330

国医节的感想/尤学周//新中医刊.-5-19
-173

论五行/尤学周//中医杂志.-2-22-62

痧子早回之原因/尤学周//新中医刊.-5-19
-232

释伤寒论太阳中风阳浮而阴弱阳浮者热自发阴
弱者汗自出一条/尤学周//中医杂志.-2-28

-333

小儿疫痢/尤学周//新中医刊.-5-19-558

小儿痄腮症/尤学周//新中医刊.-5-19-260

性欲与遗精之关系/尤学周//医林一谔.-4-11
-581

迎风流泪眼之单方/尤学周//新中医刊.-5-19
-452

征求投稿/曹尹甫,秦伯未,尤学周//三三医报
.-2-30-480

中医如何使用科学方法(连载)/尤学周//医学
杂志.-2-12-205.-2-13-135

中医如何使用科学方法/尤学周//医界春秋.-3
-5-81

尤怿皋

论脉之迟与缓数与疾之关系/尤怿皋//医界春
秋.-3-10-10

游焕明

征求头风妙方/游焕明//医界春秋.-3-10
-497

游立兴

问治梦遗/游立兴//针灸杂志.-4-28-62

游烈卿

征求久病不愈之治法/游烈卿//医界春秋.-3-
14-206

游蕹秋

答王善夫君征求痔疮良方/游蕹秋//医界春秋
.-3-12-390

代友问遗精腰痛治法/游蕹秋//医界春秋.-3-
14-37

代友征求良方/游蕹秋//医界春秋.-3-13-25

征答单方功效/游蕹秋//医界春秋.-3-13-24

征求病名药方/游蕹秋//医界春秋.-3-11
-497

游 丝

法国少女忽变为男/游丝//神州国医学报.-4-
　16-156

美国病美人忽成伟男子/游丝//神州国医学报
　.-4-16-157

游显廷

问产后受惊受湿寒热如疟之治法/游显廷//医
　界春秋.-3-8-477

友 枬

婴儿饲养之研究/Knoepfelmacher（著）；友枬
　（译）//中西医学报.-1-38-101

有 兢

生理上怪事之研究/有兢//医界春秋.-3-9
　-350

佑 青

肠覃石瘕治法论/佑青//沈阳医学杂志.-3-3-
　239

治积聚概论/佑青//沈阳医学杂志.-3-3-285

于白萍

余姚中医联合会宣言/黄惠健，李建新，于白萍
　//三三医报.-2-36-264//中医杂志（广东）
　.-3-4-194

于宝琴

奇经穴歌六首/于宝琴//针灸杂志.-4-32-58

于彩轩

社友于彩轩医案/于彩轩//医学报.-1-5-343

于邕香

内经运气辑要序/于邕香//三三医报.-2-32
　-306

于朝之

妇女宜具有看护常识谈/于朝之//文医半月刊

.-5-14-7

于成立

关于心脏疾患之应用灸治疗（连载）/〔日〕代田
　文志（述）；张锡君（校正）；于成立（译文）//针
　灸杂志.-4-31-258.-4-32-56

关于心脏疾患之应用灸治疗/〔日〕代田文志
　（述）；张锡君（校正）；于成立（译文）//光华医
　药杂志.-4-40-245

皮肤病之汤液治验/〔日〕木多精一（著）；于成
　立（译）//光华医药杂志.-4-40-70

于逢岚

喘息眼鼿如何治法/于逢岚//医学杂志.-2-17
　-498

问病二则/于逢岚//医学杂志.-2-18-562

于福生

呼吸器与循环器之关系/于福生//医学杂志.-2
　-1-493

于汉皋

医界春秋五周序四则/钟去恶，于汉皋，程可均，
　李健颐//医界春秋.-3-8-361

于立基

治男人脖子生气瘰方/于立基//针灸杂志.-4-
　31-192

于龙潭

国医砥柱月刊祝词就正/于龙潭//国医砥柱月
　刊.-5-17-653

于龙潭先生等筹备组织分社通告/于龙潭等//
　国医砥柱月刊.-5-17-269

于模昌

征求耳聋特效方/于模昌//医界春秋.-3-12
　-390

于平施

伤寒六经惟少阳无四逆汤证原理/于平施//中
医杂志.-2-20-46

于施平

胎前产后三则/于施平//中医杂志.-2-19-85

于寿恒

妇人杂病验方/于寿恒(录集)//国医正言.-5-
5-342

于戏生

征求答案/于戏生//医界春秋.-3-7-61

于　昕

寄题罗伟彤先生中和医药室/于昕//三三医报
.-2-30-209

于右任

国民政府监察院于院长右任题词/于右任//医
林一谔.-4-8-141

于止情

应征瘰病验方/于止情//光华医药杂志.-4-38
-159

于仲仙

中国发明脑髓作用之先声/于仲仙//中国医药
月刊.-5-32-399

于子新

论血证之发源及治疗概要/于子新//医界春秋
.-3-13-239

谈谈胃虚病/于子新//医界春秋.-3-12-224

余葆珍

美容术/余葆珍//中西医学报.-1-38-233

余　宾

海草之识别与主要成分/余宾//中医世界.-3-

36-39

余伯陶

发刊辞/余伯陶//神州医药学报.-1-42-15

论治宋教仁先生之伤/余伯陶//神州医药学报
.-1-42-78

神州医药总会呈请袁大总统保存中医中药奉批
书后/余伯陶//神州医药学报.-1-43-181

素盦医话(连载)/余伯陶//神州医药学报.-1-
42-51,109,223,285,325,495.-1-43-61,
229,431

兴医学在创立医校说/余伯陶//神州医药学报
.-1-43-291

余不平

Pilocarpin 与严氏实脾饮间用治疗肾脏性水肿
之一例/余不平//医界春秋.-3-7-210

国医馆成立后之预测/余不平//医界春秋.-3-
8-175

梁启超不起之原因的辩论/余不平//医界春秋
.-3-6-291

双十节中的孤军/余不平//医界春秋.-3-6-122

缩短战线对于帝国主义派之西医下一攻击令
(连载)/余不平//医界春秋.-3-7-74,118

为国医学校改称学社对于教卫两部当道请问几
句话/余不平//医界春秋.-3-7-517

为庆祝国医馆成立向医药界说几句啰嗦话/余
不平//医界春秋.-3-8-90

余采臣

会友题名录(此系中国医会非上海医会)/余采
臣//医学报.-1-4-339

余春仙

答高思潜二则/余春仙//绍兴医药学报星期增
刊.-1-21-451

答宋君问小儿死而又活的原故/余春仙//绍兴
医药学报星期增刊.-1-21-451

答许尚溪君问咳嗽鼻塞治法/余春仙//绍兴医
药学报星期增刊.-1-21-464

余春轩

答案的责任/余春轩//绍兴医药学报星期增刊
.-1-21-450

答耕莘君足背浮肿肾囊缩小兼生冻疮原因及治
法/余春轩//绍兴医药学报星期增刊.-1-21
-476

答李子舟君问用药分量有否标准/余春轩//绍
兴医药学报星期增刊.-1-21-468

答五十一号陈君服磷愈病的理/余春轩//绍兴
医药学报星期增刊.-1-21-475

答心石君二则/余春轩//绍兴医药学报星期增
刊.-1-22-51

答徐庄君问治一则/余春轩//绍兴医药学报星
期增刊.-1-21-462

答章道生君问湿疮治法(二)/余春轩//绍兴医
药学报星期增刊.-1-22-198

答郑君绍祖问呓语治法/余春轩//绍兴医药学
报星期增刊.-1-22-54

答郑绍祖君小便难得治法/余春轩//绍兴医药
学报星期增刊.-1-21-517

今日医生应尽的义务/余春轩//绍兴医药学报
.-1-18-78

警告同胞速种牛痘/余春轩//绍兴医药学报星
期增刊.-1-21-475

说不药为中医/余春轩//绍兴医药学报.-1-18
-25

与黄君痨痹庭方的商榷/余春轩//绍兴医药学
报星期增刊.-1-22-68

余从周

中国医学杂志创刊纪念/余从周//国医砥柱月
刊.-5-18-540

余大钧

绍兴县警察所调查医生公函/余大钧//绍兴医
药学报星期增刊.-1-22-19

余道生

妊娠下痢医案/余道生//医学报.-1-6-488

余道惟

刺疗直诀序/余道惟//新中医刊.-5-19-206

余德仓

发明合谷复溜二穴发汗止汗之原理/余德仓//
针灸杂志.-4-33-118

颂词/荫先,余德仓//针灸杂志.-4-30-15.-4
-32-5

针经补泻手术古义句解/余德仓//针灸杂志.-4
-31-443

针灸杂志三周纪念引/余德仓//针灸杂志.-4-
32-11

余德鸿

诊余集(连载)/余德鸿//国医杂志.-4-12-
11,69,127,197,267,339,409.-4-13-5,
79,137,205,279

余凤智

广东新中医学会在全国医药团体代表大会之提
案/余凤智,陈敬先//广东医药月刊.-3-24-
148

国医之看护问题/余凤智//广东医药月刊.-3-
24-367

余奉仙

医方经验汇编(一)至(二十一)/余奉仙(著);陈
叔屏(录)//医界春秋.-3-6-39,68,96,
129,156,189,257,303,404,442,493,523.-3
-7-14,50,88,127,168,206,243,277,312

余 杲

补救梦泄遗精法/余杲//国医杂志.-4-13
-128

余公侠

读医书的方法/余公侠//自强医学月刊.-3-40
-35

疟疾论/余公侠//自强医学月刊.-3-41-325

失血后不当用寒凉药主治/余公侠//自强医学

月刊.－3－40－102

余国珮

六气独重燥湿论/余国珮(著);凌步青(录)//中医杂志.－2－27－341

余国全

上薛部长驳汪企张书(附卫生部薛部长复余国全书)/余国全//三三医报.－2－36－509//医界春秋.－3－6－271

余国全上薛部长驳汪企张书/余国全//杏林医学月报.－3－16－78//广东医药月刊.－3－24－112

余　鸿

肺痨病之警告/余鸿//中西医学报.－1－33－249

余鸿仁

编者之话/余鸿仁//现代中医.－4－42－121

第一次征文之结算与我们的意见/余鸿仁//现代中医.－4－42－72

改进中医之根本问题/余鸿仁//现代中医.－4－42－80

告本刊读者/余鸿仁//现代中医.－4－42－207

国医节的感想/余鸿仁//新中医刊.－5－19－173

介绍余听鸿编外证医案汇编(上)至(下)/余鸿仁//现代中医.－4－43－133,179

辟谰言/余鸿仁//现代中医.－4－42－491

评痘科学/余鸿仁//现代中医.－4－43－297

三卷献辞/余鸿仁//现代中医.－4－43－11

伤寒温病之总清算(一)至(三):时病之史的发展与其合理之体系/余鸿仁//现代中医.－4－42－26,50,97

现代中医解/余鸿仁//现代中医.－4－42－8

小儿病危险之预兆/余鸿仁//新中医刊.－5－19－10

写在第二卷之前/余鸿仁//现代中医.－4－42－296

医学与哲学之关系(现代中医学讲话之一)/余鸿仁//现代中医.－4－42－24

余鸿仁启事/余鸿仁//现代中医.－4－43－332,454

炙甘草汤方解/余鸿仁//国医杂志.－4－13－33

中医之自觉/余鸿仁//现代中医.－4－42－47

余鸿孙

国医在现代/余鸿孙//现代中医.－4－42－331

内经所见之两大病型/余鸿孙//现代中医.－4－42－60

温病可否有外感伏气之分别征文一/余鸿孙//现代中医.－4－42－12

余鸿孙药语/余鸿孙//中医杂志.－2－27－391

余既良

问五十六/余既良//绍兴医药学报.－1－12－310

余济民

光华医药杂志紧要代邮/余济民//光华医药杂志.－4－35－349

为增添医药新闻照片通告各地记者/余济民//光华医药杂志.－4－35－421

余济时

余济时先生题字/余济时//新中华医药月刊.－5－35－173

余继鸿

痢疾概论/余继鸿//中医杂志.－2－19－214

马徵君医案(一)至(五)/马培之(著);余继鸿(校)//中医杂志.－2－19－283,477.－2－20－73,251,439

寿石山房笔记/余继鸿//中医杂志.－2－19－465

寿石山房诊余笔记/余继鸿//中医杂志.－2－21－446

寿石山房治验笔记/余继鸿//中医杂志.－2－20－60

王九峰医案(连载)/余继鸿//中医杂志.－2－21－97,273,475.－2－22－93,311,521.－2－23

－135,283,435.－2－24－55,245,397
王一仁诊疗启事/余继鸿,丁仲英,谢利恒,徐访儒//中医杂志.－2－23－4,194

余寄庐
救吞生鸦片神方/余寄庐//中医世界.－3－29－317

余驾山
补中益气治愈大小便秘结之特效/余驾山//医界春秋.－3－12－449
痢疾原因及治疗法(一)至(四)/余驾山//医界春秋.－3－7－521.－3－8－13,54,127
寿胤堂诗案数则/余驾山//医界春秋.－3－13－414
温病赋(一)至(三)/余驾山//医界春秋.－3－6－42,72,98
一个奇病谈之研究/余驾山//医界春秋.－3－9－303
中西生理学之缺点及交肠病之疑误/余驾山//医界春秋.－3－7－317

余建霞
验方录/余建霞//国医杂志.－4－12－178

余 杰
妇人血崩及胞损之治疗/余杰//医界春秋.－3－7－273

余杰三
前题/余杰三//绍兴医药学报.－1－14－368

余进卿
精神治疗与药物治疗的原理/余进卿//广东医药月刊.－3－24－39

余礼和
答六十九/余礼和//绍兴医药学报.－1－14－25
答六十七/余礼和//绍兴医药学报.－1－13－171

答七十二/余礼和//绍兴医药学报.－1－14－27
改订医学科目问题之私议/余礼和//绍兴医药学报.－1－14－366
乙未年霍乱意见/余礼和//绍兴医药学报.－1－16－290
治绞肠症质疑/余礼和//绍兴医药学报星期增刊.－1－21－293
中猪肉毒/余礼和//绍兴医药学报星期增刊.－1－21－304

余 茸
自然的修饰/余茸//中西医学报.－1－40－499

余容庆
酒疸/余容庆//光华医药杂志.－4－38－535

余绍烈
阴阳有形无形论/余绍烈//中医杂志.－2－28－43
注家误释经文之商榷/余绍烈//中医杂志.－2－22－59

余 氏
温病条辨方歌/余氏(著);植林医社(录)//现代医药月刊.－4－27－159,206,246

余斯清
对于催眠术之意见/余斯清//绍兴医药学报.－1－19－180

余嵩钧
装火炉须知/余嵩钧//光华医药杂志.－4－36－407

余天雷
斥建议西医改称国医者/余天雷//医界春秋.－3－8－309

余伟民
来函照登/余伟民//中医世界.－3－38－211

余无言

奔豚症治之检讨/余无言//复兴中医.-5-31-158

蝉衣酒治破伤风之来历/余无言//国医导报.-5-30-175

春秋外义/余无言//医界春秋.-3-13-147

疔疮/余无言//国医新声.-5-27-159

改进中医途中之荆棘/余无言//国医导报.-5-30-201

回顾与前瞻向毕业同学赠言/余无言//复兴中医.-5-31-149

混合外科学自序/余无言//医界春秋.-3-11-191

金匮新义(百合病篇)(二)/余无言//中国医学.-5-34-68

金匮新义(血痹篇)/余无言//中国医学.-5-34-7

君子之争/余无言//医界春秋.-3-13-10

伤寒论六经提纲新解(连载)/余无言//国医导报.-5-29-383.-5-30-24

上军医处顾处长少波书/余无言//医界春秋.-3-6-534

实用混合外科学讲义(连载)/余无言//医界春秋.-3-8-387,419,457.-3-9-53,104,156,243,290,338,408,454,508,544.-3-10-20,63,153,212,248,358,449,503.-3-11-29,86,135,227,279,437,484.-3-12-55,109,165,285,343,440,494.-3-13-27,83,132.-3-14-366,430,479

外科研究第一讲/余无言(讲)//苏州国医杂志.-5-2-486

夏闺四绝征求政和/余无言//医界春秋.-3-6-536

熊,熊,能进一步的讨探/余无言//医界春秋.-3-13-147

翼经经验录(连载)/余无言//华西医药杂志.-5-36-278.-5-37-168

余无言启事/余无言//医界春秋.-3-9-47

余无言为混合外科学各论启事/余无言//医界春秋.-3-12-257

整理中国医学是一件难事吗/余无言//中国医药月刊.-5-32-264

中央国医馆外科病名表式草案/余无言//医界春秋.-3-11-339

余锡亨

成孕原理之古今谈/余锡亨//杏林医学月报.-3-17-104

市医派别之一斑/余锡亨//杏林医学月报.-3-16-177

我对于杏林医学月报的期望(连载)/余锡亨//杏林医学月报.-3-16-10.-3-19-165

中西医药潮之评论(连载)/余锡亨//杏林医学月报.-3-17-8,51

余先朝

问三十五/余先朝//绍兴医药学报.-1-11-316

余祥池

增订伪药条辨序/余祥池//绍兴医药月报.-2-41-553

余祥之

步伯未先生岁暮韵/余祥之//中医指导录.-4-3-502

霍乱经验谈/余祥之//中医指导录.-4-2-357

截疟方/余祥之//中医指导录.-4-3-497

赠陈星孙君/余祥之//中医指导录.-4-4-55

针灸特效报告三则/余祥之//针灸杂志.-4-32-91

余修源

产后舌垂之研究/余修源//绍兴医药月报.-2-41-269

人参回生再造丸解/余修源//绍兴医药月报.-2-41-17

余 岩

余岩请教育部明令废止中医学校呈文/余岩//

广东医药月刊.-3-24-297

余岩之言论/余岩//广东医药月刊.-3-24-268

中央卫生委员会议议决废止中医案原文/余岩
//医界春秋.-3-6-335

余彦怡

太阳病桂枝证医反下之利遂不止脉促者表未解
也喘而汗出者葛根黄芩黄连汤主之论/余彦
怡//中医杂志.-2-28-334

余垚

肺痨探原/余垚//杏林医学月报.-3-23-273

余姚津民

答鸳湖陈美贞君问牙疼治法(其二)/余姚津民
//绍兴医药学报星期增刊.-1-22-122

余姚中医联合会

余姚中医联合会简章/余姚中医联合会//三三
医报.-2-36-265//中医杂志(广东).-3-4
-195

余毅生

大青龙汤之错简/余毅生//中医杂志.-2-23
-245

甘草泻心汤不用人参说/余毅生//中医杂志.-2
-26-228

论肝病/余毅生//中医杂志.-2-23-433

伤寒发黄之原因及其治法/余毅生//中医杂志
.-2-25-375

余愚

读了王西神先生的药林新语后的感想/余愚//
医界春秋.-3-6-61

鹿氏合族控张景岳状词/余愚//医界春秋.-3-
5-508

石膏之研究/余愚//医界春秋.-3-5-393

余玉笙

余玉笙治验三则/余玉笙//医学公报.-1-7

-171

余煜林

目疾/余煜林//光华医药杂志.-4-38-530

余毓华

医化学述要/余毓华//现代中医.-4-42-582

余岳亭

问遗精治法/余岳亭//三三医报.-2-34-27

余云岫

读国医馆整理学术草案之我见/余云岫//中西
医药.-5-10-532

对于各时疫医院的希望/余云岫//中西医学报
.-1-36-379

对于国医馆的我见/余云岫//医林一谔.-4-8-
269

关于中西医药问题感想/余云岫//中西医药.-5
-12-228

国产药物之文献研究(蒲黄篇)(连载)/余云岫
//医文.-5-34-288,363,425,483,545

国产药物之文献研究(知母篇)/余云岫//医文
.-5-34-585

霍乱沿革补遗/余云岫//自强医学月刊.-3-41
-492

霍乱沿革考/余云岫//自强医学月刊.-3-41
-487

旧医学校系统案驳议/余云岫//三三医报.-2-
33-489//中西医药.-5-13-210

临床须知评正/闫诚斋(原著);瞿绍衡(评正);
余云岫(参校)//国药新声.-5-24-613

六气论/余云岫//中西医学报.-1-36-451

请明令废止旧学校案原文(余云岫私向国府教
部运动之一斑)/余云岫//医界春秋.-3-6
-337

请明令废止旧医学校/余云岫//中西医药.-5-
13-257

痧是什么病/余云岫//神州国医学报.-4-16
-530

十年中搜求经籍病名的经历/余云岫//医史杂志.-5-38-7

说文解字病疏上(连载)/余云岫//医文.-5-34-347,409,477,529,597

我国医学革命之破坏与建设/余云岫//中西医药.-5-10-518

新医与社会/余云岫//中西医学报.-1-36-449

医家五行说始于邹衍(连载)/余云岫//医史杂志.-5-39-77,135

医史学与医学前途之关系/余云岫//中西医药.-5-11-439

医学革命之真伪/余云岫//中西医药.-5-10-546

余岩之提案原文/余云岫//杏林医学月报.-3-16-101

在中国历史上出现的眼角睑缘结膜炎/余云岫//医史杂志.-5-38-357

怎样能使中国科学医之普及/余云岫(讲);江晦鸣(记)//神州国医学报.-4-16-333

致本会论脉书/余云岫//中医杂志.-2-26-145

致全国各省教育会书/余云岫//中西医药.-5-13-221

中国医学结核病观念变迁史(连载)/余云岫//医界春秋.-3-5-285,319

中国医学结核病观念变迁史/余云岫//绍兴医药月报.-2-41-271

余栽屏

请释疑义/余栽屏//医学杂志.-2-18-464

余择明

匪徒之迷蒙药/余择明//医界春秋.-3-5-325

金银花女士艳史/余择明//医界春秋.-3-5-400

论中西医学书(连载)/余择明//医界春秋.-3-5-271,296

投机事业/余择明//医界春秋.-3-5-75

西医果精外科耶/余择明//医界春秋.-3-5

一个医生的婚姻变幻(连载)/余择明//医界春秋.-3-5-463,492,518

医学士与修发匠/余择明//医界春秋.-3-5-90

中医治疗伤科之特长/余择明//医界春秋.-3-5-125

余泽霓

产后不宜服用生化汤之商榷/余泽霓//自强医学月刊.-3-41-30

方剂学讲义/余泽霓(编述)//苏州国医杂志.-5-1-200

根据形式伦理学来探讨太阳病底概念/余泽霓//现代中医.-4-42-411

论癥瘕积聚/余泽霓//自强医学月刊.-3-41-240

湿温演讲录/章次公(述);余泽霓(笔记)//现代中医.-4-42-160

湿温症之沿革考/余泽霓//苏州国医杂志.-5-1-165

余振碑

医案/余振碑//中西医学报.-1-23-439

余震古

对于中央医院院长刘瑞恒等受记过申诫之感言/余震古//国医正言.-5-4-433

贯彻主张/余震古//国医正言.-5-5-550

可怕的鼠疫/余震古//国医正言.-5-5-643

顽固之警语/余震古//国医正言.-5-5-449

余志勤

问一溲溺似无关小肠之疑问/余志勤//神州医药学报.-1-45-475

余仲华

麻科活人全书补遗/余仲华//中医世界.-3-27-259

余梓生

求己斋随笔/余梓生//苏州国医杂志.-5-1
-193

鱼洲

医学士吉益东洞君小传/鱼洲//中西医学报.-1
-25-51

俞安之

慈善机关所聘中医为体恤贫病自讨苦吃义务施
针/俞安之//针灸杂志.-4-28-278

金缕曲/俞安之//针灸杂志.-4-32-6

针灸学社通函科毕业后三个月之间已治愈数百
人喜而赋此/俞安之//针灸杂志.-4-28
-270

针灸杂志二周纪念特刊祝词/俞安之//针灸杂
志.-4-30-17

针灸杂志复刊志庆/俞安之//针灸杂志.-4-34
-14

针灸杂志三周纪念敬谱沁园春一阕/俞安之//
针灸杂志.-4-32-7

俞本立

烂喉痧赘言补论/俞本立//医学公报.-1-7
-88

俞彬蔚

救时论(为轻易攻表者戒)/俞彬蔚//绍兴医药
学报.-1-12-7

俞步云

答八十三/俞步云//绍兴医药学报.-1-14
-275

答王叔琴君问继室胎与病/俞步云//绍兴医药
学报星期增刊.-1-22-402

俞成泰

单方录/俞成泰//现代中医.-4-43-615

俞春山

痘因燥邪非胎毒论/俞春山(著);李慰农(录)//
三三医报.-2-31-558

俞大同

医药无新旧之可分/俞大同//国医砥柱月刊.-5
-18-560

俞道生

烂喉痧赘言/俞道生//医学报.-1-6-243

俞鼎熏

肺痨病学(一)至(七)/俞鼎熏(编);王桢(校)//
医学报.-1-5-445,477,509.-1-6-31,
63,125,157

考察日本医学记/丁福保,俞鼎熏//医学报.-1
-6-491

祝辞/俞鼎熏//医学报.-1-7-312

俞凤宾

登新大陆记/俞凤宾//中西医学报.-1-30
-325

肺痨病小说一则/俞凤宾//中西医学报.-1-33
-45

肺痨病之原因及预防法/俞凤宾//中西医学报
.-1-27-507

肺形草之采访与识别/俞凤宾//中西医学报.-1
-37-17

婚姻指导序/俞凤宾//中西医学报.-1-36
-478

霍乱病根本防止之一例/俞凤宾//绍兴医药月
报.-2-39-377

霍乱治疗要旨/俞凤宾//中西医学报.-1-37-
279//医界春秋.-3-5-265

解剖学全部名词汇编序/俞凤宾//中西医学报
.-1-36-411

拒毒与卫生(中华国民拒毒会嘱撰)/俞凤宾//
中西医学报.-1-37-207

疬子颈草之采访与识别/俞凤宾//中西医学报
.-1-36-295

三油霍乱药之成分及服法/俞凤宾//中西医学报.-1-36-376

药性主病便览/俞凤宾//中西医学报.-1-37-101//中医杂志.-2-19-61

医家伦理纲要序/俞凤宾//德华医学杂志.-1-38-411

饮食法之改良/俞凤宾//中西医学报.-1-34-445

饮食与卫生/俞凤宾//中西医学报.-1-38-183

婴儿保育法(连载)/俞凤宾//中西医学报.-1-26-301,385

游波士敦记/俞凤宾//中西医学报.-1-30-109

治疗霍乱之新经验/俞凤宾//中西医学报.-1-36-373//绍兴医药月报.-2-40-356

中国药材之研究及商榷(连载)/俞凤宾//医界春秋.-3-5-74,85

组织学序/俞凤宾//德华医学杂志.-1-38-450

俞福田
皮肤闭而为热者当发汗/俞福田//医林一谔.-4-11-160

俞拊生
保国与保身说/俞拊生//针灸杂志.-4-31-240

三周纪念特刊/俞拊生//针灸杂志.-4-32-9

一封奇特的报告信/俞拊生//针灸杂志.-4-30-162

针灸验案四则/俞拊生//针灸杂志.-4-29-436

俞根初
通俗伤寒论(一)至(三)/俞根初(遗著);何秀山(选按);何廉臣(校勘)//绍兴医药学报.-1-10-59,131,271

俞惠康
医药界的绝大耻辱/俞惠康//光华医药杂志.-4-35-14

俞建镳
秋燥论治/俞建镳//中医指导录.-4-3-38

俞鉴泉
藏府形状功用西说之大致(连载)/俞鉴泉//三三医报.-2-32-262,295,329,365,403,440,477,522,547.-2-33-407.-2-34-224,445,556

传授针灸/俞鉴泉//三三医报.-2-32-378

答海南子之正名/俞鉴泉//绍兴医药学报星期增刊.-1-22-286

答胡剑华先生/俞鉴泉//三三医报.-2-31-269

答李元素先生问元黄曲书/俞鉴泉//三三医报.-2-29-612

答卢育和君询半痴医案/俞鉴泉//三三医报.-2-30-191

答三十八/俞鉴泉//绍兴医药学报.-1-11-400

答十三/俞鉴泉//绍兴医药学报.-1-11-180

答四十七/俞鉴泉//绍兴医药学报.-1-12-244

答孙一鹄君问手掌症治方/俞鉴泉//三三医报.-2-29-232

答汤士彦君问遗尿治法/俞鉴泉//三三医报.-2-29-612

答问猴枣/俞鉴泉//三三医报.-2-30-488

答问病料全书之枧沙/俞鉴泉//三三医报.-2-34-495

答询广东嘉应梁希望治病专书/俞鉴泉//绍兴医药学报星期增刊.-1-22-323

带下症约说/俞鉴泉//三三医报.-2-34-482

地支六气之原理测/俞鉴泉//三三医报.-2-31-482

地支五行六气测/俞鉴泉//三三医报.-2-31-517

第三次问干饼药与枧砂/俞鉴泉//绍兴医药学报星期增刊.-1-22-286

第一集三三医书之评论/俞鉴泉//三三医报.-2
　-31-599

读傅氏女科石室秘录书后/俞鉴泉//绍兴医药
　学报.-1-11-157

读临海蒋氏治癫狂变症转成呆疾治验二案之感
　言/俞鉴泉//三三医报.-2-35-401

读内经杂说/俞鉴泉//三三医报.-2-29-361

读伤寒论浅注释几几之义疑/俞鉴泉//三三医
　报.-2-29-255

读先哲医话之感想/俞鉴泉//三三医报.-2-31
　-585

读徐灵胎医略六书序文并书名之质疑/俞鉴泉
　//三三医报.-2-29-41

读医书宜不知足与读书之法/俞鉴泉//三三医
　报.-2-32-5

读医随笔选(一)至(六)/周澂之(著);俞鉴泉
　(投)//中医杂志.-2-25-9,175,323.-2-
　26-7

读医随笔选(一)至(六)/周征之(著);俞鉴泉
　(投)//中医杂志.-2-26-169,333

对于王梦隐发明葡萄功用之感言/俞鉴泉//三
　三医报.-2-31-513

耳闻之镜谈/俞鉴泉//三三医报.-2-32-103

废止五行生克问题之正确解决/俞鉴泉//绍兴
　医药学报.-1-11-481

风气五行与人身关系之略说/俞鉴泉//三三医
　报.-2-29-173

肝生于左说/俞鉴泉//三三医报.-2-32-233

干支气运之客问答/俞鉴泉//三三医报.-2-31
　-589

喉症草药说/俞鉴泉//三三医报.-2-34-492

黄墙朱氏医校评正张洁古藏府寒热标本虚实用
　药式/俞鉴泉//三三医报.-2-31-520

绩学庐随笔(连载)/俞鉴泉//三三医报.-2-29
　-87,143,199,233,275,305,379,411,479,
　519.-2-30-389,523,565,599.-2-31-
　75,393,425,466,504,571,605.-2-32-
　137,177,209,249,315,387,428,497.-2-33
　-139,169,203,307.-2-34-134

绩学庐随笔/俞鉴泉//绍兴医药学报.-1-20

-126

绩学庐医话自序/俞鉴泉//三三医报.-2-35
　-189

脚气单方/俞鉴泉//绍兴医药学报.-1-15
　-480

节录周澄之先生瘟疫脉沉说/俞鉴泉//绍兴医
　药学报.-1-15-431

金豆子又治喉症/俞鉴泉//三三医报.-2-34
　-383

近稿要字勘误表/俞鉴泉//三三医报.-2-35
　-70

经脉非血管当永久确定论/俞鉴泉//三三医报
　.-2-30-548

经脉血管不同说(连载)/俞鉴泉//三三医报.-2
　-29-465.-2-30-439,473

敬告海内医学藏书家/俞鉴泉//三三医报.-2-
　31-269

敬告用静坐法可愈难治之症/俞鉴泉//绍兴医
　药学报.-1-20-268

静坐悟道之平议(连载)/俞鉴泉//三三医报.-2
　-30-329,365

镜与医/俞鉴泉//三三医报.-2-32-41

李笠翁联语并诗/俞鉴泉//三三医报.-2-30
　-532

历与卫生医道关系之略说/俞鉴泉//三三医报
　.-2-30-41

临产常识(连载)/俞鉴泉//三三医报.-2-34-
　507.-2-35-190

灵魂与脑筋说/俞鉴泉//绍兴医药月报.-2-40
　-161

录周澄之先生读医随笔一则以答俞君志勤冬伤
　于寒辨/俞鉴泉//绍兴医药学报.-1-15
　-347

论心与脑之知觉关系孰轻孰重/俞鉴泉//医界
　春秋.-3-5-100

麦奴止血之略说/俞鉴泉//绍兴医药月报.-2-
　40-118

脉学肤言/俞鉴泉//绍兴医药学报.-1-11-
　513//三三医报.-2-29-126

宓氏治疫痧方/俞鉴泉//三三医报.-2-34

－491

耐医解/俞鉴泉//三三医报.－2－30－490

内经寸口阴阳分配脏腑/周征之(著);俞鉴泉(录)//绍兴医药学报.－1－16－158

内经经脉之研究谈/俞鉴泉//三三医报.－2－30－475,549

女子转胞单方/俞鉴泉//绍兴医药学报.－1－16－550

剖解臆说/俞鉴泉//绍兴医药学报.－1－12－39

请赐绩学庐医话序言启/俞鉴泉//三三医报.－2－31－494

三三医报第一卷中拙稿误字择要更正/俞鉴泉//三三医报.－2－31－34

社友治验录:述膈食喉痹治验方二则/俞鉴泉//绍兴医药学报.－1－11－201

肾生髓之证明/俞鉴泉//中医杂志.－2－25－42

时症疫疾非由不洁传染论/俞鉴泉//绍兴医药学报.－1－12－16

炭淡酸为金木二气之略论/俞鉴泉//绍兴医药月报.－2－40－167

唐氏言水由连纲油膜达膀胱之考虑/俞鉴泉//三三医报.－2－34－443

提高医学说/俞鉴泉//三三医报.－2－31－93

王孟英运枢机通经络说/俞鉴泉//三三医报.－2－30－10

问百十二/俞鉴泉//绍兴医药学报.－1－15－212

问四川天彭唐容川之存在/俞鉴泉//三三医报.－2－30－485

问四十二/俞鉴泉//绍兴医药学报.－1－11－405

问乌辣草功用/俞鉴泉//三三医报.－2－29－232

五行与轻养炭淡说/俞鉴泉//中医杂志.－2－25－45

夏氏治疫痧方/俞鉴泉//三三医报.－2－34－493

心神神经论/俞鉴泉//医学杂志.－2－6－469

心神与神经(连载)/俞鉴泉//三三医报.－2－33－549.－2－34－11

心神与神经略论/俞鉴泉//中医杂志.－2－24－344

心血必关知觉之原理论/俞鉴泉//医学杂志.－2－13－247//绍兴医药月报.－2－40－114

阳并于阴则阴实而阳虚解/俞鉴泉//三三医报.－2－32－47

医学与哲学科学之研究/俞鉴泉//三三医报.－2－32－260

医者意也说/俞鉴泉//绍兴医药月报.－2－39－66

影戏谈/俞鉴泉//三三医报.－2－32－31

俞鉴泉君致山西中医改进研究会缄/俞鉴泉//医学杂志.－2－7－107

俞曲园内经辨言序/俞鉴泉//三三医报.－2－29－271

与沈仲圭君并诸道友书/俞鉴泉//三三医报.－2－30－585

与友人谈医一则/俞鉴泉//绍兴医药学报.－1－19－126

遇安斋证治丛录序/俞鉴泉//三三医报.－2－33－94

原人为一小天之大致/俞鉴泉//三三医报.－2－31－485

阅发背对口治诀论书此/俞鉴泉//三三医报.－2－32－43

云云录/俞鉴泉//三三医报.－2－30－531

再引申王孟英运枢机通经络说/俞鉴泉//三三医报.－2－31－265

诊脉分左右部位之原理论(连载)/俞鉴泉//医学杂志.－2－6－492.－2－7－69

证明地球非圆形之仪器钟/俞鉴泉//三三医报.－2－31－496

知觉非全在脑说/俞鉴泉//中医杂志.－2－25－44

治各种臌胀应验秘方/俞鉴泉//绍兴医药学报.－1－15－475

治肿胀秘方/俞鉴泉//绍兴医药学报.－1－11－283

致蘧隐人闲书/俞鉴泉//三三医报.－2－33－563

致周小农先生书/俞鉴泉//三三医报.-2-33
-54

中西医药学之表面观/俞鉴泉//三三医报.-2-
30-581

逐年主气少阳相火趱行在湿土之前说/俞鉴泉
//三三医报.-2-31-55

俞 谨

痘疮概论/俞谨//现代医药月刊.-4-27-447

国药新研究:麻黄/俞谨//现代医药月刊.-4-
27-209

怀箴堂治验录(连载)/俞谨//现代医药月刊.-4
-27-391,431,469

俞 濬

答陕西程春波君函/俞濬//三三医报.-2-35
-210

答太仓孙秉公先生函/俞濬//三三医报.-2-35
-211

答周禹锡先生函/俞濬//三三医报.-2-35
-210

函致何廉臣君/俞濬//绍兴医药月报.-2-40-
203,255

如此医生/俞濬//三三医报.-2-32-206

西医审治孙中山肝病之研究/俞濬//三三医报
.-2-32-205

俞 濂

记蝼蛄医愈臌胀事/俞濂//三三医报.-2-33
-134

俞龄芗

论汗法/俞龄芗//中医杂志.-2-21-51

楼隐楼医话(连载)/俞龄芗(辑)//中医杂志.-2
-21-247.-2-22-73

俞梦花

记江湖医士之奇术/俞梦花//三三医报.-2-36
-485

俞培元

对于金匮治痉病用葛根汤大承气汤之疑点/俞
培元//中国医学月刊.-3-15-89

改良中药之意见/俞培元//中国医学月刊.-3-
15-415

伤寒病之四个步骤/俞培元//中国医学月刊.-3
-15-80

温病下不嫌早之认识/俞培元//国医杂志.-4-
13-249

闻声断病之大概/俞培元//中国医学月刊.-3-
15-429

心动悸之实验与研究/俞培元//中国医学月刊
.-3-15-554

诊余随笔(连载)/俞培元//国医杂志.-4-13-
111,177

俞琴齐

与汤士彦先生论对于西医以龙胆草大黄黄连等
为补药之疑窦书/俞琴齐//三三医报.-2-30
-51

俞瑞昶

霍乱之诸种疗法/俞瑞昶//现代中医.-4-42
-494

夏天之热疮/俞瑞昶//现代中医.-4-42-466

俞若屏

肺痨咯血险症治验/俞若屏//国医导报.-5-29
-363

急须整理的中国医学/俞若屏//国医导报.-5-
29-81

谈谈胃肠病/俞若屏//国医导报.-5-29-58

俞绍溪

阿呀歌/俞绍溪//三三医报.-2-32-464

采桑/俞绍溪//三三医报.-2-32-464

藏药名诗/俞绍溪//三三医报.-2-32-391

春日上坟途中即景(调寄西江月)/俞绍溪//三
三医报.-2-32-464

丐医/俞绍溪//三三医报.-2-32-393

蝴蝶吟/俞绍溪//三三医报.-2-32-464

述怀诗/俞绍溪//三三医报.-2-33-348

吴颠/俞绍溪//三三医报.-2-33-347

验指/俞绍溪//三三医报.-2-32-382

医瘤/俞绍溪//三三医报.-2-32-382

俞草水医术之神异/俞绍溪//三三医报.-2-32-452

在诸暨次坞学生进步会演说/俞绍溪//三三医报.-2-32-531

俞慎初

产褥热证治的研讨/俞慎初//中国医药月刊.-5-32-533

带下病证治概论/俞慎初//现代医药月刊.-4-27-240

丹毒之中西疗法/俞慎初//国医砥柱月刊.-5-16-36

癫狂病之研究/俞慎初//现代医药月刊.-4-27-32

碘剂之研究/俞慎初//国医导报.-5-30-176

碘剂之研究与国产含碘药物之治疗观/俞慎初//国医砥柱月刊.-5-17-409

耳病各论/俞慎初//杏林医学月报.-3-22-109

福建福清现代医药主笔俞慎初致国医砥柱月刊社研究部主任函/俞慎初//国医砥柱月刊.-5-17-243

妇人双胎三胎之原理及鉴别男胎女胎之方法/俞慎初//中医指导录.-4-3-148//国医砥柱月刊.-5-17-149

钙剂之研究与国产含钙药物之治疗观/俞慎初//光华医药杂志.-4-36-267

国药新研究:防己/俞慎初//现代医药月刊.-4-27-293

国医俞慎初启事/俞慎初//国医砥柱月刊.-5-17-165

黄疸病理之研究与治疗/俞慎初//中医指导录.-4-2-293

黄疸病浅说/俞慎初//现代医药月刊.-4-27-198

几种麻风病特效药之研讨/俞慎初//复兴中医.-5-31-84

健全中医教育的几点中药问题/俞慎初//复兴中医.-5-31-680

脚气病之研究/俞慎初//中医世界.-3-30-521

脚气独灵膏的特效及制法/俞慎初//中国医药月刊.-5-32-440

脚气概论(连载)/俞慎初//光华医药杂志.-4-36-379,471

精神魂魄之研究/俞慎初//中医指导录.-4-2-387

酒于治疗上之价值/俞慎初//复兴中医.-5-31-697

淋浊病之研究/俞慎初//中医指导录.-4-3-99

麻风病一夕谈/俞慎初//国医砥柱月刊.-5-16-600

脑脊髓膜炎之研究/俞慎初//现代医药月刊.-4-27-7

三消论治/俞慎初//现代医药月刊.-4-27-236

痧疹浅述/俞慎初//中医指导录.-4-3-201

伤寒金匮方考(一)至(五)/俞慎初//现代医药月刊.-4-27-123,155,203,242,288

时逸人先生来沪访问记/俞慎初//复兴中医.-5-31-396

鼠疫症治/俞慎初//中医指导录.-4-3-166

鼠疫治疗全书序/俞慎初//现代医药月刊.-4-27-393

水肿病之研究/俞慎初//中医世界.-3-30-206

谈谈脚气病/俞慎初//复兴中医.-5-31-583

糖尿病证治概论/俞慎初//杏林医学月报.-3-22-425

萎黄病疗养谈/俞慎初//中国医药月刊.-5-32-616

胃病述(一)至(三)/俞慎初//文医半月刊.-5-14-328,345,428

胃肠病与吃米问题/俞慎初//国医砥柱月刊.-5

-17-220

温灸术之研究/俞慎初//国医公报.-4-21
-170

虚劳浅说/俞慎初//中医指导录.-4-2-419

血证指南/俞慎初//医界春秋.-3-13-221

血症之研究/俞慎初//中医指导录.-4-2-455

咽喉病各论/俞慎初//光华医药杂志.-4-36
-22

叶天士轶事/俞慎初//复兴中医.-5-31-120

茵陈白芷汤治酒痢之特效/俞慎初//现代医药
月刊.-4-27-126

饮症病理之研究与治疗/俞慎初//中医指导录
.-4-3-136

有志研究中国医药者请加入复兴中医社/俞慎
初//国医砥柱月刊.-5-17-244

俞慎初题字/俞慎初//国医砥柱月刊.-5-17
-7

诊断学大纲(连载)/俞慎初//复兴中医.-5-31
-116,254,293,326,375,454,510,554,630

诊余琐谈(连载)/俞慎初//现代医药月刊.-4-
27-15,43,75,101,131,172,216,252

痔疮病之研讨/俞慎初//光华医药杂志.-4-40
-354

中国麻风病学自序/俞慎初//复兴中医.-5-31
-478

俞世球

记侯春林/俞世球//医学报.-1-5-441

俞天石

伤寒两则/俞天石//国医杂志.-4-13-326

中虚病温治验/俞天石//国医杂志.-4-13
-256

俞同芳

从国医节说到国医与民族/俞同芳//国医杂志
.-4-13-365

对于国药界今后希望/俞同芳//国医杂志.-4-
13-380

国医对于疾病之阴阳虚实区别法/俞同芳//医

林一谔.-4-11-366

国医与西医/俞同芳//国医杂志.-4-12-241

控涎丹治验谈/俞同芳//国医杂志.-4-12
-171

疟疾应否速治/俞同芳//国医杂志.-4-12-109

现代国医之危机/俞同芳//国医杂志.-4-13
-60

俞文林

闲话酸收/俞文林//华西医药杂志.-5-37
-164

俞星楷

伤科捷径(连载)/俞星楷(遗著);张拯滋(若霞)
(校勘)//绍兴医药学报.-1-10-47,127

俞修源

对于杨宗凯君痧疹须知之讨论/俞修源//医界
春秋.-3-6-132

恶阻论/俞修源//绍兴医药月报.-2-41-165

喉痧之疑问题/姚柏堂,俞修源//绍兴医药月报
.-2-37-204

说血痹/俞修源//医界春秋.-3-6-254

阴吹验案/俞修源//光华医药杂志.-4-37-211

婴孩暑泻治验案/俞修源//绍兴医药月报.-2-
38-134

治小儿感证虚证论/俞修源//绍兴医药月报.-2
-38-111

俞　垚

释桂枝汤/俞垚//杏林医学月报.-3-23-234

俞友清

红豆语/俞友清//神州国医学报.-4-14-519

俞岳如

脉学易知/俞岳如//杏林医学月报.-3-23
-513

营卫钩玄/俞岳如//杏林医学月报.-3-23
-310

俞 樾

俞跗（录俞楼杂纂）/俞樾//医学杂志.-2-10
　-615

俞志勤

辨冬伤于寒春必病温冬伤于寒之寒字当作热字
　论/俞志勤/绍兴医药学报.-1-15-173
睹嘉属风俗敬神习用猪首之憾言/俞志勤//绍
　兴医药学报.-1-15-32
录春温夹痰内闭痉厥神昏治验案/俞志勤//绍
　兴医药学报.-1-17-301
录徐师喉痧症治验案/俞志勤/绍兴医药学报
　.-1-17-303
伤寒轻症之表当在肺经不得专责太阳经论/俞
　志勤/绍兴医药学报.-1-15-47
社友来函/俞志勤/绍兴医药学报.-1-14-414
中药改良之商榷/俞志勤/绍兴医药学报.-1-
　14-307

俞钟銮

俞养浩原序/俞钟銮//绍兴医药学报.-1-10
　-119

俞卓茂

伤寒捷径/罗东生（述）;俞卓茂（录）//中医世界
　.-3-26-411

俞紫馨

温病与栀子豉汤之关系/陆自量（述）;俞紫馨
　（录）//光华医药杂志.-4-41-467

渔 父

民立报新刊批评/渔父//中西医学报.-1-25
　-221

渔 隐

国民防空/渔隐//光华医药杂志.-4-39-521

黄厘山人

论某名医之切脉/黄厘山人//中西医学报.-1-

23-127

虞 公

斑疹诊断谈/虞公//国医杂志.-4-12-427
论神经即先天元精/虞公//国医杂志.-4-13
　-93
自汗与战汗/虞公//国医杂志.-4-12-365

虞鉴龄

问治白癣法/虞鉴龄//绍兴医药学报星期增刊
　.-1-22-490

虞胖子

医生进德录/虞胖子//杏林医学月报.-3-19
　-218

虞琹斋

步沈君韵赠伯未先生/虞琹斋//中医指导录.-4
　-1-247

虞尚仁

由残废将士谈到西医的外科疗法/虞尚仁//新
　中医刊.-5-19-443

虞舜臣

表病寒热概论/虞舜臣//医学杂志.-2-11
　-491
曹师颖甫徐姓妇阳明病治验/虞舜臣//中医杂
　志.-2-23-463
对于霍乱论之折衷/虞舜臣//医界春秋.-3-5-
　53
嬾园新医案（连载）/朱振声,虞舜臣（录）//医界
　春秋.-3-5-52,63,72,88,108,132,149,
　170,194,238
伤寒传经不可拘执说/虞舜臣//中医杂志.-2-
　23-513
上海中医专门学校学生成绩录目录/朱振声,虞
　舜臣,徐宝琛,施文德,陈宝康//中医杂志.-2
　-24-279
释郑声/虞舜臣//医界春秋.-3-5-390

松窗胡氏医案（连载）/胡荫鹏（著）；胡维屏（校）；虞舜臣（投）//中医杂志.-2-24-404.-2-25-117,276,425.-2-26-101,267,421.-2-27-93,267,397.-2-28-103,229,345

西医年来之治案（八）/虞舜臣//医界春秋.-3-5-102

西医年来之治案（三）/虞舜臣//医界春秋.-3-5-41

中国医学在列国之价值/虞舜臣//医界春秋.-3-5-478

中西医之比较/虞舜臣//医界春秋.-3-5-20

虞翔麟

组成中国救护队告全国国医界/虞翔麟//光华医药杂志.-4-41-113

虞芸芳

论夏令避暑方法/虞芸芳//国药新声.-5-26-303

虞哲夫

产后血晕/虞哲夫//三三医报.-2-30-456

疮闭说/虞哲夫//医学杂志.-2-4-558

杜鹃啼（药石小说）（连载）/虞哲夫//三三医报.-2-30-352,391

金匮广义序/虞哲夫//三三医报.-2-31-77

论膈症/虞哲夫//神州医药学报.-1-43-420

论痢疾/虞哲夫//神州医药学报.-1-44-224

论湿症/虞哲夫//神州医药学报.-1-44-133

论胎疟并三日疟之治法/虞哲夫//三三医报.-2-31-189

暑症/虞哲夫//三三医报.-2-30-562

卫生总要/虞哲夫//三三医报.-2-31-164

问幼科病治法/虞哲夫//三三医报.-2-31-22

医学衷中参西录四期版序/虞哲夫//三三医报.-2-30-457

造物真宰说/虞哲夫，成赟公//三三医报.-2-30-522

赠别施濯之先生/虞哲夫//三三医报.-2-32-69

赠李慰农先生一律录呈大吟坛斧政/虞哲夫//三三医报.-2-31-361

赠院长裘吉生先生/虞哲夫//三三医报.-2-30-463

赠院长裘吉生先生俚句一律录呈大吟坛教正/虞哲夫//三三医报.-2-32-70

哲夫验案（连载）/虞哲夫//中医世界.-3-25-382,388

致张寿甫先生书/虞哲夫//三三医报.-2-30-486

竹楼笔记/虞哲夫//三三医报.-2-31-74

羽　公

越华报甘作异族经济浸略先锋队之铁证（连载）/羽公//医林一谔.-4-8-452,488

羽　军

预防声嘎的简法/羽军//中国医学月刊.-3-15-22

雨　苍

瘀血证生体解剖之一例/〔日〕壬生三郎（原述）；雨苍（译）//中医新生命.-5-8-617

诊病奇侅（一）至（十一）/雨苍（译）//中医新生命.-5-7-498,554,615.-5-8-34,113,189,245,318,382,455,505

雨　廷

评张凤先生中国医学艺术论/雨廷//新中医刊.-5-19-435

雨　文

承气八禁/雨文//现代中医.-4-43-97

九针/雨文//现代中医.-4-43-97

十二经之终/雨文//现代中医.-4-43-97

雨　夜

蝶恋花/雨夜//文医半月刊.-5-14-43

玉观彬

中国同胞与高丽人参/玉观彬//三三医报.-2-
30-229

玉　衡

答毛文叔君问风湿合病之理/玉衡//绍兴医药
学报星期增刊.-1-22-51

疑问二则/玉衡//绍兴医药学报星期增刊.-1-
21-436

玉　生

烟草有害于卫生谈/玉生//中西医学报.-1-31
-438

郁　端

论割螳螂子之害/郁端//中西医学报.-1-27
-405

郁济焕

对于吴楚卿感症研究谈/郁济焕//三三医报.-2
-29-513

郁济英

魂魄配一身之阴阳说/郁济英//医学杂志.-2-
4-544

两神相搏合而成形论/郁济英//医学杂志.-2-
4-546

郁济焕

胡幼卓治验三则/胡幼卓;郁济焕(录寄)//医学
杂志.-2-4-205

寄周小农君/郁济焕//绍兴医药学报.-1-19
-373

柳宝诒治验二则/柳宝诒;郁济焕(录)//医学杂
志.-2-4-202

问外症治法/郁济焕//绍兴医药学报星期增刊
.-1-21-134

问小儿病疑症治法/郁济焕//绍兴医药学报星
期增刊.-1-22-480

治验不语症三则/蒋镜寰(案);郁济焕(录)//医

学杂志.-2-4-88

郁九龄

素食与卫生密切的关系/郁九龄//三三医报.-2
-29-429

郁立仁

便秘气喘之治验/郁立仁//国医导报.-5-29
-306

疗疮治验/郁立仁//国医导报.-5-29-394

郁佩英

产后血晕辨/郁佩英//苏州国医杂志.-5-1
-21

治痰饮之五大法/郁佩英//苏州国医杂志.-5-
2-209

郁　瑞

疟论/郁瑞//中医杂志.-2-26-229

吾国医家学派自金元以后始分门户有主寒凉者
有主温补者有主滋阴者有主攻伐者有信古者
有趋时者前清医学家颇不乏人试详叙各医家
学派之变迁及流弊/郁瑞//中西医学报.-1-
30-23

西法治痢说/佩瑛,郁瑞//中医杂志.-2-26
-229

郁士英

与朱君楷君讨论徐君华甫筋疝一症/郁士英//
神州医药学报.-1-45-566

郁　文

外科/郁文//广东医药月刊.-3-24-325

郁闻尧

医案/郁闻尧//神州医药学报.-1-44-244

中西医药平议/郁闻尧//神州医药学报.-1-43
-484

预 楠

辨证论/预楠//中医世界.-3-37-539

欲寡过斋主

行医须绝嗜欲论/欲寡过斋主//沈阳医学杂志.-3-2-336

喻若钦

诊治霍乱症之发明/喻若钦//国医杂志.-4-12-292

喻万邦

答陈尔康君问小儿饮食不慎治法(原问一百十九号)/喻万邦//绍兴医药学报星期增刊.-1-22-481

答胡钟岳君问小孩眼病治法/喻万邦//绍兴医药学报星期增刊.-1-22-481

答张君代亲问眼病治法/喻万邦//绍兴医药学报星期增刊.-1-22-452

世人须备医学常识说/喻万邦//绍兴医药学报.-1-18-406

因胎产害目论/喻万邦//绍兴医药学报.-1-20-346

喻又新

关于类中风之辨别阴阳疗治/喻又新//医学杂志.-2-1-91

寓 公

美国最近之卫生问题(录进步杂志)/寓公//中西医学报.-1-26-221

裕

年久咳嗽效方/裕//中医世界.-3-38-503

鹈

药用桑类研究/鹈//光华医药杂志.-4-35-321

元 道

疾病是什么(节译健康之修养)/元道//中西医学报.-1-37-495

简单生活的必要/元道(译)//中西医学报.-1-41-259

元 和

谈坏血病与败血症/元和//国医导报.-5-29-152

元 奕

病文人治/元奕//国医杂志.-4-12-438

原干堂

针灸带症/原干堂//医学杂志.-2-3-367

原 沪

妊娠时之摄生法/原沪//中西医学报.-1-35-93

原志免太郎

艾灸治疗结核之新福音/[日]原志免太郎(著);邱炳煌(译);陈炜如(转载)//针灸杂志.-4-29-64

肺痨病艾灸疗法之实验/[日]原志免太郎(著);邓名世(译)//中医世界.-3-37-29

世界最简明治病康健法之三里灸/[日]原志免太郎(著);黄宝树(译)//医界春秋.-3-8-224

袁爱仁

答刁质明君/袁爱仁//三三医报.-2-30-590

答杭县沈仲圭问膀胱/袁爱仁//绍兴医药学报星期增刊.-1-21-413

答黄国材猪鼻孔草/袁爱仁//绍兴医药学报星期增刊.-1-21-413

答竟成枸杞子性味/袁爱仁//绍兴医药学报星期增刊.-1-21-413

答沈仲圭君问书/袁爱仁//绍兴医药学报星期增刊.-1-21-427

答王肖舫君问药/袁爱仁//绍兴医药学报星期增刊.-1-21-427

问包皮紧张/袁爱仁//绍兴医药学报星期增刊.-1-21-427

问病/袁爱仁//三三医报.-2-31-66

问尿管狭窄/袁爱仁//绍兴医药学报星期增刊.-1-21-427

问秋疟指南何月出版/袁爱仁//绍兴医药学报星期增刊.-1-21-413

验方/袁爱仁//三三医报.-2-31-77

袁长庆

医学策问(连载)/高上池(著);袁长庆(录)//中医杂志.-2-25-196,340.-2-26-198

袁大枚

名医轶事/王友亮,袁大枚,王芑孙//中医杂志(广东).-3-4-315

袁栋材

实用针灸中西医学精华/袁栋材//国药新声.-5-28-88

验案五则/袁栋材//针灸杂志.-4-33-325

袁端平

疾病原因浅说/袁端平//现代中医.-4-43-442

戒烟方/袁端平//光华医药杂志.-4-38-40

康健与寿考/袁端平//中医世界.-3-34-338

顽固鼻痔/袁端平//光华医药杂志.-4-37-152

薰洗痔疮方/袁端平//中医世界.-3-35-354

牙漏/袁端平//光华医药杂志.-4-37-364

征求释疑/袁端平//光华医药杂志.-4-38-78

痔疮诸症/袁端平//中医世界.-3-35-344

袁佛雏

金匮释谜/袁佛雏//医界春秋.-3-14-130

气化今证/袁佛雏//杏林医学月报.-3-23-181

营卫释略/袁佛雏//医界春秋.-3-14-238

袁敷五

读针灸杂志二周年纪念感言/袁敷五//针灸杂志.-4-30-18

急惊之治效/袁敷五//针灸杂志.-4-28-508

袁复初

藏府论别/袁复初//杏林医学月报.-3-23-389

藏府释略/袁复初//杏林医学月报.-3-23-391

初级内科学表解(连载)/袁复初//三三医报.-2-33-335.-2-34-49,77,117

春秋与形气/袁复初//医学杂志.-2-16-335

春秋与知行/袁复初//医学杂志.-2-16-427

答黄君书/袁复初//三三医报.-2-31-562

东方术与电场/袁复初//三三医报.-2-36-589

东西文化得失/袁复初//医界春秋.-3-10-307

肺藏气论(连载)/袁复初//三三医报.-2-32-370,407,437

妇科与内分泌/袁复初//医学杂志.-2-18-319

改进中医之我见(连载)/袁复初//三三医报.-2-31-441,477

肝藏血论/袁复初//三三医报.-2-32-299

肝木与电力/袁复初//三三医报.-2-36-585

归脾汤之检讨/袁复初//杏林医学月报.-3-23-403

国学与人生鉴/袁复初//医学杂志.-2-14-387

国医学之系统/袁复初//三三医报.-2-36-591

霍乱与病机/袁复初//医学杂志.-2-16-50

金矿之中医学/袁复初//三三医报.-2-35-509

金匮千金释谜/袁复初//医学杂志.-2-18-132

金匮妊娠释略/袁复初//医学杂志.-2-18-131

金匮要略与内分泌/袁复初//医学杂志.-2-13-30

揆度奇恒略释/袁复初//国医公报.-4-25-433

揆度浅释/袁复初//杏林医学月报.-3-23-431

六经管见/袁复初//三三医报.-2-34-516

六经六气/袁复初//医学杂志.-2-15-483

论群经见智录/袁复初//医学杂志.-2-14-392

论语释迷/袁复初//医学杂志.-2-16-429

脉理论要/袁复初//医学杂志.-2-17-21

脉穴探原/袁复初//杏林医学月报.-3-23-311

脉学余论/袁复初//医学杂志.-2-17-22

脉学与科学/袁复初//医学杂志.-2-14-390

内经生理新编自序/袁复初//三三医报.-2-32-532

奇经与内分泌(连载)/袁复初//三三医报.-2-36-572,590

奇邪与肝癌/袁复初//医学杂志.-2-18-321

人事定律/袁复初//医学杂志.-2-13-582

任脉为病/袁复初//三三医报.-2-36-590

三部九候/袁复初//杏林医学月报.-3-23-228//国医公报.-4-21-162

三部九候释名/袁复初//杏林医学月报.-3-23-344

伤寒概论/袁复初//三三医报.-2-35-138

伤寒论要/袁复初//医学杂志.-2-16-428

伤寒浅论(连载)/袁复初//三三医报.-2-35-257,296,402,475

伤寒温病之定义/袁复初//医学杂志.-2-17-335

伤寒与气象学/袁复初//国医公报.-4-20-376

肾藏精论(连载)/袁复初//三三医报.-2-32-192,221,445

肾藏精论之更正/袁复初//三三医报.-2-32-270

生命公式/袁复初//医学杂志.-2-13-574

时代性病论翼/袁复初//医学杂志.-2-14-13

书经与奇经/袁复初//医学杂志.-2-16-335

死生与宇宙/袁复初//医学杂志.-2-14-391

太阳浅说/袁复初//医学杂志.-2-14-562

调经种子/袁复初//医学杂志.-2-15-483

胃气与反射机/袁复初//杏林医学月报.-3-23-343

温经汤之研究(连载)/袁复初//三三医报.-2-34-517,545,597.-2-35-162

我国医学建设之工具/袁复初//医学杂志.-2-12-369

五藏非五脏说/袁复初//三三医报.-2-34-125

五经与四时/袁复初//医学杂志.-2-17-19

五脏之科学观/袁复初//三三医报.-2-36-582

心藏脉论/袁复初//三三医报.-2-32-443

形能与内分泌/袁复初//医学杂志.-2-18-320

血汗原理/袁复初//杏林医学月报.-3-23-274

药鉴与电磁场/袁复初//医学杂志.-2-16-47

医药与共鸣机/袁复初//医学杂志.-2-14-564

医易/袁复初//医学杂志.-2-18-76

医易与相对性/袁复初//国医公报.-4-21-51

医与事物/袁复初//医学杂志.-2-17-20

医与文词/袁复初//医学杂志.-2-17-20

医与韵学/袁复初//医学杂志.-2-17-20

胰腺是脾吗/袁复初//三三医报.-2-36-592

营卫新解(连载)/袁复初//三三医报.-2-34-267,297,329,485

袁复初启事/袁复初//三三医报.-2-32-528

证太炎霍乱论/袁复初//医学杂志.-2-16-51

制会释略/袁复初//医学杂志.-2-18-318

致三三医报社论医学/袁复初//三三医报.-2-31-241

中国时令病学序/袁复初//医学杂志.-2-14

- 128

中西生理系统异同论/袁复初//三三医报.-2-32-13

中医科学化之研究/袁复初//医学杂志.-2-12-211

中医前途之乐观/袁复初//三三医报.-2-35-509

中医学理之科学观/袁复初//医学杂志.-2-12-517

中医学之纲领/袁复初//三三医报.-2-35-473

中医学之原理/袁复初//医学杂志.-2-13-350//三三医报.-2-35-293

中庸与内经/袁复初//医学杂志.-2-16-334

左氏医通/袁复初//医学杂志.-2-18-317

袁桂生

创设中华民国医学之倡议/袁桂生//神州医药学报.-1-42-21

丛桂草堂医草后序/袁桂生//神州医药学报.-1-45-95

答坐功躄等发神经病疗法(二)/袁桂生//绍兴医药月报.-2-37-202

复束子嘉书/袁桂生//神州医药学报.-1-46-534

复王兰远君书/袁桂生//三三医报.-2-29-579

复新加坡黎北海先生书/袁桂生//神州医药学报.-1-46-526

复新嘉坡黎北海先生书/袁桂生//绍兴医药学报.-1-11-233

喉科病手术之成绩/袁桂生//神州医药学报.-1-43-517

喉痧病用散药辨/袁桂生//神州医药学报.-1-43-214

记喉症肿闭用巴豆塞鼻之成绩/袁桂生//医学杂志.-2-16-65//三三医报.-2-29-447

论各省州县宜设医学阅书社/袁桂生//绍兴医药学报.-1-16-261

论古医方急宜采用/袁桂生//绍兴医药学报.-1-15-307

论汗之源流及其治法/袁桂生//医学公报.-1-7-97

论今日急宜提倡编辑医书/袁桂生//绍兴医药学报.-1-10-5//神州医药学报.-1-45-440

论全鹿丸急宜改良/袁桂生//神州医药学报.-1-46-463

论小儿病不宜禁绝乳食/袁桂生//三三医报.-2-29-213

论用大手术治脏病之危险/袁桂生//神州医药学报.-1-42-207

论中国医学之进步及金鸡纳霜萆麻子油海碘仿石炭酸之替代品/袁桂生//医学杂志.-2-14-397//三三医报.-2-29-357

论中国医学之进步及金鸡纳霜蓖麻子油海碘仿石炭酸之替代品/袁桂生//神州医药学报.-1-47-418

名医碎金录(一)至(五)/袁桂生//医学报.-1-7-363,398,445,469,491

拟废五行生克之提议/袁桂生//神州医药学报.-1-46-18

日本要求在中国内地设立医院之研究及其对付之法/袁桂生//神州医药学报.-1-45-223

生理学:说火/袁桂生//神州医药学报.-1-42-434

书叶子雨批温热经纬后/袁桂生//神州医药学报.-1-44-317

水治法源流论/袁桂生//中西医学报.-1-23-257

说火/袁桂生//医学杂志.-2-15-615

说瘴气/袁桂生//神州医药学报.-1-46-345

王孟英医案选/袁桂生//神州医药学报.-1-44-250

王孟英医案选序/袁桂生//神州医药学报.-1-44-249

胃之解剖生理卫生病理学:说胃/袁桂生//神州医药学报.-1-43-33

习医札记(连载)/袁桂生//神州医药学报.-1-42-171,281

杨寄清先生小传/袁桂生//神州医药学报.-1-

46－446

医案（连载）/袁桂生//医学报.-1-7-396，442，468，488

医家修养论/袁桂生//神州医药学报.-1-46-133

医士道序/袁桂生//绍兴医药学报.-1-11-369

医学丛书第二集序/袁桂生//绍兴医药学报.-1-14-480

医学流派论/袁桂生//神州医药学报.-1-44-13

医学之保守与进化/袁桂生//神州医药学报.-1-43-7

与黄眉孙先生论病书/袁桂生//神州医药学报.-1-44-259

与绍兴医药学研究社书/袁桂生//绍兴医药学报.-1-13-176

与社友何廉臣君书/袁桂生//绍兴医药学报.-1-12-455

与友人论医书/袁桂生//神州医药学报.-1-43-363

袁桂生启事/袁桂生//神州医药学报.-1-43-55

袁桂生治验二则/袁桂生//医学公报.-1-6-582

诊验纪略/袁桂生//神州医药学报.-1-43-151，331.-1-44-50

振兴中国药业之计划/袁桂生//神州医药学报.-1-43-186

中国医学之进步说起/袁桂生//医林一谔.-4-11-361

重刊研经言序/袁桂生//绍兴医药学报.-1-11-90

袁国荣

中医袁国荣敬送医报/袁国荣//广东医药月刊.-3-24-90

袁帼雄

复兴中医与改良国药/袁帼雄//复兴中医.-5-31-363

医药合作/袁帼雄//复兴中医.-5-31-363

袁汉臣

问经停腹胀干咳治法/袁汉臣//绍兴医药月报.-2-39-443

袁　华

北平袁华先生复天津市中医公会陈泽东函讨论卫生署不能管理中医之理由/袁华//国医正言.-5-4-477

驳朱子巫医贱役说/袁华//国医正言.-5-3-371

腹膜炎治愈之实绩/袁华//国医正言.-5-3-493

谏吾国要人今后如有病万勿再请外国医生/袁华//国医正言.-5-3-569

袁介亭

闭结与针灸上之研究/袁介亭//针灸杂志.-4-32-312

法医界潜心研究中国针术/袁介亭//针灸杂志.-4-32-109

温症斑疹辨证（连载）/袁介亭（搜集）//针灸杂志.-4-33-163，246，338

针灸补泻之我见/袁介亭//针灸杂志.-4-33-206

针能救治中风之原理论/袁介亭//针灸杂志.-4-32-418

袁锦旋

胆病源流/袁锦旋//国医杂志.-4-6-477

肝经源流/袁锦旋//国医杂志.-4-6-322

脾病源流/袁锦旋//国医杂志.-4-7-180

胃病源流/袁锦旋//国医杂志.-4-6-131

心经源流/袁锦旋//国医杂志.-4-5-456

袁镜人

温病发斑疹治验三则/袁镜人//中医杂志.-2-22-284

验方四则/袁镜人//中医杂志.-2-20-502

治汤火烫伤神效方/袁镜人//中医杂志.-2-21-336

治验笔记两则/袁镜人//中医杂志.-2-21-258

袁镜涛

病温虚甚死论/袁镜涛//杏林医学月报.-3-22-108

春伤于风夏生飧泄论/袁镜涛//杏林医学月报.-3-22-337

砥柱月刊发刊叙文/袁镜涛//国医砥柱月刊.-5-15-480

汗出而脉尚燥疾者死论/袁镜涛//文医半月刊.-5-14-478

伤寒心下有水气咳而微喘发热不渴服汤已渴者此寒去欲解也小青龙汤主之释义/袁镜涛//杏林医学月报.-3-23-387

太阴温病脉浮大而芤汗大出微喘甚至鼻孔扇者白虎加人参汤主之论/袁镜涛//杏林医学月报.-3-23-63

五泻心汤解/袁镜涛//国医砥柱月刊.-5-15-566

杏林医学月报百期纪念赘言/袁镜涛//杏林医学月报.-3-23-478

袁坤仪

肝之服食价值/袁坤仪//苏州国医杂志.-5-2-228

袁励桢

温疹述要/袁励桢//神州国医学报.-4-18-298

袁履登

贺大众医药服务社成立/袁履登//国医砥柱月刊.-5-16-636

袁绿野

答百〇八/袁绿野//绍兴医药学报.-1-15-207

答百〇七/袁绿野//绍兴医药学报.-1-15-206

答九十八/袁绿野//绍兴医药学报.-1-14-514

答九十九/袁绿野//绍兴医药学报.-1-14-515

答九十七/袁绿野//绍兴医药学报.-1-14-513

答一百/袁绿野//绍兴医药学报.-1-15-195

风论/袁绿野//神州医药学报.-1-47-423

妇人手少阴脉动甚者妊子也论/袁绿野//神州医药学报.-1-47-142

附治验案一则/袁绿野//绍兴医药学报.-1-14-158

购阅医报可增常识论/袁绿野//神州医药学报.-1-47-520

今日中医当如何自励/袁绿野//神州医药学报.-1-47-131

六府者所以化水谷而行津液说/袁绿野//神州医药学报.-1-47-434

民国十二年中国医药之感言/袁绿野//神州医药学报.-1-47-290

容滕轩医案/袁绿野//医界春秋.-3-7-285

时疫野谈/袁绿野//绍兴医药学报.-1-15-149

时疫治验案二则/袁绿野//绍兴医药学报.-1-16-477

手太阳独受阳之浊说/袁绿野//神州医药学报.-1-47-434

问百十六/袁绿野//绍兴医药学报.-1-15-219

问百十七/袁绿野//绍兴医药学报.-1-15-220

五虚五实皆主死/袁绿野//绍兴医药学报.-1-15-171

先夏至日者为病温后夏至日者为病暑说/袁绿野//神州医药学报.-1-47-322

验案三则/袁绿野//绍兴医药学报.-1-14-103

疑问八则/袁绿野//神州医药学报.-1-47

－185

阅微草堂笔记一则/袁绿野//医界春秋.-3-5-
547

镇江医俗/袁绿野//绍兴医药学报.-1-16
－490

镇江袁绿野赠绍兴医药学报辞/袁绿野//绍兴
医药学报.-1-14-356

治病必求其本论/袁绿野//绍兴医药学报.-1-
14-156

袁满根

公开走马牙疳之特效秘方/袁满根//光华医药
杂志.-4-38-41

袁鹏汀

斑疹论治/袁鹏汀//光华医药杂志.-4-35
－165

脚气病之自然疗法与药物疗法/袁鹏汀//光华
医药杂志.-4-35-38

袁 平

中医儿科学(连载)/袁平//中国医药月刊.-5-
32-158,193,558,599

中医儿科学目录/袁平//中国医药月刊.-5-32
－523

袁 潜

问小儿头面肿症治法/袁潜//绍兴医药学报星
期增刊.-1-22-301

袁瑞卿

齿痛谈/袁瑞卿//针灸杂志.-4-32-58

袁善征

从诊治霍乱讲到用药标准/袁善征//中国医药
月刊.-5-33-373

生物学与中国医药之关系/袁善征//中医新生
命.-5-8-359

温疟治验/袁善征//中国医药月刊.-5-33
－223

一个变化特殊的湿温伤寒/袁善征//中国医药
月刊.-5-32-537

医家与病家(连载)/袁善征//华西医药杂志.-5
-36-550.-5-37-229

中国古代生理卫生学说(连载)/袁善征//中国
医药月刊.-5-33-113,144,173

袁铁僧

学员袁铁僧来信/袁铁僧//铁樵医学月刊.-4-
44-627

袁慰苍

袁慰苍致张委员允中函/袁慰苍//国医公报.-4
-23-229

袁文轩

针灸疗法在寿县的劳动群众中实践报导/袁文
轩//针灸杂志.-4-34-430

专用灸术治愈洞泄/袁文轩//针灸杂志.-4-34
－222

袁锡臣

问郁病治法/袁锡臣//绍兴医药月报.-2-39
－469

袁秀岳

急性乳房炎(乳痈)之治疗谈/袁秀岳//光华医
药杂志.-4-38-335

瘰疬之治疗研究/袁秀岳//光华医药杂志.-4-
38-105

疟疾/袁秀岳//医界春秋.-3-10-54

疑问征答/袁秀岳//医界春秋.-3-10-161

中国杂病学大纲(连载)/袁秀岳//光华医药杂
志.-4-35-181,246,325,492.-4-36-45

袁一丁

灸痨虫试验/袁一丁//针灸杂志.-4-34-218

袁依琴

诗二首/袁依琴//中医杂志.-2-19-534

袁 咏

袁咏复萧介青函/袁咏//三三医报.-2-33-90

袁跃门

大德医事验案（一）至（三）/袁跃门//医界春秋.-3-8-143,194,239

肝旺体质伏暑发白㾦治验/袁跃门//中医杂志.-2-24-95

论秋燥复气为病并治验四则/袁跃门//三三医报.-2-34-162

袁云瑞

麻黄和石膏之医疗作用（连载）/袁云瑞//苏州国医杂志.-5-2-134,217

鲜药展览会之意义/袁云瑞//苏州国医杂志.-5-2-466

小青龙汤与急性真性肺炎/袁云瑞//神州国医学报.-4-17-347

周师洛先生对苏州国医学校旅杭见习团讲辞/袁云瑞（记）//苏州国医杂志.-5-2-533

袁照光

得效奇方三则/袁照光,哈同寿,陆渊雷//中国医学月刊.-3-15-90

头痛效方腰痛效方/袁照光,哈同寿//医学杂志.-2-14-307

袁正刚

家庭医药/袁正刚//中国医学.-5-34-36

源通魏

万病皆郁论/[日]源通魏//中医世界.-3-26-470

远 志

代投稿者答朱慕丹君疑问/远志//神州医药学报.-1-47-184

京师警察厅取缔医生/远志//神州医药学报.-1-42-479

王不留行/远志//神州医药学报.-1-42-499

.-1-43-67,147,273

五更调/远志//神州医药学报.-1-42-494

勿作此无谓之排外/远志//神州医药学报.-1-42-479

续拉杂篇/远志//神州医药学报.-1-44-177

医林革命/远志//神州医药学报.-1-42-489

中西并重之部批/远志//神州医药学报.-1-43-49

苑子明

读国医砥柱月刊五周年之感言/苑子明//国医砥柱月刊.-5-17-390

日叟

述怀偶咏（步张君筱村原韵）/日叟//医学公报.-1-7-197

约 民

例言/约民//绍兴医药学报.-1-13-269

月 敏

胎前吐酸特效方/月敏//中医世界.-3-37-128

月 影

问痛经治法/月影//绍兴医药学报星期增刊.-1-22-30

夜/月影//文医半月刊.-5-14-12

岳

取缔医药广告之反响/岳//医林一谔.-4-11-339

岳开煤

一个医案的小评论/岳开煤//光华医药杂志.-4-40-373

岳美中

菏泽实验县整理国医药业大纲草案/岳美中//光华医药杂志.-4-41-219

述学/岳美中//中医新生命.-5-8-138

岳　强

肺结核/岳强//文医半月刊.-5-14-518

介绍令月经期向前转移之验方一则/岳强//文医半月刊.-5-14-412

文医半月刊周年纪念之回忆与展望/岳强//文医半月刊.-5-14-392

医道之学习法及其意义(连载)/岳强//文医半月刊.-5-14-10,22,36,52,67

岳嵩山

强心剂之效率及其缺点并计划中药代用之方法/岳嵩山//医学杂志.-2-14-567

中医与强心剂/岳嵩山//复兴中医.-5-31-16

岳文台

答眼毛里倒治法(续)/岳文台//沈阳医学杂志.-3-1-216

风随地殊(录几暇格物编)/岳文台//沈阳医学杂志.-3-3-74

浮白(录几暇格物编)/岳文台//沈阳医学杂志.-3-2-417

两迟脉属两肾(录几暇格物编)/岳文台//沈阳医学杂志.-3-2-297

人依土生/岳文台//沈阳医学杂志.-3-2-355

人中(录几暇格物编)/岳文台//沈阳医学杂志.-3-2-254

食气(录几暇格物编)/岳文台//沈阳医学杂志.-3-3-25

水底有风/岳文台//沈阳医学杂志.-3-2-355

说淋毒入目/岳文台//沈阳医学杂志.-3-1-42

征求物入气管治法/岳文台//沈阳医学杂志.-3-1-135

岳中谦

汉方中麻醉药之研究/岳中谦//北京医药月刊.-5-21-595

伤寒温疫办法/岳中谦//北京医药月刊.-5-21-608

血症之检讨/岳中谦//北京医药月刊.-5-21-530

中国传染病略史(连载)/岳中谦//北京医药月刊.-5-21-440,496,539

中国历代本草考证(连载)/岳中谦//北京医药月刊.-5-21-550,612

岳钟秀

芦荟之研究/岳钟秀//医界春秋.-3-8-284

医界春秋五周纪念敬告同人(一)/岳钟秀//医界春秋.-3-8-377

越铎报社

绍兴医药学报出版祝词/越铎报社//绍兴医药学报.-1-9-347

问时症治法/越铎报社//绍兴医药学报星期增刊.-1-21-84

越国王孙

医陋/越国王孙//三三医报.-2-31-405

越　鹿

介绍给小朋友一种特效神丹/越鹿//国医砥柱月刊.-5-17-246

越智真逸

血(二)/[日]越智真逸(著);朱寿朋(译)//医界春秋.-3-13-195

越　子

癞狗咬方/越子//绍兴医药学报.-1-13-202

云

卫生局的鸿猷硕划/云//医林一谔.-4-9-133

云　舫

防病杂咏/云舫//北平医药月刊.-5-9-381

云南省政府

云南省政府复函/云南省政府//国医公报.-4-

19 - 277

云 溥

检阅反对国医馆者的步伐/云溥//医林一谔.-4
- 8 - 167

三民主义和国医药的关系(连载)/云溥//医林
一谔.-4 - 10 - 621 . -4 - 11 - 59

送旧迎新/云溥//医林一谔.-4 - 9 - 267

汪精卫的狂妄底言论(连载)/云溥//医林一谔
.-4 - 10 - 261,405

招牌捐不应施诸国药商/云溥//医林一谔.-4 -
8 - 14

云 台

公共面巾之注意/云台//中西医学报.- 1 - 40
- 563

食粗粮之当勉/云台//中西医学报.- 1 - 41
- 286

云 行

内科治愈外科国际荣誉/云行//国医公报.-4 -
23 - 236

芸 庵

释椊/芸庵//中医世界.- 3 - 25 - 107

芸 心

会员动态/芸心//医史杂志.- 5 - 38 - 124,252

中华医史学会会务简报/芸心//医史杂志.- 5 -
38 - 179

芸 中

恶阻/芸中//自强医学月刊.- 3 - 40 - 445

允 中

足趾烂痒熏洗方/允中//光华医药杂志.-4 - 36
- 287

恽铁樵

答张仲纯君殇女函件/恽铁樵//铁樵医学月刊

. -4 - 44 - 159

对于内经之感想(演说辞)/恽铁樵//中医杂志
.- 2 - 19 - 523

对于统一病建议书之商榷/恽铁樵//医学杂志
.- 2 - 15 - 209

对于统一病名建议书之商榷/恽铁樵//医界春
秋.- 3 - 10 - 198 //医林一谔.-4 - 10 - 315 //
国医杂志.-4 - 12 - 439

复刘伟通君函/恽铁樵//铁樵医学月刊.-4 - 44
- 77,627

和王鹿萍君/恽铁樵//铁樵医学月刊.-4 - 44
- 12

霍乱新论(连载)/恽铁樵//铁樵医学月刊.-4 -
44 - 237,285

霍乱新论脱稿感赋/恽铁樵//铁樵医学月刊.-4
- 44 - 289

近来之感想/恽铁樵//铁樵医学月刊.-4 - 44
- 7

苦笑/恽铁樵//铁樵医学月刊.-4 - 44 - 101

论血压致庄百俞先生书/恽铁樵//铁樵医学月
刊.-4 - 44 - 547

伤寒论六经/恽铁樵//国医文献.- 5 - 15 - 142

上海恽铁樵先生来函/恽铁樵//绍兴医药月报
.- 2 - 37 - 205

上海中医学会名誉理事恽铁樵先生来函/恽铁
樵//绍兴医药月报.- 2 - 37 - 427

上海中医专门学社招生广告/章太炎.恽铁樵//
绍兴医药月报.- 2 - 39 - 109

外痔神效枯痔散/恽铁樵//铁樵医学月刊.-4 -
44 - 185

与简斋论医书/恽铁樵//中医杂志.- 2 - 19 - 333

恽铁樵启事/恽铁樵//中医杂志.- 2 - 21 - 192
.- 2 - 22 - 187

恽铁樵先生论医遗札/恽铁樵//现代中医.-4 -
42 - 566

恽铁樵先生遗著/恽铁樵//复兴中医.- 5 - 31
- 659

恽铁樵先生在上海国医学院演讲词(连载)/恽
铁樵//广东医药月刊.- 3 - 24 - 413,541

恽铁樵先生致严独鹤书/恽铁樵//广东医药月

刊.-3-24-333

恽铁樵张破浪君致山西中医改进研究会编辑处
　缄/恽铁樵,张破浪//医学杂志.-2-6-101

恽先生遗沈二/恽铁樵//铁樵医学月刊.-4-44
　-684

恽先生遗沈一/恽铁樵//铁樵医学月刊.-4-44
　-683

致李慰农书/恽铁樵//三三医报.-2-32-481

中医与日医/恽铁樵//医界春秋.-3-5-79

自题热病简明治法/恽铁樵//铁樵医学月刊.-4
　-44-173

恽彦彬

武进钱氏医津序/恽彦彬//现代医药月刊.-4-
　27-612

韵　芳

答史炳南兰弟问奇病缘由并治法/韵芳//绍兴
　医药学报星期增刊.-1-22-457

韵　英

问手指无力治法/韵英//绍兴医药学报星期增
　刊.-1-22-463

蕴　章

问安摩坥亚水之损益/蕴章//绍兴医药学报星
　期增刊.-1-21-204

Z

臧吟蕉

治温提要/曹华峰(著);臧吟蕉(增订)//北京医
　药月刊.-5-21-322

枣轩本间

痢疾概说/[日]枣轩本间(著);林建德(译述)
　//国医文献.-5-15-398

泽

疾病治疗与体质(连载)/[日]稻田龙吉(著);

泽(译)//中西医药.-5-10-124,209

煎药的方法/泽//文医半月刊.-5-14-17

医院临证服务指南(连载)/泽(译)//中西医药
　.-5-10-195,356,677.-5-11-251

中山先生与中西医药/泽//中西医药.-5-10
　-200

迮奎钦

干湿霍乱之区别/迮奎钦//医学杂志.-2-1
　-397

劳倦伤脾脉有顺逆说/迮奎钦//医学杂志.-2-
　1-275

曾霭如

验案三则/曾霭如//针灸杂志.-4-31-207

曾本初

论邪入客于络脉/曾本初//中医杂志(广东).-3
　-4-401

曾炳棠

问医书必须研究者/曾炳棠//绍兴医药学报.-1
　-20-437

曾澄辉

自述患病医理经过两则/曾澄辉//杏林医学月
　报.-3-20-433

曾光宇

天演物界生殖之原理/曾光宇//中西医学报.-1
　-32-491

曾广方

中国本草科学之研究/曾广方(讲);王铭鼎,聂
　志农(笔记)//医林一谔.-4-11-621

中国本草之科学的研究/曾广方//国医杂志.-4
　-13-413

曾广善

社友张相臣君玉照题辞/曾广善,唐作霖//绍兴

医药学报.-1-14-354

曾惠民

处女膜与贞操/曾惠民//中医世界.-3-37
-565

交肠病病理之研讨/曾惠民//光华医药杂志.-4
-40-370

狂犬病(恐水病)毒素之探讨/曾惠民//光华医
药杂志.-4-38-328

时令病白喉与烂喉之鉴别/曾惠民//光华医药
杂志.-4-39-27

犀角地黄汤之研究/曾惠民//光华医药杂志.-4
-38-117

曾炯南

北平国医砥柱社安远分社成立宣言/曾炯南//
国医砥柱月刊.-5-18-445

月刊总社六十期纪念题诗一首/曾炯南//国医
砥柱月刊.-5-18-365

曾觉叟

曾觉叟启事/曾觉叟//国医正言.-5-3-316

陈无咎辟中医六气说为妄言妄见之纠正(一)至
(二)曾觉叟//国医正言.-5-4-430,479

呈复施副馆长统一病名意见书/曾觉叟//医学
杂志.-2-15-189

呈中央国医馆辨论统一病名草案文/曾觉叟//
国医正言.-5-3-461

呈中央国医馆为整委会统一病名草案条陈意见
文/曾觉叟//国医杂志.-4-7-267

对于倩君贡献医药界言论之补充(一)至(二)/
曾觉叟//国医正言.-5-5-207,257

对于沙君古山脑膜炎进解之进解/曾觉叟//国
医正言.-5-4-66

对于西医脑膜炎之总答复/曾觉叟//国医正言
.-5-4-113

废中医不废中药者之阴谋/曾觉叟//医林一谔
.-4-9-221

复陆渊雷书(连载)/曾觉叟//医学杂志.-2-15
-373//医界春秋.-3-10-457,519

湖南曾觉叟为国医馆管理国医国药事快邮代电
/曾觉叟//医学杂志.-2-15-304

湖南曾觉叟致本社快邮代电/曾觉叟//医林一
谔.-4-10-384

湖南国医分馆学术整委快邮代电/曾觉叟//医
学杂志.-2-16-288

湖南全省医药同人庆祝中医条例公布宣言(一)
至(二)曾觉叟//国医正言.-5-4-489,539

湖南湘雅医科大学所著结核常识以细胞包围细
菌为治肺劳良法之奇谈/曾觉叟//国医正言
.-5-3-467

解释脑膜炎之原因及治疗预防方法/曾觉叟//
国医正言.-5-3-617

敬告中医同人书(连载)/曾觉叟//国医正言.-5
-4-219,273,327

脑膜炎书后之补充/曾觉叟//国医正言.-5-4-
6

请中央国医馆整理国医学术对于旧有学理上假
借名词自应力求减少然亦不能一概废止案/
曾觉叟,柳悫诚//国医公报.-4-22-407

伤寒正名/曾觉叟//医林一谔.-4-8-377

伤寒之正名/曾觉叟//医界春秋.-3-9-48

上中央国医馆意见书/曾觉叟//医林一谔.-4-
10-110

上中央医馆意见书/曾觉叟//医界春秋.-3-10
-161

说医/曾觉叟//国医正言.-5-5-209

提议请中央国医馆实行管理国医国药权案/曾
觉叟//国医公报.-4-22-418

天津国医正言汇刊题辞/曾觉叟//国医正言.-5
-3-5

汪精卫废止中医中药之提议感言/曾觉叟//医
界春秋.-3-13-63

为不复陈君无咎书理由之披露/曾觉叟//医界
春秋.-3-13-523//国医正言.-5-4-585

为公布中医条例谢蒋院长代电/曾觉叟//国医
正言.-5-4-582

为管理国医全权赋予中央国医馆文(连载)/曾
觉叟//现代医药月刊.-4-27-195,267

温病名称之商榷/曾觉叟//医界春秋.-3-11

-88

温病正名/曾觉叟//医林一谔.-4-8-501

温病正宗序/曾觉叟//国医正言.-5-4-439

西医病理学之错误/曾觉叟//国医正言.-5-3-319

西医无生理学说/曾觉叟//国医正言.-5-3-273

西医诊断学之误/曾觉叟//国医正言.-5-3-363

西医治疗学之误/曾觉叟//国医正言.-5-3-365

医界春秋社第九周月刊感言/曾觉叟//医界春秋.-3-12-26

医界春秋十周始刊纪念祝词/曾觉叟//医界春秋.-3-13-187

以中医不能科学化之理由敬告同人书/曾觉叟//国医正言.-5-3-423

阅余岩对焦馆长为拟定国医条例告国人书商榷之纠正(连载)/曾觉叟//光华医药杂志.-4-36-451,537.-4-37-23,109,196//国医正言.-5-3-420,476,511,559,613.-5-4-3

再复张君赞臣书/曾觉叟//医界春秋.-3-13-144//国医正言.-5-4-373,425

再告中医同人书/曾觉叟//国医正言.-5-4-377

长沙曾觉叟先生来书/曾觉叟//医界春秋.-3-10-74,456

长沙市国医公会监委曾觉叟代电/曾觉叟//医界春秋.-3-10-367

致陈无咎书/曾觉叟//医界春秋.-3-13-96//国医正言.-5-4-317,371

致陆渊雷书/曾觉叟//医学杂志.-2-15-152//医界春秋.-3-10-74

致天津大公报馆书(连载)/曾觉叟//国医正言.-5-3-211,269

致张赞臣书/曾觉叟//国医正言.-5-4-109,323.-5-5-5

致章太炎书/曾觉叟//医学杂志.-2-15-150//医界春秋.-3-10-112

中医无须科学化/曾觉叟//中西医药.-5-10

-431

中医学天然进化说(一)至(三)/曾觉叟//国医正言.-5-3-163,215,322

曾科进

汉译临床医典序/曾科进//中西医学报.-1-26-157

曾勒伟

白喉与喉症之有别论/曾勒伟//国医杂志.-4-5-165

曾立群

猝倒之急救处置/曾立群//中西医学报.-1-38-186

咯血与吐血之分辨/曾立群//中西医学报.-1-38-23

火伤烫伤之急救与预防/曾立群//中西医学报.-1-38-185

疖之预防及治疗/曾立群//中西医学报.-1-37-381

延医须知/曾立群//绍兴医药月报.-2-40-501

预防霍乱与注射防疫针/曾立群//中西医学报.-1-36-377

治蛔虫之药/曾立群//德华医学杂志.-1-39-152

痔之成因及预防/曾立群//中西医学报.-1-37-366

曾勉湘

小儿胎中发育及儿科说略/曾勉湘//国医杂志.-4-5-171

曾培梧

淋浊病/曾培梧//光华医药杂志.-4-39-549

曾其逊

拉杂谈/曾其逊//国医杂志.-4-5-516

新声律启蒙/曾其逊//国医杂志.-4-5-517

曾庆华

春温暴泻治验(华堂医案)/曾庆华//杏林医学月报.-3-21-119

妇人妊娠用药谈/曾庆华//杏林医学月报.-3-21-338

伤暑夹食案/曾庆华//杏林医学月报.-3-22-210

血虚头痛案/曾庆华//杏林医学月报.-3-22-211

治病必求其本之我见/曾庆华//杏林医学月报.-3-21-371

曾庆松

问病症治法/曾庆松//绍兴医药学报星期增刊.-1-22-277,292

曾少参

光华医药杂志社三周纪念/曾少参//光华医药杂志.-4-40-343

伤科秘笈(连载)/曾少参//光华医药杂志.-4-40-228,376

曾师孔

曾师孔来书/曾师孔//中西医学报.-1-24-505

曾松茂

痢症治法之我见/曾松茂//杏林医学月报.-3-20-375

伤寒二三日心中烦而悸者小建中汤主之阳明病不吐不下心烦者可与调胃承气汤心烦均同治法各异论/曾松茂//杏林医学月报.-3-20-456

曾天治

曾天治医生整理针灸书的实施计划报告/曾天治//复兴中医.-5-31-605

肠癌的针灸疗法/曾天治//新中华医药月刊.-5-35-133

齿病针灸术/曾天治//国医砥柱月刊.-5-16-46

初生儿破伤风症之针灸疗法/曾天治//光华医药杂志.-4-39-311

读中国针灸治疗学后/曾天治//针灸杂志.-4-28-257

科学化针灸医学讲习所函授班招生/曾天治//文医半月刊.-5-14-502

流行性小儿麻痹的特效疗法/曾天治//中国医药月刊.-5-33-119

胃痉挛之针灸疗法/曾天治//国医砥柱月刊.-5-15-510

问半身不遂/曾天治(问);承淡安(答)//针灸杂志.-4-28-157

虚脱的特殊疗法/曾天治//华西医药杂志.-5-37-311

牙齿痛的针灸疗法/曾天治//国医公报.-4-25-580

研究针灸方法论/曾天治//中国医药月刊.-5-32-577

腰痛的特效疗法/曾天治//中国医药月刊.-5-32-604

药石无灵面神经痉挛特效疗法/曾天治//复兴中医.-5-31-539

遗精病的针灸疗法/曾天治//国医砥柱月刊.-5-15-450

由医中西医不愈之症进而医西医师/曾天治//针灸杂志.-4-28-600

针灸治疗十大难关之打破/曾天治//针灸杂志.-4-28-146

中西医生不能治愈之疾病针灸术竟能治愈之/曾天治//针灸杂志.-4-28-602

中医与针灸/曾天治//文医半月刊.-5-14-243

曾文正

养生琐言(补白)/曾文正//中医新生命.-5-7-644

曾心壶

增订脚气刍言(连载)/曾心壶(著);周小农(增

订)//绍兴医药学报.-1-17-566

增订脚气刍言(连载)/曾心壶(著);周小农(增订);裘吉生(校刊)//绍兴医药学报.-1-16-243,301.-1-17-501.-1-18-51

曾秀铭

三省堂医话(连载)/曾秀铭//光华医药杂志.-4-38-441.-4-39-52

曾秀星

便闭/曾秀星//光华医药杂志.-4-38-257

产后腹痛治验/曾秀星//光华医药杂志.-4-38-447

慢性淋浊/曾秀星//光华医药杂志.-4-38-539

曾养吾

发脱重生术/曾养吾//光华医药杂志.-4-36-202

曾益群

施针手法雪心歌/曾益群//针灸杂志.-4-32-316

验案报告/曾益群//针灸杂志.-4-31-475

由神经生理说明针灸治疗万病之理/曾益群//针灸杂志.-4-28-479

针灸术之价值/曾益群//针灸杂志.-4-28-362

针灸验案八则/曾益群//针灸杂志.-4-30-156

针灸验案二则/曾益群//针灸杂志.-4-29-324

针灸运动的小意见/曾益群//针灸杂志.-4-28-543

曾胤参

交感不泄/曾胤参//光华医药杂志.-4-40-564

曾昭伦

愿我国医药界注意医药平民化问题/曾昭伦//
中西医药.-5-12-226

曾贞蔚

脉弦数有寒饮冬夏难治解/曾贞蔚//国医杂志.-4-5-451

曾子安

名医医案实录/曾子安//光华医药杂志.-4-39-206

查 达

阿维森纳与亚拉伯的医学/查达//医史杂志.-5-39-278

查贡夫

不服内务部管理医士暂行规则之管见/查贡夫//绍兴医药学报星期增刊.-1-22-522

对于中国药业根本救济之要着/查贡夫//绍兴医药学报.-1-15-75

翻唇疔初起经验良方/查贡夫//绍兴医药学报.-1-16-542

滑稽谈木通/查贡夫//神州医药学报.-1-43-377

敬告我投稿诸君及阅报诸君/查贡夫//神州医药学报.-1-45-11

空青辩/查贡夫//神州医药学报.-1-45-306

奇症一则/查贡夫//神州医药学报.-1-45-308

乳岩初起经验良方/查贡夫//绍兴医药学报.-1-16-541

瞳神变色释疑/查贡夫//绍兴医药学报.-1-10-97

牙痛经验要方/查贡夫//绍兴医药学报.-1-16-542

阅冯前大总统病状医案之感言/查贡夫//绍兴医药学报.-1-16-453

振兴中医学校以培植人材论/查贡夫//神州医药学报.-1-46-24

征求各科医籍/查贡夫//神州医药学报.-1-45-562

治疗疮别裁妙方/查贡夫//绍兴医药学报.-1-16-541

中华全国医药卫生协会启/查贡夫//绍兴医药学报.-1-19-351

中药与西药之比较/查贡夫//绍兴医药学报.-1-15-76

查贡甫

翻唇疗方/查贡甫//神州国医学报.-4-17-69

奇形怪状之琐言/查贡甫//绍兴医药学报.-1-15-510

蛇咬方/查贡甫//神州国医学报.-4-17-69

胸腹连结之怪胎图(附图说)/查贡甫//绍兴医药学报.-1-15-508

中华医药学会侮辱国医/黄肯堂,周纯嘏,杨云泉,查贡甫等//医林一谔.-4-8-291

查计人

家传灸法两种(二则)/查计人//针灸杂志.-4-31-115

十四经穴运针补泻手法表/查计人//针灸杂志.-4-31-101

幼科医家有学针灸之必要/查计人//针灸杂志.-4-31-151

查企锡

美国最近的抗癌工作/查企锡(译)//新中华医药月刊.-5-35-192

查少农

小柴胡汤治疟之科学新解/查少农//新中华医药月刊.-5-35-186

查士骥

双生子的研究/查士骥//中西医学报.-1-37-527

翟甘棠

疠瘄/翟甘棠//针灸杂志.-4-33-234

难产三案/翟甘棠//针灸杂志.-4-33-232

难产之针灸催生法/翟甘棠//针灸杂志.-4-34-191

翟国荣

现金十元征求狐臭治法/翟国荣//光华医药杂志.-4-39-262

翟冷仙

碧荫书屋笔记/翟冷仙//中医杂志.-2-23-98

碧荫书屋藏稿(一)至(二)/翟冷仙//中医杂志.-2-26-23,356

碧荫书屋新医案/翟冷仙//中医世界.-3-27-296

碧荫书屋新医案二则/翟冷仙//医学杂志.-2-13-621

碧荫书屋药物论二则(麻黄甜瓜蒂)/翟冷仙//医学杂志.-2-14-153

碧荫书屋医案/翟冷仙//中医世界.-3-28-129

辨霍乱痧胀暑病及治法论略/翟冷仙//医学杂志.-2-13-609

肠窒扶斯疑非伤寒说/翟冷仙//医学杂志.-2-14-139

赤箭天麻之研究/翟冷仙//医界春秋.-3-9-256

答刘君琴仙疑予所述之痔湿症/翟冷仙//医界春秋.-3-9-266

答刘荣武君问治脐风之法/翟冷仙//医界春秋.-3-8-437

答姚君鑫波问难产之原因及救治法二则/商复汉,翟冷仙//医界春秋.-3-8-394

答征求病愈致哑案/翟冷仙//医界春秋.-3-8-436

答朱仁葆君问噎膈病之治法/翟冷仙//医界春秋.-3-8-524

当归之研究(芳草类属补剂)/翟冷仙//医学杂志.-2-15-88//中医世界.-3-31-438//医林一谔.-4-10-244

读金匮中风篇一二四节三条之研究/翟冷仙//医林一谔.-4-10-24

读难经心有七孔三毛之研究/翟冷仙//医林一谔.-4-8-538

读伤寒结胸痞气之研究/翟冷仙//医界春秋.-3
-9-99

对医界春秋五周纪念感言/翟冷仙//医界春秋
.-3-8-376

国药讲义(桔梗赤箭天麻)/翟冷仙//医学杂志
.-2-14-148

国药偶谈/翟冷仙//中医世界.-3-30-512

国药新书/翟冷仙//中医世界.-3-28-146

国药之研究/翟冷仙//国医公报.-4-21-329

国医馆成立后之进行/翟冷仙//中医世界.-3-
27-80

简明内科学/翟冷仙//国医公报.-4-22-72

解剖术治愈痔湿症一得/翟冷仙//医界春秋.-3
-8-474

近代名医医案一脔:东台翟冷仙先生医案(连
载)/翟冷仙//中医世界.-3-26-666.-3-
27-131

厥阴下痢新医案(男科)/翟冷仙//医学杂志.-2
-13-410

厥阴下痢验案/翟冷仙//医界春秋.-3-9-312

论方宜/翟冷仙//医学杂志.-2-7-312

论麻黄/翟冷仙//医林一谔.-4-8-586

论中西医学名异而理同/翟冷仙//医林一谔.-4
-9-336

难经心有七孔三毛释/翟冷仙//中医指导录.-4
-1-342

屁之生理/翟冷仙//中医指导录.-4-1-376

伤寒结胸痞气之研究/翟冷仙//中医世界.-3-
28-310//医林一谔.-4-9-61

为统一病名呈中央国医馆建议书/翟冷仙//医
林一谔.-4-10-327

为统一病名建议书之意见/翟冷仙//医学杂志
.-2-15-216

乡农遗传解剖术之一得/翟冷仙//中医世界.-3
-27-395

小半夏加茯苓汤治愈呕吐症验案/翟冷仙//医
界春秋.-3-9-170//医林一谔.-4-9-77

延胡索之研究/翟冷仙//医学杂志.-2-15-91
//医界春秋.-3-10-157//现代医药月刊.-
4-27-67

药物偶谈/翟冷仙//中医世界.-3-27-378

医林一谔一周纪念感言及将来愿望/翟冷仙//
医林一谔.-4-9-25

翟莲如

止痢香参丸家传妙方/翟莲如//国医砥柱月刊
.-5-16-301

詹炳文

经穴之研究/詹炳文//针灸杂志.-4-32-241

詹程逊

开刀与运刀之实验/詹程逊//光华医药杂志.-4
-39-140

詹鸿恩

会友詹君鸿恩之意见/詹鸿恩//医学报.-1-6-
83

内经八字图表说(一)至(三)/詹鸿恩//医学报
.-1-4-471,485,502

詹苦可

征求答案二则/詹苦可,马藻亭//医界春秋.-3
-7-25

詹瑞云

钝安医学业录(连载)/詹瑞云//中医杂志(广
东).-3-4-19,111,224,356,498

詹松波

艾灸治愈水肿之经验谈/詹松波//针灸杂志.-4
-30-203

艾灸治愈痔漏之我见/詹松波//针灸杂志.-4-
30-414

呃逆症针灸治愈之研究/詹松波//针灸杂志.-4
-30-204

灸穴秘旨/詹松波//针灸杂志.-4-32-80

灸治妇人百病总穴法/詹松波//针灸杂志.-4-
32-156

灸治痢疾穴法/詹松波//针灸杂志.-4-32

- 157

灸治四时感冒伤寒穴法/詹松波//针灸杂志.-4
- 32 - 156

论霍乱病之针疗法/詹松波//针灸杂志.-4-31
- 110

论小儿惊风之针疗法/詹松波//针灸杂志.-4-
31 - 32

疟疾病论治/詹松波//针灸杂志.-4-31-450

社员自疗之笔记/詹松波//针灸杂志.-4-31
- 137

神经痛治疗便览表/詹松波//针灸杂志.-4-31
- 165

四时感冒伤寒灸穴贯通/詹松波//针灸杂志.-4
- 32 - 156

小儿风热病针疗之我见/詹松波//针灸杂志.-4
- 29 - 386

养生灸之研究/詹松波//针灸杂志.-4-31-178

晕针之经验谈/詹松波//针灸杂志.-4-30-414

针刺治愈脑膜炎证之经验谈/詹松波//针灸杂
志.-4-32-476

针灸擅治失眠症/詹松波//针灸杂志.-4-32-
131//国医砥柱月刊.-5-16-539

詹先科

谈附子的功能/詹先科//国医砥柱月刊.-5-18
- 483

詹瑶光

白喉治法忌表抉微书后/詹瑶光//医林一谔.-4
- 8 - 68//中医杂志(广东).-3-4-160

詹允阶

治癫狗咬伤方/詹允阶(录送)//中医杂志(广
东).-3-4-67

瞻庐

死海/瞻庐//中西医学报.-1-38-7

湛砺磋

难经之性质/湛砺磋//杏林医学月报.-3-16

- 20

心与脑主知觉系乎胎元之主动/湛砺磋//杏林
医学月报.-3-17-102

湛如

饮冰七日谈/湛如//中西医学报.-1-41-129

张蕲

病者之环境为医者诊断上最应注重之一点/张
蕲//文医半月刊.-5-14-119

国医的我见/张蕲//文医半月刊.-5-14-8

医学与卫生/张蕲//文医半月刊.-5-14-49

张霭春

大承气汤治奇恒痢之特效/张霭春//光华医药
杂志.-4-36-552

欢迎丁仲英先生/张霭春//光华医药杂志.-4-
40 - 332

如何答谢焦易堂先生/张霭春//光华医药杂志
.-4-36-415

种痘之前前后后/张霭春//光华医药杂志.-4-
37 - 216

张爱棠

医师节刍义/张爱棠//中西医药.-5-13-485
//华西医药杂志.-5-37-177

张安仁

痫病证治/张安仁//现代医药月刊.-4-27
- 549

张百铭

治瘩感言/张百铭//神州国医学报.-4-17
- 350

张百塘

本草从新之研究/张百塘//北京医药月刊.-5-
21 - 456

读段梦兰先生时疫温疹论治之后/李建昌,刘明
言,张百塘,秦厚生//北京医药月刊.-5-21-

282

伤寒论/张百塘//北京医药月刊.-5-21-551

少阳腑病之研究/张百塘//北京医药月刊.-5-21-592

小儿急慢惊风论/张百塘//北京医药月刊.-5-21-480

研究中医须就中医学本身去研究/张百塘//北京医药月刊.-5-21-618

以此养生者寿论/张百塘//北京医药月刊.-5-21-81

诊法/张百塘//北京医药月刊.-5-21-450

诸风掉眩皆属于肝说/张百塘//北京医药月刊.-5-21-528

张宝文

萧龙友先生七十正寿序/张宝文//北京医药月刊.-5-21-240

张秉初

保孕须知/张秉初//杏林医学月报.-3-19-24

公开一张经验保胎单方/张秉初//医林一谔.-4-9-73

桂枝下咽阳盛则毙之我见/张秉初//杏林医学月报.-3-19-97

喉证验方/张秉初//杏林医学月报.-3-20-387

金匮便血远近之我见/张秉初//杏林医学月报.-3-19-442

厥逆辨证/张秉初//杏林医学月报.-3-18-347

咳嗽证治之研究/张秉初//杏林医学月报.-3-19-67

乳癌乳病初起内消法/张秉初//杏林医学月报.-3-20-388

伤寒方宜忌之研究(连载)/张秉初//杏林医学月报.-3-18-385,465

伤寒金匮解释五节/张秉初//杏林医学月报.-3-18-428

伤寒六经发热差别之研究/张秉初//杏林医学月报.-3-18-491

吐血咳血治法/张秉初//杏林医学月报.-3-18-159

下痢证治/张秉初//杏林医学月报.-3-19-94

泄泻医案录实并辨/张秉初//杏林医学月报.-3-18-233

杏林丛录颂/张秉初//杏林医学月报.-3-19-462

遗精证法/张秉初//杏林医学月报.-3-18-107

治汗概论/张秉初//杏林医学月报.-3-20-465

治疗产妇不必顾虚之经过/张秉初//杏林医学月报.-3-20-383

张秉一

串踝疽治验谈/张秉一//现代中医.-4-42-260

患踝疽治验谈/张秉一//国医杂志.-4-13-263

上医医国的美誉应恭献蒋委员长/张秉一//光华医药杂志.-4-40-340

天丝入目神效方烂腿特效方疯狗咬特效方/张秉一//光华医药杂志.-4-36-407

顽癣与遗溺/张秉一//光华医药杂志.-4-37-362

细草席冒充麻黄/张秉一//光华医药杂志.-4-37-248

下唇频张纵不已/张秉一//光华医药杂志.-4-36-222

小儿急慢性惊风神效方/张秉一//光华医药杂志.-4-36-115

治愈危险之喉症/张秉一//光华医药杂志.-4-36-115

中医条例公布后我中医界急应吸取新知/张秉一//光华医药杂志.-4-39-197

张炳昌

温病条辨辨(连载)/张炳昌//绍兴医药月报.-2-40-469,515

张炳翔

创制精液丹丸汤饮药汁说/张炳翔//医学杂志.-2-3-76

霍乱论摘要/王士雄（原本）；陆懋修（摘抄）；张炳翔（校刊）//绍兴医药学报.-1-14-545

九月十七日次会孙仁荣剃头汤饼开筵又成一律示孙家梁以勉之/张炳翔//三三医报.-2-34-249

七月二十六日次会孙生余患外疡两旬不思食是日痛止脓畅稍愈能略进食因取乳名曰愈生纪余病初愈而生也口占志喜/张炳翔//三三医报.-2-34-249

张伯良

幼科折衷（卷上）至（卷下）/秦景明（著）；张伯良（校订）//中医世界.-3-30-319,635.-3-31-307,419

张伯熙

喉症漱口验方/张伯熙（著）；朱郁文（录）//医界春秋.-3-6-229

上中央国医馆学术整理委员会书/张伯熙等//医界春秋.-3-10-196

卫生会议主张废止中医药之感想/张伯熙//医界春秋.-3-6-332

孝友堂医案（连载）/张伯熙（著）；张赞臣（笔录）//神州医药学报.-1-47-478,571//医界春秋.-3-6-498,532.-3-7-22,98

咽喉论/张伯熙//医界春秋.-3-6-211

张伯雄

疡症捷诀/潘申甫（著）；张伯雄（校）；吴志民（录）//中医杂志.-2-27-196

张伯玉

肺痨病中之运动与静养/张伯玉//中西医学报.-1-38-353

张宷铨

单腹胀用药须知案女科/张宷铨//医学杂志.-2-17-377

病症患者日常生活之卫生法/张宷铨//医学杂志.-2-18-69

胸痹案女科/张宷铨//医学杂志.-2-17-376

张长民

半边莲（连载）/张长民//华西医药杂志.-5-36-217,270

霍乱之疾病史：流行概况/张长民//国医砥柱月刊.-5-18-192

张朝珍

齿疼案（女科）/张朝珍//医学杂志.-2-16-287

伤寒入阴案（男科）/张朝珍//医学杂志.-2-16-286

张成礼

诊病不可泥于脉法/张成礼//国医砥柱月刊.-5-17-483

张承楣

脑疽发背论治/张承楣//中医杂志.-2-20-42

张崇健

止呕良法/张崇健//光华医药杂志.-4-36-202

张础光

拔牙药/张础光//中医指导录.-4-2-48

张春江

春江验案/张春江//国医杂志.-4-7-466//光华医药杂志.-4-38-205

读伤寒论之一得/张春江//光华医药杂志.-4-37-44

古本伤寒杂病论是否仲景秘本之商榷书/张春江//医学杂志.-2-16-276//国医文献.-5-15-174

两足冰冷/张春江//光华医药杂志.-4-38

-251

辟汤本求真氏论皮肤粗疏与致密受病之是非/
张春江//国医砥柱月刊.-5-18-287

辟汤本求真氏论皮肤粗疏与致密受病之非是/
张春江//光华医药杂志.-4-38-104

伤寒论释疑之二/张春江//国医杂志.-4-7
-280

伤寒论释疑之一/张春江//国医杂志.-4-7
-279

伤寒论注评议/张春江//国医杂志.-4-7-363
//国医公报.-4-22-77,197

伤寒释疑/张春江//光华医药杂志.-4-38-26

张春木

耳聋/张春木//光华医药杂志.-4-37-464

张春圃

问百五十三/张春圃//绍兴医药学报.-1-16
-115

张春生

津埠墙子河滨及各隙地生有可用之药(连载)/
张春生//国医砥柱月刊.-5-15-619.-5-
16-447

论杨灌根君神经衰弱病原及治法/张春生//文
医半月刊.-5-14-407

论杨灌根君神经衰弱治法/张春生//国医砥柱
月刊.-5-15-453

外感咳嗽误下治验/张春生//国医砥柱月刊.-5
-15-515

张春水

张春水君致山西中医改进研究会缄/张春水//
医学杂志.-2-7-108

张椿希

闲谈胚生蒙/张椿希//国医新声.-5-27-425

张纯轩

论疟疾/张纯轩//医学杂志.-2-18-73

勿药疗疟法/张纯轩//医学杂志.-2-18-156

张达

读国医砥柱月刊成立宣言书后感言/张达//国
医砥柱月刊.-5-16-86

凡医必须兼通针灸说/张达//针灸杂志.-4-32
-232

验案报告/张达//针灸杂志.-4-31-59

张达康

实验秘方两义散之特效/张达康//中医世界.-3
-30-139

张达玉

逍遥散有治腹鼓作用/张达玉//医界春秋.-3-
10-150

张大鹤

妇女怀孕与痨病之辨别法/张大鹤//文医半月
刊.-5-14-5

泄泻之原因病理与治疗/张大鹤//文医半月刊
.-5-14-5

张大明

消化器之作用所以使消费补充常得平均然后能
保其康健试言其大略/张大明//国医杂志.-4
-5-191

张大燨

爱庐医案/张大燨(遗著);顾雨田(注释);凌秉
衡(录)//中医杂志.-2-27-417

张戴人

关于望诊脉诊各一则/张戴人(医案);徐韵英
(抄)//医学杂志.-2-3-574

张德骥

谨告改业种牛痘之选苗医生/张德骥(预安)//
中西医学报.-1-24-87

张德培

南京国医传习所复校一夕访问记/张德培//华
　西医药杂志.-5-37-232

张德威

传染病预防法/张德威//中西医学报.-1-26
　-299

简易宁睡术/张德威//中西医学报.-1-25-434

普通摄生法/张德威//中西医学报.-1-26
　-381

实验遗精摄生法/张德威//中西医学报.-1-25
　-431

医师箴言/张德威//中西医学报.-1-26-81

张德馨

怪病自疗记/张德馨//针灸杂志.-4-34-29

关于普遍推行针灸疗法的我见/张德馨//针灸
　杂志.-4-34-257

急食/张德馨//绍兴医药学报星期增刊.-1-21
　-10

家用便方(一)至(三)/张德馨(辑)//绍兴医药
　学报星期增刊.-1-21-26,36,43

沐浴/张德馨//绍兴医药学报星期增刊.-1-21
　-91

外症求治(附回答)/张德馨//国医砥柱月刊.-5
　-15-580

张德正

胃病医案选(连载)/章次公(著);张德正(藏)//
　中医新生命.-5-6-463,522,583.-5-7-
　32,96,156,204,276,337,392,444,512,564

张鼎庵

江苏南通中医师公会成立大会致词/张鼎庵//
　国医砥柱月刊.-5-18-123

张鼎臣

光华医药杂志三卷一期纪念号感言/张鼎臣//
　光华医药杂志.-4-38-296

张栋梁

纪念中医条例公布序并诗/张栋梁//国医公报
　.-4-24-537

张斗耀

个人临床最精审之验案及确有奇效之秘方/张
　斗耀//医学杂志.-2-18-338

关于伤寒金匮之疑问/张斗耀//医学杂志.-2-
　17-72

国难期间中医应有的准备/张斗耀//医学杂志
　.-2-18-219

六气与疾病之关系/张斗耀//医学杂志.-2-17
　-342

如何发展晋绥二省之中医中药/张斗耀//医学
　杂志.-2-17-236

问妇女产后病应如何治疗并产妇之饮食及摄养
　/张斗耀//医学杂志.-2-16-53

痫病之病灶何在及其根治之简便方法/张斗耀
　//医学杂志.-2-18-143

痫症患者日常生活之卫生法/张斗耀//医学杂
　志.-2-18-71

照目前山西之经济状况宜用何种方法以普及农
　村医药/张斗耀//医学杂志.-2-17-279

中医对于防疫知识应有之训练暨办法/张斗耀
　//医学杂志.-2-17-448

中医药与公共卫生之设施/张斗耀//医学杂志
　.-2-17-444

中医中药公有制在国计民生上有何利益按吾国
　目前之社会状况能否推行顺利试就各方实际
　情形论列之/张斗耀//医学杂志.-2-17
　-331

张　谔

读难经劄记/张谔//中医杂志.-2-23-542

复叶培根书/张谔//三三医报.-2-31-593

囊秘喉书/杨龙九(著);王景华(编订);张谔(评
　点增录)//绍兴医药学报.-1-10-267

囊秘喉书卷上/杨龙九(著);王景华(编订);张
　谔(评点增录))/绍兴医药学报.-1-10-123

寿陆公晋笙六十序/张谔//三三医报.-2-29

-558

寿裘吉生五十序/张谔//绍兴医药学报.-1-19
-352

苔象真假辨/张谔//医学杂志.-2-3-451

与裘吉生先生书/张谔//三三医报.-2-31
-593

重订囊秘喉书凡例/张谔//绍兴医药学报.-1-
10-121

张二仲

发明五气而辟六气之谬说/张二仲//三三医报
.-2-31-11

发明药分五性而辟六性之谬说/张二仲//三三
医报.-2-31-13

致社长函/张二仲//三三医报.-2-30-586

张发初

红花的药理研究/刘绍光,张耀德,张发初//新
中医刊.-5-19-136

黄芩之药理研究/张发初,张耀德,刘绍光//新
中医刊.-5-19-503

张方舆

答李汉杰君问病书/张方舆//医界春秋.-3-13
-21//国医正言.-5-5-335

答李汉杰问风湿瘙痒及治法/张方舆//国医砥
柱月刊.-5-16-346

读姜佐景君经方实验录评议/张方舆//国医砥
柱月刊.-5-16-418

恶阻热证治验/张方舆//中国医药月刊.-5-32
-503

樊天徒临床实录评议/张方舆//华西医药杂志
.-5-36-350

伏邪内陷救误治验/张方舆//中国医药月刊.-5
-32-159

记自患温毒症及治疗之经过/张方舆//中国医
药月刊.-5-32-539

介绍八千里外寄来的虎疫良方/张方舆//中国
医药月刊.-5-32-121

论瘙痒病理及治法/张方舆//国医砥柱月刊.-5

-15-443

面议骆钧平久利病源及治法/张方舆//国医砥
柱月刊.-5-16-283

色脉口诀详解序/张方舆//国医砥柱月刊.-5-
15-631

伤寒论新释/张方舆//国医砥柱月刊.-5-17
-34

伤寒三十二三十三三十六节合解/张方舆//中
国医药月刊.-5-33-67

伤寒新解/张方舆//中国医药月刊.-5-32
-227

少阳中风救误治验/张方舆//中国医药月刊.-5
-32-116

实寒似热治验案/张方舆//国医砥柱月刊.-5-
16-118

温病误药评议及救误治验/张方舆//华西医药
杂志.-5-36-327

用阳和汤治阴疽的实验报告证明国医治外科并
不亚于西医(一)至(三)/张方舆//国医砥柱
月刊.-5-15-504,563,618

重校明钱国宾经历奇证骨雷/张方舆//中国医
药月刊.-5-32-152

重校明钱国宾经历奇证序/张方舆//中国医药
月刊.-5-32-77

张方渊

铁樵函授医学学员课艺选刊:体工有抵抗病毒
之本能试约举其例(其五)/张方渊//铁樵医
学月刊.-4-44-260

张凤楼

多读与精读/张凤楼//现代中医.-4-43-61

麻风证治之研究/张凤楼//现代中医.-4-42
-602

手部外科概述/张凤楼//现代中医.-4-43
-114

吐血治案/张凤楼//现代中医.-4-43-86

王瑞玺君征求痢疾治法/张凤楼//现代中医.-4
-43-213

小便研究/张凤楼//现代中医.-4-43-85

张凤山

问偶感风寒两手酸痛治法/张凤山//三三医报
.-2-29-32

张绖卿

个人临床最精审之验案及确有奇效之秘方/张
绖卿//医学杂志.-2-18-341

医家对于病人应负之责任/张绖卿//医学杂志
.-2-18-298

中国科学化之研究/张绖卿//医学杂志.-2-17
-438

张抚之

读宋爱人先生春温新绎空气由无数量原子而归
纳于四大要素之补充及推论/张抚之//医界
春秋.-3-10-252

申辨石膏化学分子式及其反应误会之辨正/张
抚之//医界春秋.-3-12-121

申解石膏之化学分子式及其反应/张抚之//医
界春秋.-3-11-239

生煅石膏之真相/张抚之//医界春秋.-3-11
-139

阴阳综括万有说/张抚之//医界春秋.-3-10
-490

政府不予中医与西医平等待遇曷亦细勘原质药
与提精药有无平等之立足/张抚之//医界春
秋.-3-11-164

中医气化与科学之研究/张抚之//复兴中医.-5
-31-74

张黼章

劝同人投稿公平研究医理/张黼章//三三医报
.-2-32-150

问痉瘟治法/张黼章//绍兴医药学报星期增刊
.-1-21-166

问女孩下绿便治法/张黼章//绍兴医药学报星
期增刊.-1-22-292

问三三医报转/张黼章//三三医报.-2-30
-443

问眼病治法/张黼章//绍兴医药学报星期增刊
.-1-22-442

张黼章先生来函/张黼章//中国医药月刊.-5-
32-507

诊金说/张黼章//三三医报.-2-32-151

治病当先治心说/张黼章//三三医报.-2-32
-149

致竹余翔先生大鉴/张黼章//绍兴医药学报星
期增刊.-1-22-524

张复卿

问慢性淋/张复卿//医学杂志.-2-18-563

张傅霖

鼻与生殖器之关系/张傅霖//中西医学报.-1-
27-209

鼻与消化器之关系/张傅霖//中西医学报.-1-
27-208

粉刺之疗法/张傅霖//中西医学报.-1-32
-495

生理卫生谈荟(连载)/张傅霖//中西医学报.-1
-26-335,395

张淦泉

宝塔词/张淦泉//神州医药学报.-1-43-58

耍孩儿调/张淦泉//神州医药学报.-1-43-57

张高港

为医之道/张高港;孟卜功(录)//光华医药杂志
.-4-39-225

张耕龙

赞成周君编书之函/张耕龙//三三医报.-2-32
-526

张羹梅

肠结核/张羹梅//中医世界.-3-37-555

张公让

答问/张公让(问);陆渊雷(答)//中医新生命.-
5-7-105

肺病治验/张公让//国医砥柱月刊.-5-18
－267

康平本伤寒论/［日］大塚敬节(著);杨小华,张
公让(口译)//华西医药杂志.-5-36-294

康平本伤寒论/张公让//国医砥柱月刊.-5-18
－280

医药杂谈(一)至(四)/张公让//华西医药杂志
.-5-36-89,548.-5-37-176,228

张公让启事/张公让//华西医药杂志.-5-36
－238

张公让问阴虚发热之理/张公让;陆渊雷//中医
新生命.-5-6-153,154

中西医学比观第二集自序/张公让//华西医药
杂志.-5-36-91

张功全

药治通义(连载)/［日］丹波元简(撰);张功全
(节录)//中医世界.-3-32-495.-3-33
－129

张恭文

妇女白淫之治法/张恭文//中医世界.-3-36-
128//现代医药月刊.-4-27-575

国医宜参用之诊法(连载)/张恭文//现代医药
月刊.-4-27-713,727,731,733,735,
737,739

痢疾证治/张恭文//国医砥柱月刊.-5-16
－250

实用诊断学(连载)/张恭文//医林一谔.-4-8-
329,411,582.-4-9-70,105,137,230,280

外感病治疗学(一)至(十三)/张恭文//杏林医
学月报.-3-20-500.-3-21-19,59,105,
148,190,237,283,326,372,411,457,499

中风病证治(又名厥逆)/张恭文//现代医药月
刊.-4-27-372

中国制药学(连载)/张恭文//现代医药月刊.-4
－27-597,625,649,676,725

中西合璧实用生理学(一)至(十九)/张恭文//
杏林医学月报.-3-17-388,418,453,507.-
3-18-10,51,92,131,247,285,329,370,

407,455,486.-3-19-9,52,88,129

中医内科学(一)至(二)/张恭文//国医砥柱月
刊.-5-16-168,405

中医实用处方学(一)至(六)/张恭文//杏林医
学月报.-3-22-417,457,503,543.-3-23-
99,218

中医宜速养成一般看护人才以供医院及家庭应
用之我见/张恭文//杏林医学月报.-3-20
－101

中医治疗学(连载)/张恭文//杏林医学月报.-3
－17-265,390

张拱辰

问题二则/张拱辰//医学杂志.-2-17-411

中医参考西医不知从何入手/张拱辰//医学杂
志.-2-17-302

张拱端

陈氏六气之感终不解/张拱端//国医砥柱月刊
.-5-16-321

对于中医不科学与科学化声浪中之呼声/张拱
端//医界春秋.-3-12-376

观古本伤寒杂论感言(张相臣转)/张拱端//国
医正言.-5-3-413

国医应有派别之感想/张拱端//国医砥柱月刊
.-5-17-273

痢疾/张拱端//国医砥柱月刊.-5-16-260

罗哲初之古本伤寒论评议/张拱端//国医文献
.-5-15-179

罗哲初之古本伤寒杂病论评议/张拱端//医界
春秋.-3-12-320

伤寒温病定义之管见/张拱端//国医砥柱月刊
.-5-16-170

生理一点心悟:呼吸有两条道路/张拱端//国医
砥柱月刊.-5-16-395

胃肠机能之研究/张拱端//国医砥柱月刊.-5-
17-192

胃肠治案三则附子肠炎一则/张拱端//国医砥
柱月刊.-5-17-224

中医改进当以吸收科学为正途/张拱端//国医

砥柱月刊.-5-18-104

周年对同道述一番国医根底学/张拱端//国医砥柱月刊.-5-16-488

张古香

乡间流传的几种验方/张古香//国医正言.-5-4-307

张谷成

辨伤寒论误文二条/张谷成//中医新生命.-5-6-274

痢疾论/张谷成//国医砥柱月刊.-5-16-267

毛细气管支炎用白虎汤治愈之一例/张谷成//文医半月刊.-5-14-448

人参之研究/张谷成//文医半月刊.-5-14-481

人参之研究/张谷成//神州国医学报.-4-17-308

小儿夏秋呕泻论治/张谷成//国医砥柱月刊.-5-16-165

续辨伤寒论误文二条/张谷成//中医新生命.-5-6-275

晕厥及猝死/张谷成//国医砥柱月刊.-5-16-423

中风论(一)至(九)/张谷成//文医半月刊.-5-14-246,261,277,293,310,325,342,359,373

仲师用人参救急之数例/张谷成//国医砥柱月刊.-5-15-448

张光宇

癍疹喉痧论文第三名/张光宇//北京医药月刊.-5-21-402

产后生化汤不可妄用论/张光宇//北京医药月刊.-5-21-137

张国淦

振兴医学说帖/张国淦//中西医学报.-1-26-83

张国华

察舌通变/张国华//沈阳医学杂志.-3-1-452

冬不藏精春必病温有二解/张国华//医学杂志.-2-4-553

二阳结谓之消三阳结谓之隔说/张国华//医学杂志.-2-4-297

二阳之病发心脾有不得隐曲女子不月论/张国华//医学杂志.-2-4-157

肺司乎吸气化为关主治之重要/张国华//医学杂志.-2-5-458

伏气上蒸勿作内陷说/张国华//医学杂志.-2-2-160

伏气温热克传证及疫症传染之险速说/张国华//医学杂志.-2-2-424

汗多亡阳又能亡阴说/张国华//医学杂志.-2-2-288

口甘脾瘅治之以兰辨/张国华//医学杂志.-2-3-72

论霍乱/张国华//医学杂志.-2-1-537

论金匮痰饮主治之所在/张国华//医学杂志.-2-4-552

论兰草/张国华//绍兴医药学报.-1-15-494

脉贵活看说/张国华//医学杂志.-2-4-324

前夏至日者为病温后夏至日者为病暑解/张国华//医学杂志.-2-5-67

热病于今为烈说/张国华//医学杂志.-2-4-27

伤寒传经不可拘执说/张国华//医学杂志.-2-5-68

伤寒心下痞而复恶寒汗出者附子泻心汤主之解/张国华//医学杂志.-2-4-423

上药三品/张国华//沈阳医学杂志.-3-2-14

少阳属肾肾上连肺说/张国华//医学杂志.-2-4-156

顽痰多怪症/张国华//沈阳医学杂志.-3-2-17

小儿稚阳非纯阳说/张国华//医学杂志.-2-5-457

医学达变自叙/张国华//医学杂志.-2-5-515

营行脉中卫行脉外说/张国华//医学杂志.-2-2-159

治莫拘泥说/张国华//医学杂志.-2-4-70

中医有难统系之故(补录)/张国华//沈阳医学杂志.-3-2-127

张国璜

治虫蛀牙痛特效法/张国璜//针灸杂志.-4-32-78

治疗验案报告二则/张国璜//针灸杂志.-4-32-87

张国瑞

国医砥柱月刊六十期特别纪念题词/张国瑞//国医砥柱月刊.-5-18-393

张国珍

张国珍君来函/张国珍//中医新生命.-5-6-302

张涵虚

泸县医学亟求进化说/张涵虚//三三医报.-2-36-553

张汉东

问遗精症治法/张汉东//绍兴医药学报星期增刊.-1-22-166

张汉书

废止五行生克问题之正确解决/张汉书//绍兴医药学报.-1-11-437

张汉扬

飞丝缠喉/张汉扬//中医世界.-3-29-193

小儿秃疮效方/张汉扬//中医世界.-3-29-178

张禾芬

五疫症治辨/张禾芬//神州医药学报.-1-42-445

燥淫证新论/张禾芬//神州医药学报.-1-42-365

张鹤鸣

不治之症由针灸得生/张鹤鸣//针灸杂志.-4-28-273

张鹤年

从中医条例公布后说到中央国医馆及医药界的过去与将来/张鹤年//光华医药杂志.-4-39-199

张衡皋

病科全书序二/张衡皋//三三医报.-2-30-499

张鸿钧

寄张寿甫先生书/张鸿钧//沈阳医学杂志.-3-2-50

张鸿霖

求治/张鸿霖//沈阳医学杂志.-3-3-152

张鸿生

本草经牛膝主治寒湿痿痹之寒字应更正为热字之我见/张鸿生//杏林医学月报.-3-22-463

读长沙卫生报载庸医杀人不见血有感/张鸿生//杏林医学月报.-3-22-235

急救痉病/张鸿生//杏林医学月报.-3-22-78

金匮阳毒之为病面赤斑斑如锦纹咽喉痛吐脓血五日可治七日不可治升麻鳖甲汤主之阴毒之为病面目青身痛如被杖五日可治七日不可治升麻鳖甲汤去雄黄蜀椒主之解/张鸿生//杏林医学月报.-3-23-182

敬告青年力戒手淫书/张鸿生//杏林医学月报.-3-23-522

辟西医用冰囊或冷水治一切高热及卒倒病症之谬误(畏盦医话之一)/张鸿生//杏林医学月报.-3-21-242//医林一谔.-4-11-456,494

辟西医用冰囊或冷水治一切高热及卒倒病症之谬误/张鸿生//医学杂志.-2-16-346

辟西医用冰囊或冷水治一切高热及卒倒病之谬误(连载)/张鸿生//光华医药杂志.-4-37-40,118

伤寒八九日下之胸满烦惊小便不利谵语一身尽重不可转侧者柴胡加龙骨牡蛎汤主之之我见/张鸿生//杏林医学月报.-3-23-267

伤寒表不解心下有水气干呕发热而咳或渴或利或噎或小便不利少腹满或喘者小青龙汤主之解/张鸿生//杏林医学月报.-3-23-226

畏盦医话(辟西医用冰囊或冷水治一切高热及猝倒病症之谬误)/张鸿生//医界春秋.-3-12-113

西医用冰囊治一切高热及卒倒病症之谬误/张鸿生//中医世界.-3-35-144

怡盦医话/张鸿生//国医公报.-4-19-411

张鸿图

类证鉴别医药处方学(一)至(五)/张鸿图//文医半月刊.-5-14-67,88,102,117,149

治汗手方/张鸿图//文医半月刊.-5-14-92

张怀霖

和平茶的商榷/张怀霖//现代中医.-4-43-666

四句话/张怀霖//国医砥柱月刊.-5-18-537

谈谈夏令卫生/张怀霖//现代中医.-4-43-669

医者的责任/张怀霖//国医砥柱月刊.-5-18-635

张惠臣

复山西中医改进会函/张惠臣//绍兴医药学报.-1-19-145

商榷社务书/张惠臣//三三医报.-2-32-57

问咯蒂伤寒/张惠臣//绍兴医药学报星期增刊.-1-21-340

张惠黎

鬼疰/张惠黎//新中医刊.-5-20-391

张惠霖

奉天医士公会开成立大会会长演说/张惠霖//沈阳医学杂志.-3-1-23

张慧中

药物研究:百合地黄麦冬玉竹丹皮/张慧中//中国医药月刊.-5-32-249

药物研究:第一编解热药类/张慧中//中国医药月刊.-5-32-23

药物研究:葛根升麻白薇/张慧中//中国医药月刊.-5-32-51

药物研究:苦参常山菊花/张慧中//中国医药月刊.-5-32-167

药物研究:连翘/张慧中//中国医药月刊.-5-32-89

药物研究:石膏苇茎竹叶瓜蒌/张慧中//中国医药月刊.-5-32-203

药物研究:竹茹黄柏知母/张慧中//中国医药月刊.-5-32-123

张蕙如

奇异婚俗/张蕙如//光华医药杂志.-4-35-426

张季勤

根据生理学注译中医学肝开窍于目说之意义/张季勤//文医半月刊.-5-14-66

张季直

张季直先生致会长书(八年七月)/张季直//医学杂志.-2-1-577

张济众

刊行退思集医方歌注跋/张济众//三三医报.-2-29-304

惜分阴轩医案卷四序/张济众//绍兴医药学报.-1-20-497

张继偓

药名诗词录/张继偓//医界春秋.-3-5-172

张继勋

伤寒哕吐论治/张继勋//中医杂志.-2-23
-517

张稷孙

敬告汉医学家/张稷孙//中西医学报.-1-25
-5

苏州福音医院学友课余研究会简章/张稷孙//
医学公报.-1-7-243//中西医学报.-1-25
-373

张骥

厘正医学三字经卷一(连载)/陈念祖(著);张骥
(辑);刘复(参校)//中国医学.-5-34-
11,76

张家荪

疟疾之病理症状及治疗法/张家荪//光华医药
杂志.-4-39-206

实效秘方四则/张家荪//光华医药杂志.-4-39
-139

张嘉炳

无锡中医研究社来电/侯敬舆,张嘉炳//国医公
报.-4-22-451

张嘉卉

二陈汤非可统治一切痰症论/张嘉卉//光华医
药杂志.-4-36-424

经验灵方四则/张嘉卉//光华医药杂志.-4-36
-286

湿温病疗法要旨/张嘉卉//光华医药杂志.-4-
35-549

张嘉穗

医事杂谈/张嘉穗//医界春秋.-3-9-101

张嘉因

苍盦问答/钱今阳(著);张嘉因(录)//国医砥柱
月刊.-5-17-135

肠覃与石瘕之证治/张嘉因//国医砥柱月刊.-5
-17-239

带下论/张嘉因//国医砥柱月刊.-5-16-593

行经之原理/张嘉因//国医砥柱月刊.-5-16
-511

滑胎与小产/张嘉因//国医砥柱月刊.-5-17
-120

论医德与医术/张嘉因//国医砥柱月刊.-5-17
-117

麻黄汤之功效是怎样/张嘉因//国医砥柱月刊
.-5-16-511

食盐漫谈/张嘉因//中国女医.-5-34-187

食盐漫谭/张嘉因//国医砥柱月刊.-5-17-31

胃脘痛症治/张嘉因//国医砥柱月刊.-5-17
-194

我的感想/张嘉因//中国女医.-5-34-205

张稼新

柴胡与厚朴/张稼新//复兴中医.-5-31-199

张简斋

与美国记者白修德先生论阴阳互相生长/张简
斋//华西医药杂志.-5-36-40

与美国记者白修德先生论中医治病方略/张简
斋//华西医药杂志.-5-36-40

中医条例公布后医界尤宜具精神应趋势说/张
简斋//国医公报.-4-24-520

张见初

国医砥柱月刊复刊纪念题词/张见初//国医砥
柱月刊.-5-18-108

论归宁中毒:谈及李克蕙君之死(连载)/张见初
//国医砥柱月刊.-5-18-176,301,312,349

南洋槟城医药之声主编张见初君与本社研究主
任钱今阳君函:聘为撰述主任/张见初//国医
砥柱月刊.-5-16-638

伤寒论之病邪/张见初//华西医药杂志.-5-36
-527

伤寒论治病之范围/张见初//华西医药杂志.-5
-36-414

用生物之原理以证明造化的意义/张见初//中医世界.-3-38-283

张见初迁移寓址启事/张见初//国医砥柱月刊.-5-17-165

中国之杀菌特效药/张见初//国医砥柱月刊.-5-18-143

张健隆

四川重庆蹇家桥张劲秋与天年医社书/张健隆//三三医报.-2-36-62

张鑑青

脚气病概说/张鑑青//苏州国医杂志.-5-2-115

失血应用三七地榆之标准/张鑑青//苏州国医杂志.-5-1-261

温病之邪或曰伏气或曰新感其理孰是孰非试抒己见而论断之/张鑑青//苏州国医杂志.-5-1-93

张鑑渠

产后一得/张鑑渠//中医杂志.-2-23-470

仿造中国血清之建议/张鑑渠//中医杂志.-2-25-41

冯炳南先生胃病之研究/张鑑渠//光华医药杂志.-4-41-297

张阶平

读周氏丛书诊家枢要论滑涩脉象书后/张阶平//杏林医学月报.-3-16-199

告用听筒针射之中医/张阶平//杏林医学月报.-3-16-386

广东中医药界应有的注意/张阶平//杏林医学月报.-3-16-21

纪念三一七之来由及其意义/张阶平//杏林医学月报.-3-17-49

江屺铨先生逝世志略/张阶平//杏林医学月报.-3-18-316

脾者主为卫使之迎粮视唇舌好恶以知吉凶说/张阶平//中医杂志(广东).-3-4-47

人所以汗出者皆生于谷谷生于精论/张阶平//中医杂志(广东).-3-4-166

所望于全国医校教材编委会闭会后/张阶平//杏林医学月报.-3-16-229

写在全国中医药界一致反抗中央卫生会议议决废止中医案呼声之后/张阶平//杏林医学月报.-3-16-120

医生之清洁问题/张阶平//杏林医学月报.-3-16-47

张洁扬

喉痛兼病治验/张洁扬//中医世界.-3-27-507

疟后变病治验/张洁扬//中医世界.-3-27-492

医林趣话/张洁扬//中医世界.-3-29-86

张介侯

不良少年体格检查上之注意点/张介侯//中西医学报.-1-29-231

急性心脏衰弱之疗法/张介侯(译)//中西医学报.-1-30-119

简明调剂学(连载)/[日]铃木梅藏(编纂);张介侯(译)//中西医学报.-1-30-133,197,261,335,445,509.-1-31-37,129,203

麻刺里亚寄生虫/张介侯(译)//中西医学报.-1-30-129

张金鼎

绝症之脉象/张金鼎//中国医药月刊.-5-32-373

张金亭

敬请医亚社长雅正/张金亭//国医砥柱月刊.-5-17-248

张锦灿

答沈仲圭先生质疑四则/张锦灿//绍兴医药学报星期增刊.-1-21-261

问颈核治法/张锦灿//绍兴医药学报星期增刊.-1-21-175

邢台县医俗四则/张锦灿//绍兴医药学报.-1-16-562

医界的新趋势(录北京晨报)/孟涵(译);张锦灿(转录)//三三医报.-2-33-5

与刁质明杨燧熙二君书/张锦灿//三三医报.-2-32-126

张锦荣

黄疸证/张锦荣//医学杂志.-2-2-384

张进及

白喉/张进及//中国医学.-5-34-46

张精一

茵陈青蒿非一物/张精一//神州国医学报.-4-14-29

张景鹤

鹅掌风特效方/张景鹤//中医世界.-3-37-31

麻黄桂枝汤功用辨/张景鹤//光华医药杂志.-4-38-467

问题四则/张景鹤//光华医药杂志.-4-39-546

张景华

祈赐治法/张景华//光华医药杂志.-4-38-529

张景述

愈一鼓病救活一家之奇案/张景述//华西医药杂志.-5-36-80

张敬敷

桐影书屋遗稿(一)至(四)/张敬敷(著);孙振声(录)//中医杂志.-2-19-426.-2-20-28,213,371

张敬武

关于伤寒论之寒热/张敬武(译)//国医公报.-4-25-543

汉方疗法义解(一)至(二)/[日]清水藤太郎(著);张敬武(译)//文医半月刊.-5-14-188,221

麻疹内攻及其汉方医学的治疗法(一)至(三)/[日]矢数有道(作);张敬武(译)//光华医药杂志.-4-39-325,407,510

尿毒症治验/鲇川静(作);张敬武(译)//文医半月刊.-5-14-152

热:伤寒论之研究/[日]森田幸门(著);张敬武(译)//国医公报.-4-26-200

张静庵

问单声咳嗽法/张静庵//绍兴医药学报星期增刊.-1-21-448

张静峰

烂喉痧/张静峰//复兴中医.-5-31-198

张静霞

编后余墨/张静霞//国医砥柱月刊.-5-17-241

丹痧浅说/张静霞//国医砥柱月刊.-5-16-509

论今日之中医教育/张静霞//国医砥柱月刊.-5-16-487//中国女医.-5-34-163

女医同志为什么要成立中国女医学社/钱宝华,张静霞//中国医药月刊.-5-32-369//中国女医.-5-34-239

武进近月来之药材市况/张静霞//光华医药杂志.-4-38-155

中国女医编辑室谈话/张静霞//中国女医.-5-34-181

中国女医编者赘言/张静霞//中国女医.-5-34-203

中国女医华北版缘起/张静霞//中国医药月刊.-5-32-369

张静斋

伤寒初起无汗说/张静斋//国医正言.-5-3-144

咽喉论(一)至(二)/张静斋//国医正言.-5-3-33,91

张镜波
问病二则/张镜波//医学杂志.-2-17-412

张鞠景
前贤医案(连载)/张鞠景(重录);陈无咎(评点)//神州医药学报.-1-47-367,471

张菊景
前贤医案自序/张菊景(抄)//神州医药学报.-1-47-395

张菊人
瘰疹平议/张菊人//北京医药月刊.-5-21-276

霍乱论(连载)/张菊人//北京医药月刊.-5-21-571,643

论选择教材宜不偏不倚/张菊人//北平医药月刊.-5-9-41

痧麻之喉宜表说/张菊人//中医杂志.-2-22-260

伤风症之检讨/张菊人//北京医药月刊.-5-21-203

湿邪刍议/张菊人//北京医药月刊.-5-21-473

四时杂感不可妄称伤寒论/张菊人//北平医药月刊.-5-9-153

治验三则/张菊人//北平医药月刊.-5-9-93

张巨川
寒霍乱治验/张巨川//医学杂志.-2-8-338

张聚源
老妪针内障之法/张聚源//针灸杂志.-4-30-151

张觉人
外科十三方考(连载)/张觉人//华西医药杂志.-5-36-220,276,318,382,435,541

张钧堂
血证求原论/张钧堂//神州医药学报.-1-42-87

张俊卿
脚疼红肿请示治法/张俊卿//医学杂志.-2-17-307

实用处方学(连载)/[日]栗原爱塔(著);张俊卿,徐学礼(合译)//光华医药杂志.-4-39-412.-4-40-72

张俊人
病有可汗不可汗请说明理由/张俊人//绍兴医药学报.-1-19-427

胸痹胸中气塞短气茯苓杏仁甘草汤主之枳橘生姜汤亦主之请道其详/张俊人//绍兴医药学报.-1-19-428

张俊英
肺痿论治/张俊英//中医世界.-3-36-27

伤寒论注解/张俊英(著);王崇堂(录)//神州医药学报.-1-47-533

张开第
问咳嗽症治法/张开第//绍兴医药学报星期增刊.-1-22-20

张开钧
四时皆有湿温之管见/张开钧//光华医药杂志.-4-41-574

张康侯
痢敌膏/张康侯//医界春秋.-3-14-388

张克敏
郁金近世之研究/张克敏//中国医药月刊.-5-32-328

张克明

慢性淋浊/张克明//光华医药杂志.-4-40-563

张匡君

诸痛痒疮皆属于心释义/张匡君//中医杂志.-2-21-245

张揆松

对于屠友梅君赤痢疗法商榷之商榷/张揆松//医界春秋.-3-9-17

说痫/张揆松//中医世界.-3-27-483

张兰亭

妇科集要(一)至(六)/张兰亭//国医正言.-5-5-383,431,482,531,582,625

伤寒要略(一)至(三十一)/张兰亭//国医正言.-5-3-29,86,129,184,242,300,339,388,440,490,531,579,635.-5-4-24,82,132,186,242,295,350,401,453,509,558,605.-5-5-26,74,121,170,226,277,330

张兰逸

习针两月之成绩/张兰逸//针灸杂志.-4-28-291

征求发乳良方/张兰逸//医界春秋.-3-10-111

张蓝田

束毒围药/张蓝田//中医世界.-3-35-246

玉竹之研究/张蓝田//国医杂志.-4-13-333

张朗轩

短气与少气有辨/张朗轩//沈阳医学杂志.-3-2-26

论五味子之功用兼解伤寒金匮同干姜用者数方/张朗轩//沈阳医学杂志.-3-1-338

饲鹤轩主人论治/张朗轩//沈阳医学杂志.-3-1-251

苏东坡论脉/张朗轩//沈阳医学杂志.-3-2-17

虚而曰治不曰补又曰虚者责之付管见刍见/张朗轩//沈阳医学杂志.-3-1-318

药当以形色气味为标准说/张朗轩//沈阳医学杂志.-3-1-211

药有主治兼治据古书形色气味为标准说/张朗轩//沈阳医学杂志.-3-1-270

用药管见/张朗轩//沈阳医学杂志.-3-2-16

治病说/张朗轩//沈阳医学杂志.-3-1-186

治痰刍言/张朗轩//沈阳医学杂志.-3-2-16

张乐三

呼吁复兴国医对中西医药的感言/张乐三//国医砥柱月刊.-5-18-404

张乐天

四川省主席刘甫公七年险病治疗经过记(连载)/张乐天//光华医药杂志.-4-41-291,591

张雷声

关于儿童生理的常识/张雷声//中西医学报.-1-40-592

张礼耕

病家医家之常识(一)至(三)/张礼耕(医案);张仁述(编按)//国医砥柱月刊.-5-17-363,421,485

反对卫生署管理中医理由书之感言/张礼耕//国医砥柱月刊.-5-17-271

张立魁

忠实之言/张立魁//铁樵医学月刊.-4-44-335

张栗庵

张栗庵先生存书(连载)/张栗庵//医学杂志.-2-7-191,323,446.-2-8-44,170,292,427,558.-2-9-55,181,302,420,530.-2-10-32,132

张砺卿

慢性痢疾/张砺卿//光华医药杂志.-4-39
-445

张　麟

中国医学会夏季课艺(撰录首艺两篇)(脉学
考)/张麟,卢鑫//医学报.-1-6-382

张龙之

张龙之先生致山西中医改进研究会书(连载)/
张龙之//医学杂志.-2-2-369,510

张龙芝

论男女不能养育之原理/张龙芝//医学杂志.-2
-3-549

元宝草治血病/张龙芝//医学杂志.-2-3-587

张鲁封

碣堂医话(连载)/张鲁封(遗著);骆季和(校勘)
//绍兴医药学报.-1-13-497,499.-1-14-
109,391

张洛钧

中风斠诠张序/张洛钧//绍兴医药学报.-1-16
-521

张迈荃

答胡君敷覃二问/张迈荃//神州医药学报.-1-
45-169

答钱君存济四问/张迈荃//神州医药学报.-1-
45-167

答钱君阴伯喉症治法/张迈荃//神州医药学报
.-1-45-479

读陈君裕业函之感言/张迈荃//神州医药学报
.-1-46-351

老鼠扒松土治头风痛/张迈荃//神州医药学报
.-1-46-301

伤寒论说明/张迈荃//神州医药学报.-1-43
-220

王爱卿包识生第三问答释疑/张迈荃//神州医
药学报.-1-44-61

信石辨中之旁观谈/张迈荃//神州医药学报.-1
-45-521

血球脱落/张迈荃//神州医药学报.-1-46
-299

研究鼠疫治法暨诸瘟疫大概/张迈荃//神州医
药学报.-1-45-451

阅报者言/张迈荃//神州医药学报.-1-45
-333

云南怪症治法之研究/张迈荃//神州医药学报
.-1-44-464

张茂甫

急性单纯性胃炎/张茂甫//针灸杂志.-4-34
-194

针药合用记录/张茂甫//针灸杂志.-4-34
-113

张懋森

中医现代化之我见/张懋森//现代中医.-4-43
-441

张梅庵

对于国医馆工作上组织上筹备上之意见/蒋文
芳,张梅庵,张始生//医林一谔.-4-8-228

海门张始生先生事略/张梅庵//医林一谔.-4-
8-393

晋京报告书/张梅庵,谢利恒,丁仲英,张始生//
医林一谔.-4-8-183

全国医药团体联合会派员赴京访问国医馆后之
报告书/张梅庵,蒋文芳,张始生//医林一谔
.-4-8-182

张梅访

嘉定葛养民先生传/陆壮游(撰);张梅访(录)//
国医砥柱月刊.-5-17-33

张梦痕

对于皇汉医学之感言/张梦痕//中医世界.-3-
37-19

平斋医话/张梦痕//国医砥柱月刊.-5-18
　-672

问难得义居的医谈(连载)/张梦痕//中医世界
　.-3-38-178,409.-3-39-51,156,
　377,460

小儿痧疹重候之研究/张梦痕//中医世界.-3-
　37-353

征求中医世界/张梦痕//中医世界.-3-38
　-486

中国医学阴阳两字的浅释/张梦痕//国医砥柱
　月刊.-5-18-561

中医世界五周纪念/张梦痕//中医世界.-3-38
　-29

张梦庐

张千里医案(连载)/张梦庐(著);姚光祖(录)//
　中医杂志.-2-21-309.-2-22-150,349

张梦生

读陆乙黄先生喉痧论后/张梦生//国药新声.-5
　-26-113

论石膏之利害/张梦生//国药新声.-5-22
　-277

张　明

上医社张明先生来函/张明//中西医药.-5-13
　-407

张明庵

中医著作家月旦/张明庵//中医世界.-3-25
　-197

张明权

丁济万与章次公两先生面面比较/张明权//华
　西医药杂志.-5-37-569

嘉兴日本住血吸虫病的流行/张明权//华西医
　药杂志.-5-37-571

张鸣世

敬求治疗天痘及预防良方/张鸣世//三三医报

.-2-29-326

张鸣一

中医能否立足立足于何点/张鸣一//华西医药
　杂志.-5-37-304

张乃明

吹喉保咽丹实验谈/张乃明//医界春秋.-3-11
　-483

张乃文

对于中医加入教育系统的感想/张乃文//医界
　春秋.-3-14-411

张　鼐

便秘(连载)/张鼐//中医世界.-3-38-54,167

肺之疾病及疗法(连载)/张鼐//中医世界.-3-
　36-206,293,502.-3-37-32,245,337,463

盲肠炎/张鼐//中医世界.-3-37-450

张南田

万试万灵之脑膜炎针法/张南田//针灸杂志.-4
　-28-222

张笯云

毒蛇治癫痫之新纪录/张笯云//中医世界.-3-
　25-240

静坐内外功/张笯云//中医指导录.-4-2-81

三蛇之说明/张笯云//中医指导录.-4-2-109

哮喘妙方/张笯云//中医指导录.-4-3-118

张沛恩

暴日蛮横觉西医/张沛恩//医林一谔.-4-8
　-525

产褥热之研究/张沛恩//杏林医学月报.-3-18
　-493

行气活血求本论/张沛恩//医学杂志.-2-16
　-64

勉各国医馆负责者/张沛恩//杏林医学月报.-3
　-20-370

糖尿病(消渴)研究/张沛恩//神州国医学报.-4
　-18-244

望闻问切浅说/张沛恩//神州国医学报.-4-15
　-439

眼科医案/张沛恩//医学杂志.-2-16-63//杏
　林医学月报.-3-20-386

阳痿略述/张沛恩//杏林医学月报.-3-18
　-432

治湿法则/张沛恩//杏林医学月报.-3-20
　-376

张佩珂

国医委员会成立对同道短言/张佩珂//国医砥
　柱月刊.-5-16-87

张佩垚

爱人牙疼不请医生而愈/张佩垚//针灸杂志.-4
　-28-75

月经痛吃药无用针二次见功/张佩垚//针灸杂
　志.-4-28-194

张彭年

百日咳/张彭年//中西医学报.-1-33-465

百斯笃之预防与疗法/张彭年(译述)//中西医
　学报.-1-31-123

发疹窒扶斯/张彭年//中西医学报.-1-32
　-113

脊髓梅毒/张彭年//中西医学报.-1-33-383

口腔疾患/张彭年(介侯)(译)//中西医学报.-1
　-30-187

神经性胃痛/张彭年//中西医学报.-1-34-23

张蓬轩

疗心良药/张蓬轩//绍兴医药学报.-1-16
　-354

张鹏久

讲习部开课勖词/张鹏久//沈阳医学杂志.-3-
　1-202

经年之暑温病治验/张鹏久//沈阳医学杂志.-3

　-1-334

先后天之根本治法论/张鹏久//沈阳医学杂志
　.-3-1-171

中西医之一夕谈/张鹏久//沈阳医学杂志.-3-
　1-32

诸痛病之攻补论/张鹏久//沈阳医学杂志.-3-
　1-82

张平权

苓桂术甘汤类似证方之辨别/张平权//国医砥
　柱月刊.-5-18-145

张平一

问小儿惊风症之治法/张平一//医界春秋.-3-
　7-418

张破浪

春雨杏花楼医学笔记(连载)/张破浪//三三医
　报.-2-30-238,276

答沈仲圭君/张破浪//三三医报.-2-30-444

读万卷书室医药谈/张破浪//神州医药学报.-1
　-47-351

肺炎病治法/章太炎(著);张破浪(钞寄)//医学
　杂志.-2-5-210

霍乱论/章太炎(著);张破浪(录)//中医杂志.-
　2-22-252

论近日之医药报/张破浪//三三医报.-2-31
　-187

论柯韵伯先生之医学/张破浪//医学杂志.-2-
　14-427//三三医报.-2-30-545

破浪医药杂识八则(连载)/张破浪//三三医报
　.-2-30-597.-2-31-27

伤寒图解/张破浪(述)//三三医报.-2-31
　-108

时病新论(连载)/章太炎(著);张破浪(录)//绍
　兴医药月报.-2-37-241,327,399.-2-38-
　115,273,339

卫生论/张破浪//医学杂志.-2-14-308//三
　三医报.-2-31-137

温度不能以探口为据说/章太炎(著);张破浪

（录）//中医杂志.-2-22-257

阳明证变法与用麻桂二汤之正义/章太炎（著）；张破浪（述）//中医杂志.-2-23-242

药能对症一药而愈论/张破浪//三三医报.-2-31-49

医界人材论/张破浪//三三医报.-2-32-401

恽铁樵张破浪君致山西中医改进研究会编辑处缄/恽铁樵,张破浪//医学杂志.-2-6-101

章师太炎论肺病肺炎治法/张破浪//三三医报.-2-30-113

章师太炎论伤寒误认风温之误治/张破浪//三三医报.-2-30-114

章师太炎杂病新论（一）至（五）/张破浪//三三医报.-2-30-423,423,423,424,525

章师太炎著猝病新论之一段/张破浪//三三医报.-2-30-50

章太炎论藏府经脉之要谛/张破浪//医学杂志.-2-4-408

治温退热论/章太炎（著）；张破浪（录）//中医杂志.-2-23-70

张普黎

癫狂症/张普黎//光华医药杂志.-4-36-511

张企景

痢独灵治痢之经验/张企景//医界春秋.-3-10-245

张启明

素因与素症/张启明//中医新生命.-5-6-93

张启平

针灸心得述略/张启平//光华医药杂志.-4-36-461

张启文

内分泌之今昔观/张启文//国医导报.-5-29-48

神经衰弱症/张启文//国医导报.-5-29-86

张启贤

尿之物理的考验法/张启贤（译）//中西医学报.-1-26-251

张乾初

自汗之研究/张乾初//中医指导录.-4-4-207

张芹孙

论痰饮（连载）/张芹孙//医学报.-1-5-311,407

张琴贞

养欢喜神/张琴贞//中西医学报.-1-38-253

张清河

女子束胸问题/张清河//中西医学报.-1-40-392

张确余

敬祝岭南医林一谔月刊一周纪念/张确余//医林一谔.-4-9-21

论下厥上竭为难治/张确余//杏林医学月报.-3-16-66

内经阴阳要旨（连载）/张确余//医林一谔.-4-8-112,334,424,498,532,580.-4-9-67,103,148.-4-10-55,94,137

人和堂医案/张确余//杏林医学月报.-3-23-524

伤寒方证对参（连载）/张确余//杏林医学月报.-3-18-177,213,252,294,336,375,417,460.-3-19-14,57,170,211,477,521.-3-20-13,64,104,145,190,240,324,366

杏林医学月报百期纪念之颂与望/张确余//杏林医学月报.-3-23-476

蓄血辨/张确余//杏林医学月报.-3-16-409

研究风寒温笔记（一）至（六）/张确余//杏林医学月报.-3-17-129,163,212,290,381.-3-18-14

因病施药/张确余//杏林医学月报.-3-16-178

有病病抵当无病胎抵当说/张确余//杏林医学月报.-3-17-66

再补温病从口鼻入之说/张确余//杏林医学月报.-3-16-142

中医果不合科学耶/张确余//医林一谔.-4-8-104

中医与科学/张确余//杏林医学月报.-3-16-230

张 群
上海市政府之批示(连载)/张群//医界春秋.-3-9-44,88,180,386

张让轩
寄张寿甫先生书/张让轩//沈阳医学杂志.-3-2-118

张人怀
辨温热风温湿热三症之异同/张人怀//复兴中医.-5-31-197

复兴中医一周年纪念文/张人怀//复兴中医.-5-31-358

教部公布中医专校课目表/张人怀//复兴中医.-5-31-345

看病与临症辨/张人怀//复兴中医.-5-31-123

脾喜芳香解/张人怀//复兴中医.-5-31-482

医学教育委员会章程/张人怀//复兴中医.-5-31-483

医与药/张人怀//复兴中医.-5-31-591

张人杰
秋室研经图跋(四)/张人杰//神州国医学报.-4-14-222

张仁述
病家医家之常识(一)至(三)/张礼耕(医案);张仁述(编按)//国医砥柱月刊.-5-17-363,421,485

张忍庵
曾觉叟先生气化医学书后告国医界/张忍庵//医界春秋.-3-12-126

陈念中先生单方四则与周叔禺先生之百日咳方/张忍庵//国医公报.-4-26-358

国医科学化/张忍庵//医界春秋.-3-10-423

建议处方鉴定应设立标准/张忍庵//国医公报.-4-26-55

建议改订国医馆与国医公会之关系/张忍庵//国医公报.-4-26-61

建议书/张忍庵//国医公报.-4-19-323

临诊之记录/张忍庵//国医公报.-4-26-415

六气为物理的病因/张忍庵//医林一谔.-4-11-64

伤寒表症误下救逆(节录伤寒论之演析)/张忍庵//国医公报.-4-26-526

夏季宜食素的理由/张忍庵//国医公报.-4-20-77

医学之空间性及其新旧观/张忍庵//医学杂志.-2-16-205//医界春秋.-3-11-425//国医公报.-4-21-403//苏州国医杂志.-5-1-152

医药执业界之调查/张忍庵//国医公报.-4-26-545

阴虚与阳虚/张忍庵//国医公报.-4-19-291

张忍庵启事/张忍庵//国医公报.-4-25-520

张忍庵先生来函/张忍庵//医学杂志.-2-16-302

张忍庵语录(连载)/张忍庵//国医公报.-4-25-117,535,573.-4-26-303

征求用药看法/张忍庵//光华医药杂志.-4-38-250

中国医学之物质的原则(连载)/张忍庵//国医公报.-4-19-183,281

中央国医馆学术整理标准大纲应征意见/张忍庵//国医公报.-4-19-427

中医的伟大价值/张忍庵//光华医药杂志.-4-36-343

中医科学化/张忍庵//国医公报.-4-24-535

张忍叟
医药提要(卷一)至(卷四)/张忍叟(辑);秦又安

（校正）//中医世界.－3－33－379.－3－34－
67,205,347,463,585,687,695.－3－35－
59,163

张镕经

答包君识生问三/张镕经//神州医药学报.－1－
43－361

答问/张镕经//神州医药学报.－1－43－361

喉中梅核症手术治验/张镕经//神州医药学报
.－1－45－62

张如先

辨伤寒真假论/张如先//文医半月刊.－5－14
－328

张汝济

大热大渴大汗不止而脉实急长大按之不减者邪
实也宜白虎汤体弱加入人参若外证虽同而脉
虚大按之辄散者宜如何治法辨/张汝济//医
学杂志.－2－2－380

妇女脾虚胃逆证治验/张汝济//医学杂志.－2－
7－225

妇人转胞证治验/张汝济//医学杂志.－2－8
－83

论呕吐当辨脉及治法/张汝济//医学杂志.－2－
6－509

伤寒论于少阴厥阴部中列入白虎承气二方说/
张汝济//医学杂志.－2－6－230

血之化源与其病证及其治法说/张汝济//医学
杂志.－2－4－619

有人年五十因事忧愁饮茶过多小便忽然下血如
淋溺孔刺痛大便干燥饮食顿减干食差强汤食
不受少腹胀满左部尤甚服龙胆草滑石清热之
药病反加重两腿不能起立胸中加烧不能安睡
交子时后溺孔尤痛舌苔滑白微黄此病能愈者
少是何病理应用何方试详言之/张汝济//医
学杂志.－2－6－116

中医学理根于气化气化升降本于河图试言河图
气化升降之理/张汝济//医学杂志.－2－2
－249

张汝伟

八角虱验方/张汝伟//光华医药杂志.－4－41
－95

白痞治疗之商榷/张汝伟//医学杂志.－2－10
－480

避暑要录/唐均良（订正）;张汝伟（抄传）//绍兴
医药学报.－1－11－208

便血症治验/张汝伟//医学杂志.－2－2－84

辨虚/张汝伟//绍兴医药学报.－1－12－11

丙寅时疫已过谈/张汝伟//医学杂志.－2－8
－211

病有不治之治说/张汝伟//绍兴医药学报.－1－
19－425

病中日记/张汝伟//绍兴医药学报.－1－16－35

伯熙张先生暨德配朱夫人六旬双庆序/张汝伟
//复兴中医.－5－31－36

驳黄眉孙先生食饭说/张汝伟//绍兴医药学报
.－1－15－17

察色须知/张汝伟//医学杂志.－2－3－307

常熟张汝伟君谢赠灵素生理新论函/张汝伟//
医学杂志.－2－4－472

从颁布中医药条例谈到中医今后应有之认识与
趋向/张汝伟//国医公报.－4－24－538

从医学治疗罪恶说到良知良能/张汝伟//医学
杂志.－2－13－140

答八十八/张汝伟//绍兴医药学报.－1－14
－327

答八十九/张汝伟//绍兴医药学报.－1－14
－328

答百〇八/张汝伟//绍兴医药学报.－1－15
－202

答百〇七/张汝伟//绍兴医药学报.－1－15
－204

答百〇三/张汝伟//绍兴医药学报.－1－15
－201

答百〇四/张汝伟//绍兴医药学报.－1－15
－201

答蔡蕉桐问神经治法/张汝伟//绍兴医药学报
星期增刊.－1－21－239

答慈溪林华之君问伯病/张汝伟//绍兴医药学

报星期增刊.-1-21-76

答呆生问痫症治法/张汝伟//沈阳医学杂志.-3-3-358

答二十/张汝伟//绍兴医药学报.-1-12-68

答二十七/张汝伟//绍兴医药学报.-1-11-394

答方肇元君婴儿治法方/张汝伟//绍兴医药学报星期增刊.-1-22-165

答肛门出虫治法(三)/张汝伟//绍兴医药学报星期增刊.-1-22-103

答贡三痔疮并杂症治法/张汝伟//绍兴医药学报星期增刊.-1-22-103

答胡天宗问族孙厥症治法/张汝伟//绍兴医药学报星期增刊.-1-22-172

答花病夫胁痛高突治法/张汝伟//绍兴医药学报星期增刊.-1-22-38

答黄君眉孙商榷拙拟治方书/张汝伟//绍兴医药学报.-1-16-230

答九十/张汝伟//绍兴医药学报.-1-14-329

答李春芝君问肺病治法/张汝伟//三三医报.-2-29-443

答柳剑南先生治法/张汝伟//三三医报.-2-30-516

答六十/张汝伟//绍兴医药学报.-1-12-448

答六十一/张汝伟//绍兴医药学报.-1-12-443

答七/张汝伟//绍兴医药学报.-1-13-405

答钱君萌伯问症/张汝伟//神州医药学报.-1-45-387

答钱君星若问症一则/张汝伟//神州医药学报.-1-46-215

答瑞安王返春问友人妻病意见及治法/张汝伟//绍兴医药学报星期增刊.-1-22-428

答三十/张汝伟//绍兴医药学报.-1-13-405

答三十四/张汝伟//绍兴医药学报.-1-13-405

答三十五/张汝伟//绍兴医药学报.-1-11-395

答十七/张汝伟//绍兴医药学报.-1-11-183

答束子嘉/张汝伟//绍兴医药学报.-1-15

-499

答树人君疑问四则(连载)/张汝伟//绍兴医药学报星期增刊.-1-22-420,424,451

答四十六/张汝伟//绍兴医药学报.-1-12-77

答四十五/张汝伟//绍兴医药学报.-1-12-76

答四十一/张汝伟//绍兴医药学报.-1-12-74

答宋霖若君问病四则/张汝伟//绍兴医药学报星期增刊.-1-22-164

答宋霖若问姑母症治法/张汝伟//绍兴医药学报星期增刊.-1-22-465

答随遇人问痰饮/张汝伟//绍兴医药学报星期增刊.-1-21-238

答孙一鹄问手掌治法/张汝伟//三三医报.-2-29-268

答汪君景文癫狂病质疑/张汝伟//三三医报.-2-29-544

答王化人代农民问淋病治法/张汝伟//绍兴医药学报星期增刊.-1-22-362

答五十八/张汝伟//绍兴医药学报.-1-12-435

答五十九/张汝伟//绍兴医药学报.-1-12-441

答五十六/张汝伟//绍兴医药学报.-1-13-406

答息园问瘰疬治法/张汝伟//绍兴医药学报星期增刊.-1-21-517

答夏泽霖问便血/张汝伟//绍兴医药学报星期增刊.-1-21-517

答徐韵英君问围脐疑问/张汝伟//绍兴医药学报星期增刊.-1-22-450

答杨燧熙君问小儿吐乳治法/张汝伟//绍兴医药学报星期增刊.-1-22-464

答杨燧熙君问裔君足疾治法/张汝伟//绍兴医药学报星期增刊.-1-22-362

答姚建溪问病治法/张汝伟//绍兴医药学报星期增刊.-1-22-287

答姚一问水臌治法/张汝伟//三三医报.-2-29-367

答叶健生问产后治法/张汝伟//三三医报.-2-29-268

答俞君志勤问疑一/张汝伟//神州医药学报.-1
－46－213

答月影女士问痛经治法/张汝伟//绍兴医药学
报星期增刊.-1－22－46

答张春圃君问虚证治法/张汝伟//绍兴医药学
报星期增刊.-1－21－31

答张寿甫先生函/张汝伟//三三医报.-2－30
－19

答张锡纯君问异病治法/张汝伟//绍兴医药学
报星期增刊.-1－22－219

答折背叟问西丁/张汝伟//绍兴医药学报星期
增刊.-1－21－236

答郑绍祖问难便/张汝伟//绍兴医药学报星期
增刊.-1－21－517

答周树堂君询母痛风症治法/张汝伟//绍兴医
药学报星期增刊.-1－22－23

丹痧治验/张汝伟//绍兴医药学报.-1－19
－518

地质学与卫生治病之关系/张汝伟//医界春秋
.-3－5－425

冬令补剂利弊论/张汝伟//医学杂志.-2－4
－301

读三三医报感言一/张汝伟//三三医报.-2－29
－163

读三三医报一年来之回顾/张汝伟//三三医报
.-2－31－186

读绍兴医报星期增刊感言/张汝伟//绍兴医药
学报.-1－18－325

读世补斋医书书后/张汝伟//绍兴医药学报.-1
－11－363

读者信箱/张汝伟//国医砥柱月刊.-5－17
－553

读诊余集书后/张汝伟//绍兴医药学报.-1－15
－399

发热与体温之关系/张汝伟//复兴中医.-5－31
－122

方子渔病中示内戏用药名体(七绝四首)/张汝
伟(录)//绍兴医药学报.-1－10－581

废止五行生克问题之正确解决/张汝伟//绍兴
医药学报.-1－11－443

伏暑痰滞治验/张汝伟//医学杂志.-2－2－84

伏温之必由少阴而达论/张汝伟//绍兴医药学
报.-1－20－111

福世无遗录/张汝伟//绍兴医药月报.-2－40
－189

妇女郁病根源及治法之研究/张汝伟//医学杂
志.-2－9－317

复惠答延颈诸君书/张汝伟//三三医报.-2－30
－226

复刘叔纯论刊医书书/张汝伟//绍兴医药学报
.-1－19－222

复兴中医第一年汇定叙言/张汝伟//复兴中医
.-5－31－359

复兴中医社紧要通告(一)、(二)/张汝伟//复兴
中医.-5－31－268,268

复杨燧熙君书/张汝伟//三三医报.-2－30
－226

复张寿甫先生书/张汝伟//三三医报.-2－30
－225

改订部定医学科目私议/张汝伟//三三医报.-2
－33－295

肝病宜兼治脾胃之研究/张汝伟//医学杂志.-2
－9－435

肝生于左肺藏于右释/张汝伟//中国医学.-5－
34－147

疳后结毒治验/张汝伟//神州医药学报.-1－45
－271

恭颂三三医报/吴克潜,张汝伟//三三医报.-2
－36－77

古医案(三则)/张汝伟//医学杂志.-2－3－80

关格治验/张汝伟//绍兴医药学报.-1－19
－516

海隅医俗/张汝伟//绍兴医药学报.-1－14
－160

函授医药学校之研究办法/张汝伟//绍兴医药
学报.-1－11－252

喉痛治验/张汝伟//绍兴医药学报星期增刊.-1
－21－19

记毒丸药/张汝伟//绍兴医药学报.-1－11
－559

记秋石/张汝伟//绍兴医药学报.-1-18-516

检查鼠疫之感言/张汝伟//绍兴医药学报.-1-13-399

劫后余生医学小言(连载)/张汝伟//复兴中医.-5-31-400,542,588

劫后余生医学小言/张汝伟//中国医学.-5-34-94

解决徐包二君所答之伤寒谈/张汝伟//绍兴医药学报.-1-10-219

今年冬温之预防及补救法/张汝伟//医界春秋.-3-5-368

敬告病家四大关键/张汝伟//医学杂志.-2-12-228//三三医报.-2-36-149

来函三/张汝伟//神州医药学报.-1-46-195

烂喉痧治法异同观/张汝伟//医界春秋.-3-6-221

类疟变症治验案/张汝伟//医学杂志.-2-2-85

临床一得录(连载)/张汝伟//神州国医学报.-4-14-67,118,224,328,390,463,561,609.-4-15-28,128,240,400,460.-4-16-30,66,109,141,193,374,455,569.-4-17-20,261,360,394,472.-4-18-59,144,208,311,389

流通医药书籍有限公司招股简章/裘吉生,张汝伟//绍兴医药学报.-1-14-423

流通医药学书有限公司进行事略/裘吉生,张汝伟//绍兴医药学报.-1-10-374,447,514.-1-11-3,72,151,227.-1-12-119,405.-1-13-11,237,516.-1-15-125

琉球百问跋/张汝伟//绍兴医药学报.-1-13-197

琉球百问序/张汝伟//绍兴医药学报.-1-13-196

陆地仙经(连载)/冯氏(纂辑);张汝伟(按);徐丞甫(校注);刘哲苍(录)//沈阳医学杂志.-3-2-99,171,237,365,431.-3-3-30,78,137,195,248,296

陆地仙经序/张汝伟//绍兴医药学报.-1-13-205//沈阳医学杂志.-3-1-394

论常熟己未年之霍乱/张汝伟//绍兴医药学报.-1-15-555

论发汗法有种种不同/张汝伟//医学杂志.-2-9-436

论肺/张汝伟//医学杂志.-2-5-177

论肺脾同病之根原及疗治方法/张汝伟//绍兴医药学报.-1-15-166

论各地医报宜注重本地之情形改革然后互相交换得融洽统系之实效/张汝伟//神州医药学报.-1-47-130

论汗/张汝伟//绍兴医药学报.-1-15-165

论霍乱之原理及注射盐水之害/张汝伟//医界春秋.-3-10-107

论痫/张汝伟//三三医报.-2-31-591

论麻黄桂枝两汤之异同/张汝伟//绍兴医药学报.-1-10-13

论气候即五行之妙用/张汝伟//绍兴医药学报.-1-18-401

论人身内脏五行生克之理/张汝伟//绍兴医药学报.-1-15-21

论伤寒之名义/张汝伟//医学杂志.-2-5-450

论施某伏邪临危之治验/张汝伟//绍兴医药学报.-1-17-542

论石室秘箓之三不可读/张汝伟//绍兴医药学报.-1-12-13

论暑温症不可过用凉剂/张汝伟//绍兴医药学报.-1-19-118//现代医药月刊.-4-27-31

论推广医药学识之商榷/张汝伟//医界春秋.-3-5-72

论微生虫之原理与人之关系/张汝伟//医学杂志.-2-8-444

论卫生之真旨/张汝伟//医界春秋.-3-5-133

论喜笑与病理之利益/张汝伟//绍兴医药学报.-1-11-17

论下/张汝伟//三三医报.-2-31-592

论夏令卫生之一得/张汝伟//绍兴医药月报.-2-38-33

论消渴/张汝伟//医学杂志.-2-9-197

论医界治病宜列岁俾时知天人相应之治法刍议

/张汝伟//中医杂志.-2-19-211

论语言与医学之关系/张汝伟//绍兴医药学报.-1-10-236

脉理约言/张汝伟//医学杂志.-2-4-187

名医难为通医更难为论/张汝伟//绍兴医药学报.-1-17-278

某甲患头顶痛目痛鼻痛牙痛喉痛两眉骨痛此是何症试申论其病源所在及致病之由并拟一医案药方/张汝伟//绍兴医药学报.-1-15-49

内经刺热篇疑问一/张汝伟//神州医药学报.-1-45-389

内经论温注释一束(连载)/张汝伟//医学杂志.-2-6-52,340,480.-2-7-58

疟痢治验/张汝伟//三三医报.-2-29-513

膀胱者州都之官津液藏焉气化则能出矣论/张汝伟//绍兴医药学报.-1-19-42

气不足便是水论/张汝伟//绍兴医药学报.-1-19-111

气不足便是水说/张汝伟//医学杂志.-2-1-492

气颈治验/张汝伟//绍兴医药学报.-1-20-395

怯病论/张汝伟//医学杂志.-2-6-183

青黛宜用土靛说/张汝伟//绍兴医药学报.-1-12-293

秋燥论/张汝伟//绍兴医药学报.-1-12-389

全国中医学会检定资格条例增议/张汝伟//沈阳医学杂志.-3-3-172

人身之病应乎四时二十四节气中节次感受之病宜如何分别施治并论其寒热之变/张汝伟//绍兴医药学报.-1-14-465

人身之气左升右降论/张汝伟//绍兴医药学报.-1-10-12

人迎气口论/张汝伟//中医杂志.-2-19-442

伤寒释疑四条/张汝伟//中医杂志.-2-19-206

绍兴医药学报社征求社友玉照俾得制成铜版以垂不朽/张汝伟(发起)//绍兴医药学报.-1-11-148

社友治验录:寿石医案(连载)/张汝伟//绍兴医

药学报.-1-10-191,344,423,559.-1-11-65,326.-1-13-153

失营论/张汝伟//医学杂志.-2-4-67

湿随地气而甚不可以人之肥瘦为异论/张汝伟//沈阳医学杂志.-3-1-435

湿温要略/张汝伟//医学杂志.-2-13-273

时疹治验/张汝伟//绍兴医药学报.-1-20-396

时氏内经学序/张汝伟//复兴中医.-5-31-270

时氏医书序/张汝伟//医学杂志.-2-17-431

时氏诊断学跋/张汝伟//复兴中医.-5-31-397

释牛黄/张汝伟//绍兴医药学报.-1-19-526

释佩兰/张汝伟//绍兴医药学报.-1-19-525

释素问冬伤于寒春必温病为王孟英温热经纬提纲/张汝伟//医学杂志.-2-5-66

释子嗣/张汝伟//绍兴医药学报.-1-10-226

寿秦颂尧先生六秩初度序/张汝伟//国医导报.-5-29-203

寿石医案/张汝伟//三三医报.-2-29-304

书日本和田启十郎医界之铁锥后/张汝伟//绍兴医药学报.-1-12-313

书四气调神论四季应养法后/张汝伟//医学杂志.-2-9-54

水苔治病之研究/张汝伟//绍兴医药学报星期增刊.-1-22-451

说鲞鱼黄姑鱼发现燐光之疑问/张汝伟//绍兴医药学报.-1-13-38

说医书后/张汝伟//神州医药学报.-1-47-18

素问浊气归心句释义/张汝伟//国医导报.-5-29-188

谈章虚谷治痘篇书后/张汝伟//绍兴医药学报.-1-10-316

痰喘治验案/张汝伟//三三医报.-2-30-311

唐氏集验方两则/张汝伟//绍兴医药学报.-1-10-30

特别征求医药诸君注意/张汝伟//绍兴医药学报.-1-12-182

提创扩充问答学宜刊专书之利益说/张汝伟//

绍兴医药学报.-1-12-9

题词/张汝伟,黄竹斋//沈阳医学杂志.-3-1-427.-3-2-201

铜器治疫之发明/张汝伟//医学杂志.-2-4-571

投稿之利益说/张汝伟//绍兴医药学报.-1-11-155

脱肛兼便血治验/张汝伟//绍兴医药学报星期增刊.-1-21-19

卫生首在节欲/张汝伟//医界春秋.-3-5-396

卫生宜劳动说/张汝伟//三三医报.-2-29-285

温病急下不宜过表论/张汝伟//绍兴医药学报.-1-16-418

闻声要诀/张汝伟//医学杂志.-2-3-189

问病十要(连载)/张汝伟//医学杂志.-2-2-461.-2-3-49

问川贝代用法/张汝伟//绍兴医药学报星期增刊.-1-21-125

问二十九/张汝伟//绍兴医药学报.-1-11-311

问二十三/张汝伟//绍兴医药学报.-1-11-176

问家严咳嗽治法/张汝伟//三三医报.-2-29-367

问六十二/张汝伟//绍兴医药学报.-1-12-383

问六月雪/张汝伟//绍兴医药学报星期增刊.-1-22-268

问十/张汝伟//绍兴医药学报.-1-10-405

问四十八/张汝伟//绍兴医药学报.-1-12-79

问四十七/张汝伟//绍兴医药学报.-1-12-79

问小儿大头之理由/张汝伟//绍兴医药学报星期增刊.-1-21-166

问小儿延颈治法/张汝伟//三三医报.-2-29-443

问血痢治法/张汝伟//绍兴医药学报星期增刊.-1-21-230

问药/张汝伟//绍兴医药学报星期增刊.-1-22-219//三三医报.-2-30-516

问阴虚有二有阴中之水虚有阴中之火虚其义安在/张汝伟//绍兴医药学报.-1-15-350

问中风治法/张汝伟//绍兴医药学报星期增刊.-1-21-223

我之治胃谈/张汝伟//医界春秋.-3-12-218

吾国地大物博而荒野甚多宜设法垦种草药以应世用而挽利权刍议/张汝伟//绍兴医药学报.-1-11-248//医界春秋.-3-8-271

香枳汤治案录验/张汝伟//绍兴医药学报.-1-13-154

项强治验/张汝伟//绍兴医药学报.-1-20-396

校医宜中西并用说/张汝伟//三三医报.-2-31-182

谢惠答诸公书/张汝伟//三三医报.-2-29-545

新闻谈屑/张汝伟//绍兴医药学报.-1-11-337

新制药目仿单序/张汝伟//绍兴医药学报.-1-12-391

许名斋历代名医传略序/张汝伟//绍兴医药学报.-1-11-274

血与人之关系/张汝伟//医界春秋.-3-13-191

研究戒烟后生病治法/张汝伟//三三医报.-2-32-61

眼色谈/张汝伟//绍兴医药学报.-1-12-536

养病消遣法与健康关系/张汝伟//医学杂志.-2-2-447

药物含五行之原素论/张汝伟//绍兴医药学报.-1-18-404

药物学述记序/张汝伟//沈阳医学杂志.-3-1-143

药有根茎花实阴阳母子兄弟草石骨肉有单行者有相须者有相使者有相畏者有相恶者有相得者试略举之/张汝伟//绍兴医药学报.-1-16-431

医报之投稿解/张汝伟//沈阳医学杂志.-3-1-170

医铎自序/张汝伟//绍兴医药学报.-1-16-40

医林稗录(连载)/张汝伟//绍兴医药学报.-1-11-581.-1-12-93

医林稗录目录/张汝伟//绍兴医药学报.-1-11-579

医林稗录序/张汝伟//绍兴医药学报.-1-11-215

医林稗录续集/张汝伟//三三医报.-2-30-316

医士道序/张汝伟//绍兴医药学报.-1-11-367

医书宜贵旧本翻刻论/张汝伟//绍兴医药学报.-1-11-76

医书宜考正字音公编医药学字典说/张汝伟//绍兴医药学报.-1-13-411

医学抉微(连载)/张汝伟//绍兴医药学报.-1-10-473,547

医学抉微引/张汝伟//绍兴医药学报.-1-10-395

医药丛书第一集序/张汝伟//绍兴医药学报.-1-12-19

医药教育学研究之一得/张汝伟//三三医报.-2-30-257

医药论文序/张汝伟//绍兴医药学报.-1-11-91

医者能治小病必能治大病说/张汝伟//绍兴医药学报.-1-12-387

医之名实说/张汝伟//神州医药学报.-1-46-145

阴颇有寒解/张汝伟//医学杂志.-2-8-55

阴虚有二阴中水虚阴中火虚分别论治之要点/张汝伟//中医杂志.-2-27-338

用药代替法/张汝伟//现代医药月刊.-4-27-36

余之编辑医药教科书观/张汝伟//绍兴医药学报.-1-12-345

与高思潜论医史书/张汝伟//绍兴医药学报.-1-19-219

与国医馆讨论统一病名改用西医病名之意见书/张汝伟//医学杂志.-2-15-222

与黄水如君论女子痉病案/张汝伟//中医杂志.-2-19-496

与毛有雷论治痰饮意见书及方案/张汝伟//绍兴医药学报.-1-15-345

与南通张季直书/张汝伟//绍兴医药学报.-1-19-229

与彭秋宾门人论类中治法/张汝伟//绍兴医药学报.-1-20-110

与山西中医改进会会长阎百川书/张汝伟//绍兴医药学报.-1-19-146

与上海粹华制药厂书/张汝伟//绍兴医药学报.-1-19-221

与绍兴报社社友书/张汝伟//绍兴医药学报.-1-12-177

与神州国医学报编辑书/张汝伟//神州国医学报.-4-18-217

与神州医药总会讨论进行方针书/张汝伟//绍兴医药学报.-1-11-361

与杨嘉禄问症研究书并附临证医案/张汝伟//绍兴医药学报.-1-14-473

与袁君桂生函/张汝伟//绍兴医药学报.-1-13-439

与张君叔鹏论精制中药提炼药汁仿效西法之商榷书/张汝伟//绍兴医药学报.-1-10-457

与周炯如叔论周顺翁痰饮症之治法/张汝伟//绍兴医药学报.-1-12-36

御疾记闻/张汝伟//绍兴医药学报.-1-11-123

阅报诸君鉴/张汝伟//绍兴医药学报星期增刊.-1-22-508

再与刘叔纯论医学书/张汝伟//绍兴医药学报.-1-19-225

赠时君逸人序/张汝伟//复兴中医.-5-31-72

张汝伟君致本会函/张汝伟//沈阳医学杂志.-3-1-475

张汝伟君致山西中医改进研究会书/张汝伟//医学杂志.-2-6-393

张汝伟来函/张汝伟//沈阳医学杂志.-3-3-210

张汝伟启事/张汝伟//复兴中医.-5-31-622

张聿青医案跋/张汝伟//三三医报.-2-29

- 340

诊余札精弇言/张汝伟//绍兴医药学报.-1-20
-496

征文/张汝伟//绍兴医药学报.-1-13-398

整顿医药学之平议/张汝伟//三三医报.-2-30
-45

治病须审年龄中医如合一辙论/张汝伟//绍兴
医药学报.-1-20-321//中医杂志.-2-20
-39

治脑新法/张汝伟//绍兴医药学报.-1-12
-536

治时症宜分别主客说/张汝伟//医学杂志.-2-
4-69

中国生理学补正序/张汝伟//绍兴医药学报.-1
-13-75

中国医学上改进之研究谈/张汝伟//绍兴医药
学报.-1-18-476

中国诊断学实用序/张汝伟//三三医报.-2-33
-238.-2-14-357

中华药学改良说(课卷选录)/张汝伟//绍兴医
药学报.-1-13-34

中西剖解三焦考(课卷选录)/张汝伟//绍兴医
药学报.-1-13-67

中西医并治之结果/张汝伟//医界春秋.-3-5-
50

中医前途之可危论/张汝伟//沈阳医学杂志.-3
-2-206

中医学系统之我见/张汝伟//医学杂志.-2-10
-342

中医宜用看护妇及养成看护妇学识之法说/张
汝伟//绍兴医药学报.-1-14-69

仲景外感热病篇疑问一/张汝伟//神州医药学
报.-1-45-389

重订囊莶喉书序/张汝伟//绍兴医药学报.-1-
10-119

周莘农集验良方序/张汝伟//绍兴医药学报.-1
-11-25

张汝舟

近世医术/张汝舟//中西医学报.-1-27-267

张若霞

藏红花栽培法/张若霞//绍兴医药学报.-1-12
-217

答宾嘉圣君问月经病/张若霞//绍兴医药学报
星期增刊.-1-22-324

答侃如君问脚肿/张若霞//绍兴医药学报星期
增刊.-1-22-324

答刘润苍君问鼻塞流浊/张若霞//绍兴医药学
报星期增刊.-1-22-324

答王化人君问淋病治法/张若霞//绍兴医药学
报星期增刊.-1-22-324

答杨燧熙君问腿筋疼痛并发咳嗽治法/张若霞
//绍兴医药学报星期增刊.-1-22-324

答袁潜君问头面肿症/张若霞//绍兴医药学报
星期增刊.-1-22-324

答张济川君问小儿热症治法/张若霞//绍兴医
药学报星期增刊.-1-22-324

火油之研究/张若霞//绍兴医药学报.-1-12
-294

灵芝考(连载)/张若霞//三三医报.-2-32-
246,273

论日光之有益于卫生/张若霞//中西医学报.-1
-26-257

楼隐楼医话序/张若霞//绍兴医药学报.-1-13
-202

社友张野逸先生玉照/张若霞//绍兴医药学报
.-1-13-457

述防己/张若霞//中医世界.-3-27-584

题余姚康维恂君色门棒喝/张若霞//三三医报
.-2-30-353

通俗内科学(连载)/张若霞//绍兴医药学报.-1
-9-305,357,417,539.-1-10-17

通俗咽喉科学(连载)/张若霞//绍兴医药学报
.-1-11-111,167

新输入药品江南/张若霞//绍兴医药学报.-1-
11-228

药草与毒草(连载)/[日]篠田平三郎(原著);
张若霞(译述)//绍兴医药学报.-1-12-
363,419,497.-1-13-147,359.-1-14-
15,133,201,269

药物学/张若霞//绍兴医药学报.-1-9-79

药用草木栽培法绪言/张若霞//绍兴医药学报.-1-13-72

医理精参秘妙论/张若霞(校勘)//绍兴医药学报.-1-11-523

医学抉微题词/张若霞//绍兴医药学报.-1-13-71

张三省

大小柴胡汤功效/张三省//神州医药学报.-1-47-28

说微生虫/张三省//神州医药学报.-1-47-145

张　森

屠苏酒之功用及药品/张森//广东医药月刊.-3-24-106

张山雷

本草经葛根三消渴身大热名医别录葛根疗伤寒中风头痛解肌发表出汗开腠理生葛汁大寒疗消渴伤寒壮热合解/张山雷//绍兴医药月报.-2-38-21

寸关尺三部脉形不同之研究/张山雷//国医公报.-4-20-488

寸关尺三部脉形所以不同之实在理论/张山雷//神州国医学报.-4-14-167

腓腨之腨经籍字书多讹作肠字说/张山雷//医界春秋.-3-6-34

复萧退庵先生书/张山雷//神州国医学报.-4-17-61

肝生于左肺藏于右解/张山雷//绍兴医药学报.-1-17-365

干支气运客问答之余义/张山雷//三三医报.-2-32-82

古今药剂权量不同考略/张山雷//神州医药学报.-1-46-479

古今医案平议(连载)/张山雷//医学杂志.-2-9-95,226,352,466,570.-2-10-63,167,277,378,491,601.-2-11-82,228,357,496,620.-2-12-123,286,434,578.-2-13-72,166,282,402.-2-14-79,165,341,406,611.-2-15-136,591.-2-16-29,95,155,252//绍兴医药月报.-2-37-339,411.-2-38-47,127,211,289,361,425.-2-39-37

昏晕猝厥不可概用痧药说/张山雷//三三医报.-2-33-482.-2-35-92//绍兴医药月报.-2-39-533

柯韵伯伤寒来苏集书后/张山雷//三三医报.-2-31-301

兰溪公立中医学校教务主人张寿颐先生来函/张山雷//绍兴医药月报.-2-37-355

兰溪医校教务张寿颐先生来函/张山雷//绍兴医药月报.-2-38-139

兰溪中医学校教务长张山雷先生致山西改进研究会理事长书(连载)/张山雷//医学杂志.-2-4-465,594

兰溪中医专门学校同学录序/张山雷//三三医报.-2-32-23

兰溪中医专校第二次正科毕业告诸生/张山雷//三三医报.-2-33-566

类中风治验/张山雷//神州医药学报.-1-46-503

陆九芝丹疹斑痧篇书后/张山雷//绍兴医药学报.-1-17-490

陆九芝哕逆篇书后/张山雷//三三医报.-2-31-307

陆九芝厥阴热利寒利辨书后/张山雷//绍兴医药学报.-1-17-361

陆九芝论程郊倩麦地治温篇书后/张山雷//三三医报.-2-31-309

陆九芝论黄坤载贵阳贱阴篇书后/张山雷//三三医报.-2-31-308

陆九芝论霍乱篇书后/张山雷//三三医报.-2-31-310

陆九芝论老年治法篇书后/张山雷//绍兴医药学报.-1-17-494

陆九芝论临症指南内闭外脱四字之误书后/张山雷//绍兴医药学报.-1-17-363

陆九芝论临症指南温热门席姓等案申义/张山雷//三三医报.-2-31-445

陆九芝论温热病篇书后/张山雷//三三医报.-2-31-302

陆九芝论吴又可瘟疫篇书后/张山雷//绍兴医药学报.-1-20-410

陆九芝论小儿惊风篇书后/张山雷//绍兴医药学报.-1-17-545

陆九芝论医宗必读血证篇书后/张山雷//绍兴医药学报.-1-18-285

陆九芝世补斋医语申义/张山雷//三三医报.-2-31-479

陆九芝犀角膏熏辨第一篇书后/张山雷//绍兴医药学报.-1-18-102

论金匮之中风本言外因而所叙各证皆是内因之误/张山雷//绍兴医药月报.-2-39-585

论难经所言狂癫病理颇与素灵不符(连载)/张山雷//医学杂志.-2-8-32,156

论难经所言狂癫病理显与素灵不符/张山雷//三三医报.-2-34-551

论任脉为病七疝瘕聚/张山雷(遗稿)//医界春秋.-3-11-475

论任脉为病其内苦结男子七疝女子瘕聚/张山雷//医学杂志.-2-7-310//三三医报.-2-32-85

论任脉为病其内苦结男子气疝女子瘕聚/张山雷//绍兴医药月报.-2-38-109

论弱人感冒发汗养阴之两误/张山雷//三三医报.-2-31-414

论三十三难肝沈肺浮之义/张山雷//医学杂志.-2-7-176//三三医报.-2-32-87

论伤寒辨脉第三节阳不足阴不足两层之一误再误歧中又歧/张山雷//医界春秋.-3-7-413

论素问经文疑窦及诸注家同异得失(连载)/张山雷//医学杂志.-2-5-42,162,287,438.-2-6-25,172,325,457

论阳明病在经在府之证治/张山雷//医学杂志.-2-7-433//中医杂志.-2-22-258

论叶氏治温热之误/张山雷//绍兴医药学报.-1-17-547

莫枚士研经言肠覃解篇书后/张山雷//绍兴医药月报.-2-39-605

莫枚士研经言肠覃解书后/张山雷//医学杂志.-2-8-289

莫枚士研经言古方用法论书后/张山雷//医学杂志.-2-7-226//三三医报.-2-33-554//绍兴医药月报.-2-40-130

莫枚士研经言桂枝加芍药生姜人参新加汤解书后/张山雷//医学杂志.-2-7-356//绍兴医药月报.-2-40-295

莫枚士研经言论河间说伤寒之误篇书后/张山雷//三三医报.-2-32-48

莫枚士研经言论疟篇书后/张山雷//三三医报.-2-32-51

莫枚士研经言释代脉篇书后/张山雷//医学杂志.-2-7-201//绍兴医药月报.-2-39-603

莫枚士研经言释癫篇申义/张山雷(遗稿)//医界春秋.-3-12-379

莫枚士研经言释癫篇书后/张山雷//三三医报.-2-32-80

莫枚士研经言释膈篇书后/张山雷//医学杂志.-2-8-288//绍兴医药月报.-2-39-606

莫枚士研经言释淋篇书后/张山雷//三三医报.-2-32-89

莫枚士研经言释疝篇书后/张山雷//三三医报.-2-32-89

莫枚士研经言释痰篇书后/张山雷//三三医报.-2-32-91

莫枚士研经言汤液论书后/张山雷//三三医报.-2-32-77

莫枚士研经言天雄散解书后/张山雷//医学杂志.-2-7-357//三三医报.-2-34-21//绍兴医药月报.-2-40-294

莫枚士研经言下利解书后/张山雷//医学杂志.-2-7-330

莫枚士研经言药验论书后/张山雷//三三医报.-2-33-551//绍兴医药月报.-2-40-80

莫枚士研经言隐指解书后/张山雷//三三医报.-2-33-553//绍兴医药月报.-2-40-129

莫枚士研经言用药论第二篇书后/张山雷//三三医报.-2-32-55

莫枚士研经言用药论第一篇书后/张山雷//三三医报.-2-32-54

莫枚士研经言玉屏风散方义解书后/张山雷//医学杂志.-2-7-227

莫枚士研经言原胎篇书后/张山雷//三三医报.-2-32-49

莫枚士研经言制药论书后/张山雷//三三医报.-2-32-78

莫枚士研经言仲景法非北学辨篇书后/张山雷//三三医报.-2-34-45

难经七冲门内经鬼门合解/张山雷//医学杂志.-2-7-37//中医世界.-3-25-118

女科学笺疏(连载)/张山雷//绍兴医药月报.-2-37-331,401.-2-38-35,117,193,275,345,411.-2-39-23,77,127,183,235,285,341,391,445,495,539,594.-2-40-37,71,121,176,231,281,403,459,503,561,603.-2-41-19,71,123,167,219,581

膀胱足太阴经上髎次髎中髎下髎四穴考证/张山雷//神州医药学报.-1-47-140

钱氏小儿药证直诀义疏(连载)/钱乙(原著);张山雷(注疏)//绍兴医药月报.-2-39-85,131,239,289,345,395,451,499,543,597.-2-40-41,75,125,179,235,287,361,409,463,509,567,611.-2-41-26,77,128,173,223

钱氏小儿药证直诀义疏(连载)/钱仲阳(原著);张山雷(疏)//沈阳医学杂志.-3-1-33,99,195,260,326,390,454.-3-2-32,96,168,234,300,360,426.-3-3-28,76,134,194,246,294

三三医报第三卷第八期勘误表学说门第一页/张山雷(校改)//三三医报.-2-34-138

三三医报第三卷第八期学说第三四五页勘误表/张山雷(校改)//三三医报.-2-34-140

三三医书第三集第三种疡科纲要之纂辑大旨/张山雷//三三医报.-2-33-259

伤寒论辨脉法第三节阳不足阴不足两层之一误

再误歧中又歧/张山雷//中医世界.-3-26-420

伤寒论非专治冬伤于寒说/张山雷//绍兴医药学报.-1-17-496

伤寒论少阳病柴胡证之研究/张山雷//国医公报.-4-21-42

伤寒论太阳篇中风伤寒证治浅说/张山雷//绍兴医药学报.-1-17-555

伤寒论阳明脉证篇太阳阳明正阳阳明少阳阳明解/张山雷//医界春秋.-3-6-247

伤寒少阳病柴胡证之拙见/张山雷//神州国医学报.-4-14-54

绍兴何氏校补通俗伤寒论序/张山雷//神州国医学报.-4-15-474

时疫病之确实经过/张山雷//神州国医学报.-4-14-95

书莫枚士研经言玉屏风散方义解后/张山雷//三三医报.-2-34-48,124

书莫枚士研经言诊诀说后/张山雷//三三医报.-2-34-49

四明周氏新编伤寒汲古叙言/张山雷(著);徐利民(录)//神州国医学报.-4-15-226

素问疟论横连募原考证/张山雷//医界春秋.-3-5-293

谈谈国医治病对症用药其效最捷何尝不合于科学原理/张山雷//医界春秋.-3-6-484

谈谈时行痉证之病理及治法/张山雷//医界春秋.-3-6-413

谈医一得集自序/张山雷//神州国医学报.-4-15-413

新考正经脉俞穴记诵编(连载)/张山雷//医学杂志.-2-4-473,532.-2-5-27,155,281,431.-2-6-17,162,318,448.-2-7-19,158,295,422.-2-8-20,148,274,404,534

新纂中国医学史述略/张山雷//中医世界.-3-26-549

医界名人之评语/张锡纯,蒋文芳,张山雷,吴克潜//中医世界.-3-26-137,247

医学易诵随笔(连载)/张山雷//三三医报.-2-32-25,65

再谈谈伤寒论少阳病柴胡证之新研究/张山雷
//神州国医学报.-4-14-210

张梦庐医案校勘记/张山雷//三三医报.-2-32
-383

张山雷君致杨达夫君缄/张山雷//医学杂志.-2
-9-237

张山雷先生来函/张山雷//绍兴医药月报.-2-
39-205

张氏(山雷)女科辑要笺正序文/张山雷//医学
杂志.-2-14-362

张寿颐先生来函/张山雷//绍兴医药月报.-2-
39-573

征求沈尧封女科辑要中之无极丸方/张山雷//
绍兴医药学报星期增刊.-1-22-99

致裘吉生函/张山雷//绍兴医药学报.-1-18
-120

致恽铁樵论宋本素问并及经文同异注家得失书
(连载)/张山雷//三三医报.-2-29-59,111

致中央国医馆理事诸公函/张山雷//神州国医
学报.-4-14-274

中风斠诠自序/张山雷//绍兴医药学报.-1-16
-526

庄在田遂生福幼编书后/张山雷//绍兴医药学
报.-1-20-411

张少波

不平人语录/张少波//医界春秋.-3-5-40

霍乱菌能单独成病吗/张少波//医界春秋.-3-
5-54

琴雪芳肝病治验记/张少波//医界春秋.-3-5-
129

薛文华致死之原因/张少波//医界春秋.-3-5-
168

孕妇中风(脑充血)治验记/张少波//医界春秋
.-3-5-148

张少钦

金氏医案(连载)/张少钦(校订)//医界春秋.-3
-5-323,348,372,399,428,459,488,
516,550

张少英

嗜酒之疾/张少英//光华医药杂志.-4-37
-366

痰厥头痛/张少英//光华医药杂志.-4-38
-550

张少云

痢疾/张少云//国医砥柱月刊.-5-16-280

婴儿保养概要/张少云//国医砥柱月刊.-5-15
-623

张绍甫

产后不凭脉论/张绍甫//中医杂志.-2-26
-386

张绍会

答会友朱慕丹先生医药疑问七则/张绍会//神
州医药学报.-1-47-181

张绍修

虎列拉之治疗/张绍修//中西医学报.-1-36
-378

火柴研究谈(一名燐寸)/张绍修//中西医学报
.-1-25-137

论今年虎疫源流与治疗方法/张绍修//绍兴医
药月报.-2-40-329

名医杀人之罪甚于庸医/张绍修//中西医学报
.-1-24-315

驱蝇药/张绍修//中西医学报.-1-24-423

胃液缺乏症(Achylia gartrica)/张绍修(译)//中
西医学报.-1-25-270

张绍云

胎前症治大纲/张绍云//国医砥柱月刊.-5-17
-131

胃之生理/张绍云//中国医学.-5-34-146

张申甫

张申甫先生来函/张申甫//绍兴医药月报.-2-
39-102

张慎陶

念盈药针治验痛泻重症/张慎陶//针灸杂志.-4
-34-219

张生甫

金匮论饮有四对于痰饮主治究属何在/张生甫
//绍兴医药学报.-1-17-32

前夏至日者为病温后夏至日者为病暑/张生甫
//沈阳医学杂志.-3-3-129

时疫霍乱/张生甫//沈阳医学杂志.-3-3-142

虚劳要旨自序/张生甫//沈阳医学杂志.-3-2-
188

验案六则/张生甫//医学杂志.-2-14-464

医学达变自序/张生甫//三三医报.-2-31-500

张氏言医/张生甫//医学杂志.-2-14-355

仲景处方用药之灵变/张生甫//沈阳医学杂志
.-3-3-19

张生陶

读者投书/张生陶,任应秋//华西医药杂志.-5
-37-395

张诗园

六气独重燥湿论/张诗园//杏林医学月报.-3-
21-506

张石溪

风邪中卫寒邪伤营辨/张石溪//三三医报.-2-
30-476

伤风伤寒辨/张石溪//三三医报.-2-30-476

张石缘

答邹趾痕问子喑证/张石缘//医学杂志.-2-8-
442

请愿组织常德公医院意见书/张石缘//三三医
报.-2-36-5

新医学会宣言/张石缘//三三医报.-2-36-7

张时元

呃逆及其验方/张时元//复兴中医.-5-31

-384

流行性温疹(登革热)治疗谈/张时元//国医新
声.-5-27-371

玉屏风散与自汗/张时元//文医半月刊.-5-14
-638

张莳园

患者约二十岁体质如常脉搏体温舌苔以及大小
便等均无变化当发病时口围肌肉向左右反复
抽动如咀嚼状神识消失人事不省约一分钟即
渐醒觉发作重时则卒然倒仆四肢抽动须二三
分钟始能恢复发病时间或每日一次或二三日
一次亦有一日发一二次者试诊断果系何病病
灶安在并拟具适当之疗法/张莳园//医学杂
志.-2-16-573

金箔镇心丸与加味逍遥散之功效及对于痫症之
适应症候/张莳园//医学杂志.-2-16-591

论石膏/张莳园//现代医药月刊.-4-27-385

暑病论治/张莳园//杏林医学月报.-3-22-68

痫症患者在卫生上应行注意之事项/张莳园//
医学杂志.-2-16-581

虚损医案/张莳园//现代医药月刊.-4-27-608

玉屏风散与自汗/张莳园//杏林医学月报.-3-
23-401

植林医庐验案(连载)/张莳园//现代医药月刊
.-4-27-390,530

张始生

对于国医馆工作上组织上筹备上之意见/蒋文
芳,张梅庵,张始生//医林一谔.-4-8-228

晋京报告书/张梅庵,谢利恒,丁仲英,张始生//
医林一谔.-4-8-183

全国医药团体联合会派员赴京访问国医馆后之
报告书/张梅庵,蒋文芳,张始生//医林一谔
.-4-8-182

药物学笔记(一)至(二)/张始生(讲);谢诵穆
(记)//神州国医学报.-4-14-29,70

张士琦

手淫之实地疗法/[德] H. Rohlerder 偌乃德

（著）；张士琦（译）//德华医学杂志.-1-39
-477

张士元
内经心理研究之一梦（连载）/张士元//国医公
报.-4-23-440.-4-24-63,176

张氏医局
息热定退热之神速/张氏医局//国医导报.-5-
29-363

张世柏
六淫与细菌/张世柏//苏州国医杂志.-5-2
-208

张世镳
孤鸾泣凤记（录广济医报）/张世镳//中西医学
报.-1-32-285
救痨新说序（代论）/张世镳//中西医学报.-1-
30-321
内经讲义序（代论）/张世镳//中西医学报.-1-
28-519
宁波西医学会宣言书/张世镳//中西医学报.-1
-29-101
胎生学序（代论）/张世镳//中西医学报.-1-28
-163
医学改良说/张世镳//中西医学报.-1-30
-479
中国救亡刍言/张世镳//中西医学报.-1-29
-99
中华医药材料公司药目序（代论）/张世镳（织
孙）//中西医学报.-1-29-183
组织学总论序（代论）/张世镳//中西医学报.-1
-28-499

张世昌
辨证小儿惊风说/张世昌//医学报.-1-4-2

张世宏
答和县高思潜君问经文/张世宏//绍兴医药学

报星期增刊.-1-22-439
答嘉定王绍声君粪后鲜血详解病理及疗治法/
张世宏//绍兴医药学报星期增刊.-1-22
-30
答翁义芳问呃逆气郁治法/张世宏//绍兴医药
学报星期增刊.-1-22-434
答仲圭君问睡中眼开之故/张世宏//绍兴医药
学报星期增刊.-1-22-212
鸳湖陈美贞问牙疼治法病并述神效立止牙痛散
缘由欲求是散制存备取/张世宏//绍兴医药
学报星期增刊.-1-22-96
致湖南湘乡县刘希宪函/张世宏//绍兴医药学
报星期增刊.-1-22-152

张世懋
久患哮喘/张世懋//光华医药杂志.-4-39
-259

张世元
问多年耳聋治法/张世元//医界春秋.-3-8
-331

张式璋
弃西医改习国医/张式璋//光华医药杂志.-4-
35-212

张寿甫
讨论医药的一封信/徐仙槎（稿）；张寿甫（寄）//
沈阳医学杂志.-3-1-206

张寿芝
答二十一/张寿芝//绍兴医药学报.-1-11
-301

张书麟
问弹丸打入骨中治法/张书麟//沈阳医学杂志
.-3-2-374

张书铭
胆石病及胆管发炎之最新治法/杨永超，张书铭

（译）//医学杂志.-2-6-539

剖腹手术后肠管麻痹之最新疗法（译自德国医学周报）/张书铭,杨永超（译）//医学杂志.-2-6-403

张叔彭

三三医书医经秘旨勘误记/张叔彭//三三医报.-2-33-277

医药闲谈（连载）/张叔彭（辑录）//三三医报.-2-34-60,276

医药闲谈（连载）/张叔彭//三三医报.-2-34-453

张叔彭先生致山西中医改进研究会书/张叔彭//医学杂志.-2-2-371

张叔鹏

创制精液丹丸汤药汁说/张叔鹏//神州医药学报.-1-45-537

精制丸散仿制西法药品说/张叔鹏//神州医药学报.-1-45-539

张叔鹏先生复山西中医改进会会长阎督军书/张叔鹏//三三医报.-2-32-447

张养济制药闲谈序/张叔鹏//神州医药学报.-1-46-107

张叔通

恒斋笔记（连载）/张叔通//中医杂志.-2-19-360,475.-2-20-62

张淑兰

辛味药研究/张淑兰//光华医药杂志.-4-35-421

张述祖

广张汝伟君论卫生首在节欲/张述祖//医界春秋.-3-5-484

张树筠

不可以病试医前人/张树筠//绍兴医药学报星期增刊.-1-21-335

答松江诒沈砚君问烂脚丫治法及预防/张树筠//绍兴医药学报星期增刊.-1-21-344

答谢各大医士治眼方法/张树筠//三三医报.-2-29-175

代河南冯君苕林谢无锡周小农镇江杨燧熙两先生/张树筠//绍兴医药学报星期增刊.-1-21-336

代问右臂酸疼麻木治法/张树筠//绍兴医药学报星期增刊.-1-21-332

读庞履延先生说切药之非书后/张树筠//绍兴医药学报.-1-18-409

记冯袁病/张树筠//绍兴医药学报.-1-19-123

寄刊医粹精言记/张树筠//绍兴医药学报.-1-17-153

敬问丹药四种/张树筠//三三医报.-2-30-559

灵宝如意丹与三黄宝蜡丸之商榷/张树筠//绍兴医药学报.-1-19-105

提倡药物园说/张树筠//绍兴医药学报.-1-19-266

温症病复三期治验笔录/张树筠//绍兴医药学报.-1-18-427

问目疾治法/张树筠//绍兴医药学报星期增刊.-1-22-495

问尿水淋痛治法/张树筠//绍兴医药学报星期增刊.-1-21-238

问仙传追痨方/张树筠//医学杂志.-2-14-183

问友人脾泄症治法/张树筠//绍兴医药学报星期增刊.-1-21-176

小儿万病回春丹论/张树筠//绍兴医药学报.-1-18-203

血证治疗谈/张树筠//医界春秋.-3-13-241

医学衷中参西录三期版序/张树筠//绍兴医药学报.-1-18-157

阅书护益敬告同人/张树筠//三三医报.-2-31-389

征求医书启/张树筠//三三医报.-2-30-516

致凌永言先生书/张树筠//三三医报.-2-31

-420

致直隶张寿甫及歙县胡天中二君函/张树筠//绍兴医药学报星期增刊.-1-21-504

致周小农函/张树筠//绍兴医药学报.-1-16-499

自遣/张树筠//三三医报.-2-30-533

张树铭

沈鲐翁医验随笔序/张树铭//三三医报.-2-32-314

张树勋

读书随笔录/张树勋//中医杂志.-2-28-201

妇女病验案两则/张树勋//光华医药杂志.-4-38-20

肝阳头痛/张树勋//中国医学月刊.-3-15-395

膏粱之体劳多伤肾藜藿之体劳多伤脾试详其理/张树勋//中医杂志.-2-28-318

红丝疗/张树勋//中医杂志.-2-28-332

临症笔记(肝阳头痛赤痢疟疾)/张树勋//中医杂志.-2-28-49

临症笔记(暑湿胎压膀胱湿滞作呃)/张树勋//中医杂志.-2-28-211

流行性脑脊髓膜炎之病理病状和疗法/张树勋//光华医药杂志.-4-38-108

三十三军临证笔记/张树勋//中医杂志.-2-27-247

水霍乱干霍乱症治概要/张树勋//中医世界.-3-37-238

治验旁证两则/张树勋//中医杂志.-2-27-245

中搭手之治验/张树勋//中医杂志.-2-28-331

张树芗

问药数则/张树芗//绍兴医药学报星期增刊.-1-22-164

张树滋

表里说/张树滋//神州医药学报.-1-47-28

张樹筠

拙作勘误/张樹筠//三三医报.-2-30-517

张思卿

关于头痛由神经衰弱之疗治/张思卿//医学杂志.-2-1-88

关于温病兼用汗法之疗治/张思卿//医学杂志.-2-1-315

论小儿痘与斑与疹之异/张思卿//医学杂志.-2-5-201

十二经脏腑一系说/张思卿//医学杂志.-2-1-490

水化气谷化血之道路/张思卿//医学杂志.-2-2-155

血之源流及失血治法/张思卿//医学杂志.-2-3-19

研究痢症及方法/张思卿//医学杂志.-2-2-317

阴阳气血互相维持说/张思卿//医学杂志.-2-3-150

阴阳相贯经络相通之指实/张思卿//医学杂志.-2-2-413

诊脉之研究/张思卿//医学杂志.-2-1-46

周身由系傅学说/张思卿//医学杂志.-2-3-18

张颂山

淋疫治验/张颂山//光华医药杂志.-4-41-382

危症治验记/张颂山//国医公报.-4-21-351

张太儒

挽汪太夫人/张太儒//华西医药杂志.-5-36-338

张特材

征求答案/张特材//医林一谔.-4-8-393

张腾蛟

答舒啸君大便下脓血治法三则/张腾蛟,蔡卓

麟,丁少侯//医界春秋.-3-11-495

福建张腾蛟先生来函(连载)/张腾蛟//医界春秋.-3-7-497,541

关于治血草实验报告函件二则/张腾蛟//医界春秋.-3-10-264

救血丹公开研究/张腾蛟//医界春秋.-3-9-461

血证治验之经过/张腾蛟//医界春秋.-3-7-354

一种新发现的失血家圣药—救血丹/张腾蛟//医界春秋.-3-9-178

医学救国/张腾蛟//医界春秋.-3-11-371

张体元

产后昏愦治验/张体元//杏林医学月报.-3-17-147

产后误药/张体元//中医世界.-3-25-304

齿龈证治/张体元//中医世界.-3-28-261

崇旋覆/张体元//杏林医学月报.-3-16-473//国医杂志.-4-12-237

大小便均从前阴出泄/张体元//国医杂志.-4-12-46

隔年积食/张体元//国医杂志.-4-12-231

各种药用尿屎之研究/张体元//杏林医学月报.-3-19-415

怪病二则/张体元//杏林医学月报.-3-19-534

汉族衰弱之可虑/张体元//杏林医学月报.-3-19-51

蛔症论治/张体元//杏林医学月报.-3-20-422

戒食杀人/张体元//国医杂志.-4-12-231

静学庐医话(连载)/张体元//杏林医学月报.-3-16-475,530

莱菔之功用/张体元//杏林医学月报.-3-17-138

棱莲通经/张体元//中医世界.-3-25-298

冷水洗面/张体元//国医杂志.-4-12-230

论某妪病/张体元//杏林医学月报.-3-22-262

论温病发痉与脑膜炎之名称及其证治/张体元//杏林医学月报.-3-17-106

木刑金之治验/张体元//国医杂志.-4-12-233

气化合于科学说/张体元//杏林医学月报.-3-17-64//国医杂志.-4-12-90

青皮之功用/张体元//中医世界.-3-25-202

清名医张暧村先生小传/张体元//杏林医学月报.-3-18-271

三黄杂用/张体元//杏林医学月报.-3-20-370

痧证治管见/张体元//国医杂志.-4-12-156

食鳖略症/张体元//国医杂志.-4-12-229

食蛋致死/张体元//国医杂志.-4-12-229

事实上之中西医比观/张体元//中医世界.-3-27-486

吞蝇吐磷/张体元//国医杂志.-4-12-230

危嗜三则/张体元//国医杂志.-4-12-233

温病发痉/张体元//医界春秋.-3-11-318

我也谈谈鼠疫的媒介物/张体元//杏林医学月报.-3-17-521

学静庐医学杂志/张体元//国医杂志.-4-12-35

医学士之矛盾/张体元//杏林医学月报.-3-18-8

医者与病者/张体元//杏林医学月报.-3-17-248

以神补神/张体元//国医杂志.-4-12-230

幼幼一得/张体元//中医世界.-3-26-68

再论医者与病者/张体元//杏林医学月报.-3-17-373

治痫新法/张体元//杏林医学月报.-3-17-305

中西医之片面观/张体元//杏林医学月报.-3-17-414

猪毛证之研究/张体元//杏林医学月报.-3-20-423

张天方

五行隽语/张天方//中医世界.-3-26-258

张天翼

蛊即土鳖之确证/张天翼//国医杂志.-4-12
　-238
暖公医案/张天翼//国医杂志.-4-12-235
嚏可治病/张天翼//国医杂志.-4-13-325
治痘浅说/张天翼//国医杂志.-4-12-227

张恬养

敬问遗精及癣疮治法/张恬养//三三医报.-2-
　29-229
再问异症/张恬养//三三医报.-2-29-229

张铁军

绥远陆军骑兵第二团军需处长张铁军先生来书
　/张铁军//医界春秋.-3-14-378

张铁英

骨伤治疗之我见/张铁英//华西医药杂志.-5-
　37-562

张退之

儿科讲义(连载)/张退之//北平医药月刊.-5-
　9-213,321
论吴鞠通对于温病初起恶风寒者主以桂枝汤解
　肌法/张退之//北平医药月刊.-5-9-167
温热病之治法应分别营卫气血层次/张退之//
　北平医药月刊.-5-9-56

张畹香

古越先贤张畹香先生遗著一则/张畹香//三三
　医报.-2-30-387

张望直

皮肤病/张望直//光华医药杂志.-4-38-255

张　威

宁坤宝治愈多年白带之报告/张威//医界春秋
　.-3-11-483

张惟通

病者伤寒已罢惟手心汗出下之遂利不止后用养
　脏汤加减服之颇效但每饭后腹稍动辄有水声
　小腹为之不平脉弦而迟当用何法/张惟通//
　医学杂志.-2-8-231
问温证误汗后挽救法/张惟通//医学杂志.-2-
　8-107

张维廉

流火/张维廉//中国医学月刊.-3-15-443

张维仁

挽吾师张锡纯先生联/张维仁//国医杂志.-4-
　6-520
现在中医界所急宜注意之点/张维仁//国医杂
　志.-4-7-512//光华医药杂志.-4-40
　-321
香港最近之药材市况/张维仁//光华医药杂志
　.-4-38-76
整理国医药应有的原则/张维仁//光华医药杂
　志.-4-36-456

张伟羧

答问/张伟羧(问);谢诵穆(答)//中医新生命.-
　5-7-173,290,291,352,353,353,400
附学员张伟羧致某君书/张伟羧//中医新生命
　.-5-7-409
张伟羧问/张伟羧//中医新生命.-5-6-595

张文虎

顾尚之别传/张文虎//神州国医学报.-4-15
　-359

张文乐

公开癫痫病经验效方/张文乐//光华医药杂志
　.-4-38-212

张文元

打破医界之对垒/张文元//神州国医学报.-4-
　18-376

癫狂痫症/张文元//医学杂志.-2-15-98

丁丑新岁祝词/张文元//医学杂志.-2-18-250

读国医馆整理国医药学术标准大纲草案及陆渊雷修改……意见以后的建议与商榷/张文元//国医公报.-4-19-307

读国医馆整理国医药学术标准大纲草案及陆渊雷修改意见以后的建议与商榷/张文元//医学杂志.-2-15-5

读写在所谓国医之后感言/张文元//医学杂志.-2-16-37

对五中全会的一点建议/张文元//医学杂志.-2-16-153

改进中国医学的连环性/张文元//神州国医学报.-4-15-3//国医公报.-4-20-66

咯血记/张文元//医学杂志.-2-18-60

各同道对于中央国医馆整理国医药学术标准大纲草案之研究(六)读国医馆整理国医药学术标准大纲草案及陆渊雷修改……意见以后的建议与商榷/张文元//神州国医学报.-4-14-437

亟应改善之医风/张文元//国医公报.-4-25-291

脉贵有神考/张文元//复兴中医.-5-31-20

脉贵有神前人谓脉中有力即神神与力究竟有无分别试就其体象脉理详析言之/张文元//医学杂志.-2-14-570

煤气中毒谈/张文元//医学杂志.-2-16-111//医林一谔.-4-11-422

美国重视本草纲目日本汉医注重伤寒论旅华西医推崇千金外台中国医家崇拜叶派时方究竟中医之精髓何在试发挥之以彰国粹/张文元//医学杂志.-2-13-315

秦汉医书所述之疝症与唐宋以后医书所述之疝症名称症候各不相同试分别述其原委确定名称并研究其主要症候诊断治疗之方法/张文元//医学杂志.-2-15-102

人体防御装置之概论/张文元//医学杂志.-2-13-590

水肿病症中国古说有风水皮水石水正水之异西医学说谓为液体之渗漏试分别其病理而详考其症状治法/张文元//医学杂志.-2-13-429

统一病名/张文元//神州国医学报.-4-18-135

问疟疾之种种辨证及治法/张文元//医学杂志.-2-14-508

五淋赤白浊中说分为二种西说分为急性与慢性试研究其病理症候及疗法/张文元//医学杂志.-2-15-490

小儿之疳等于成人之痨其证候之经过究竟相同与否/张文元//医学杂志.-2-15-96

心跳原理之研究/张文元//医学杂志.-2-13-592

医学丛谈集/张文元//医学杂志.-2-15-57

医药随笔(连载)/张文元//中医新生命.-5-7-553,613.-5-8-23,237,446

张文元征求女病治法/张文元//医学杂志.-2-15-68

中国古医谓热病皆伤寒之类西医谓伤寒为小肠坏热证东医谓伤寒为肠窒扶斯试考证命名之义及发病症状中有无讹误分别述其原委/张文元//医学杂志.-2-14-103

中国急性传染病学序/张文元//医学杂志.-2-18-18

中国药物学说有入肺者有入肝者有入气分有入血分有补肾补脾之别试以科学方法说明其原委并纠正其差误/张文元//医学杂志.-2-14-105

中医痢疾之病理/张文元//国医砥柱月刊.-5-16-265

中医诊断药物二项应以何种方法整理始能达到整理目的/张文元//医学杂志.-2-14-213

中医之精髓果何在耶/张文元//复兴中医.-5-31-79

中医中药到底与国家有什么关系/张文元//医学杂志.-2-16-99

张文藻

梁溪沈奉江先生事述/张文藻//三三医报.-2-31-391

张希白

斑疹新论/张希白//中医世界.-3-32-22

张希亮

疑问二则/张希亮/医学杂志.-2-17-501

张希雄

张希雄问渊雷夫子答/张希雄;陆渊雷//中医新生命.-5-6-26

中医危机的自觉/张希雄//国医砥柱月刊.-5-18-312

张锡纯

䗪虫辨/张锡纯//杏林医学月报.-3-16-410

白术解/张锡纯//绍兴医药学报.-1-19-523

报驳左肝右脾解者书/张锡纯//绍兴医药学报.-1-17-424

报告医界同人书/张锡纯//医学杂志.-2-7-516.-2-8-116//三三医报.-2-34-387//绍兴医药月报.-2-40-148

辨东人诸子氏论人参/张锡纯//医学杂志.-2-1-551

驳方书贵阳贱阴论/张锡纯//中医杂志.-2-24-341

驳方书贵阳抑阴论/张锡纯//医学杂志.-2-8-545

驳贵阳抑阴论/张锡纯//医学杂志.-2-7-436

驳中西医理同说/张锡纯//医学杂志.-2-11-435

参三七记验/张锡纯//中医杂志.-2-24-85

呈诸同人书/张锡纯//三三医报.-2-29-25

慈溪医学博士张生甫先生六旬初度/张锡纯//三三医报.-2-31-600

慈溪张生甫先生医学达变序/张锡纯//三三医报.-2-31-600

答八十二号王绍声君问药物/张锡纯//绍兴医药学报星期增刊.-1-22-243

答鲍槎法君问阴挺治法/张锡纯//绍兴医药学报星期增刊.-1-22-174

答草药久则和平及糖汁制红/张锡纯//绍兴医

药学报星期增刊.-1-22-307

答柴德新君疑问/张锡纯//绍兴医药学报星期增刊.-1-21-507

答陈董尘君内经十二经有名无质之研究/张锡纯//绍兴医药学报星期增刊.-1-22-360

答陈董尘疑内经十二经有名无质/张锡纯//针灸杂志.-4-32-115

答陈尔康君人魄之研究/张锡纯//绍兴医药学报星期增刊.-1-21-470

答春仙君问铁汁与四物汤补血之比较/张锡纯//绍兴医药学报星期增刊.-1-21-469

答邓卓卿君问痫疯治法/张锡纯//医界春秋.-3-6-200

答方寄叟七十一号疑问三则/张锡纯//绍兴医药学报星期增刊.-1-22-115

答复解释误会及珍珠产品/张锡纯//绍兴医药学报星期增刊.-1-22-253

答高思潜君问干咳治法/张锡纯//绍兴医药学报星期增刊.-1-21-407

答高思潜君问泌尿的道路/张锡纯//绍兴医药学报星期增刊.-1-21-404

答高思潜君问膜原之名称/张锡纯//绍兴医药学报星期增刊.-1-21-508

答葛介人君问治肺痨/张锡纯//绍兴医药学报星期增刊.-1-22-237

答葛介人先生第十期报中相质二则/张锡纯//三三医报.-2-29-507

答各药异同及俗说之谬/张锡纯//绍兴医药学报星期增刊.-1-22-138

答贡三君问瘰疬/张锡纯//绍兴医药学报星期增刊.-1-22-121

答瓜霜制法/张锡纯//绍兴医药学报星期增刊.-1-22-243

答郭炳恒君问小儿耳聋口哑治法/张锡纯//绍兴医药学报星期增刊.-1-22-327

答何伯贤君征求红疹治疗法二则/张锡纯;姚庆占//医界春秋.-3-8-525

答何腾霄君问肝气理由及治法/张锡纯//绍兴医药学报星期增刊.-1-22-147

答胡剑华君代问足痿治法/张锡纯//绍兴医药

－29－438

答任伯和君问治顽癣法/张锡纯//三三医报.－2
－29－437

答任伯和君问治足底痒瘰法/张锡纯//三三医
报.－2－29－437

答汝伟张君问血痢治法/张锡纯//绍兴医药学
报星期增刊.－1－21－263

答沈增荣君问痰红治法/张锡纯//绍兴医药学
报星期增刊.－1－21－389

答沈仲圭君书/张锡纯//绍兴医药学报星期增
刊.－1－21－412

答沈仲圭君问梦遗及大便泄泻治法/张锡纯//
绍兴医药学报星期增刊.－1－21－510

答沈仲圭君问内经解法及医学衷中参西录/张
锡纯//绍兴医药学报.－1－17－118

答沈仲圭君问四物汤能补血球明水之理/张锡
纯//绍兴医药学报星期增刊.－1－22－52

答沈仲圭君问学医当读何书为要及医学衷中参
西录三期版/张锡纯//绍兴医药学报.－1－17
－305

答沈仲圭君问衷中参西录敦复汤后所载内炼功
夫两则何以前后不同/张锡纯//绍兴医药学
报星期增刊.－1－22－52

答唐秋成君问白翳治法/张锡纯//三三医报.－2
－30－335

答汪景文君问薄荷冰/张锡纯//绍兴医药学报
星期增刊.－1－21－483

答汪景文君质疑/张锡纯//三三医报.－2－29
－439

答王兰远君时方生化汤/张锡纯//绍兴医药学
报星期增刊.－1－22－12

答王隆骧君石膏生用煅用之研究/张锡纯//医
学杂志.－2－14－518

答王绍声君问便血/张锡纯//绍兴医药学报星
期增刊.－1－22－55

答王绍声君问卢氏报论治噎膈用何方破其瘀血
/张锡纯//绍兴医药学报星期增刊.－1－22
－401

答王肖舫君问走马牙疳（一）/张锡纯//绍兴医
药学报星期增刊.－1－22－502

答王肖舫君药名质疑/张锡纯//绍兴医药学报
星期增刊.－1－21－316

答问黄庭经后有幽阙前有命门/张锡纯//沈阳
医学杂志.－3－1－470

答问麋茸及研羚羊片法/张锡纯//绍兴医药学
报星期增刊.－1－22－204

答问异症治法/张锡纯//绍兴医药学报星期增
刊.－1－21－470

答翁义芳问呃逆气郁治法/张锡纯//绍兴医药
学报星期增刊.－1－22－512

答吴驾黎君问嗽喘治法/张锡纯//绍兴医药学
报星期增刊.－1－22－16

答吴用中问梅毒注射法/张锡纯//绍兴医药学
报星期增刊.－1－21－445

答吴玉纯君书/张锡纯//三三医报.－2－32－17

答吴自雄君代友问病/张锡纯//三三医报.－2－
34－23

答息园君问瘰病治法/张锡纯//绍兴医药学报
星期增刊.－1－22－15

答萧介青君书/张锡纯//三三医报.－2－33－57
.－2－35－120

答心耕君问风病治法/张锡纯//绍兴医药学报
星期增刊.－1－22－59

答心石君问三焦及大青龙汤/张锡纯//绍兴医
药学报星期增刊.－1－22－120

答熊胆等之真假试验/张锡纯//绍兴医药学报
星期增刊.－1－22－188

答徐炳和君问粉刺治法/张锡纯//三三医报.－2
－29－368

答徐绍南君疑问四则/张锡纯//绍兴医药学报
星期增刊.－1－22－299

答徐韵英君书/张锡纯//三三医报.－2－31
－238

答徐韵英君疑问四则（原问见绍兴医药星刊第
一百五十四号）/张锡纯//三三医报.－2－29－
24

答徐蕴英君膏肓疑问/张锡纯//绍兴医药学报
星期增刊.－1－22－448

答徐召南君阳旦汤之商榷/张锡纯//绍兴医药
学报星期增刊.－1－22－448

答徐庄君问其夫人荡漾病治法/张锡纯//绍兴
医药学报星期增刊.-1-22-238

答严坤荣君代友问痰饮治法/张锡纯//三三医
报.-2-29-22

答杨燧熙君代友问右腿屈而不伸右足跟不能任
地/张锡纯//绍兴医药学报星期增刊.-1-22
-355

答野山参须无真及鱼肚价/张锡纯//绍兴医药
学报星期增刊.-1-22-368

答医界同人双修之道/张锡纯//三三医报.-2-
31-525

答医界同人问双修之道/张锡纯//绍兴医药月
报.-2-38-403

答医界同人用衷中参西录治愈病证来函相告书
/张锡纯//三三医报.-2-34-387

答友人朱静恒疑问三则/张锡纯//三三医报.-2
-29-330

答虞哲夫先生书/张锡纯//三三医报.-2-31
-239

答月影女士问痛经治法/张锡纯//绍兴医药学
报星期增刊.-1-22-55

答张黼章君问眼疾治法/张锡纯//绍兴医药学
报星期增刊.-1-22-512

答张汝伟君问其令尊咳嗽治法/张锡纯//三三
医报.-2-29-506

答张树筠问右臂麻木第二方/张锡纯//绍兴医
药学报星期增刊.-1-21-484

答张树筠问右臂麻木方/张锡纯//绍兴医药学
报星期增刊.-1-21-484

答张相臣代友人问脾泄症治法/张锡纯//绍兴
医药学报星期增刊.-1-21-200

答张相臣君书/张锡纯//绍兴医药学报.-1-18
-118//三三医报.-2-29-507

答张相臣君哲嗣毅武书/张锡纯//绍兴医药学
报星期增刊.-1-22-31

答张毅武君问胸膈胀闷兼呃逆上冲/张锡纯//
绍兴医药学报星期增刊.-1-21-456

答张之新问经停腿肿胀治法/张锡纯//绍兴医
药学报星期增刊.-1-22-325

答章景和君代友所问病案治法/张锡纯//三三

医报.-2-32-18

答章韶君问腹内动气症治法/张锡纯//绍兴医
药学报星期增刊.-1-21-254

答赵劲初君问病/张锡纯//三三医报.-2-34
-24

答质疑君问治梅毒用轻粉红粉/张锡纯//绍兴
医药学报星期增刊.-1-22-117

答周树堂君问痛风治法/张锡纯//绍兴医药学
报星期增刊.-1-22-59

答诸暨孟兴朕君疑问二则(原问见六十九号)/
张锡纯//绍兴医药学报星期增刊.-1-22
-56

大名金滩镇临河旅邸春日即事/张锡纯//三三
医报.-2-30-354

大气诠/张锡纯//医学杂志.-2-1-365//三三
医报.-2-31-339

登黄鹤楼题壁/张锡纯//三三医报.-2-30
-246

登泰岱日观峰/张锡纯//三三医报.-2-30
-246

地黄解/张锡纯//绍兴医药学报.-1-20-301

第一集三三医书评/张锡纯//三三医报.-2-32
-163

冬葵子辨/张锡纯//中医杂志.-2-27-264

读高思潜君野苋菜根对于霍乱之功效书后/张
锡纯//杏林医学月报.-3-16-140

儿科诊断学序/张锡纯//三三医报.-2-35
-122

儿科诊断学之绪论/张锡纯//绍兴医药月报.-2
-40-265

肺结核症治法/张锡纯//绍兴医药学报.-1-17
-28

复宾启荣君书/张锡纯//绍兴医药学报星期增
刊.-1-22-467

复二位李慰农君书/张锡纯//三三医报.-2-30
-189

复傅鹤皋君书/张锡纯//三三医报.-2-30-59

复高思潜君书/张锡纯//绍兴医药学报.-1-19
-308

复胡剑华君书/张锡纯//绍兴医药学报星期增

刊.-1-22-468

复李慰农君书/张锡纯//绍兴医药学报.-1-20-222

复李祝华君书/张锡纯//三三医报.-2-30-334

复刘纯熙君书/张锡纯//绍兴医药学报星期增刊.-1-22-118

复刘蔚楚先生书/张锡纯//三三医报.-2-32-413

复刘希宪君书/张锡纯//三三医报.-2-29-75

复冉雪峰君问创建医学校规则书/张锡纯//中医杂志.-2-21-171

复如皋李慰农君书/张锡纯//三三医报.-2-30-295

复上海浦东中医研究会书/张锡纯//三三医报.-2-29-440

复沈仲圭君书/张锡纯//绍兴医药学报.-1-20-356//绍兴医药学报星期增刊.-1-22-468

复时逸人先生书/张锡纯//三三医报.-2-33-563.-2-34-572

复万县政军警教学道医各界先生书/张锡纯//三三医报.-2-33-343

复汪景文君书/张锡纯//三三医报.-2-33-57

复王肖舫君书/张锡纯//绍兴医药学报星期增刊.-1-22-467//三三医报.-2-32-413.-2-36-7

复席文介君书/张锡纯//三三医报.-2-29-607

复徐韵英君/张锡纯//三三医报.-2-32-529.-2-34-387

复张生甫先生书/张锡纯//三三医报.-2-34-572

复张燕杰书/张锡纯//三三医报.-2-29-439

复周小农君书/张锡纯//绍兴医药学报.-1-20-223//三三医报.-2-31-213

复周禹锡君论虚劳温病皆忌用橘红/张锡纯//三三医报.-2-33-197

复竹余祥君/张锡纯//三三医报.-2-29-438.-2-30-91

高前子为健胃妙药/张锡纯//杏林医学月报.-3-19-334

告白/张锡纯//绍兴医药学报星期增刊.-1-22-420

汉皋江上感怀/张锡纯//三三医报.-2-30-246

和胡天宗君五旬自寿原韵/张锡纯//三三医报.-2-29-24

和胡天宗君吟嵌医士名五咏/张锡纯//绍兴医药学报星期增刊.-1-22-492

和李慰农君咏怀诗步原韵/张锡纯//三三医报.-2-34-247

和相臣宗兄咏怀二律步原韵/张锡纯//三三医报.-2-30-463

和徐韵英二十感怀步原韵/张锡纯//三三医报.-2-30-246

和杨孕灵先生三十自寿诗原韵/张锡纯//三三医报.-2-32-32

黄疸症治愈案/张锡纯//医学杂志.-2-6-67

黄帝内经论/张锡纯//绍兴医药学报.-1-16-518

黄芪解/张锡纯//绍兴医药学报.-1-19-289

黄纂医学要诀四种序/张锡纯//三三医报.-2-31-388

回籍后治验医案四则/张锡纯//绍兴医药学报星期增刊.-1-22-418

霍乱方论/张锡纯//医学杂志.-2-1-398

鸡内金解/张锡纯//三三医报.-2-29-131

急救回生丹/张锡纯//绍兴医药学报.-1-16-545

记柴胡汤医治之效用/张锡纯//医界春秋.-3-10-312

记喘症治验/张锡纯//中医杂志.-2-19-257

寄黄雨岩君书/张锡纯//三三医报.-2-32-529

寄刘冕堂先生书/张锡纯//沈阳医学杂志.-3-3-154

寄张山雷君书/张锡纯//三三医报.-2-32-530

寄周禹锡君书/张锡纯//三三医报.-2-35

－122

金匮广义序/张锡纯//三三医报.－2－31－117

金匮硝石矾石散中药及治女劳疸之理由/张锡纯//医学杂志.－2－1－162

近在沧州治愈黄病诸案/张锡纯//三三医报.－2－33－380

近治险证验案五则/张锡纯//绍兴医药学报.－1－20－91

经文辨异/张锡纯//绍兴医药学报星期增刊.－1－21－471

敬和高思潜先生暮春原韵(调寄满江红)/张锡纯//三三医报.－2－31－216

敬和歙县胡天宗先生五十述怀原韵/张锡纯//三三医报.－2－31－215

敬题三三医报/张锡纯//三三医报.－2－31－215

敬致医界诸同人书/张锡纯//三三医报.－2－31－237

客居大名临河古刹清明有感/张锡纯//三三医报.－2－30－354

历序用小青龙汤治外感痰喘之经过及通变化裁之法(连载)/张锡纯//沈阳医学杂志.－3－2－86,287

历序用小青龙汤治外感痰喘之经过及通变化裁之法/张锡纯//三三医报.－2－33－227

痢疾治验笔记/张锡纯//中医杂志.－2－19－461

连治小儿温病兼抽掣验案四则/张锡纯//医学杂志.－2－4－568

临证随笔录/张锡纯//三三医报.－2－29－337

临症随录/张锡纯//绍兴医药月报.－2－37－191

羚羊角辨(连载)/张锡纯//医学杂志.－2－5－495//中医杂志.－2－22－515//杏林医学月报.－3－16－146,188

论白虎汤及白虎加人参汤之用法/张锡纯//三三医报.－2－34－409

论萆薢为治失溺要药不可用之治淋/张锡纯//医界春秋.－3－7－21

论鳖甲龟板不可用于虚弱之证/张锡纯//医界春秋.－3－6－519

论鳖甲龟板虚证不可轻用/张锡纯//医学杂志.－2－10－486

论驳骨方及接筋方/张锡纯//杏林医学月报.－3－17－148

论冲气上冲之病因病状病脉及治法/张锡纯//三三医报.－2－32－202

论大承气汤厚朴分量似有差误及承气汤之通变用法/张锡纯//中医杂志.－2－25－47

论冬伤于寒春必温病及冬不藏精春必温病治法/张锡纯//医学杂志.－2－14－404//中医世界.－3－26－294//神州国医学报.－4－14－102

论肺病治法/张锡纯//中医杂志.－2－23－63

论肝病治法/张锡纯//医学杂志.－2－3－575//中医杂志.－2－21－46

论革脉之形状及治法/张锡纯//中医杂志.－2－26－377

论膈噎治法/张锡纯//医学杂志.－2－1－515

论黄疸有内伤外感及内伤外感兼证并详治法/张锡纯//三三医报.－2－33－555

论火不归原治法(连载)/张锡纯//沈阳医学杂志.－3－1－248,315,374

论火不归原治法/张锡纯//中医杂志.－2－23－423//三三医报.－2－33－41

论霍乱之病因及治法(连载)/张锡纯//医学杂志.－2－1－534.－2－2－63

论霍乱治法/张锡纯//中医杂志.－2－22－474

论李东垣补中益气汤所治之喘证/张锡纯//中医杂志.－2－21－425

论痢证治法(连载)/张锡纯//三三医报.－2－36－10,603//医界春秋.－3－5－386,415,449

论龙骨之由来及龙骨入药之功效/张锡纯//三三医报.－2－30－512

论马前子健胃妙/张锡纯//广东医药月刊.－3－24－327

论马前子为健脾胃药/张锡纯//沈阳医学杂志.－3－2－438

论目疾由于伏气化热之治法/张锡纯//杏林医学月报.－3－16－412

论脑充血之预防及误名中风之由/张锡纯//医界春秋.-3-5-541

论脑充血之原因及治法/张锡纯//三三医报.-2-34-403//医界春秋.-3-5-540

论脑充血之原因与治法及脑溢血脑出血之治法（连载）/张锡纯//医界春秋.-3-7-447,483

论脑贫血痿废治法答杨部长阶三先生/张锡纯//医界春秋.-3-8-27

论气臌治法/张锡纯//绍兴医药月报.-2-40-57

论人身君相二火有先后天之分并论及气海亦分先天后天/张锡纯//杏林医学月报.-3-17-180

论三七有特殊之功能/张锡纯//医界春秋.-3-5-270

论三七有特异之功能/张锡纯//绍兴医药月报.-2-40-548

论伤寒论大柴胡汤原当有大黄无枳实/张锡纯//中医杂志.-2-28-46

论伤寒论少阴篇桃花汤是治少阴寒痢非治少阴热痢/张锡纯//三三医报.-2-29-615

论石膏不可煅/张锡纯//中医杂志.-2-21-465

论石膏善解疮疡热毒/张锡纯//中医杂志.-2-21-466

论室女月闭经枯治法/张锡纯//医学杂志.-2-10-476//医界春秋.-3-6-182

论鼠疫之原因及治法/张锡纯//中医杂志.-2-25-357//三三医报.-2-35-79

论吐血衄血之原因及治法（连载）/张锡纯//医界春秋.-3-7-41,81

论卫生静坐法/张锡纯//绍兴医药学报.-1-20-317//医学杂志.-2-3-170

论卫生坐静法/张锡纯//中医杂志.-2-20-390

论胃气不降治法/张锡纯//医学杂志.-2-8-321//沈阳医学杂志.-3-3-188

论吴氏温病条辨二甲复脉三甲复脉二方/张锡纯//中医杂志.-2-26-378

论吴氏温病条辨二甲三甲复脉汤/张锡纯//医学杂志.-2-9-347

论先天元气与人身之关系/张锡纯（遗著）//中医世界.-3-33-54

论鲜白茅根与西药阿斯必林并用代羚羊角/张锡纯//杏林医学月报.-3-19-98

论消渴之原因及治法/张锡纯//医学杂志.-2-10-592

论血臌治法/张锡纯//绍兴医药月报.-2-40-60

论噎膈及反胃治法/张锡纯//三三医报.-2-34-14//绍兴医药月报.-2-40-213

论医士当兼用静坐之功以悟哲学/张锡纯//医学杂志.-2-6-38//中医杂志.-2-23-61

论用药以胜病为主不拘分量之多少/张锡纯//三三医报.-2-32-509

论哲学与医学之关系/张锡纯//医学杂志.-2-11-43//医界春秋.-3-6-489//中医世界.-3-25-128

论肢体痿废之原因及治法（连载）/张锡纯//医学杂志.-2-9-60,190

论治疗宜重用大黄/张锡纯//三三医报.-2-30-479

论治疗疯犬伤方（连载）/张锡纯//杏林医学月报.-3-16-269,365

论治癫/张锡纯//中医杂志.-2-22-55

论治痫（连载）/张锡纯//医学杂志.-2-2-319,463.-2-3-57//中医杂志.-2-19-431

论治淋证/张锡纯//医学杂志.-2-1-298

论治内伤喘证有宜降宜升之殊/张锡纯//中医杂志.-2-19-209

论治内伤黄疸当用金匮硝石矾石散/张锡纯//绍兴医药月报.-2-37-381

论治偏枯者不可轻用王勋臣补阳还五汤/张锡纯//医界春秋.-3-5-543

论治吐血衄血不可但用凉药及药炭强止其血/张锡纯//医学杂志.-2-6-360//三三医报.-2-33-47//沈阳医学杂志.-3-1-439

论治痫疯/张锡纯//中医杂志.-2-21-520

论治噎膈/张锡纯//绍兴医药学报.-1-19-37

//中医杂志.-2-20-55

论中风之原理及治法/张锡纯//医学杂志.-2-13-393

论中西之药原宜相助为理/张锡纯//医学杂志.-2-5-493//中医杂志.-2-22-473//三三医报.-2-33-301//沈阳医学杂志.-3-1-245

论中医之理多包括西医之理沟通中西原非难事/张锡纯//三三医报.-2-32-513//医界春秋.-3-5-121

麦奴与麦角辨/张锡纯//医林一谔.-4-9-463

目疾由于脑充血之治法/张锡纯//杏林医学月报.-3-16-194

脑充血兼痰厥/张锡纯//国医杂志.-4-6-193

脑充血之病因及治法记/张锡纯//中医杂志.-2-24-359

脑充血之原因及治法/张锡纯//中医世界.-3-26-145

脑气筋辨(脑气筋亦名脑髓神经)/张锡纯//医学杂志.-2-10-348

内经冬伤于寒春必病温及冬不藏精春必病温解并论及其证治/张锡纯//杏林医学月报.-3-17-177

内经谓肝左脾右解/张锡纯//绍兴医药学报.-1-16-554

气臌论/张锡纯//绍兴医药学报.-1-17-24//沈阳医学杂志.-3-2-280

人参解(连载)/张锡纯//绍兴医药学报.-1-19-95,285

人身神明诠/张锡纯//三三医报.-2-32-521

阮云台化州橘红记书后/张锡纯//医学杂志.-2-6-513

三焦考/张锡纯//医学杂志.-2-10-351

三七之殊异功能(连载)/张锡纯//杏林医学月报.-3-16-71,97

三三医书第一集勘误表/张锡纯//三三医报.-2-32-349

山药解/张锡纯//绍兴医药学报.-1-18-505

山萸肉解(连载)/张锡纯//绍兴医药学报.-1-18-27,81,513

伤寒风温始终皆宜汗解说/张锡纯//中医杂志.-2-21-234

伤寒夹痰饮案/张锡纯//绍兴医药月报.-2-39-617

伤寒论大承气汤病脉迟之研究及脉不迟转数者之变通下法/张锡纯//医界春秋.-3-9-146

伤寒论以六经分篇未言手经及足经后世论温病者言入手经不入足经且谓温病不宜发汗义/张锡纯//医界春秋.-3-5-360

伤寒论中有治温病初得方用时宜稍变通说/张锡纯//三三医报.-2-34-411

少年温病痧疹治验记/张锡纯//中医杂志.-2-21-443

少阳为游部诠/张锡纯//医学杂志.-2-1-41

少阴伏气案/张锡纯//绍兴医药月报.-2-40-48

绍兴医药会记事/张锡纯//沈阳医学杂志.-3-1-274

申论黄疸之治法(连载)/张锡纯//绍兴医药月报.-2-39-388.-2-40-545

申论黄疸之治法/张锡纯//中医杂志.-2-23-428

申论痫证治法(连载)/张锡纯//沈阳医学杂志.-3-3-287,347,393

申论泌尿道路/张锡纯//绍兴医药学报星期增刊.-1-21-507

深研肝左脾右之理/张锡纯//三三医报.-2-31-553

深研中西医学原可沟通论(连载)/张锡纯//医学杂志.-2-8-541.-2-9-45,165

神农本草经论/张锡纯//绍兴医药学报.-1-16-517

生石膏之神效验案(一)至(三)/张锡纯//杏林医学月报.-3-17-69,110,141

石膏煅用即同卤水说/张锡纯//中医杂志.-2-24-343.-2-27-386//绍兴医药月报.-2-40-109//沈阳医学杂志.-3-2-312

石膏煅用即同卤水说之再述/张锡纯//沈阳医学杂志.-3-3-122

石膏煅用即为鸩毒之警告/张锡纯//三三医报

.-2-29-339

石膏煅用性同卤水生用直如金丹说（一）至（五）/张锡纯//医界春秋.-3-7-212,248,281,315,351

石膏解/张锡纯//三三医报.-2-30-115

石膏论（连载）/张锡纯//医学杂志.-2-2-75,211

石膏论/张锡纯//中医杂志.-2-19-251

石膏生用煅用之研究答王隆骥君/张锡纯//医界春秋.-3-9-254

石膏生用直同金丹煅用即同卤水说（连载）/张锡纯//国医公报.-4-19-399.-4-20-47

石膏治病无分南北论（一）至（二）/张锡纯//杏林医学月报.-3-18-23,58

石膏治病无分南北论/张锡纯//医界春秋.-3-8-135

鼠疫之原因及治法/张锡纯//绍兴医药月报.-2-40-539//医林一谔.-4-10-57

水臌气臌治法/张锡纯//医林一谔.-4-10-18

题杨如侯先生灵素生理新论玉照/张锡纯//三三医报.-2-30-245

天津张锡纯先生来函/张锡纯//医界春秋.-3-9-176

丸散真方汇录序/张锡纯//医学杂志.-2-13-643

王镜泉先生像赞/张锡纯//三三医报.-2-34-248

卫河岸上感怀时当洪宪纪年/张锡纯//三三医报.-2-30-354

卫生防疫宝丹/张锡纯//绍兴医药学报.-1-16-549

温病兼气郁气虚案/张锡纯//医学杂志.-2-13-413

温病结胸与寒痰结胸相并治验/张锡纯//三三医报.-2-30-521

温病虚极兼大气下陷/张锡纯//医学杂志.-2-13-416//医界春秋.-3-9-24

温病之治法详于伤寒论解/张锡纯//中医杂志.-2-25-211//三三医报.-2-35-113

温病治法详于伤寒论解/张锡纯//中医杂志.-2

瘟疹兼喉痧治验/张锡纯//医界春秋.-3-8-432

问葵茎/张锡纯//医界春秋.-3-10-261

问腰痛治法/张锡纯//三三医报.-2-30-193

我治肺痨之经验法/张锡纯//文医半月刊.-5-14-520

西药不尽宜于国人/张锡纯//医林一谔.-4-9-449

先贤医案两则仆弱冠后在客中偶见居停案头有旧书一帙取阅之载有医案两则甚新奇至其书系何书医系何人皆不记忆爰将其案详录于左医界同人若有知其书名与其医名乞登于本志相示/张锡纯//医学杂志.-2-7-482

详论脑充血之原因及治法并论及脑溢血脑出血之治法/张锡纯//医学杂志.-2-12-401//杏林医学月报.-3-17-255

详论吐衄治法（连载）/张锡纯//医学杂志.-2-11-63,209

详论猩红热治法（连载）/张锡纯//医林一谔.-4-8-375,496

详论猩红热治法/张锡纯//医学杂志.-2-13-612//医界春秋.-3-8-514

详论咽喉证治法/张锡纯//医学杂志.-2-11-215//医界春秋.-3-6-276

详论肢体痿废由于脑贫血者治法/张锡纯//医学杂志.-2-13-163

消渴证疗法/张锡纯//医林一谔.-4-9-322

胁疼/张锡纯//医学杂志.-2-14-463

新拟治渴消验方/张锡纯//医学杂志.-2-11-610

新拟治消渴方/张锡纯//医学杂志.-2-8-459//三三医报.-2-34-407

新治险症验案/张锡纯//绍兴医药学报.-1-19-507

胸中大气论/张锡纯//绍兴医药学报.-1-17-19

虚劳温病比忌橘红说/张锡纯//三三医报.-2-33-49

虚劳温病皆忌橘红说/张锡纯//沈阳医学杂志

.-3-1-380

虚劳温病皆忌用橘红论/张锡纯//医学杂志.-2-6-514

续申左肝右脾之研究/张锡纯//三三医报.-2-32-267

血臌论/张锡纯//沈阳医学杂志.-3-2-345

杨如侯先生灵素生理新论序/张锡纯//医学杂志.-2-4-227//三三医报.-2-29-477

药性解(连载)/张锡纯//绍兴医药学报.-1-17-215,337,343

噎膈论/张锡纯//绍兴医药学报.-1-17-27

医界春秋汇订第五集序/张锡纯//医界春秋.-3-7-368

医界名人之评语/张锡纯,蒋文芳,张山雷,吴克潜//中医世界.-3-26-137,247

医林一谔出报周年志庆/张锡纯//医林一谔.-4-9-23

医学丛书三集序/张锡纯//绍兴医药学报.-1-19-21

医学宜参观丹经论/张锡纯//医学杂志.-2-1-487//中医杂志.-2-19-204

医学宜参看丹经论/张锡纯//医界春秋.-3-6-36

疑问四则/张锡纯//绍兴医药学报星期增刊.-1-22-401

咏奉天城东万泉河/张锡纯//三三医报.-2-30-246

用金匮硝石矾石散治愈内伤黄疸医案/张锡纯//三三医报.-2-29-327

与张生甫先生书/张锡纯//三三医报.-2-32-161

遇安斋证治丛录序/张锡纯//三三医报.-2-32-281

元气诠/张锡纯//医学杂志.-2-1-269//三三医报.-2-31-199//医界春秋.-3-6-65

月夜独步河上/张锡纯//三三医报.-2-30-246

阅刘华封君烂喉痧证治辨异书后/张锡纯//三三医报.-2-36-8//杏林医学月报.-3-16-198

杂感(调寄水调歌头)/张锡纯//三三医报.-2-31-215

在德州览日报有感时当二次革命/张锡纯//三三医报.-2-30-354

张山雷先生新考正经脉俞穴记诵编序/张锡纯//三三医报.-2-32-416

张山雷先生中风斠诠序文/张锡纯//三三医报.-2-32-201

张寿甫君致杨如侯君缄/张锡纯//医学杂志.-2-4-607

张寿甫先生致同会尹天民君书/张锡纯//医学杂志.-2-3-480

张寿甫先生致杨如侯书并序/张锡纯//医学杂志.-2-4-226

张寿甫衷中参西录梦遗运气法之治验/张锡纯//医学杂志.-2-15-291

张锡纯启事/张锡纯//三三医报.-2-35-105.-2-36-32

张锡纯寿甫启事/张锡纯//沈阳医学杂志.-3-2-228

张锡纯先生来函/张锡纯//杏林医学月报.-3-17-151

章太炎先生肺炎治法书后/张锡纯//医学杂志.-2-6-512

赭石解(连载)/张锡纯//绍兴医药学报.-1-17-475,521//中医杂志.-2-22-508.-2-23-123

志诚堂医案(连载)/张锡纯//医学杂志.-2-13-625//绍兴医药月报.-2-39-33,93,144,197,355,405,408,410,413.-2-40-47,90,135,191,299,473,519//医界春秋.-3-8-325//杏林医学月报.-3-17-230.-3-18-157,196,229,343.-3-19-103,139,186,407//国医杂志.-4-5-507,580.-4-6-72//医林一谔.-4-8-343,434//神州国医学报.-4-14-26,68,223

治肺痨咳嗽方/张锡纯//杏林医学月报.-3-17-149

治瘰病新验方/张锡纯//绍兴医药学报星期增刊.-1-22-418

治女子血崩方/张锡纯//现代医药月刊.-4-27-727

治误触电气力/张锡纯//绍兴医药学报星期增刊.-1-22-418

治夏季小儿泻痢腹疼方/张锡纯//绍兴医药学报星期增刊.-1-22-179

治小儿上焦渴热下焦泻痢腹疼或兼瘟疹方/张锡纯//绍兴医药学报星期增刊.-1-22-174

治虚劳证宜慎防汗脱说/张锡纯//中医杂志.-2-25-49//医界春秋.-3-5-255

治验录要/张锡纯//中医杂志.-2-24-87

致宾启荣先生书/张锡纯//绍兴医药学报.-1-20-278

致陈守真君函/张锡纯//绍兴医药学报星期增刊.-1-22-508

致国内同志公鉴/张锡纯//绍兴医药学报星期增刊.-1-22-428

致胡天宗君书/张锡纯//绍兴医药学报星期增刊.-1-22-183,303

致黄雨岩先生书/张锡纯//三三医报.-2-30-59

致李启元君书/张锡纯//绍兴医药学报.-1-20-221

致刘冕堂先生书/张锡纯//三三医报.-2-31-564

致陆晋笙君书/张锡纯//绍兴医药学报.-1-20-353

致陆晋笙先生书/张锡纯//中医杂志.-2-20-323

致青霞君书/张锡纯//绍兴医药学报星期增刊.-1-22-284

致裘吉生函/张锡纯//绍兴医药学报.-1-17-441

致山西中医改进研究会书/张锡纯//三三医报.-2-29-331

致绍兴医药学报社函/张锡纯//绍兴医药学报星期增刊.-1-22-32

致社长裘吉生君书/张锡纯//绍兴医药学报星期增刊.-1-22-240,264//三三医报.-2-30-190.-2-31-214.-2-32-161

致书谢仲圭沈君赠白喉忌表抉微兼附有救急方一卷因论及白喉治法/张锡纯//绍兴医药学报星期增刊.-1-21-368

致天年医社书/张锡纯//三三医报.-2-34-357

致万泽东君书/张锡纯//绍兴医药学报星期增刊.-1-22-183

致王镜泉君书/张锡纯//绍兴医药学报星期增刊.-1-22-264,444

致王肖舫君书/张锡纯//绍兴医药月报.-2-38-439

致俞鉴泉君书(连载)/张锡纯//三三医报.-2-31-239.-2-32-17,59,162

致张汝伟君书/张锡纯//绍兴医药学报星期增刊.-1-22-248

致周小农君书/张锡纯//绍兴医药学报.-1-17-440//三三医报.-2-29-332.-2-31-65,113

致竹余祥君书/张锡纯//绍兴医药学报星期增刊.-1-22-296,444

致竹芷熙君书/张锡纯//绍兴医药学报.-1-20-279

中西药物有互相参用之必要/张锡纯//医林一谔.-4-9-406

中西医治疗上真实的比较/张锡纯//医界春秋.-3-6-397

周禹锡伤寒金匮三字经序/张锡纯//三三医报.-2-33-496

嘱印三版医学折衷参西录/张锡纯//绍兴医药学报.-1-17-43

自述治愈牙疼之经过/张锡纯//医学杂志.-2-9-338

总论喘证治法/张锡纯//医学杂志.-2-4-325//三三医报.-2-29-217

总论喘症治法(连载)/张锡纯//医学杂志.-2-4-64//医学杂志.-2-4-443

总论喘症治法/张锡纯//医学杂志.-2-4-190

张锡君

编辑者言/张锡君//光华医药杂志.-4-39-

405,506

编者小言/张锡君//光华医药杂志.-4-37-50

陈果夫讲就中国经济状况有提倡民间疗法之必要/张锡君//光华医药杂志.-4-37-16

陈立夫在中央国医馆代表大会讲以前之检讨与今后之努力/张锡君//光华医药杂志.-4-37-189

代表的汉方医书的解说及其概览(连载)/张锡君(译)//光华医药杂志.-4-38-43,123,220

东台姜守安先生小传/张锡君//光华医药杂志.-4-37-348

读书隅录:古书对于一产二子之称呼/张锡君//光华医药杂志.-4-40-69

对于医药改进会之建议/张锡君//国医公报.-4-25-47

对于医药改进会之展望/张锡君//光华医药杂志.-4-37-400

肝脏疗法之优先权/魏萱(译述);张锡君(标题)//光华医药杂志.-4-39-516

关于心脏疾患之应用灸治疗(连载)/[日]代田文志(述);张锡君(校正);于成立(译文)//针灸杂志.-4-31-258.-4-32-56

关于心脏疾患之应用灸治疗/[日]代田文志(述);张锡君(校正);于成立(译文)//光华医药杂志.-4-40-245

国民政府代表朱文中讲复兴中国医药当先使中医具为良医/张锡君//光华医药杂志.-4-37-192

汉方治疗室(连载)/张锡君//光华医药杂志.-4-37-317,523

汉洋病名对照考选译/张锡君//中医世界.-3-36-403

滑伯仁先生传后叙/张锡君//针灸杂志.-4-30-461

焦易堂讲中央国医馆之过去/张锡君//光华医药杂志.-4-37-193

解剖生理学讲记/张锡君//针灸杂志.-4-30-261

解剖生理学讲义/张锡君//针灸杂志.-4-30-283

金匮藏燥症与东籍歇私的里之研究(连载)/张锡君//中医世界.-3-36-480//国医公报.-4-22-61,185,305

金匮藏躁症与东籍歇私的里之研究(连载)/张锡君//医林一谔.-4-11-543

民间疗法异闻(连载)/张锡君//光华医药杂志.-4-37-315,424

全国中医界代表张锡君邱啸天周柳亭等一百余人向立法院会呈请修改卫生署组织法中应增加副署长原呈/张锡君等//光华医药杂志.-4-40-434

日本医学史略谱/[日]矢数有道(著);张锡君(译)//中医世界.-3-36-369

书药物学讲义后/张锡君//中医指导录.-4-4-493

提起九百十年前的陈话:铜人腧穴像在东京(连载)/张锡君//光华医药杂志.-4-40-67,241

王徵君九峰传/张锡君//医界春秋.-3-13-365

惜分阴轩医案序/张锡君//光华医药杂志.-4-41-308

现代本草(连载)/张锡君(译述)//光华医药杂志.-4-38-373,470,567.-4-39-151

疑问三则质之行政当局/张锡君//光华医药杂志.-4-39-386

元滑伯仁先生传/张锡君//国医公报.-4-25-361//针灸杂志.-4-30-455//光华医药杂志.-4-39-341

怎样纪念三一七/张锡君//光华医药杂志.-4-37-100

张锡君丁济民启事/张锡君,丁济民//光华医药杂志.-4-40-276

张锡君紧要启事/张锡君//光华医药杂志.-4-40-8

政治与医药/程天放(讲);张锡君(记并识)//光华医药杂志.-4-36-535

中国药物学大辞典序/张锡君//华西医药杂志.-5-36-186

中国医学史略谱（连载）/［日］矢数有道（作）；张锡君（译）//光华医药杂志.－4－37－57,133

中国针灸术之在日本（连载）/张锡君//光华医药杂志.－4－37－124,223,416

中医之国大代表如何能准期选出/张锡君//光华医药杂志.－4－40－21

重刊古本十四经发挥序/张锡君//针灸杂志.－4－30－451//国医公报.－4－25－239

最新和汉医药宝典（连载）/［日］冈本一郎（著）；顾子静（译）；张锡君（校）//光华医药杂志.－4－37－418.－4－38－53,132,226,384,477,572.－4－39－64,154,233,329,415.－4－40－76,159,249.－4－41－62

张熙明

治疹心得/张熙明//国医砥柱月刊.－5－15－615

张仙舟

大麻子治愈溃疡/张仙舟//沈阳医学杂志.－3－1－211

张贤德

尿之检查/张贤德//国医导报.－5－29－345

营养素/张贤德//国医导报.－5－29－416

张相臣

答社长裘吉生先生征求草药之正名/张相臣//三三医报.－2－30－337

大小蓟/张相臣//绍兴医药学报.－1－16－433

代答聂欲方君问瘰疬书/张相臣//绍兴医药学报星期增刊.－1－22－344

代答萧介青先生问书/张相臣//三三医报.－2－33－90

冯前大总统病状医案/张相臣//绍兴医药学报.－1－16－357

莲塘医案/张相臣//国医砥柱月刊.－5－15－628

女科血寒络热崩漏证/张相臣//国医砥柱月刊.－5－15－454

乳岩/张相臣//国医砥柱月刊.－5－17－46

乳痈/张相臣//国医砥柱月刊.－5－17－155

说京津医药之弊/张相臣//国医砥柱月刊.－5－16－322

挽宗兄寿甫讳锡纯联/张相臣//医学杂志.－2－15－316

胃肠病治疗经验谈/张相臣//国医砥柱月刊.－5－17－230

问老奴丸方并丸散膏丹自制法周雪樵医话及南省药坊合欢皮是何形象与本草符否/张相臣//三三医报.－2－30－13

问药数种并订正要方数则/张相臣//三三医报.－2－30－296

五倍子/张相臣//绍兴医药学报.－1－16－434

咏怀二律/张相臣//三三医报.－2－30－352

真方回天再造丸/张相臣//三三医报.－2－29－616

真正广产藿香/张相臣//医学杂志.－2－14－456

张香山

急慢惊风/张香山//中医世界.－3－26－76

张小白

喉痹/张小白//文医半月刊.－5－14－553

张晓白

赠中药界/张晓白//国医砥柱月刊.－5－18－256

张晓园

问遗精治法/张晓园//绍兴医药学报星期增刊.－1－21－397

张筱村

答李君急救问题/张筱村//医学报.－1－6－364

公函照录/张筱村,蒋雨塘,蓝月恒//医学公报.－1－6－519

津液辨/张筱村//医学报.－1－6－341

痢疾与泄泻辨/张筱村//医学报.-1-6-401

牡疟解/张筱村//医学报.-1-6-346

拟案一则/张筱村//医学报.-1-6-451

热霍乱治验两则/张筱村//医学报.-1-6-468

医界蟊贼/张筱村//医学报.-1-6-345

阴暑说/张筱村//医学报.-1-6-341

张筱村启事/张筱村//医学公报.-1-7-144

张筱村治验两则/张筱村//医学公报.-1-7
-101

中西医学孰短孰长辨/张筱村//医学报.-1-6-
299

张孝桓
附张孝桓女士诗/张孝桓//中医指导录.-4-1-
154

张效良
承师淡安斧正/张效良//针灸杂志.-4-34-20

张效能
问遗精治法/张效能//绍兴医药学报星期增刊
.-1-22-263

张效宗
留日学生张效宗上会长书(连载)/张效宗//医
学杂志.-2-6-243,388 .-2-8-99,
219,345

张燮真
针刺缩阳脱阳症之经验/张燮真//医学杂志.-2
-4-624

张心一
答桂东林君代友问喜怒不常及失眠症之疗法/
张心一//医界春秋.-3-14-35

答杨宜斋君问头痛治法(二)/张心一//医界春
秋.-3-13-18

伤寒病的疑难问题敬求指教/张心一//医界春
秋.-3-14-315

颜面丹毒验案/张心一//国医砥柱月刊.-5-16
-621

验案之一/张心一//国医砥柱月刊.-5-17-47

针灸治疗成绩报告三则/张心一//针灸杂志.-4
-31-297

张心正
各种秘方/张心正//国医砥柱月刊.-5-16
-416

张星明
麟制肤疮敌/王辅丞(著);张星明(录)//国医砥
柱月刊.-5-16-624

张星南
疑问三则/张星南//医学杂志.-2-18-189

张修敏
中药研究议/张修敏//广东医药月刊.-3-24
-565

张秀峰
述自中硫磺毒之宣告书/张秀峰//沈阳医学杂
志.-3-2-57

张 琇
痫症患者日常生活之卫生法/张琇//医学杂志
.-2-18-68

张旭东
疑问有三/张旭东//医学杂志.-2-18-563

张逊之
问吐血之治法/张逊之//医界春秋.-3-14-37

张延仁
病机提要(连载)/张延仁(述)//中医指导录.-3
-37-89,197,401,515,597 .-3-38-125,
235,355,457,653 .-3-39-101 .-4-4-
167,199,231,263,295,327,359,393,423,
459,503,521,553

病机提要目次/张延仁(述)//中医指导录.-4-
　　4-165

食蟹须知/张延仁//中医指导录.-3-38-105

张俨若

叶香岩遗事/张俨若//医学杂志.-2-4-488//
　　复兴中医.-5-31-34

张砚山

请赐治法/张砚山//光华医药杂志.-4-39
　　-259

张燕杰

答任伯和先生征求冻疮法/张燕杰//三三医报
　　.-2-30-53

答如皋李慰农君问药/张燕杰//三三医报.-2-
　　30-55

答三三医报第六期也佚君征求药方/张燕杰//
　　三三医报.-2-30-558

答俞鉴泉君问乌辣草/张燕杰//三三医报.-2-
　　29-298

答张汝伟君延颈治法/张燕杰//三三医报.-2-
　　29-608

答折背叟先生问订正太乙神针究境/张燕杰//
　　三三医报.-2-30-192

代查钩橘核与王肖舫先生之商榷/张燕杰//三
　　三医报.-2-30-55

敬致张寿甫夫子函/张燕杰//三三医报.-2-29
　　-325

敬致张寿甫夫子书/张燕杰//三三医报.-2-29
　　-508

上盐山张寿甫夫子书/张燕杰//绍兴医药学报
　　星期增刊.-1-22-143

医话/张燕杰//三三医报.-2-35-156

与王肖舫先生论小粉/张燕杰//三三医报.-2-
　　29-608

张燕杰自患霍乱说/张燕杰//三三医报.-2-35
　　-160

中国医药盛行于美国西部/张燕杰//三三医报
　　.-2-35-412

张燕谟

开鬼门洁净府论/张燕谟//中医杂志.-2-20
　　-228

张养田

委中治腰病如神/张养田//针灸杂志.-4-28
　　-406

针狗奇闻/张养田//针灸杂志.-4-29-170

针灸验案三则/张养田//针灸杂志.-4-29
　　-434

针灸杂志三周纪念祝词/张养田//针灸杂志.-4
　　-32-14

张曜孙

产孕集(连载)/张曜孙//中医杂志(广东).-3-
　　4-130,237,364,510,634

张曜岚

答小儿腹大治法(二)/张曜岚//绍兴医药学报
　　星期增刊.-1-22-107

答杨君代友人问痔疾治法/张曜岚//绍兴医药
　　学报星期增刊.-1-22-125

问腹痛口中吐粪病理及治法/张曜岚//绍兴医
　　药学报星期增刊.-1-22-111

张耀德

红花的药理研究/刘绍光,张耀德,张发初//新
　　中医刊.-5-19-136

黄芩之药理研究/张发初,张耀德,刘绍光//新
　　中医刊.-5-19-503

张耀斗

难产证治心得/张耀斗//中医世界.-3-31
　　-239

张耀光

针灸疗法在疟疾治疗上的功效/张耀光//针灸
　　杂志.-4-34-447

张一尘

赠联/张一尘等//苏州国医杂志.-5-2-20,
20,20,20,20,20,20,20,20,21,21,21

张一峰

黄梅时节之脚气病/张一峰/国医导报.-5-30
-221

听泉楼随笔/张一峰//国医导报.-5-30-218

张一鳞

中风(脑出血)/张一鳞//中国医药月刊.-5-33
-93

张一鸣

我之冬日御寒法/张一鸣//光华医药杂志.-4-
36-571

张一鹏

赠词/张一鹏等//苏州国医杂志.-5-2-22

张一平

论六经变幻/张一平//国医杂志.-4-5-255

温热急讲/张一平//国医杂志.-4-5-263

张颐卿

喉痧治验/张颐卿//神州国医学报.-4-14
-460

张义堂

从今日我国中西医药的形势说到中医界应有的
动态/张义堂/复兴中医.-5-31-309

大青龙汤之研究/张义堂//光华医药杂志.-4-
39-146

新中医自治计划/张义堂//国医砥柱月刊.-5-
18-235

医政民主主义论/张义堂//国医砥柱月刊.-5-
18-126

紫白癜风病因之检讨/张义堂//中医世界.-3-
38-281

张易安

刻立通为灌肠通便法之大进步/张易安//国医
导报.-5-29-387

肋膜炎之病理研究/张易安//新中医刊.-5-20
-474

民国三十年我对中医之新希望/张易安//新中
医刊.-5-20-403

人参再造丸(即回天再造丸)之正误/张易安//
新中医刊.-5-20-339

湿病晰义/张易安//新中医刊.-5-19-485

闲谈横痃/张易安//国医导报.-5-30-166

小儿妞乳之疗法/张易安//新中医刊.-5-20
-18

新中医刊二周纪念感言/张易安//新中医刊.-5
-20-270

张益谦

贝母之研究/张益谦//国医杂志.-4-13-265

丹参之研究/张益谦//国医杂志.-4-13-195

服阿斯必灵成目盲/张益谦//国医杂志.-4-13
-327

管蠡医话(连载)/张益谦//国医杂志.-4-13-
255,323,457

国医应化验药物令编新本草/张益谦//国医杂
志.-4-13-59

人参之研究(连载)/张益谦//国医杂志.-4-13
-53,121,331

医者须明侦探学/张益谦//国医杂志.-4-13
-328

用药大纲(连载)/张益谦//国医杂志.-4-13-
141,211,284,421

张益之

维他新治脚气之伟效/张益之//国医导报.-5-
29-198

张　毅

从肺结核治疗上之见地论到宿主与寄生菌之战
斗行为/[日]渡边熙(著);张毅(译)//中医
世界.-3-36-497

皇汉医学上治感冒之通则/[日]渡边熙(著);张毅(译)//中医世界.-3-36-469

瘰疬/[日]渡边熙(著);张毅(译)//中医世界.-3-36-477

张毅民

读伤寒者不可因名害义说/张毅民//神州医药学报.-1-46-350

太阳病发热而渴不恶寒者为温病论/张毅民//神州医药学报.-1-46-155

疑问/张毅民//神州医药学报.-1-46-424

张毅武

答乐山王君问三仙饮方/张毅武//绍兴医药学报星期增刊.-1-22-131

问胸膈胀闷兼呃逆上冲治法/张毅武//绍兴医药学报星期增刊.-1-21-356

阳明风温治验案/张毅武//国医砥柱月刊.-5-17-156

张翼汉

问催眠术有如何效验/张翼汉//绍兴医药学报星期增刊.-1-22-260

张荫潮

张锡纯先生逝世讣告/张荫潮//医界春秋.-3-10-372

张应春

疮疡溃后宜禁寒凉说/张应春//国医砥柱月刊.-5-17-119

小儿痧疹概论/张应春//光华医药杂志.-4-35-398

张莹如

六气与疾病之关系/张莹如//医学杂志.-2-17-344

张永汉

治诸肿腰以上当发汗腰以下当利小便论/张永汉//中医杂志.-2-19-438

张永霖

产褥热医案/张永霖(译)//华西医药杂志.-5-37-329

抵当汤证之手术所见/张永霖(译)//华西医药杂志.-5-36-486

抵当丸如此活用/张永霖(译)//华西医药杂志.-5-36-538

急性虫样突起炎(一)至(二)/张永霖(译)//华西医药杂志.-5-36-209,372

家庭药草疗法/岩馆清(著);张永霖(译)//中医新生命.-5-7-374

惊风(连载)/[日]渡边熙(著);张永霖(译)//自强医学月刊.-3-40-117,263

论渡边氏所说维他命B证(连载)/张永霖(译)//华西医药杂志.-5-37-282,327

论脑神经衰弱歇斯的里及奔豚症/张永霖(译)//医界春秋.-3-7-160

论受胎之原理/张永霖//中医世界.-3-25-310

梅毒新排毒素疗法(连载)/[日]渡边熙(著);张永霖(译)//自强医学月刊.-3-41-177,264,332,400,454

脑膜炎论治/张永霖//华西医药杂志.-5-37-204

食毒(肠性自家中毒)/张永霖(译)//华西医药杂志.-5-37-135

泄泻之原因病理与治疗/张永霖//医学杂志.-2-14-402

腰痛论(上)、(下)/张永霖(译)//华西医药杂志.-5-37-474,516

阴阳(节释主证治疗学)(连载)/[日]渡边熙(著);张永霖(译)//自强医学月刊.-3-40-375,453,591

张永霖自日本东京来书/张永霖//中医新生命.-5-8-588

张永生

灸用太阳真火说/张永生//针灸杂志.-4-33

－125

麻风病之研究/张永生//针灸杂志.-4-33
-389

三棱针与牛痘刀/张永生//针灸杂志.-4-33
-295

验案三则/张永生//针灸杂志.-4-33-324

张永修

征求鸡精简效良方/张永修//医界春秋.-3-7-
219

张犹景

中医治鼠疫奇验记/张犹景//神州国医学报.-4
-15-57

张友琴

癫狂痫病证治之研究/张友琴//中医指导录.-4
-3-233

脑膜炎:痉病/张友琴//中医指导录.-3-37
-180

谈谈病暑/张友琴//中医世界.-3-32-562

歇斯底里之病状及疗法/张友琴//中医指导录
.-4-3-199

泄泻证治/张友琴//中医世界.-3-32-575

野菊花为疔疮特效药/张友琴//中医指导录.-3
-38-114

月经的病症和治疗法/张友琴//中医世界.-3-
32-594

张有亦

讨论缓风之病理/张有亦//绍兴医药月报.-2-
37-309

张又良

龟尿/张又良//苏州国医杂志.-5-2-133

女科医籍考(连载)/张又良//苏州国医杂志.-5
-1-341,431.-5-2-198

苏州国医学校迁移之经过/张又良//苏州国医
杂志.-5-2-43

苏州国医学校添设药物试植场之经过与现况/

张又良//苏州国医杂志.-5-2-464

痛经/张又良//苏州国医杂志.-5-1-249

新编杂病讲义/张又良(主编)//苏州国医杂志
.-5-2-156

新发明之秘方报告(一)至(二)/张又良//苏州
国医杂志.-5-1-44,97

杂病讲义/张又良//苏州国医杂志.-5-1-
117,203

张右长

脉学指南索微序/张右长//三三医报.-2-36
-261

张禹九

国医界之流派/张禹九//光华医药杂志.-4-36
-363

这个医学杂志创刊纪念/张禹九//国医砥柱月
刊.-5-18-536

张禹门

规尼涅与蓖麻子油成绩之研究/张禹门//中西
医学报.-1-29-145

糖尿检查法之心得/张禹门//中西医学报.-1-
28-552

治瘩简谈/张禹门//神州国医学报.-4-14-65

张玉屏

答周小农/张玉屏//三三医报.-2-30-414

张玉坪

致文辉先生函/张玉坪//三三医报.-2-33
-197

张玉田

苏州张玉田征求伤暑全书启事/张玉田//三三
医报.-2-30-538

张玉珍

国医砥柱月刊社饶阳大尹镇分社成立大会宣言
(张玉珍演讲词)/张玉珍//国医砥柱月刊.-5

－16－191

经方验案一则/张玉珍//文医半月刊.－5－14
　－447

少阳腹病之研究/张玉珍//文医半月刊.－5－14
　－495

孙鸣第先生新医案/张玉珍//文医半月刊.－5－
　14－619

张育生

腿股疼痛/张育生//光华医药杂志.－4－37
　－549

张煜卿

卫生经(连载)/张煜卿//利济学堂报.－1－2－
　204,393,497.－1－3－27,113,357

张豫学

花柳病菌由来之研究/张豫学//中西医学报.－1
　－35－501

张元瑞

商刊先贤遗稿函/张元瑞//三三医报.－2－31
　－489

张越公

答蔡凤仪君女病治法/张越公//三三医报.－2－
　30－381

答时逸人先生商购玄珠密语书/张越公//三三
　医报.－2－30－381

答张相臣君问药/张越公//三三医报.－2－30
　－377

答诸城王肖舫君问小儿牙疳走马牙疳治法/张
　越公//绍兴医药学报星期增刊.－1－22－458

论符禁咒治病/张越公//三三医报.－2－29
　－393

猫脚草治黄疸/张越公//三三医报.－2－30
　－385

蒙古医用牛腹牛皮治伤之灵异/张越公//三三
　医报.－2－29－515

肉馄饨草治儿童肿胀/张越公//三三医报.－2－

30－385

述华氏中藏经/张越公//三三医报.－2－29
　－474

痛言中国轻医之积习/张越公//三三医报.－2－
　29－499

张樾侯

邗江徐母孙太夫人七十征言启/张樾侯等//三
　三医报.－2－36－309

张 云

国药调剂学(连载)/路登云(编著);张云(校阅)
　//现代中医.－4－42－319,350

张云峰

代友黄君问积聚症之特效疗法/张云峰//医界
　春秋.－3－7－419

征求半身不遂治法/张云峰//医界春秋.－3－10
　－493

张云孙

铁樵函授医学学员课艺选刊:读病理各论第一
　册书后/张云孙//铁樵医学月刊.－4－44
　－166

铁樵函授医学学员作品:读讲义所得/张云孙//
　铁樵医学月刊.－4－44－205

张云翔

遗精论/张云翔//医学杂志.－2－3－443

张允中

张允中函陈医事设计文/张允中//国医公报.－4
　－21－362

张蕴石

近代名医医案一脔(四):常熟张蕴石先生医案/
　张蕴石//中医世界.－3－25－447

论食物消化之原理/张蕴石//医学杂志.－2－9－
　419

论暑/张蕴石//绍兴医药月报.－2－40－500

清气在下则生飧泄浊气在上则生䐜胀论/张蕴石//医学杂志.-2-9-439

伤寒病虽热甚不至于死/张蕴石//医学杂志.-2-9-440

温病条辨辨序/张蕴石//绍兴医药月报.-2-40-359

姚啸岗医案(连载)/姚啸岗;张蕴石//医学杂志.-2-12-291,438,581.-2-13-74,168,285,406.-2-14-83,167,344,407,615

张蕴忠

背俞背腧膺腧胠腧胁腧之分别/张蕴忠//国医公报.-4-21-439

冲脉与经脉/张蕴忠//国医公报.-4-22-543

动脉全图证明十二经脉之误解/张蕴忠//国医公报.-4-23-74

经隧与经脉生理解剖(连载)/张蕴忠//国医公报.-4-22-178,301

民族医学应如何改革/张蕴忠//国医公报.-4-22-29

俞腧输之辨别(连载)/张蕴忠//光华医药杂志.-4-36-373,470

俞腧之辨别/张蕴忠//国医公报.-4-21-435

中西医学融化论/张蕴忠//国医公报.-4-21-303

张在新

名医黄春圃先生事略/张在新//中西医学报.-1-27-51

张赞臣

八年回顾/张赞臣//医界春秋.-3-10-413

白喉忌表论/张赞臣//医界春秋.-3-5-447

办医刊与投稿/张赞臣//医界春秋.-3-14-453

编辑者言/张赞臣//医界春秋.-3-9-1,41,85,134,181

处方与方剂(一)至(九)/叶劲秋(编);张赞臣(校订)//医界春秋.-3-10-443,497.-3-11-22,80,129,178,221,273,324,383

垂涕而道/张赞臣//医界春秋.-3-10-41

春温新绎(一)至(十一)/宋爱人(著);张赞臣(校订)//医界春秋.-3-9-449,504,540.-3-10-16,59,102,149,210,244,295,346

代客煎药/张赞臣//医界春秋.-3-11-255

悼张锡纯先生二绝/张赞臣//医界春秋.-3-10-372

对于本校第一届毕业同学之希望/张赞臣//复兴中医.-5-31-148

对于章氏霍乱论之旁证/张赞臣//医界春秋.-3-5-264

防疫谈/张赞臣//医学杂志.-2-9-329

复湖南曾觉叟先生书/张赞臣//医界春秋.-3-12-455.-3-13-95//国医正言.-5-4-213,376

复天津陈曾源先生书/张赞臣//医界春秋.-3-13-144

感冒之食养疗法/张赞臣//中国医学.-5-34-39

耕田与健胃/张赞臣//医界春秋.-3-12-187

古本伤寒杂病论之神话/张赞臣//医界春秋.-3-12-147

关于统一病名之所见/张赞臣//医学杂志.-2-15-224//医界春秋.-3-10-179

管理中医问题/张赞臣//医界春秋.-3-13-331

规定药量/张赞臣//医界春秋.-3-11-63

桂枝加附子白虎加人参汤治论/张赞臣//神州医药学报.-1-47-519

国医出版界应有之觉悟/张赞臣//医界春秋.-3-10-485

国医的责任/张赞臣//医界春秋.-3-5-230

国医节的感想/张赞臣//新中医刊.-5-19-175

国医节的祈望/张赞臣//医界春秋.-3-12-79

国医界应联合力争的两个问题/朱寿朋,张赞臣//国医正言.-5-5-364

寒热说/张赞臣//三三医报.-2-33-340

喉痹喉闭辨/张赞臣//医界春秋.-3-5-193

喉癣喉头结核与肺痨同源之研究/张赞臣//医

界春秋.-3-5-166

花柳要方/张赞臣//医界春秋.-3-9-543

混合外科学序/张赞臣//国医公报.-4-21-370

霍乱通论序/张赞臣//医界春秋.-3-14-43

霍乱之病因及诊断与治疗/张赞臣//医界春秋.-3-7-443

今日之中医教育/张赞臣//医界春秋.-3-9-223

经方药性辨序/张赞臣//医界春秋.-3-14-469

静志室诊余记/张赞臣//中医杂志.-2-24-240//医界春秋.-3-6-73

九周回顾/张赞臣//医界春秋.-3-12-13

救人与救己/张赞臣//医界春秋.-3-11-419

卷头语/张赞臣//医界春秋.-3-13-174

厥阴经病变论治/张赞臣//神州医药学报.-1-47-427//医界春秋.-3-6-179

力争中医学校列入教育学系案/张赞臣等//国医砥柱月刊.-5-15-482

良相与良医/张赞臣//医界春秋.-3-11-201

论烂喉痧/张赞臣//医界春秋.-3-5-125

论伤寒阳明证与温热阳明证之治法/张赞臣//医界春秋.-3-5-532

论少阳太阴两经之正治/张赞臣//医界春秋.-3-5-315

论太阳阳明两经之正治/张赞臣//医界春秋.-3-6-151

论中西学之异同/张赞臣//医界春秋.-3-5-61

麻醉药问题/张赞臣//医界春秋.-3-14-229

鸣鼓而攻(附汪精卫致孙科书亲笔原函)/张赞臣//医界春秋.-3-12-469//现代医药月刊.-4-27-639//国医正言.-5-4-227

千钧一发/张赞臣//医界春秋.-3-10-223

庆祝中医条例公布感言/张赞臣//医界春秋.-3-13-283

取缔神方/张赞臣//医界春秋.-3-11-467

全国医药团体临时代表大会记要/张赞臣//医界春秋.-3-7-137

妊娠之诊断/张赞臣//医界春秋.-3-10-232

乳蛾浅说/张赞臣//医界春秋.-3-5-396

三复长沙吴汉僊书/张赞臣//医界春秋.-3-13-40

三论医生与人格/张赞臣//医界春秋.-3-5-505

痧疹之诊断及治疗与预防法/张赞臣//医界春秋.-3-9-204

痧子之原因与治疗/张赞臣//医界春秋.-3-5-458

伤寒哕吐论治/张赞臣//医界春秋.-3-6-32

伤寒阳明证与温热阳明证治法异同说/张赞臣//神州医药学报.-1-47-526

上海神州医药总会第十四届大会议案/张赞臣//三三医报.-2-34-58

上海神州医药总会十四周大会记/张赞臣//三三医报.-2-34-57

上海神州中医大学致山西中医改进研究会缄/包识生,叶伯良,张赞臣//医学杂志.-2-8-102

上海市国医公会第七届会员大会中之两个重要的提案/朱寿朋,张赞臣//医界春秋.-3-14-217//针灸杂志.-4-32-451

上海中医学院之设创/张赞臣(录)//绍兴医药月报.-2-40-269

上海中医学院之设创/张赞臣//三三医报.-2-34-525

神州医药学刊宣言/叶伯良,张赞臣,姚兆培//三三医报.-2-34-525

湿温病之诊断法/张赞臣//国医砥柱月刊.-5-17-566

湿温症验案/张赞臣//医界春秋.-3-9-263

实用方剂学序言/张赞臣//医界春秋.-3-12-397

实用混合外科学序/张赞臣//医学杂志.-2-15-512//医界春秋.-3-11-192//国医杂志.-4-7-112//现代医药月刊.-4-27-259

手术与药治/张赞臣//医界春秋.-3-11-109

说在七周之始/张赞臣//医界春秋.-3-9-377

四逆汤四逆散当归四逆汤三方合论/张赞臣//

三三医报.-2-33-405//医界春秋.-3-6-248

胎动之诊断及治法/张赞臣//医界春秋.-3-10-442

太阳利水用五苓散阳明利水用猪苓汤释义/张赞臣//三三医报.-2-33-481

题陈澹合同志中国针灸治疗学七律二绝/张赞臣//医界春秋.-3-13-475

通淋益精之良药/张赞臣//医界春秋.-3-6-259

通讯治疗方案(连载)/张赞臣//医界春秋.-3-9-116,171

统一病名与改进医学/张赞臣//医界春秋.-3-10-173

挽湖南长沙曾觉叟先生/张赞臣//医界春秋.-3-14-247

挽嘉定张山雷先生联(并附跋)/张赞臣//医界春秋.-3-11-247

汪精卫主张根本废除中医中药/张赞臣//医界春秋.-3-10-127//国医杂志.-4-6-411

为国大选举问题敬告全国医界书/张赞臣//国医砥柱月刊.-5-18-359

温病新论序/张赞臣//复兴中医.-5-31-646

我与沪上中医教育界/张赞臣//复兴中医.-5-31-679

我之漫谈/张赞臣//医界春秋.-3-9-481

我之自勉语/张赞臣//医界春秋.-3-9-407

呜呼中医勿得为校医耶/张赞臣//医界春秋.-3-11-305

西医与中医的争/张赞臣//医界春秋.-3-11-157

孝友堂医案(连载)/张伯熙(著);张赞臣(笔录)//神州医药学报.-1-47-478,571//医界春秋.-3-6-498,532.-3-7-22,98

写在中国女医月刊上面/张赞臣//中国女医.-5-34-204

雪里青考/张赞臣//医界春秋.-3-5-494

血症肺痨圣药/张赞臣//医界春秋.-3-10-353

咽喉病证表解/张赞臣//医界春秋.-3-6-226

咽喉生理论/张赞臣//医界春秋.-3-5-150

咽喉问答述要/张赞臣//医界春秋.-3-6-224

咽喉症预防法/张赞臣//医界春秋.-3-5-367

医界春秋编辑者言/张赞臣//医界春秋.-3-8-498.-3-10-329,397,479

医界春秋卷头语/张赞臣//医界春秋.-3-8-84

医界春秋社电呈三中全会请求将中医学校列入教育系统并力争实行中西医平等待遇案/张赞臣//医界春秋.-3-14-264

医界春秋社三周之回顾/张赞臣//医界春秋.-3-6-476

医界春秋社十一周年纪念敬呈/张赞臣(主编);张仲勋(助编)//医界春秋.-3-14-339

医界春秋社十一周年纪念敬呈/张赞臣//医界春秋.-3-14-340

医界春秋社十周纪念发行血证专号征稿启事/张赞臣//医界春秋.-3-12-496.-3-13-276

医界春秋社十周年纪念/张赞臣//医界春秋.-3-13-186

医界春秋社四周之回顾/张赞臣//医界春秋.-3-7-396

医界春秋社为中西医不平等待遇案宣言/张赞臣//医界春秋.-3-14-169

医界春秋社五周纪念之回顾/张赞臣//医界春秋.-3-8-372

医界春秋社张主席复上海市国医院分馆函/张赞臣//医界春秋.-3-10-366

医界春秋社张主席复四川中医学院函/张赞臣//医界春秋.-3-6-313

医界春秋社张主席复香港何佩瑜先生书/张赞臣//医界春秋.-3-10-264

医界春秋社张主席复长沙吴汉僊先生函/张赞臣//医界春秋.-3-12-409

医界春秋十一周年始刊感言/张赞臣//医界春秋.-3-14-333

医界春秋绪言/张赞臣//医界春秋.-3-6-322

医界春秋与双十节/张赞臣//医界春秋.-3-6-117

医生之道德与人格/张赞臣//医界春秋.-3-5-284

医生之投机术/张赞臣//医界春秋.-3-12-255

医学家的人生观(一)至(二十四)/宋大仁(译述);张赞臣(校订)//医界春秋.-3-9-404,445,500,536.-3-10-12,55,98,145,206,240,291,342,439,493.-3-11-18,76,125,174,217,269,320,379,433,479

医学院之使命/张赞臣//医界春秋.-3-10-275

医药到农村去/张赞臣//医界春秋.-3-12-369

医政/张赞臣//医界春秋.-3-11-363

遗精之病理及治法/张赞臣//医界春秋.-3-9-539

与宋大仁书/张赞臣//医界春秋.-3-14-151

予国手矣/张赞臣//医界春秋.-3-9-525

再复长沙吴汉僊书(附长沙吴汉僊二次来函)/张赞臣//医界春秋.-3-12-505

张静霞女医士序/张赞臣//国医砥柱月刊.-5-16-599//中国女医.-5-34-232

张赞臣启事/张赞臣//医界春秋.-3-6-88.-3-11-262

张赞臣为本刊迟延向读者诸君道歉/张赞臣//医界春秋.-3-14-455

张赞臣为发行八宝拨云散启事/张赞臣//医界春秋.-3-10-226,277,374,474,535.-3-11-56,104

张赞臣为医界春秋出版迟延向读者诸君道歉/张赞臣//医界春秋.-3-14-342,402

张赞臣为余无言先生编著混合外科学各论征求读者意见启事/张赞臣//医界春秋.-3-11-307,412

张赞臣先生演讲录/张赞臣//苏州国医杂志.-5-1-234

张赞臣与褚民谊论土车与汽车/张赞臣//医界春秋.-3-6-357

张赞臣招收医学生启事/张赞臣//医界春秋.-3-8-400,445,489

张赞臣征集验方启事/张赞臣//医学杂志.-2-6-423.-2-8-120//中医杂志.-2-23-472//三三医报.-2-33-244.-2-34-451,494

张主席之复函(国医馆之来函)/张赞臣//医界春秋.-3-8-114

珍本医书集成序/张赞臣//医界春秋.-3-14-82

真正中医之方法/张赞臣//医界春秋.-3-9-323

诊金问题/张赞臣//医界春秋.-3-12-419

征求医书报/张赞臣//中医杂志.-2-23-173

整理国药之管见/张赞臣//医界春秋.-3-13-445//国医公报.-4-25-175

治病必求其本说/张赞臣//三三医报.-2-33-222

中国内科学讲义(连载)/陈无咎(讲述);张赞臣(校)//医界春秋.-3-5-344,365,392,424,455,483,510.-3-6-155,189,257,301,403,441,493,521.-3-7-13,48,87,126,167,205

中国医学集成序(一)/张赞臣//医界春秋.-3-13-77

中国医学集成序/张赞臣//国医公报.-4-25-117

中国医学约编序/张赞臣//医界春秋.-3-14-471

中国诊断学纲要(一)至(二十一)/张赞臣//医界春秋.-3-6-492,520.-3-7-11,46,84,123,165,203,241,276,311,349,410,451,488,530.-3-8-58,128,185,230

中国之单方草药问题/张赞臣//医界春秋.-3-13-383

中西医琐谈(一)至(三)/张赞臣//医界春秋.-3-5-74,89,109

中央国医馆内科病名表式草案之一/张赞臣//医界春秋.-3-11-399

中医不进步之原因/张赞臣//医界春秋.-3-6-291

中医固不足为法耶/张赞臣//医界春秋.-3-10

－1

中医科学的改造/张赞臣//医界春秋.-3-14
－1

中医门下之生徒/张赞臣//医界春秋.-3-9
－273

中医条例与审查规则之矛盾律/张赞臣//医界
春秋.-3-14-401

中医训练(一)/张赞臣//医界春秋.-3-13
－487

中与西/张赞臣//医界春秋.-3-12-139

自求振作/张赞臣//医界春秋.-3-10-87//中
医世界.-3-33-20

祖传与秘传/张赞臣//医界春秋.-3-11-1

张则经

问遗精梦泄治法/张则经//绍兴医药学报星期
增刊.-1-21-302

张泽霖

白痞论治/张泽霖//现代医药月刊.-4-27-59

白痞杂谈/张泽霖//神州国医学报.-4-14
－262

毕澄茄利尿治验谈/张泽霖//医林一谔.-4-8-
387

柴胡对于表热久羁之疗效/张泽霖//医界春秋
.-3-9-502

肠痈/张泽霖//国医砥柱月刊.-5-17-221

肠痈浅说/张泽霖//医林一谔.-4-10-21

带下论/张泽霖//医界春秋.-3-9-50

耳病杂谈/张泽霖//杏林医学月报.-3-18
－349

腹疾外治法/张泽霖//现代医药月刊.-4-27
－611

肝气病浅说/张泽霖//医界春秋.-3-8-126

国医药建设之我见/张泽霖//医林一谔.-4-9-
135

海螵蛸之研究/张泽霖//现代医药月刊.-4-27
－632

瘰疬瘿瘤破消奇方/张泽霖//现代医药月刊.-4
-27-392

麻黄利尿之实验报告/张泽霖//医界春秋.-3-
8-236

麻杏石甘汤之研究/张泽霖//神州国医学报.-4
-14-315

马脾风/张泽霖//医林一谔.-4-9-382

梅毒治验/张泽霖//现代医药月刊.-4-27-74

梅毒治验记/张泽霖//神州国医学报.-4-14
－560

梅核气论治/张泽霖//神州国医学报.-4-14
－208

葡萄疫之研究/张泽霖,丁叔廉//医学杂志.-2
-14-64

日光疗法仅治痰饮/张泽霖//医学杂志.-2-15
－142

伤寒漏底与温病旁流之鉴别/张泽霖//医学杂
志.-2-14-141

麝香之研究/张泽霖//医界春秋.-3-8-193

施用败毒散治疗痢疾之研究/张泽霖//神州国
医学报.-4-17-135

石膏之研究/张泽霖//医林一谔.-4-8-338

使用败毒散治疗痢疾之我见/张泽霖//医学杂
志.-2-15-141

温病由口鼻入之讨论/张泽霖//医林一谔.-4-
9-110

温疫发斑治验案/张泽霖//医林一谔.-4-9
－78

问久咳吐虫而愈之原理/张泽霖//医界春秋.-3
-8-150

痫症患者日常生活之卫生法/张泽霖//医学杂
志.-2-18-69

药用食物苹果之研究/张泽霖//医学杂志.-2-
17-364

阴吹/张泽霖//医界春秋.-3-9-242

阴吹论治/张泽霖//现代医药月刊.-4-27
－655

用败毒散治疗痢疾之我见/张泽霖//杏林医学
月报.-3-20-77

脏燥病研究/张泽霖//医学杂志.-2-14-402

脏燥之研究/张泽霖//医林一谔.-4-9-62

泽盦医案(奇恒痢)/张泽霖//神州国医学报.-4

－17－143

战汗说/张泽霖//医学杂志.－2－15－411

疹之证治/张泽霖//杏林医学月报.－3－18
－106

征求常年放气不止治法/张泽霖//医界春秋.－3
－8－150

征求答案/张泽霖//医界春秋.－3－10－161

征求久病项强治法/张泽霖//医界春秋.－3－8－
150

植林医庐笔记/张泽霖//医界春秋.－3－8－140

植林医庐验案(连载)/张泽霖//医学杂志.－2－
14－619.－2－17－369//神州国医学报.－4－
14－328,389

中医刊物之鸟瞰/张泽霖//国医砥柱月刊.－5－
16－147

张照鳞

答百日咳治法/张照鳞//医学杂志.－2－18－90

读时令病学书后/张照鳞//医学杂志.－2－18
－81

对于伤寒六经的二个意见/张照鳞//医学杂志
.－2－18－260

妇科病学书后/张照鳞//医学杂志.－2－18
－395

国家在行政上对于中医中药须有如何之设施始
能与西医立于平等地位以达发扬国粹利济民
生之目的/张照鳞//医学杂志.－2－18－26

戒烟毒的妙方/张照鳞//医学杂志.－2－18
－443

如何发展晋绥二省之中医中药/张照鳞//医学
杂志.－2－17－238

伤寒温病之定义是否以寒热多少为标准/张照
鳞//医学杂志.－2－18－21

生理的两种要素淋巴液与分泌腺的研究/张照
鳞//医学杂志.－2－18－420

实行中医中药公有制应采若何之方法与步骤方
可推行顺利试详言之/张照鳞//医学杂志.－2
－18－29

体温概论/张照鳞//医学杂志.－2－18－259

我对于山西医学杂志十六周纪念的感想和希望
/张照鳞//医学杂志.－2－18－479

病症患者日常生活之卫生法/张照鳞//医学杂
志.－2－18－71

痌症之讨论函/张照鳞//医学杂志.－2－17
－176

验方数则/张照鳞//医学杂志.－2－18－78

叶君劲秋之岂有此理与竟有此理释疑/张照鳞
//医学杂志.－2－18－80

疑问二则/张照鳞//医学杂志.－2－17－502

中医条例与中医审查规则果为改进中医平等待
遇之举乎/张照鳞//医学杂志.－2－18－295

中医预防传染病之方法及药剂/张照鳞//医学
杂志.－2－17－27

张真吾

警厅与医士/张真吾//神州医药学报.－1－47
－412

责任(三)/张真吾//神州医药学报.－1－47
－510

张振芝

妇人带下浅说/张振芝//国医正言.－5－3－255

高姓小儿之疫毒/张振芝//国医正言.－5－4
－92

温病疫病分别说/张振芝//国医正言.－5－3
－44

张拯滋

伤科捷径(连载)/俞星楷(遗著);张拯滋(若霞)
(校勘)//绍兴医药学报.－1－10－47,127

通俗咽喉科学例言/张拯滋//绍兴医药学报.－1
－11－109

通俗咽喉科学目次/张拯滋//绍兴医药学报.－1
－11－110

通俗咽喉科学序/张拯滋//绍兴医药学报.－1－
11－107

张之洞

会奏鄂省改设铸钱局折/张之洞,谭继洵//利济
学堂报.－1－2－168

会奏设武备学堂折/张之洞,谭继洵//利济学堂
　报.-1-2-548

恳缓机器造货加税并免储关栈疏/张之洞//利
　济学堂报.-1-1-569

致陈佑帅书/张之洞//利济学堂报.-1-2-359

奏请整顿厘金折/张之洞//利济学堂报.-1-3-
　659

张之纲

释巫医/张之纲//医界春秋.-3-12-377

张芝静

问二十四/张芝静//绍兴医药学报.-1-11
　-177

张织孙

论中国医学不能革新之原因/张织孙//中西医
　学报.-1-25-8

取缔医生说(连载)/张织孙//中西医学报.-1-
　26-87.-1-32-395

统一医药名词之一得/张织孙//中西医学报.-1
　-32-393

张植蕃

致天年医社书/张植蕃//三三医报.-2-34-239

张植林

巴豆/张植林//医林一谔.-4-8-539

代赭石之研究/张植林//医林一谔.-4-9-335

恶阻治法/张植林//医界春秋.-3-10-55

耳聋治鼻之研究/张植林//国医砥柱月刊.-5-
　16-523

行气活血求本论/张植林//神州国医学报.-4-
　15-533

经过实验的喉病奇方/张植林//现代医药月刊
　.-4-27-531

落花生与咳嗽/张植林//杏林医学月报.-3-18-
　511

蓬莪术之研究/张植林//杏林医学月报.-3-19-
　447

暑病论治/张植林//医学杂志.-2-16-123

调经实生论/张植林//医学杂志.-2-16-116

万年青之研究/张植林//国医砥柱月刊.-5-16
　-116

望闻问切论/张植林//现代医药月刊.-4-27
　-383

胃痛验方/张植林//国医砥柱月刊.-5-17
　-212

药用食物研究:鸡蛋/张植林//文医半月刊.-5
　-14-462

燥症论治/张植林//神州国医学报.-4-16-13

泽盦医话/张植林//国医砥柱月刊.-5-16-
　237//国医导报.-5-29-253

张志成

便血神效方/张志成//针灸杂志.-4-33-140

疯狗咬伤神效方/张志成//针灸杂志.-4-33
　-140

立止牙齿疼痛方/张志成//针灸杂志.-4-33
　-140

针灸血崩治验记/张志成//针灸杂志.-4-33
　-236

针灸遗精病之验案/张志成//针灸杂志.-4-33
　-236

张志纯

附哭道儿诗/张志纯//三三医报.-2-36-528

痛告患内科病者勿醉心西医/张志纯//三三医
　报.-2-36-527

张志良

奉天医士公会筹设商工医院发起宣言书/张志
　良//沈阳医学杂志.-3-2-2

陆地仙经序/张志良//沈阳医学杂志.-3-2
　-124

沈阳医学杂志弁言/张志良//沈阳医学杂志.-3
　-1-19

张志桥

蚕沙治经闭之实验/张志桥//中医世界.-3-31

－533

暑湿病之酝酿及其治法/张志桥//中医世界.-3
－32－557

中医之过去与未来观/张志桥//中医世界.-3-
32－535

张志仁

关于小儿惊风/张志仁//中国医药月刊.-5-32
－80

神经衰弱症之状及治法(连载)/张志仁//中国
医药月刊.-5-32-193,233

温病/张志仁//中国医药月刊.-5-32-323

张治河

白喉/张治河//复兴中医.-5-31-109

白喉后附案本一件/张治河//医学杂志.-2-15
－424

半夏之研究/张治河//现代中医.-4-43-202

奔豚/张治河//医学杂志.-2-17-352

产后风/张治河//医学杂志.-2-16-337//复
兴中医.-5-31-26

产后风经验谈/张治河//现代中医.-4-43
－558

从伤寒说到温病/张治河//光华医药杂志.-4-
41－565

答汕头陈少铭问案/张治河//医界春秋.-3-14
－96

答姚君锡韩问案/张治河//医界春秋.-3-5
－461

答医界春秋第三十五期之三问案/张治河//医
界春秋.-3-6-530

当归建中汤证书后/张治河//神州国医学报.-4
－17－382

痘症浅说/张治河//医学杂志.-2-13-398

读陈震异先生卫生署管理中医问题书后/张治
河//医学杂志.-2-18-350

读胎产病之研究书后/张治河//医学杂志.-2-
16－190

对于陈明音怪事之管见/张治河//医学杂志.-2
－16－341

对于时逸人先生伤寒温病之定义管见/张治河
//医学杂志.-2-17-215

对于首都国医医院之管见/张治河//医学杂志
.-2-18-230

对于苏省中医训练之管见/张治河//医学杂志
.-2-18-351

防疫管见/张治河//医学杂志.-2-17-120

肺病浅说(连载)/张治河//医学杂志.-2-13-
544,606

肺痨经验谈/张治河//医界春秋.-3-6-67

肺痿/张治河//医学杂志.-2-14-59

肺痈/张治河//医学杂志.-2-14-58

肝气/张治河//医学杂志.-2-14-444

感冒浅述/张治河//医学杂志.-2-12-426

贡献当局医政刍见/张治河//医学杂志.-2-18
－497//国医砥柱月刊.-5-18-558

桂枝加龙牡汤证书后/张治河//中医世界.-3-
37－550

皇汉医学歌括(连载)/张治河//国医公报.-4-
21－177,425.-4-22-526.-4-23-325,
445.-4-24-71,186.-4-25-87,205,333

霍乱病理说/张治河//医学杂志.-2-8-311

霍乱浅述/张治河//医学杂志.-2-12-568

结胸/张治河//医学杂志.-2-14-446

今岁霍乱病理谈/张治河//中医世界.-3-26
－253

经方实验(验方)录序/张治河//医界春秋.-3-
14－358

惊风(西名小儿惊厥小儿瘈疭)/张治河//医学
杂志.-2-16-115

久泻(慢性肠炎)/张治河//医学杂志.-2-14
－507

痢疾浅述/张治河//医学杂志.-2-13-65

流行性脑膜炎/张治河//医学杂志.-2-15-39

六经新解/张治河//医学杂志.-2-16-172//
国医公报.-4-22-192//光华医药杂志.-4
－36－544

六经之新解释/张治河//医林一谔.-4-11
－586

麻黄发汗利尿之实验/张治河//医界春秋.-3-

5 - 456

脑膜炎之治验方解/张治河//国医公报.-4-20 - 288

疟疾浅述/张治河//医学杂志.-2-13-66

疟疾之研究/张治河//医学杂志.-2-10-467

痞气/张治河//医学杂志.-2-14-448

如何发展晋绥二省之中医中药/张治河//医学 杂志.-2-17-234

神智恍惚案之科学解释/张治河//现代中医.-4 - 43 - 176

审定验方新编之我见/张治河//医学杂志.-2- 16-189//医界春秋.-3-11-440

死因之废物利用/张治河//医学杂志.-2-18 - 400

谈谈国医目下重要工作/张治河//医学杂志.-2 - 18 - 399

痰饮/张治河//医学杂志.-2-14-159

挽杨百城先生/杨尚诚,张治河//医学杂志.-2 - 10 - 73

妄用金石脑麝贻害惊风之管见/张治河//现代 中医.-4-43-283

为陈无咎曾觉叟两先生笔战与张赞臣先生书/ 张治河//医界春秋.-3-14-152

为谋自救之计敬告同仁书(连载)/张治河//现 代医药月刊.-4-27-755,757,759//现代中 医.-4-43-335

为谋自救之计敬告同仁书/张治河//医学杂志 .-2-18-228//医界春秋.-3-14-316

为中医条例再答同仁书/张治河//医界春秋.-3 - 13 - 140

胃病撮要/张治河//医学杂志.-2-14-240// 医界春秋.-3-12-204

胃病经验/张治河//现代中医.-4-43-642

温病浅述/张治河//医学杂志.-2-12-423

梧叶催生之心理作用/张治河//医学杂志.-2- 7 - 486

误用阿片治病之害/张治河//光华医药杂志.-4 - 37 - 341

西法调养不合华人习惯/张治河//医学杂志.-2 - 15 - 610//国医公报.-4-20-285

吸烟成瘾的原因与戒除/张治河//光华医药杂 志.-4-36-487

痫症/张治河//医学杂志.-2-16-184

小儿惊厥之研究/张治河//医林一谔.-4-11 - 404

泄泻(急性肠炎)/张治河//医学杂志.-2-14 - 506

泄泻之病理/张治河//医学杂志.-2-6-347

猩红热(中名烂喉痧)/张治河//医学杂志.-2- 15 - 282

猩红热之研究/张治河//医林一谔.-4-11-61

修正管理中医及检定规则之管见/张治河//医 学杂志.-2-16-236

吁请医药同仁拥护香港中华国医学会代电/张 治河//医界春秋.-3-12-504

吁请医药同仁拥护香港中华民国医学会代电书 /张治河//医学杂志.-2-17-9

训练为中医之先务书后/张治河//医界春秋.-3 - 13 - 493

阎总司令对山西中医改进研究会之演说词/张 治河//医界春秋.-3-5-517

一个奇症谈之我见/张治河//医界春秋.-3-5- 548

脏燥(西名歇司的里)/张治河//医学杂志.-2- 17 - 351

张治河君对于曹德海怪症之管见/张治河//医 学杂志.-2-8-225

张治河先生来函/张治河//医学杂志.-2-18 - 451

中风(西名脑出血)/张治河//医学杂志.-2-16 - 113

中暑浅述/张治河//医学杂志.-2-12-564

中西医学会通集(连载)/张治河//医学杂志.-2 - 9 - 172.-2-11-487

中医条例公布后为同仁再进一言/张治河//医 学杂志.-2-17-224//医界春秋.-3-13- 298//现代医药月刊.-4-27-698

子痫风/张治河//医学杂志.-2-16-338//复 兴中医.-5-31-27

张挚甫

读反对卫生署管理中医理由书之感言/张挚甫
//神州国医学报.-4-18-418

评现代中医一至六次征文/张挚甫//现代中医
.-4-43-419

张致果

螳螂子/张致果//神州国医学报.-4-16-400

张钟吕

铁樵函授医学学员课艺选刊:伏暑之病因如何/
张钟吕//铁樵医学月刊.-4-44-172

张仲纯

铁樵函授医学学员课艺选刊:热高而脉数者其
病易治脉反弱者难治试言其故(其二)/张仲
纯//铁樵医学月刊.-4-44-26

铁樵函授医学学员课艺选刊:试言麻黄汤桂枝
汤应用异同之点(二)/张仲纯//铁樵医学月
刊.-4-44-113

张仲和

岳美中先生验案一束/张仲和//文医半月刊.-5
-14-645

张仲鹤

征求药物/张仲鹤//华西医药杂志.-5-36
-204

张仲衡

请赐疗法/张仲衡//光华医药杂志.-4-38
-259

张仲侯

承气用于少阴四逆用于阳明释义/张仲侯//中
医杂志.-2-19-458

读内经五过篇书后/张仲侯//中医世界.-3-32
-268

医案三则/张仲侯//中医杂志.-2-20-279

张仲瑾

癫狂症之原理与治疗的讨论/张仲瑾//医界春
秋.-3-7-172

鉴别石膏之功用/张仲瑾//医界春秋.-3-7
-415

伤寒和温病一个线径的说/张仲瑾//自强医学
月刊.-3-40-300

肾脏研究/张仲瑾//医界春秋.-3-7-93

张仲仁

张仲仁先生演说辞/张仲仁//苏州国医杂志.-5
-2-50

张仲僊

产后便秘之研讨/张仲僊//中医世界.-3-38
-485

产后不可妄服生化汤/张仲僊//中医世界.-3-
39-355

敬告医药界/张仲僊//中医世界.-3-38-277

呕吐略说/张仲僊//中医世界.-3-39-453

清魂散/张仲僊//中医世界.-3-38-303

伤风咳嗽简易治疗法/张仲僊//中医世界.-3-
38-195

题中医指导录/缪幼坚,张仲僊,胡诗静//中医
指导录.-3-37-188,589.-3-38-447

小青龙汤与哮喘/张仲僊//中医世界.-3-38
-166

诊余随笔(连载)/张仲僊//中医世界.-3-39-
35,144

中国医学出版纪念/张仲僊//国医砥柱月刊.-5
-18-636

张仲勋

懒龙伸腰/张仲勋//医界春秋.-3-13-53

麻疹问题/张仲勋//医界春秋.-3-13-437

三一七国医节纪念大会演辞/朱寿朋(讲);张仲
勋(记)//医界春秋.-3-13-338

糖尿病方/张仲勋//医界春秋.-3-9-539

吐血与天时之关系/张仲勋//医界春秋.-3-13
-244

胃病述概/张仲勋//医界春秋.-3-12-207

削足适履之国医专科学社/张仲勋//医界春秋
.-3-12-313

医界春秋社十一周年纪念敬呈/张赞臣(主编);
张仲勋(助编)//医界春秋.-3-14-339

中医国大代表人选问题/张仲勋//医界春秋.-3
-14-61

中医审查规则的检讨/张仲勋//医界春秋.-3
-14-113

中医之命脉学校学社问题/张仲勋//医界春秋
.-3-13-1

张朱翰芬

家庭教育浅言/张朱翰芬//中西医学报.-1-34
-99

张竹渠

中西医术比较之讨论/张竹渠//国医砥柱月刊
.-5-16-151

张主和

汉张仲景四十三世裔张隐庵先生评传/张主和
//光华医药杂志.-4-40-238.-4-41-52

经论中知字之研究/张主和//中医世界.-3-27
-504

中医考试是这样吗/张主和//光华医药杂志.-4
-41-27

张驻尘

张驻尘先生来函/张驻尘//国医正言.-5-3
-557

张子畅

敬告中央国医馆论巩固国医地位须从速推行国
医教育实施方法/张子畅//北平医药月刊.-5
-9-112

张子藩

瘰病/张子藩//光华医药杂志.-4-36-220

张子恒

产后伤食之治疗/张子恒//文医半月刊.-5-14
-361

个人临床最精审之验案及确有奇效之秘方/张
子恒//医学杂志.-2-18-342

腮腺炎及大头瘟/张子恒//医学杂志.-2-17-69

三个疑问/张子恒//医学杂志.-2-18-273

山楂之研究/张子恒//医学杂志.-2-18-170

上海两中医校之比较观/张子恒/ 医界春秋.-
3-6-90

问病三种/张子恒//医学杂志.-2-16-597

疑问三项/张子恒//医学杂志.-2-18-88

质疑三项/张子恒//医学杂志.-2-17-505

张子京

张子京先生筹备组织分社通告/张子京//国医
砥柱月刊.-5-17-496

张子清

答汉药代用西药之指针/张子清//绍兴医药学
报星期增刊.-1-21-413

问治花柳病及脱弹出丸之汉药/张子清//绍兴
医药学报星期增刊.-1-21-420

张子述

月刊总社六十期纪念题诗一首/张子述//国医
砥柱月刊.-5-18-366

张子英

再论桂枝去桂加茯苓白术汤/张子英//新中华
医药月刊.-5-35-446

组织中国脉学研究会缘起/张子英//国医砥柱
月刊.-5-15-630

张紫东

病后双目失明/张紫东//光华医药杂志.-4-38
-162

张宗玺

敬祝医亚社长/张宗玺//国医砥柱月刊.-5-17
-653

张宗曜

血箭验案/张宗曜//医学杂志.-2-16-490

毓秀山房医案(连载)/张宗曜//光华医药杂志
.-4-37-48,122,213,409.-4-38-36,208
.-4-39-35,35,216.-4-40-139,221.-4
-41-209,285

张祖泽

痫厥/张祖泽//光华医药杂志.-4-37-80

张尊武

两个委员会/张尊武//神州医药学报.-1-47
-306

章璧如

气血两亏证/章璧如//中国医学月刊.-3-15
-441

章炳麟

保赤新书序/章炳麟//苏州国医杂志.-5-2
-414

答王一仁再论霍乱之治法/章炳麟//苏州国医
杂志.-5-2-405

答张破浪论误下救下书/章炳麟//苏州国医杂
志.-5-2-396

答张破浪论医书/章炳麟//苏州国医杂志.-5-
2-398

对苏州国医学校学生演讲词/章炳麟;周自强
(记)//苏州国医杂志.-5-2-351

对于统一病名建议书/章炳麟//医学杂志.-2-
15-207//医界春秋.-3-10-197//医林一
谔.-4-10-314//国医杂志.-4-12-446//
苏州国医杂志.-5-2-391

防疫诗二首/章炳麟//苏州国医杂志.-5-2
-414

复刻何本金匮玉函经题辞/章炳麟//苏州国医
杂志.-5-2-423

古方权量之考证/章炳麟//苏州国医杂志.-5-
2-409

黄疸论/章炳麟//苏州国医杂志.-5-2-366

脚气论/章炳麟//神州医药学报.-1-47-309
//苏州国医杂志.-5-2-394

论肺炎病治法/章炳麟//苏州国医杂志.-5-2-
363

论骨蒸五劳六极与某君书/章炳麟//苏州国医
杂志.-5-2-403

论霍乱(连载)/章炳麟//苏州国医杂志.-5-2-
371,374,375

论厥阴病/章炳麟//苏州国医杂志.-5-2-367

论少阴病/章炳麟//苏州国医杂志.-5-2-371

论医笔记/章炳麟//苏州国医杂志.-5-2-383

论脏腑经脉之要谛/章炳麟//苏州国医杂志.-5
-2-355

论中医剥复案与吴检斋书/章炳麟//苏州国医
杂志.-5-2-399

拟重刻古医书目序/章炳麟//苏州国医杂志.-5
-2-413

伤寒今释序(民国二十年八月)/章炳麟//苏州
国医杂志.-5-2-421

伤寒论辑义按序/章炳麟//苏州国医杂志.-5-
2-420

伤寒误认风温之误治论/章炳麟//苏州国医杂
志.-5-2-355

伤寒新论/章炳麟//苏州国医杂志.-5-2-380

时师误指伤寒小柴胡证为湿温辨/章炳麟//苏
州国医杂志.-5-2-392

苏州日本语补习学社函授部常年招生/章炳麟
//苏州国医杂志.-5-2-412

太炎先生亲书苏州国医学校校训/章炳麟//苏
州国医杂志.-5-2-340

桃仁承气及抵当汤之应用/章炳麟//苏州国医
杂志.-5-2-386

题陈无择三因方无言一律/章炳麟//苏州国医
杂志.-5-2-413

挽陈善余/章炳麟//苏州国医杂志.-5-2-426

挽国医恽铁樵/章炳麟//苏州国医杂志.-5-2-
426

挽西医江逢治博士/章炳麟//苏州国医杂志.-5
-2-426

王叔和考/章炳麟//苏州国医杂志.-5-2-411

温病自口鼻入论/章炳麟//苏州国医杂志.-5-2-369

温度不能以探口为据说/章炳麟//苏州国医杂志.-5-2-361

校训/章炳麟//苏州国医杂志.-5-2-39

猩红热论/章炳麟//神州医药学报.-1-47-415//苏州国医杂志.-5-2-387

阳明证变法与用麻桂二汤之正义/章炳麟//苏州国医杂志.-5-2-365

与田桐书/章炳麟//苏州国医杂志.-5-2-396

与余云岫论脾脏书/章炳麟//苏州国医杂志.-5-2-404

与恽铁樵书二/章炳麟//苏州国医杂志.-5-2-402

与恽铁樵书一/章炳麟//苏州国医杂志.-5-2-401

杂病新论(二)论十二经与针术/章炳麟//苏州国医杂志.-5-2-358

杂病新论(三)论十二经开阖之理/章炳麟//苏州国医杂志.-5-2-359

杂病新论(四)论伤寒传经之非/章炳麟//苏州国医杂志.-5-2-360

杂病新论(一)论诊脉有详略之法/章炳麟//苏州国医杂志.-5-2-357

张仲景事状考/章炳麟//苏州国医杂志.-5-2-407//国医文献.-5-15-11

章太炎先生答张破浪论医书/章炳麟//绍兴医药月报.-2-37-93

征求柯韵伯遗著启/章炳麟//苏州国医杂志.-5-2-398

治温退热论/章炳麟//苏州国医杂志.-5-2-362

中国药学大辞典序/章炳麟//苏州国医杂志.-5-2-425

中国医药问题序/章炳麟//苏州国医杂志.-5-2-418

中土传染病论/章炳麟//苏州国医杂志.-5-2-370

仲氏世医记/章炳麟//苏州国医杂志.-5-2-417

章不凡

一般生活现象/章不凡//中西医学报.-1-32-427

章成之

湿温医案选评(连载)/章成之(选);徐衡之(评)//自强医学月刊.-3-41-95,173

湿温证治(连载)/章成之(述);冯超人(撰)//中国医药月刊.-5-33-64,95,148,177,241,299,329

章次公

白?/章次公//中国医药月刊.-5-32-492

白芍药研究/章次公//光华医药杂志.-4-35-316

白头翁之研究/章次公//自强医学月刊.-3-40-39

半夏之研究/章次公//自强医学月刊.-3-40-269

本草纲目拾遗引书编目/章次公//医史杂志.-5-38-282

柴胡(连载)/章次公//自强医学月刊.-3-40-522,573//新中医刊.-5-20-257,297

柴胡成分之分析/[日]荒木忠郎(著);章次公(译)//中国医药月刊.-5-33-528

虫类与通经/章次公//新中医刊.-5-19-147

大黄/章次公//自强医学月刊.-1-41-511

地黄/章次公//新中医刊.-5-20-146

豆豉/章次公//新中医刊.-5-20-76

防风/章次公//光华医药杂志.-4-36-477

防己(连载)/章次公//光华医药杂志.-4-38-30,118

附子(连载)/章次公//自强医学月刊.-3-41-41,116

甘草/章次公//光华医药杂志.-4-35-556

古今医案撰按(一)至(三)/章次公//中国医药月刊.-5-32-485,519,555

关于麻黄/章次公//中国医药月刊.-5-32-554

国医亟应改革之一端(个人治疗赤痢失败案)/

章次公(述)//中国医药月刊.-5-33-337

何首乌/章次公//新中医刊.-5-20-196

喉痧症总论/章次公(著);汪浩权(藏)//中国医药月刊.-5-32-279

喉痧总论/章次公//新中医刊.-5-19-124

滑石/章次公//新中医刊.-5-20-564

黄柏/章次公//新中医刊.-5-20-520

黄檗/章次公//光华医药杂志.-4-37-239

黄连(连载)/章次公//医学公报.-1-7-267//光华医药杂志.-4-36-38,109//新中医刊.-5-20-386

黄连之研究/章次公//神州国医学报.-4-14-542

黄芩/章次公//新中医刊.-5-19-89

回归热中医治疗法/章次公//新中医刊.-5-19-183

鸡卵/章次公//新中医刊.-5-20-606

教材编委会与国医学院药物讲义之比较观(人参)/卢宗强,章次公//自强医学月刊.-3-40-211

教材编委会与上海国医学院药物学讲义之比较观(黄芪)/卢朋著,章次公//自强医学月刊.-3-40-125

桔梗/章次公//光华医药杂志.-4-36-183

刘君黄疸不治案/章次公//中国医药月刊.-5-33-360

龙骨龙齿/章次公//新中医刊.-5-20-191

论厚朴麻黄杏仁之治喘(连载)/章次公//自强医学月刊.-3-40-446,645

论内科外敷药之重要/章次公//中国医药月刊.-5-33-472

论止血剂/章次公//新中医刊.-5-19-326

麻黄(连载)/章次公//光华医药杂志.-4-37-61,136//新中医刊.-5-20-247

麻疹/章次公//新中医刊.-5-19-101

麻疹之鉴别诊断/章次公(著);汪浩权(藏)//中国医药月刊.-5-32-272

麦芽之研究/章次公//医学杂志.-2-12-259

曼公事迹考/章次公//医史杂志.-5-38-377

明代挂名医籍之进士题名录/章次公//医史杂志.-5-38-201

明遗民医征略序/章次公//医史杂志.-5-38-39

山药/章次公//新中医刊.-5-20-141

山药之研究/章次公//国医杂志.-4-12-383

上宗人太炎先生论王朴庄所说古方两数书(附太炎先生按语)/成之,章次公//中国医学月刊.-3-15-177

芍药/章次公//新中医刊.-5-20-19

湿温病强心疗法之推荐/章次公//新中医刊.-5-19-596

湿温演讲录/章次公(讲述);余泽霓(笔记)//现代中医.-4-42-160

石钟乳/章次公//新中医刊.-5-20-193

书明末医林奇士高斗魁事/章次公//医史杂志.-5-39-244

天花与急性发疹性传染病之诊断法/章次公//新中医刊.-5-19-99

外科珍方/章次公(辑)//新中医刊.-5-19-125

胃病医案选(连载)/章次公(著);张德正(藏)//中医新生命.-5-6-463,522,583.-5-7-32,96,156,204,276,337,392,444,512,564

胃溃疡/章次公//新中医刊.-5-19-383

乌头/章次公//新中医刊.-5-19-36

吴茱萸研究/章次公//光华医药杂志.-4-35-486

吸着剂概说(连载)/章次公//中国医药月刊.-5-32-442,466

犀角之研究/章次公//神州国医学报.-4-15-62

细辛/章次公//新中医刊.-5-20-254

现代中医之路/章次公//中国医药月刊.-5-33-135

杏仁(连载)/章次公//光华医药杂志.-4-37-333,433

杏仁之研究/章次公//神州国医学报.-4-14-599

荭劳/章次公//光华医药杂志.-4-36-556

药物讲义之片段/章次公//中国医学月刊.-3-

15－265

用药之学理与习惯/章次公(讲);周自强(记)//
苏州国医杂志.－5－2－536

玉竹/章次公//新中医刊.－5－19－15

郁金/章次公//国医杂志.－4－12－47

郁金之研究/章次公//神州国医学报.－4－15
－19

远志/章次公//新中医刊.－5－19－61

章编药物学(连载)/章次公//现代中医.－4－42
－577,604.－4－43－18,124

章太炎先生之医学/章次公(讲)//苏州国医杂
志.－5－2－471

赵吉浦先生之伤寒症营养疗法/章次公//新中
医刊.－5－19－441

之盦语药/章次公//中医新生命.－5－8－357

栀子/章次公//新中医刊.－5－20－73

中风医案选按(连载)/章次公//新中医刊.－5－
19－203,235,261,286

中国本草图谱史略/章次公//中西医药.－5－10
－170

中华药物学:阿胶/章次公(编著);汪浩权(藏)
//中国医药月刊.－5－32－469

中华药物学:赤石脂/章次公//中国医药月刊.－
5－33－345

中华药物学:地黄/章次公(编著);汪浩权(藏)
//中国医药月刊.－5－33－68

中华药物学:何首乌/章次公(编著);汪浩权
(藏)//中国医药月刊.－5－32－607

中华药物学:黄柏吴茱萸/章次公(编著);汪浩
权(藏)//中国医药月刊.－5－33－153

中华药物学:黄连/章次公(编著);汪浩权(藏)
//中国医药月刊.－5－33－283

中华药物学:黄芩/章次公(编著);汪浩权(藏)
//中国医药月刊.－5－32－536

中华药物学:桔梗/章次公(编著);汪浩权(藏)
//中国医药月刊.－5－33－252

中华药物学:麻黄/章次公(编著);汪浩权(藏)
//中国医药月刊.－5－32－437

中华药物学:牡丹皮朴硝/章次公(编著);汪浩
权(藏)//中国医药月刊.－5－32－405

中华药物学:山药/章次公(编著);汪浩权(藏)
//中国医药月刊.－5－32－570

中华药物学:山栀常山/章次公(编著);汪浩权
(藏)//中国医药月刊.－5－33－34

中华药物学:芍药/章次公(编著);汪浩权(藏)
//中国医药月刊.－5－32－500

中华药物学:升麻滑石/章次公(编著);汪浩权
(藏)//中国医药月刊.－5－32－362

中华药物学:吴茱萸/章次公(编著);汪浩权
(藏)//中国医药月刊.－5－33－184

中华药物学:茵陈蒿栀子石钟乳/章次公(编著);
汪浩权(藏)//中国医药月刊.－5－33－102

中医的将来/朱小南,朱鹤皋,包天白,章次公,
唐吉父等//新中医刊.－5－19－49

猪肝在医学上之治疗/章次公//医学杂志.－2－
12－262

猪苓汤中之阿胶研究/章次公//新中医刊.－5－
19－159

子痫/章次公//中国医药月刊.－5－33－43

章道生

问足患湿疮治法/章道生//绍兴医药学报星期
增刊.－1－22－182

章芳圃

治疗口眼歪斜症之经验谈/章芳圃//针灸杂志
.－4－28－374

章飞仙

汉药麻黄之医疗应用及药理(连载)/章飞仙
(译)//医学杂志.－2－4－480,610

汉药麻黄之医疗应用及药理(连载)/章飞仙//
医学杂志.－2－5－106

章孤鹤

痰症总论(连载)/章孤鹤//国医杂志.－4－12－
219,293

章鹤年

苍耳草治大麻风之研究(连载)/章鹤年//光华

医药杂志.-4-35-104,177

内经之温病观/秦伯未(讲);章鹤年(记)//中医世界.-3-35-47

女性生殖器病/章鹤年//光华医药杂志.-4-37-509

世界大战与中国医药/章鹤年//光华医药杂志.-4-38-306

中医之基本学说/秦伯未(讲);章鹤年(记录)//中医世界.-3-34-649

章洪均

寄张寿甫先生书/章洪均//三三医报.-2-33-239

近代名医诗评/章洪均//医学杂志.-2-12-141

水调歌头三阕恭祝三三医社三年纪念即希吟坛裁正/章洪均//三三医报.-2-35-44

惜分阴轩医案后序/章洪均//三三医报.-2-29-273

重楼玉钥续论序/章洪均//三三医报.-2-33-567

章洪钧

敬赠伯未先生/章洪钧//中医世界.-3-25-494

章济川

问小儿发热症治法/章济川//绍兴医药学报星期增刊.-1-22-310

章鑑虞

麻风亦有治疗法/章鑑虞//杏林医学月报.-3-19-273

章景和

代友问治/章景和//三三医报.-2-31-490

章巨膺

发刊悼词/章巨膺//铁樵医学月刊.-4-44-637

国药功用发明之是与非/章巨膺//铁樵医学月刊.-4-44-59

空炮:附子方/章巨膺//新中医刊.-5-19-25

脉学新论/章巨膺//铁樵医学月刊.-4-44-737

痧诊外治讨论/章巨膺//新中医刊.-5-20-69

痧子病原论/章巨膺//中国医学.-5-34-42

伤寒验血/章巨膺//新中医刊.-5-19-600

上海国医学院温热讲义之一班/章巨膺(撰述)//自强医学月刊.-3-40-201

食物疗法故事(连载)/章巨膺//新中医刊.-5-20-372,415,460,551

天花/章巨膺//苏州国医杂志.-5-1-344

夏令时病常识(连载)/章巨膺//铁樵医学月刊.-4-44-244,290

学员须备参读之书/章巨膺//铁樵医学月刊.-4-44-9

恽铁樵先生年谱/章巨膺//铁樵医学月刊.-4-44-649

整理脉学刍议/章巨膺//国医公报.-4-19-193

最近之流行热病/章巨膺//国医导报.-5-29-405

章林

答谭智筠君为弟妇的求癥瘕病验方案二则/章林//医界春秋.-3-9-264

章纳川

头痛说/章纳川//医学杂志.-2-4-310

章纳川君论用成方宜慎/章纳川//医学杂志.-2-8-348

遵经治法三则/章纳川//医学杂志.-2-8-325

章启民

花柳病综合治疗法/章启民//中医世界.-3-31-212

章钦言

改良中医宜先改良中药的蠡见/章钦言//国药

新声.-5-22-471

食物中毒琐谈/章钦言//国药新声.-5-28
-165

章韶

问腹内动气症治法/章韶//绍兴医药学报星期
增刊.-1-21-207

章诗宾

读丁氏国医何故要科学化有感/章诗宾//国药
新声.-5-25-7

关于国医所用科学医疗器械之刍言/章诗宾//
国药新声.-5-22-121

国药来源匮乏声中之补苴办法/章诗宾//国药
新声.-5-23-7

国医科学化的机会/章诗宾//国药新声.-5-25
-243

检验大便抉微/章诗宾//国药新声.-5-26
-407

近视眼与远视眼/章诗宾//国医新声.-5-27
-263

闲话免疫/章诗宾//国医新声.-5-27-453

章寿芝

产后小便不通治/章寿芝//神州医药学报.-1-
46-305

答百〇八/章寿芝//绍兴医药学报.-1-15
-205

答百〇七/章寿芝//绍兴医药学报.-1-15
-204

答不寐症治法/章寿芝//绍兴医药学报星期增
刊.-1-21-120

答陈祝三君问下利治法/章寿芝//绍兴医药学
报星期增刊.-1-21-29

答慈溪林华之君问厥症治法/章寿芝//绍兴医
药学报星期增刊.-1-21-28

答嘉定王绍声问舌痛治法/章寿芝//绍兴医药
学报星期增刊.-1-21-119

答江都陈龙池君问友人中风病/章寿芝//绍兴
医药学报星期增刊.-1-21-23

答七十七/章寿芝//绍兴医药学报.-1-14-28

答七十一/章寿芝//绍兴医药学报.-1-13
-168

答三十三/章寿芝//绍兴医药学报.-1-12
-235

答山东王肖舫君问时症救法/章寿芝//绍兴医
药学报星期增刊.-1-21-44

答四十/章寿芝//绍兴医药学报.-1-12-67

答四十四/章寿芝//绍兴医药学报.-1-12-75

答四十一/章寿芝//绍兴医药学报.-1-12-67

答一百/章寿芝//绍兴医药学报.-1-15-87

复嵊县竹芷熙君书/章寿芝//绍兴医药学报.-1
-13-175

记快雪堂漫录/章寿芝//绍兴医药学报.-1-12
-171

问四十九/章寿芝//绍兴医药学报.-1-12-80

问玉茎肿腐治法/章寿芝//绍兴医药学报星期
增刊.-1-21-5

问症一则/章寿芝//绍兴医药学报星期增刊.-1
-21-119

治验四则/章寿芝//神州医药学报.-1-45-66

章叔和

和钱存济先生四十述怀原韵/章叔和//三三医
报.-2-33-106

寄周小农/章叔和//三三医报.-2-29-262

甲子五月下浣与柯湘帆同客庄川周君宗武寒墨
轩中阻雨三日欲行不得湘君偶吟二诗见示爰
步其韵叠缀三章以消永夜并博湘君一粲/章
叔和//三三医报.-2-31-80

雨阻庄川联句/章叔和,柯湘帆//三三医报.-2
-31-80

章叔赛

同床异梦/章叔赛//光华医药杂志.-4-35
-496

章树声

国药之价值/章树声//中医世界.-3-38-194

章澍周

产妇乳少得治而多/章澍周//针灸杂志.-4-28-390

几个小问答/章澍周//针灸杂志.-4-28-372

亲自试验耳聋之一封书/章澍周//针灸杂志.-4-28-183

针刺法/章澍周//针灸杂志.-4-28-546

章太炎

辨论现今霍乱之疗法/王一仁,章太炎//绍兴医药月报.-2-40-322

答张破浪论误下救下书/章太炎//中医杂志.-2-22-391

对于滕叟君驳议之商榷/章太炎//医界春秋.-3-5-119

肺炎病治法/章太炎(著);张破浪(钞寄)//医学杂志.-2-5-210

霍乱论/章太炎(著);张破浪(录)//中医杂志.-2-22-252

霍乱论治/章太炎//医界春秋.-3-5-261

论湿温治法(连载)/章太炎//自强医学月刊.-3-41-91,151//苏州国医杂志.-5-2-376

拟重刻古医书目序/章太炎//中医新生命.-5-6-259

疟论/章太炎//医界春秋.-3-5-59//现代中医.-4-43-374//苏州国医杂志.-5-2-368

劝中医审霍乱之治/章太炎//绍兴医药月报.-2-40-319//苏州国医杂志.-5-2-389

伤寒论单论本题词/章太炎//中医新生命.-5-6-561

伤寒论单论本题辞/章太炎//医学杂志.-2-5-39//苏州国医杂志.-5-2-415//国医文献.-5-15-78

伤寒论演讲词/章太炎//中医世界.-3-25-176//苏州国医杂志.-5-2-347//国医文献.-5-15-98

上海中医专门学社招生广告/章太炎,恽铁樵//绍兴医药月报.-2-39-109

时病新论(连载)/章太炎(著);张破浪(录)//绍兴医药月报.-2-37-241,327,399.-2-38-115,273,339

首论五行之无当实用/章太炎//绍兴医药月报.-2-39-115

孙中山先生译赤十字会救伤第一法序/章太炎//神州国医学报.-4-14-114

温度不能以探口为据说/章太炎(著);张破浪(录)//中医杂志.-2-22-257

阳明证变法与用麻桂二汤之正义/章太炎(著);张破浪(述)//中医杂志.-2-23-242

原五行/章太炎//中医世界.-3-25-64

恽铁樵先生像赞/章太炎等//铁樵医学月刊.-4-44-690

再论霍乱之治/章太炎//医界春秋.-3-5-263

张仲景事状考/章太炎//中医新生命.-5-6-552

章太炎先生莅杭州中医专校讲演词/章太炎//医学杂志.-2-3-601

章太炎先生莅杭州中医专校演讲词(连载)/章太炎;费泽尧(录)//医学杂志.-2-4-98,221

章太炎先生论医两则(连载)/章太炎//中国医学月刊.-3-15-173,243

章太炎与吴缇齐论中医剥复案书/章太炎,吴缇齐//医学杂志.-2-10-176

治温退热论/章太炎(著);张破浪(录)//中医杂志.-2-23-70

致叶奂彬书/章太炎(遗嘱);任应秋(藏稿)//华西医药杂志.-5-36-329

章献吾

答陈绥清君问遗泄症治法/章献吾//绍兴医药学报星期增刊.-1-21-13

答沈君仲圭疑问四则/章献吾//绍兴医药学报星期增刊.-1-21-309

答朱竹荪君问白带治法/章献吾//绍兴医药学报星期增刊.-1-21-13

问目疾治法/章献吾//绍兴医药学报星期增刊.-1-22-127

问晕船治法/章献吾//绍兴医药学报星期增刊

.-1-21-176

我对于医药的前途观/章献吾//三三医报.-2-31-406

疑问一则/章献吾//绍兴医药学报星期增刊.-1-21-324

阴阳五行之我见/章献吾//绍兴医药学报.-1-20-463

章晓崑

问腹痛治法/章晓崑//绍兴医药学报星期增刊.-1-22-110

问眼病治法/章晓崑//绍兴医药学报星期增刊.-1-22-110

章新周

余热论/章新周//中医杂志.-2-26-51

章训娴

狂风之夜/章训娴//文医半月刊.-5-14-28

章以同

日本汉医源流概要/章以同//中医世界.-3-33-24

章翼方

从攻击中得到整个建设的三一七/章翼方//国医杂志.-4-13-399

章吟絮

问老年血崩后治法/章吟絮//绍兴医药学报星期增刊.-1-22-207

章毓琛

征求眩晕治法/章毓琛//绍兴医药学报星期增刊.-1-21-152

章遹骏

民国医术教育问题/章遹骏//中西医学报.-1-30-243

章越民

跌打损伤接骨方/章越民//针灸杂志.-4-32-159

病痹初起方/章越民//针灸杂志.-4-32-159

章真如

肠窒扶斯与伤寒/章真如//华西医药杂志.-5-36-518

脏燥概论/章真如//国医砥柱月刊.-5-18-262

章振和

黄疸病与湿家身色薰黄异同论/章振和//中医杂志.-2-19-239

三阳传遍病气未入于藏者皆可汗而愈说/章振和//中医杂志.-2-20-47

章征俞

谈谈脉分心肾之关系/章征俞//国医砥柱月刊.-5-18-371

未雨绸缪:脑膜炎重谈/章征俞//国医砥柱月刊.-5-18-263

仇即吾

藏府质疑/仇即吾//北京医药月刊.-5-21-36

温病证治/仇即吾//北京医药月刊.-5-21-280

泄泻治法之商榷/仇即吾//北京医药月刊.-5-21-44

招知生

答袁绿野君问题八则/招知生//神州医药学报.-1-47-277

挑沙刮沙来历之考据/招知生//神州医药学报.-1-47-135

为麻黄昭雪辩护/招知生//神州医药学报.-1-47-291

在上海不幸而病麻黄证难免束手受败说/招知生//神州医药学报.-1-47-225

招子敬

问肾亏腿疼治法/招子敬//三三医报.-2-29
-297

昭 本

怀孕两年与三月之异闻/昭本//杏林医学月报
.-3-21-102

兆 荣

免疫原理与血清疫苗疗法/兆荣//国药新声.-5
-24-174

内分泌与荷尔蒙说/兆荣//国药新声.-5-25
-327

赵葆阶

医案/赵葆阶//神州医药学报.-1-44-245

赵秉公

得效奇方三则/宣古秋,赵秉公,徐海千//中国
医学月刊.-3-15-45

赵伯奎

卫生之十要/赵伯奎//绍兴医药月报.-2-41
-462

赵伯芝

赵伯芝治验二则/赵伯芝//医学杂志.-2-4
-342

赵岑梅

中国古圣发明药效与剖视的历史略述/赵岑梅
//光华医药杂志.-4-35-461

赵焯贤

疟病之研究(连载)/赵焯贤//广东医药月刊.-3
-24-26,71

偏枯手足不仁治法/赵焯贤//广东医药月刊.-3
-24-328

治癫狂验方/赵焯贤//广东医药月刊.-3-24
-328

赵春谷

研究水逆证何以专用五苓散两解表里/赵春谷
//医学杂志.-2-7-229

赵次龙

杨如侯著灵素生理新论各序(序一)/赵次龙//
医学杂志.-2-4-13

赵登龙

论温病斑疹半由病化半由医造/赵登龙//医学
杂志.-2-6-57

四肢不举脾虚脾实论/赵登龙//医学杂志.-2-
6-205

随补迎泻为针家之大法足三阴从足走腹乃经脉
之正道然足少阴又随冲脉而下行刺此脉时应
如何法方合迎随之法/赵登龙//医学杂志.-2
-6-413

问刘守真谓心热则多喜而为癫肝实则多怒而为
狂而驳难经重阴为癫之说岂癫狂皆为阳热病
欤何以金匮云阴气衰者为癫阳气衰者为狂耶
试折衷诸说具著于篇/赵登龙//医学杂志.-2
-4-249

赵鼎山

论白瘩/赵鼎山//中医杂志.-2-22-69

验方四则/赵鼎山//中医杂志.-2-24-123

赵敦篪

巴豆/赵敦篪//国医砥柱月刊.-5-18-153

肺脓疡及肺坏疽之国药疗法(连载)/赵敦篪//
华西医药杂志.-5-36-211,261

秽浊与霉湿之症治新义/赵敦篪//国医砥柱月
刊.-5-18-72

急性肺炎(现代儿科学各论之一)(连载)/赵敦
篪//国医砥柱月刊.-5-18-106//国医砥柱
月刊.-5-18-479

急性肺炎/赵敦篪//国医砥柱月刊.-5-18
-141

绞心症与中恶心痛及其治验(连载)/赵敦篪//
国医砥柱月刊.-5-18-159,171

九痛丸之疗效新释/赵敦篯//新中华医药月刊.-5-35-360

流行性感冒/赵敦篯//新中华医药月刊.-5-35-396

商陆/赵敦篯//国医砥柱月刊.-5-18-176

胃炎之症治及其效方/赵敦篯//新中华医药月刊.-5-35-683

现代脉学浅说/赵敦篯//华西医药杂志.-5-36-171

泻下剂概论/赵敦篯//国医砥柱月刊.-5-18-227

猩红热/赵敦篯//新中华医药月刊.-5-35-306

赵尔康

读温灸术之研究书后/赵尔康//针灸杂志.-4-28-565

谢建明赵尔康启事/谢建明,赵尔康//针灸杂志.-4-29-90

学针灸之我见/赵尔康//针灸杂志.-4-29-17

针灸与汤液优劣之比较/赵尔康//针灸杂志.-4-29-176

针灸治愈阳萎症之验案/赵尔康//针灸杂志.-4-29-291

赵茀庭

眼疾验方/赵茀庭//中医杂志.-2-25-150

赵福琳

大黄之历史考/赵福琳//三三医报.-2-35-221

赵辅廷

吴兆桢汤有为赵辅廷大律师受任中国医学杂志社常年法律顾问启事/吴兆桢,汤有为,赵辅廷//国医砥柱月刊.-5-18-615

赵公辅

奔豚证治考/赵公辅//医学杂志.-2-17-34

赵公尚

白浊浅说/赵公尚//中国医学月刊.-3-15-27

妇科验方选要/赵公尚//中医杂志.-2-28-119

禁烟声中之戒烟法/赵公尚//中国医学月刊.-3-15-82

小儿科大要/赵公尚//中医杂志.-2-28-199

与中医学校当局商榷改良中医课程及加入学制系统事/赵公尚//医学杂志.-2-11-568

中国药物新研究/赵公尚//中医杂志.-2-28-222

赵古群

呈秦伯未先生/赵古群//中医指导录.-4-4-435

赵光武

改良中药之步骤及方法/赵光武//医学杂志.-2-16-425

赵国廉

疑症求教/赵国廉//医界春秋.-3-9-119

征求较节患疡不能屈伸之治法/赵国廉//医界春秋.-3-14-261

征求验方/赵国廉//医界春秋.-3-10-32

征求疑症/赵国廉//医界春秋.-3-9-554

赵海仙

霍乱麻痧辨症/赵海仙(著);朱月桥(录)//中医杂志.-2-20-32

赵氏医案(连载)/赵海仙(著);吕叔平(录)//中医杂志.-2-20-457.-2-21-118,298,489

赵含章

滨地温病治法之我见/赵含章//沈阳医学杂志.-3-1-322

痢疾论/赵含章//沈阳医学杂志.-3-1-186

论鼠疫病/赵含章//沈阳医学杂志.-3-2-18

赵寒松

再评傅孟真再论所谓国医(一)至(三)/赵寒松

//国医正言.-5-3-217,278,323

赵汉荣

问答/林德仁,赵汉荣//广东医药月刊.-3-24-
417

问答/赵汉荣,林德仁//广东医药月刊.-3-24-
338

赵和庭

西安高年名医李晓峰先生传(附照片)/赵和庭
//光华医药杂志.-4-36-501

赵晦堂

痢疾病原说/赵晦堂//国医正言.-5-3-191

论妇人生血之原因/赵晦堂//国医正言.-5-3-
93

赵缉庵

跌打损伤刺法/赵缉庵//医学杂志.-2-7-512

气血于四时节气及日月天光之关系/赵缉庵//
医学杂志.-2-8-619

咽喉刺法/赵缉庵//医学杂志.-2-8-111

赵劲初

问妇病治法/赵劲初//三三医报.-2-33-345

赵荩臣

参之研究(连载)/赵荩臣//医学杂志.-2-1-
78,199

地黄之研究/赵荩臣//医学杂志.-2-1-409

防风之研究/赵荩臣//医学杂志.-2-1-304

朴硝与芒硝及玄明粉之研究/赵荩臣//医学杂
志.-2-1-544

赵晋翰

论表病例之大意/赵晋翰//神州医药学报.-1-
47-27

新本草(连载)/包识生(鉴定);赵晋翰(撰著)//
神州医药学报.-1-47-65,169,259,347,
453,553

赵静明

征求答案二则/赵静明,李健颐//医界春秋.-3
-6-418

中医药界过去之成绩及将来之命运(下)/赵静
明//中医世界.-3-28-160

赵静霞

中医药界过去之成绩及将来之命运(上)/赵静
霞//中医世界.-3-28-156

赵　君

通信治疗:肾喘/赵君//中医指导录.-4-3
-106

赵君琼

云南赵君琼轩来函/赵君琼//中医新生命.-5-
7-355

赵　俊

虫蚀肛门治验/赵俊//医学杂志.-2-5-485

疯犬咬伤验方/赵俊//医学杂志.-2-5-333

肆诋中医之腐败其滥觞不在东西而在甘为东西
奴隶之医说/赵俊//医学公报.-1-7-104

针刺痹症之经验/赵俊//医学杂志.-2-5-251

赵可琴

一妇素有肝胃病适挟湿温七日汗解八日复热舌
灰唇齿焦板口渴欲得热饮大便坚硬而黑右脉
洪大数疾左亦弦数胸脘仍痛经水适来此何病
当用何方治之/赵可琴//医学杂志.-2-6
-410

赵宽南

胫骨折伤治验记/赵宽南//医界春秋.-3-14
-93

续祝医界春秋社十周年纪念敬呈赞臣仲勋先生
法政/赵宽南//医界春秋.-3-14-84

赵连生

针灸治愈中西医师医治不效之脑膜炎症/赵连

生//针灸杂志.-4-28-82

赵梅五

小孩头疮/赵梅五//光华医药杂志.-4-38
　-528

疑问三则/赵梅五//光华医药杂志.-4-39
　-250

赵　敏

读者信箱/赵敏//中国女医.-5-34-269

赵明道

问阳痿症治法/赵明道//三三医报.-2-34
　-571

赵鸣球

卫生署对中医可称医师之应领医师证书批示/
　赵鸣球//国医砥柱月刊.-5-18-279

赵佩文

赵佩文来函/赵佩文//中西医学报.-1-23
　-438

赵　朋

痰饮/赵朋//国医杂志.-4-12-361

赵启光

肝合胆胆者筋其应说/赵启光//中医杂志(广
　东).-3-4-552

人所以汗出者皆生于谷谷生于精论/赵启光//
　中医杂志(广东).-3-4-677

赵晴初

存存斋医话三编(连载)/赵晴初(撰);杨质安
　(注);李养和(录)//绍兴医药月报.-2-37-
　343,416

赵琼仙

龙胶发明之经过及其治效/赵琼仙//现代中医
　.-4-43-202

赵琼轩

初针认为意外殊勋惊人奇效/赵琼轩//针灸杂
　志.-4-28-287

各地民间疗法实录十三/赵琼轩//现代中医.-4
　-43-243

管针术与小儿科/赵琼轩//针灸杂志.-4-32
　-134

浴酒治衄之奇验/赵琼轩//中医世界.-3-35
　-329

鹧鸪肫治外伤之奇验/赵琼轩//中医世界.-3-
　35-346

针灸补泻之研究/赵琼轩//针灸杂志.-4-32-
　40//现代中医.-4-42-473

针灸术之特点/赵琼轩//针灸杂志.-4-32-21

针灸术之优点/赵琼轩//现代中医.-4-42
　-389

针灸说略(连载)/赵琼轩//中医世界.-3-35-
　334,436

针灸中之异端邪说(辟人神禁忌说)/赵琼轩//
　现代中医.-4-42-474

针灸中之异端邪说/赵琼轩//针灸杂志.-4-32
　-42

赵秋鸿

宁坤宝治验报告函二件/王克朋,赵秋鸿//医界
　春秋.-3-11-276

赵仁宇

赵仁宇问中医条例/赵仁宇//医学杂志.-2-17
　-501

赵任斋

新医病理学(连载)/赵任斋//北京医药月刊.-5
　-21-565,637

赵儒珍

痉病之研究/赵儒珍//医学杂志.-2-5-468

时值仲春正万物发育之际而人之身体亦如之现
　今泄泻之病最多试申其理由并拟其治法/赵
　儒珍//医学杂志.-2-4-493

赵瑞升

国医研究会之意旨说/赵瑞升//国医正言.-5-3-224

论伤寒初起无汗之原因/赵瑞升//国医正言.-5-3-35

论小儿痘疹之原因/赵瑞升//国医正言.-5-3-602

人参黄芪补气论/赵瑞升//国医正言.-5-3-538

温病疫病分别说/赵瑞升//国医正言.-5-3-35

香附子有七制能治百病说/赵瑞升//国医正言.-5-3-537

中风论/赵瑞升//国医正言.-5-3-141

中西医实验记/赵瑞升//国医正言.-5-3-353

赵瑞芝

验方三周/赵瑞芝//中医杂志.-2-21-524

赵少廷

儿科概要论/赵少廷//国医正言.-5-3-167

赵师鼎

中国医学不能偏重西法必中西合参乃臻美备/赵师鼎//神州医药学报.-1-42-257

中西医学异同说/赵师鼎//神州医药学报.-1-42-152

赵世昌

眼中脑油灌睛/赵世昌//医学杂志.-2-2-252

赵世俊

中医人员从事卫生行政之工作事前须有何种之准备与训练/赵世俊//医学杂志.-2-14-505

赵式训

答许君良水征求久痢验方/赵式训//医界春秋.-3-13-409

答叶橘泉君问婴儿脐风口噤之原因及预防治疗方法/赵式训//医界春秋.-3-6-416

蛊胀十九方补释/赵式训//医界春秋.-3-5-511

火伤救疗验方/赵式训//医界春秋.-3-13-408

龙骨考/赵式训//医界春秋.-3-8-278

盲肠炎预防法及治疗术之商榷论/赵式训//医界春秋.-3-9-100

牡蛎考/赵式训//医界春秋.-3-6-449

石膏实验谈/赵式训//医界春秋.-3-9-416

实验神效方二则/赵式训//医界春秋.-3-11-327

胎动下血治验/赵式训//中医杂志.-2-28-332

赵守箴

十枣汤之治验谈/赵守箴//医林一谔.-4-9-380

医验琐事/赵守箴//杏林医学月报.-3-19-311

赵树蕃

辟转女为男说/赵树蕃//杏林医学月报.-3-19-438

医学大辞典中手少阴与手厥阴条下之更正/赵树蕃//杏林医学月报.-3-21-23

赵树屏

北京医药月刊发刊词/赵树屏//北京医药月刊.-5-21-30

对于疹子应有的一点知识/赵树屏//北京医药月刊.-5-21-308

发扬国医之根本办法刍言/赵树屏//北京医药月刊.-5-21-124

放言/赵树屏//北京医药月刊.-5-21-525

关于时行痢疾之一知半解/赵树屏//北京医药月刊.-5-21-419

困学丛录(连载)/赵树屏//北京医药月刊.-5-21-72,158,242,312

千余年来中医在日发展纪事/赵树屏//北京医

药月刊.-5-21-344

人名对(一)至(二)/赵树屏//北京医药月刊.-5-21-542,542

时症专号的意义/赵树屏//北京医药月刊.-5-21-273

唐代医学之衍变/赵树屏//北京医药月刊.-5-21-40

萧龙友夫子七十寿序/赵树屏//北京医药月刊.-5-21-385

中国医学史纲要(连载)/赵树屏//北平医药月刊.-5-9-75,199,309

中医系统学(连载)/赵树屏//北京医药月刊.-5-21-579,635

赵树塘

公开疯犬病秘方/赵树塘//复兴中医.-5-31-95

赵思函

安的敷退肿之神速/赵思函//国医导报.-5-30-67

赵思竞

健胃剂/赵思竞//中医世界.-3-33-114

赵松雪

请赐治法/赵松雪//光华医药杂志.-4-37-549

赵伟宽

血之生理与病理的研究/赵伟宽//医学杂志.-2-15-606

赵伟男

霍乱症略论/赵伟男//国医杂志.-4-6-15

脚气略论/赵伟男//国医杂志.-4-7-456

论痘症之顺险逆/赵伟男//国医杂志.-4-7-281

论呕吐哕之源流/赵伟男//国医杂志.-4-7-516

疟症论/赵伟男//国医杂志.-4-6-478

头痛略论/赵伟男//国医杂志.-4-7-366

阴阳说/赵伟男//国医杂志.-4-6-433

赵希云

琴鹤轩验方/赵希云//中医杂志.-2-22-171

赵锡庠

答问/李简青(问);赵锡庠(答)//中医新生命.-5-8-582

连翘予我之印象及其研究/赵锡庠//中医新生命.-5-6-89

临诊一得/赵锡庠//自强医学月刊.-3-41-161

要用治史方法整理中国医药/赵锡庠//自强医学月刊.-3-41-546

赵 熙

补泻九六次数论/赵熙//医学杂志.-2-8-363

耳聋刺法/赵熙//医学杂志.-2-9-590

咽喉刺法/赵熙//医学杂志.-2-9-483

赵贤齐

高者因而越之下者引而竭之与高者抑之下者举之解/赵贤齐//中医世界.-3-27-505

研究古医书的方法/赵贤齐//绍兴医药月报.-2-40-170

中国成方典(卷一至卷四)/赵贤齐(辑)//中医世界.-3-30-251,575.-3-31-259,613

中西医治传染病之比观/赵贤齐//中医世界.-3-28-115

赵效先

霍乱症治误(附回答)/赵效先//国医砥柱月刊.-5-15-580

奇死/赵效先//国医砥柱月刊.-5-15-580

阳痿证治(附回复)/赵效先//国医砥柱月刊.-5-15-640

疑问八则(附回复)/赵效先//国医砥柱月刊.-5-15-640

赵新之

问经停腿肿胀治法/赵新之//绍兴医药学报星期增刊.-1-22-288

赵信文

角膜葡萄肿之中药疗法/赵信文//光华医药杂志.-4-35-18

赵学渊

读伤寒论后之感言/赵学渊//中医世界.-3-37-236

我所望于国药界者/赵学渊//中医世界.-3-37-114

赵岩泉

中医外科在历史上进步之沿革考/赵岩泉//医学杂志.-2-16-432

赵瑶光

半产说/赵瑶光//中医世界.-3-32-271

感怀和颂平先生/赵瑶光//中医指导录.-4-3-472

赵一尘

读胡文虎先生上书请办中医药学校及中医院聊进刍言/赵一尘//国医杂志.-4-5-241

赵一斋

赤白痢戒酒说/赵一斋//医学杂志.-2-7-385

赵倚江

答沈仲圭君疑问二则/赵倚江//绍兴医药学报星期增刊.-1-21-203

敬问痔疮预防法及治法/赵倚江//绍兴医药学报星期增刊.-1-21-421

麻黄底讨论(一)至(二)/赵倚江//中医杂志.-2-28-225,339

赵义存

肿胀辨/赵义存(著);赵子刚(录)//中医杂志.-2-22-266

赵逸仙

产后阴虚阳浮证治说/赵逸仙//绍兴医药学报.-1-8-327

妇人病瘠似孕受孕似瘠辨/赵逸仙//绍兴医药学报.-1-8-367

寒疫医案二则/赵逸仙//绍兴医药学报.-1-8-199

解茴香毒之实验/赵逸仙//绍兴医药学报.-1-8-114

论妇人肝病之原因/赵逸仙//绍兴医药学报.-1-8-339

湿温暑湿伏暑同源异治辨/赵逸仙//绍兴医药学报.-1-9-123

时疫问答/赵逸仙//绍兴医药学报.-1-8-31

医家名实论/赵逸仙//绍兴医药学报.-1-8-141

中西医学竞争论/赵逸仙//绍兴医药学报.-1-9-57

赵意空

闭于心理疗治法四则/杨百城,赵意空//医学杂志.-2-1-559

膝理解/赵意空//医学杂志.-2-10-466

东坡盖公堂记/杨百城,赵意空(辑)//医学杂志.-2-1-601

东坡先生摄养法(连载)/杨百城,赵意空//医学杂志.-2-1-510.-2-2-36

读王朴庄古方权量改书后/杨百城,赵意空//医学杂志.-2-1-82

方剂讲义汗剂书后/赵意空//医学杂志.-2-7-475

改颜奇术/杨百城,赵意空//医学杂志.-2-1-345

膏肓穴记(针灸)/杨百城,赵意空//医学杂志.-2-1-74

古度考/赵意空//医学杂志.-2-6-42

关于胎生学之国文释义/赵意空//医学杂志.-2-5-299

关于天和脉之诊治法(二则)/杨百城,赵意空//医学杂志.-2-1-420

关于物性相制之治疗法(五则)/杨百城,赵意空//医学杂志.-2-3-194

贺上海中国医报题词/赵意空//医学杂志.-2-11-104

记萝藦之功用/赵意空//医学杂志.-2-8-215

家庭普通看护法述略(连载)/杨百城,赵意空//医学杂志.-2-1-69,192

教育改进社社员赵意空杨百城再剑虹上教育部函/赵意空,杨百城//医学杂志.-2-7-103

筋色虫之又一证/赵意空//医学杂志.-2-5-460

历代名医治疗法汇录(连载)/杨百城,赵意空//医学杂志.-2-4-566.-2-5-80,208,321,478.-2-6-65,214,358,498.-2-7-73,207

灵枢骨度篇新诠/杨百城,赵意空//医学杂志.-2-2-33

灵素生理新论序/赵意空//医学杂志.-2-3-403

论风/杨百城,赵意空//医学杂志.-2-8-30

论个人卫生与公共卫生/赵意空//医学杂志.-2-10-577

论呼吸器官之卫生及引导法/杨百城,赵意空//医学杂志.-2-1-187

论经络关于人身各部位/赵意空//医学杂志.-2-1-289

论气候/赵意空//医学杂志.-2-9-409

论情志病/赵意空//医学杂志.-2-9-518

论体温/赵意空//医学杂志.-2-10-574

论天空太阳与人身太阳经同一蒸发作用/赵意空//医学杂志.-2-9-293

论微生物/杨百城,赵意空//医学杂志.-2-1-177

论卫生莫先于养心/杨百城,赵意空//医学杂志.-2-4-417

论五运六气(连载)/赵意空//医学杂志.-2-10-334,453

论西人所称脑气筋与中说经脉之关系/杨百城,

赵意空//医学杂志.-2-2-174

论细胞/杨百城,赵意空//医学杂志.-2-8-169

论夏令卫生之要点/杨百城,赵意空//医学杂志.-2-2-303

论消化器官之卫生及调摄引导法/杨百城,赵意空//医学杂志.-2-1-387

论血/赵意空//医学杂志.-2-10-22

论血液之循环/杨百城,赵意空//医学杂志.-2-1-495

论医学与历学之关系/赵意空//医学杂志.-2-9-161

论印度先民发明精虫之学说/杨百城,赵意空//医学杂志.-2-1-381

论张君病意见书/赵意空//医学杂志.-2-9-575

论知觉实根于心/赵意空//医学杂志.-2-6-335

论中国药学/杨百城,赵意空//医学杂志.-2-1-76

论中西医候脉法异同/杨百城,赵意空//医学杂志.-2-1-512

脉法原理/杨百城,赵意空//医学杂志.-2-1-48

脑之研究/杨百城,赵意空//医学杂志.-2-2-9

内经动脉考/杨百城,赵意空//医学杂志.-2-2-40

前贤医案/杨百城,赵意空//医学杂志.-2-1-231

人身气化应时说(连载)/杨百城,赵意空//医学杂志.-2-3-44,185,304,447

人身之血液/杨百城,赵意空(辑)//医学杂志.-2-8-291

容斋随笔摘抄/杨百城,赵意空(辑)//医学杂志.-2-1-599

容斋随笔摘抄/杨百城,赵意空(辑)//医学杂志.-2-1-461

乳儿法选辑/赵意空//医学杂志.-2-11-195

三焦膀胱行水之研究/赵意空//医学杂志.-2-

9－526

上热下寒症之原因与治法/赵意空//医学杂志.－2－10－40

神昏病理/赵意空//医学杂志.－2－10－138

湿温症不宜服蓖麻油/赵意空//医学杂志.－2－10－361

试法(古人试病方法甚多足补四诊之缺汇录于下)(连载)/杨百城,赵意空//医学杂志.－2－2－312,454.－2－3－46,191,310

暑温发热日久症/赵意空//医学杂志.－2－11－350

水之清洁法/赵意空//医学杂志.－2－11－55

说牛黄清心丸/赵意空//医学杂志.－2－8－85

四时调摄法/杨百城,赵意空//医学杂志.－2－1－64

四时外感伏气之研究/杨百城,赵意空//医学杂志.－2－2－160

提议书(附表三纸)/杨百城,赵意空,冉剑虹//绍兴医药月报.－2－39－301

天有五贼解/赵意空//医学杂志.－2－6－180

挽费梦萼先生诗联/杨阶三,赵意空等//医学杂志.－2－10－402

挽杨百城先生联/赵意空//医学杂志.－2－9－6

小肠者受盛之官化物出焉释义/杨百城,赵意空//医学杂志.－2－2－173

新卫生法/杨百城,赵意空(辑)//医学杂志.－2－1－67

猩红热与各种发疹病之区别/赵意空//医学杂志.－2－11－196

阳明与太阴相表里解/赵意空//医学杂志.－2－10－561

杨百城先生遗著序/赵意空//医学杂志.－2－13－96

阴阳升降论/赵意空//医学杂志.－2－10－229

应用科学之理疗病案/赵意空//医学杂志.－2－7－233

杂俎门四则/杨百城,赵意空//医学杂志.－2－1－245

志傅青主先生医术遗闻/杨百城,赵意空(辑)//医学杂志.－2－1－121

治病先治神说/赵意空//医学杂志.－2－10－124

治病序例(连载)/杨百城,赵意空//医学杂志.－2－7－341,464.－2－8－64,192,319,451,579.－2－9－74,204,326,449,554.－2－10－54,149,247,369,472,586.－2－11－60,204,342,484,602.－2－12－108,237,396,556.－2－13－56

致冉雪峰缄/杨百城,赵意空//医学杂志.－2－6－524

中国急性传染病学序/赵意空//医学杂志.－2－17－325

中国医药存废问题/赵意空//医学杂志.－2－11－37

中焦受气取汁变化而赤是为血说/赵意空//医学杂志.－2－8－553

中西论脉搏之对照谈(连载)/杨百城,赵意空//医学杂志.－2－1－70,193

中西论胎形发育之对照谈/杨百城,赵意空//医学杂志.－2－1－58

中西医论虫之异同/赵意空//医学杂志.－2－10－236

中西医学与哲学及科学之关系/赵意空//医学杂志.－2－11－167

中医关于化学病因上之治疗案/杨百城,赵意空//医学杂志.－2－7－359

纂辑中西解剖病理(连载)/杨百城,赵意空//医学杂志.－2－4－304,550.－2－5－64,187,307,464.－2－6－50,194,339.－2－7－328,453

纂辑中西解剖病理(连载)/赵意空,杨百城//医学杂志.－2－4－48,173,419.－2－6－479

赵英夫

对于我国医学之感想/赵英夫,陈月舫//绍兴医药月报.－2－41－317

赵瑛思

省三书屋临证笔记/赵瑛思//中医杂志.－2－23－275

赵瀛波

神有余则笑不休神不足则悲/赵瀛波//中医杂志(广东).-3-4-399

赵友贤

辟鬼散/赵友贤//中医杂志.-2-21-337

赵玉森

痢疾论治/赵玉森//中医世界.-3-36-70

赵玉玺

针灸经穴图考序/赵玉玺//光华医药杂志.-4-36-209

赵燏黄

纠正国药钩吻之研究/赵燏黄//国药新声.-5-23-171

中央研究院拟设中药研究所计划书/赵燏黄//广东医药月刊.-3-24-96

自然科学研究本草学序/赵燏黄//国药新声.-5-28-171

赵云標

问十六/赵云標//绍兴医药学报.-1-10-565

赵云鹤

厦门赵云鹤来函/赵云鹤//医界春秋.-3-10-321

赵藻池

中医式微感言/赵藻池//医界春秋.-3-5-71

赵藻阶

医验汇录/赵藻阶//神州医药学报.-1-43-334

赵泽汉

胎毒/赵泽汉//中国医学月刊.-3-15-43

养身术(连载)/赵泽汉//中国医学月刊.-3-15-200,275

赵曾望

极可爱之俗谚/赵曾望//神州国医学报.-4-14-238

赵增祥

脑漏与遗精/赵增祥//光华医药杂志.-4-38-81

请答二此治法/赵增祥//光华医药杂志.-4-38-166

赵增泽

劝释缠足说/赵增泽//利济学堂报.-1-2-459

赵之定

研究唐容川三焦说与内经有未尽合处/赵之定//医学杂志.-2-1-166

赵植槐

流产与难产的中西治疗/赵植槐//华西医药杂志.-5-37-559

天人合一的我见/赵植槐//国医砥柱月刊.-5-18-494

赵趾仁

问产后症治法/赵趾仁//绍兴医药学报星期增刊.-1-22-142

赵致中

温热逢源选(连载)/赵致中//中医杂志.-2-24-329.-2-25-30

赵仲芬

金针治愈九年强直不能稍动的腕关节/赵仲芬//针灸杂志.-4-34-72

针愈中风偏枯症候的验案/赵仲芬//针灸杂志.-4-34-70

赵仲友

问八十六/赵仲友//绍兴医药学报.-1-14-146

问八十三/赵仲友//绍兴医药学报.-1-14
-139

赵铸鼎

释脉大病进及治验/赵铸鼎//医学公报.-1-7-
281

阳常有余阴常不足论/赵铸鼎//医学公报.-1-
7-282

赵子才

中国成方典附录/赵子才//中医世界.-3-32
-181

赵子成

独灵草临床治验报告摘要三则/赵子成,梅生居
士,朱绍龙//医界春秋.-3-12-105

赵子蕃

常识(二)男女勿早婚嫁论/赵子蕃//沈阳医学
杂志.-3-1-47

赵子刚

常熟国医赵子刚先生电贺中医委员文/赵子刚
//国医正言.-5-5-461

读国医砥柱月刊有感/赵子刚//国医砥柱月刊
.-5-15-631

读吴氏瘟病之我见/赵子刚//国医砥柱月刊.-5
-18-466

改良国药为保存国粹之要图/赵子刚//杏林医
学月报.-3-22-101//中医世界.-3-39-
464//文医半月刊.-5-14-290

鸡血藤胶之效用/赵子刚//杏林医学月报.-3-
20-508

痉厥湿暍症之我见/赵子刚//文医半月刊.-5-
14-235

客气论/赵子刚//杏林医学月报.-3-21-114

论不寐症/赵子刚//杏林医学月报.-3-21
-338

论肺痨之原因/赵子刚//杏林医学月报.-3-20
-463

论天癸月经之不同/赵子刚//杏林医学月报.-3
-20-459

论温病之源流/赵子刚//杏林医学月报.-3-20
-371

伤寒太阳阳明之我见/赵子刚//国医砥柱月刊
.-5-18-351

谈废止国医之非是/赵子刚//杏林医学月报.-3
-21-100

温病论/赵子刚//杏林医学月报.-3-22-197

消化不良症宜分虚实治论/赵子刚//现代医药
月刊.-4-27-332

治痫略说/赵子刚//国医砥柱月刊.-5-16
-429

中风概论/赵子刚//杏林医学月报.-3-23-
440//中医世界.-3-39-37//国医正言.-5
-5-516//文医半月刊.-5-14-577//国医
砥柱月刊.-5-15-616

肿胀辨/赵义存(著);赵子刚(录)//中医杂志.-
2-22-266

注解内经生理学之一(连载)/赵子刚//国医砥
柱月刊.-5-16-527.-5-18-675

赵子琴

妇人妊娠与劳伤之辨别/赵子琴//杏林医学月
报.-3-22-251

婚姻之卫生/赵子琴//现代医药月刊.-4-27
-529

霍乱漫谈/赵子琴//杏林医学月报.-3-22
-162

痉厥辨/赵子琴//杏林医学月报.-3-22-63

痢疾漫谈/赵子琴//国医正言.-5-5-641

论黑膏方/赵子琴//现代医药月刊.-4-27
-334

论人身之火/赵子琴//杏林医学月报.-3-21
-25

论王清任医林改错/赵子琴//杏林医学月报.-3
-21-22

论温病之我见/赵子琴//国医砥柱月刊.-5-16
-349

论小儿虫积及治验案/赵子琴//杏林医学月报

.-3-20-466

论阴虚生内热/赵子琴//杏林医学月报.-3-21-337

论治白喉症之心得/赵子琴//医学杂志.-2-16-339

温病概论/赵子琴//中医世界.-3-39-351

中风(西名脑出血)/赵子琴//医学杂志.-2-16-187

赵子文

金鸡纳霜之治疟经过谈/赵子文//中医指导录.-4-2-232

芫黄之研究/赵子文//国医导报.-5-29-250

赠药/赵子文//中医指导录.-4-3-150

赵子义

问口臭治法/赵子义//绍兴医药学报星期增刊.-1-22-105

赵子忠

藜芦之研究/赵子忠//医学杂志.-2-14-455

肇威

西医对于肺痨之我观/肇威//医界春秋.-3-9-59

折背叟

答晕船治法/折背叟//绍兴医药学报星期增刊.-1-21-132

答镇江杨燧熙君一则/折背叟//绍兴医药学报星期增刊.-1-21-159

答直言君问肺痨方/折背叟//绍兴医药学报星期增刊.-1-21-212

废止五行生克杂议/折背叟//绍兴医药学报.-1-16-398

节录杨燧熙君复时逸人函/折背叟//绍兴医药学报星期增刊.-1-21-231

问西丁/折背叟//绍兴医药学报星期增刊.-1-21-212

庸医解/折背叟//三三医报.-2-30-491

折背叟启事/折背叟//绍兴医药学报星期增刊.-1-21-368 //三三医报.-2-30-94,259,304.-2-31-52

折 三

久咳之斟酌/折三//光华医药杂志.-4-39-353

蛰庵

神州医药总会联/蛰庵//神州医药学报.-1-42-500

蛰庐

质疑三则/蛰庐//医学杂志.-2-18-85

浙江国医分馆

浙江国医分馆呈报兰溪中医专门学校第八次学生毕业/浙江国医分馆//光华医药杂志.-4-36-132

浙江兰溪中医专门学校校友会

读皇汉医学后之评论(连载)/浙江兰溪中医专门学校校友会//神州国医学报.-4-14-55,96

浙江龙游县医会

浙江龙游县医会致中医书局函件/浙江龙游县医会//中医世界.-3-25-379

浙江民政厅

西医登记办法/浙江民政厅//绍兴医药月报.-2-41-254

浙江省长公署

浙江省各县施医院条例/浙江省长公署//绍兴医药学报.-1-18-55

浙江省取缔医生暂行规则/浙江省长公署//绍兴医药学报.-1-18-355

浙江省长公署训令第二三〇号(蒋慎身呈述庸医误人取缔事)/浙江省长公署//绍兴医药学

报.-1-11-541

浙江省长公署指令第八五三一号/浙江省长公署//绍兴医药学报.-1-18-353

浙江省城警察厅

警厅严令清洁街道/浙江省城警察厅//三三医报.-2-33-103

浙江省城警察厅饬/浙江省城警察厅//神州医药学报.-1-45-205

浙江省国医分馆

浙江省国医分馆电请中医领照归卫生署发给/浙江省国医分馆//光华医药杂志.-4-39-381

浙江省诸暨县中药业同业公会

代电/浙江省诸暨县中医师公会,浙江省诸暨县中药业同业公会//国医砥柱月刊.-5-18-228

浙江省诸暨县中医师公会

代电/浙江省诸暨县中医师公会,浙江省诸暨县中药业同业公会//国医砥柱月刊.-5-18-228

浙江双林存济医庐国药丹方实验研究社

单方易得确效难求/浙江双林存济医庐国药丹方实验研究社//医学杂志.-2-16-371

浙江医药月刊

浙江医药月刊出版启事/浙江医药月刊//杏林医学月报.-3-17-175

浙江医药月刊启事/浙江医药月刊//杏林医学月报.-3-17-270

浙江医专学生自治会

浙江医专学生自治会不满卫生署所订审查中医规则告全国中医界(杭州通讯)/浙江医专学生自治会//光华医药杂志.-4-40-442

浙江中医专科学校

浙江中医专校呈报毕业生/浙江中医专科学校//光华医药杂志.-4-36-213

浙江中医专校代电/浙江中医专科学校//医学杂志.-2-11-239

浙江中医专科学校学生自治会

浙江中医专科学校学生自治会告全国中医界宣言/浙江中医专科学校学生自治会//针灸杂志.-4-32-353

浙江中医专门学校

浙江中医专门学校建议案/浙江中医专门学校//中西医药.-5-13-208

浙江中医专门学校致各医药团体电/浙江中医专门学校//杏林医学月报.-3-16-208

浙江中医专门学校致全国医药团体联合会电/浙江中医专门学校//广东医药月刊.-3-24-300

浙江中医专门学校致山西中医改进研究会缄/浙江中医专门学校//医学杂志.-2-6-532

浙江中医专门学校学生自治会

浙江中医专门学校学生自治会快邮代电/浙江中医专门学校学生自治会//医学杂志.-2-15-315//杏林医学月报.-3-19-419

浙中医校学生自治会

浙中医校学生自治会告全国中医界宣言/浙中医校学生自治会//中医世界.-3-38-322

针灸杂志社

本科举行考试/针灸杂志社//针灸杂志.-4-33-342

本校教授曹纶香先生近影/针灸杂志社//针灸杂志.-4-33-73

毕业学员考试成绩简录/针灸杂志社(辑)//针灸杂志.-4-31-351

春季招生/针灸杂志社//针灸杂志.-4-32-351

大同学报关于废除中国医药之公评/针灸杂志社//针灸杂志.-4-33-71

对承社长考察回国后之感想/针灸杂志社//针灸杂志.-4-29-462

告社员书/针灸杂志社//针灸杂志.-4-28-194

告中医各科同志书/针灸杂志社//针灸杂志.-4-28-11

欢迎中医委员黄竹斋先生演讲(附演讲辞)/针灸杂志社//针灸杂志.-4-33-252

讲习所又聘名讲师(附照片)/针灸杂志社//针灸杂志.-4-31-210

鸣谢美国罗省社员方复兴先生慷慨助本刊补助费启事/针灸杂志社//针灸杂志.-4-30-91

聘请孙晏如先生为副校长/针灸杂志社//针灸杂志.-4-33-341

三卷开篇/针灸杂志社//针灸杂志.-4-30-10

暑假与开学/针灸杂志社//针灸杂志.-4-33-342

苏州国医专科学校近闻三则/针灸杂志社//针灸杂志.-4-33-256

随便谈谈/针灸杂志社//针灸杂志.-4-28-8

尾声/针灸杂志社//针灸杂志.-4-29-570

用中国针射/针灸杂志社//针灸杂志.-4-28-197

桢

丁福保先生惠鉴/桢//医学公报.-1-7-18

中暑中热辨/桢//医学报.-1-5-505

真

鹅蛋壳含强壮剂/真//光华医药杂志.-4-38-391

真 我

肾脏与生命/真我//中西医学报.-1-31-351

阵 子

马勃/阵子//文医半月刊.-5-14-74

虻虫/阵子//文医半月刊.-5-14-58

治女人面脂:太真红玉膏/阵子//文医半月刊.-5-14-58

振 铎

长寿之秘诀/振铎//中西医学报.-1-38-161

镇

论旧医学的生理解剖正与新学相背谬议/镇//文医半月刊.-5-14-6

镇江县商会

镇江县商会电中央速施行中医条例/镇江县商会//光华医药杂志.-4-35-267

镇江医学公会

镇江医学公会第二次宣言书/镇江医学公会//三三医报.-2-30-258

镇江医学公会宣言书(连载)/镇江医学公会//绍兴医药学报星期增刊.-1-22-515,518

震 南

久咳不止效方/震南//光华医药杂志.-4-35-304

气喘秘方/震南//光华医药杂志.-4-35-305

治喉蛾效方/震南//光华医药杂志.-4-35-302

治乳痈秘方/震南//光华医药杂志.-4-35-303

治小儿螳螂子秘方/震南//光华医药杂志.-4-35-301

拯 民

霍乱症的几个有效刺法/拯民//中国医药月刊.-5-32-240

拯 亚

中国医学亟应整理之我见/拯亚//广东医药月刊.-3-24-218

郑板桥

脆蛇/郑板桥//中医新生命.-5-7-8

郑邦达

关于孕脉之经验/熊其言(述);郑邦达(撰)//光华医药杂志.-4-38-434

伤寒六经的认识/祝味菊(讲);郑邦达,李顺卿(录)//光华医药杂志.-4-39-37

一九三六年上海肝癌专家的检讨/郑邦达//中西医药.-5-12-252

郑伯高

八会诀表/郑伯高//针灸杂志.-4-30-400

对于多灸隐白能救脱症之发挥/郑伯高//针灸杂志.-4-30-207

人身骨度表/郑伯高//针灸杂志.-4-32-53

十二经主客原络主治表/郑伯高//针灸杂志.-4-30-397

四总穴诀表/郑伯高//针灸杂志.-4-30-399

天星十二诀表/郑伯高//针灸杂志.-4-30-401

针灸量穴取寸表/郑伯高//针灸杂志.-4-32-52

郑步云

酒毒攻脑/郑步云//光华医药杂志.-4-40-414

疑问征答/郑步云//医界春秋.-3-11-96

郑昌洪

月刊总社六十期纪念题诗一首/施溥,郑昌洪//国医砥柱月刊.-5-18-365

郑昌明

问痰饮腹大治法/郑昌明//三三医报.-2-30-384

郑承业

问太阳症有用四逆汤者少阴症有用大承气汤者其理安在/郑承业//医学杂志.-2-7-510

郑炽华

后生殖细胞上再论阴阳之动静态/李佩珍,郑炽华//杏林医学月报.-3-20-34

如何解释三阴三阳/李佩珍,郑炽华//杏林医学月报.-3-20-125

郑翀霄

同济德文医工大学校之小史/郑翀霄//中西医学报.-1-36-23

郑春风

胎前期之摄护/郑春风//中医世界.-3-31-220

郑大宾

问伤寒论厥阴篇除首四节外均不冠厥阴病字样何也/郑大宾//医学杂志.-2-6-548

郑德辅

疟疾之原理并治法/郑德辅//杏林医学月报.-3-21-508

温病治血论/郑德辅//杏林医学月报.-3-21-511

郑方生

谈谈超药物的针灸/郑方生//针灸杂志.-4-34-347

我们要发扬超药物的医术针灸/郑方生//针灸杂志.-4-34-105

郑奋扬

论乖鱼有毒及解救方法/郑奋扬//医学公报.-1-7-258

郑凤石

对于国立中医研究院组织条例之意见/郑凤石//光华医药杂志.-4-35-459

满城风雨之象贝涨价问题/郑凤石//光华医药杂志.-4-36-247

为苏省检定中医问题谨向当局进一言并质之全省同志(连载)/郑凤石//光华医药杂志.-4-

36-95,161

玄学与科学/郑凤石//光华医药杂志.-4-36
-337

再论象贝涨价/郑凤石//光华医药杂志.-4-36
-338

中国医药事业整理方略(连载)/郑凤石//光华
医药杂志.-4-35-535.-4-36-15,97,
163,249,459,542.-4-37-18,104,194

郑干生

讨论病名统一问题/郑干生//中医指导录.-4-
3-243

郑 豪

赴那威国白俩根城万国消除麻风会记略(连
载)/郑豪//中西医学报.-1-27-9,87

郑合成

北方最大之国药市场安国县调查(连载)/郑合
成//光华医药杂志.-4-35-119,196,259,
505,584.-4-36-60,126,196,281,484,567

郑鹤琴

问顿死病吐绿水忽昏厥/郑鹤琴//绍兴医药学
报星期增刊.-1-22-489

郑衡若

菩姜治夹阴伤寒之特效/郑衡若//神州国医学
报.-4-15-235

郑鸿祥

儿科须知审查病情须凭虎口之脉/郑鸿祥//中
国医学月刊.-3-15-433

男子热入心包与女子热入血室分别/郑鸿祥//
中国医学月刊.-3-15-431

郑鸿元

张生甫先生六十征诗启/周镇,郑留隐,陆济,董
祥春,郑鸿元,严鸿基,胡鉴//三三医报.-2-
31-613

郑惠松

答陈少柳君代问右脚不能行步微痛微肿之治法
(一)/郑惠松//医界春秋.-3-14-97

郑建侯

妇女寿长于男子说/郑建侯//中西医学报.-1-
34-13

医事琐谈/郑建侯//中西医学报.-1-30-363
.-1-32-445

郑敬科

乡村亦宜成立中医研究会/郑敬科//文医半月
刊.-5-14-164

郑 君

通信治疗:风疹/郑君//中医指导录.-4-3-17

郑克光

答冉济川君征求腰骨结核治法/陈绳枢,郑克光
//医界春秋.-3-14-259

郑跨灶

蛇咬验方/郑跨灶//中医世界.-3-34-44

外伤验方之一得/郑跨灶//中医世界.-3-33
-315

郑昆怡

四逆汤与四逆散之研究/郑昆怡//杏林医学月
报.-3-21-436

郑力庭

郑君力庭来书/郑力庭//中医新生命.-5-7
-458

郑立珊

霍乱之病因症状方法及治疗/郑立珊//国医砥
柱月刊.-5-17-214

六经阳明主里少阳主半表半里何以伤寒二日不
传少阳而阳明辨/郑立珊//医界春秋.-3-9-
148

论胃部盐酸过胜之病状及治疗/郑立珊//医界春秋.-3-12-220

生草药物学(连载)/郑立珊,王名藩(合编)//国医砥柱月刊.-5-16-44,117,175,355,442

吾国医学之针灸术应恢复研究/郑立珊//医界春秋.-3-14-465//国医砥柱月刊.-5-16-537

医愈痢疾之我见/郑立珊//国医砥柱月刊.-5-16-270

郑连山

女科验案二则/郑连山//神州国医学报.-4-16-416

妊娠恶阻治法/郑连山//神州国医学报.-4-16-35

郑连山先生著女科临床效方/郑连山//光华医药杂志.-4-41-605

郑霖昌

退思轩医案笔记/郑霖昌//医界春秋.-3-9-352

郑留隐

张生甫先生六十征诗启/周镇,郑留隐,陆济,董祥春,郑鸿元,严鸿基,胡鉴//三三医报.-2-31-613

郑侣农

内经生气通天论篇因于暑汗烦则喘喝静则多言体若燔炭汗出而散释义/郑侣农//杏林医学月报.-3-21-460

郑美学

四君补气与四物补血之要义/郑美学//中国女医.-5-34-258

郑梦兰

问小儿病治法/郑梦兰//绍兴医药学报星期增刊.-1-22-167

郑明泰

伤科秘本(连载)/郑明泰(编辑);温敬修(校正)//国医砥柱月刊.-5-15-571,624.-5-16-48.-5-17-61,157

伤科秘本(一)至(六)/郑明泰(编);温敬修(校)//文医半月刊.-5-14-465,480,499,557,599,642

郑鸣盛

代问治法/郑鸣盛//三三医报.-2-30-412

郑沛然

神针救世一匾额/郑沛然//针灸杂志.-4-28-94

针救急症十二则/郑沛然//针灸杂志.-4-28-289

针愈黄疸怔忡验案/郑沛然//针灸杂志.-4-31-130

针愈小儿危急症验案/郑沛然//针灸杂志.-4-31-131

郑樵

补白/郑樵//中医新生命.-5-7-530

郑琴隐

祝中国医学杂志社成立文/郑琴隐//国医砥柱月刊.-5-18-534

郑却疾

谈谈妊娠的原理/郑却疾//医界春秋.-3-13-498

我对于提倡国医的几个意见/郑却疾//医界春秋.-3-9-392

噎膈论治/郑却疾//医界春秋.-3-13-345

中国产科论略(连载)/郑却疾//医界春秋.-3-14-72,125

中西医药研究社纪念特刊献词/郑却疾//中西医药.-5-10-298

郑瑞甫

请看西医某甲伪情败露之恐慌/郑瑞甫//医学
公报.-1-7-3

郑润耀

血竭之特异/郑润耀//中医指导录.-4-3-498

郑润佑

产后伤寒治验琐话/郑润佑//中医指导录.-4-
3-491

郑善增

金牛草:郑善增君来函/郑善增//中医指导录.-
4-3-174

郑少春

论医学无穷必须共相研究论/郑少春//绍兴医
药学报.-1-8-97

吐泻无脉验案/郑少春//绍兴医药学报.-1-8-
112

小儿发热症治说(儿科学)/郑少春//绍兴医药
学报.-1-8-239

郑少男

问久病治法/郑少男//医界春秋.-3-5-552

郑少卿

答赖君佩瑜/郑少卿//神州医药学报.-1-42
-399

郑绍华

婴儿锁喉原因及治法之说明/郑绍华//杏林医
学月报.-3-21-335

郑绍相

问夜睡呓语治法/郑绍相//绍兴医药学报星期
增刊.-1-22-30

郑绍祖

问难便之理由与其治法/郑绍祖//绍兴医药学

报星期增刊.-1-21-501

郑士良

论吴又可温病禁黄连/郑士良//杏林医学月报
.-3-20-378

郑士钟

有孕经来耳暴聋/郑士钟//光华医药杂志.-4-
35-593

郑守谦

儿科俗验方/郑守谦//中医世界.-3-26-79

乳病证治述略/郑守谦//中医世界.-3-25
-318

暑令验方/郑守谦//中医世界.-3-25-220

郑叔纶

对于浙江第四监狱发生青腿牙疳之研究/郑叔
纶//现代中医.-4-42-85

关于男变少女之辨正/郑叔纶//现代中医.-4-
42-182

蕉园医话/郑叔纶//现代中医.-4-42-136

药名艳词/郑叔纶//现代中医.-4-42-94

郑叔三

来函问病/郑叔三//沈阳医学杂志.-3-2-445

郑霁昮

妇科论/郑霁昮//现代中医.-4-43-520

脓/郑霁昮//现代中医.-4-42-63

气之研究征文四/郑霁昮//现代中医.-4-42
-89

伤寒新解(一)至(九)/郑霁昮//现代中医.-4-
43-72,148,196,248,309,388,434,598,657

伤寒与温病是否有对立之可能征文三/郑霁昮
//现代中医.-4-42-44

说胃/郑霁昮//现代中医.-4-43-650

温病可否有外感伏气之分别征文五/郑霁昮//
现代中医.-4-42-17

小儿科论/郑霁昮//现代中医.-4-42-450

一得之言/郑霨岽//现代中医.-4-42-159

医书略评/郑霨岽//现代中医.-4-43-40

征求大肚痞之经济疗法/郑霨岽//现代中医.-4-43-617

中医药疗病处方之规则/郑霨岽//现代中医.-4-42-135

郑文焯

伤寒论/郑文焯//国医文献.-5-15-80

郑文达

脑膜炎之特效药/郑文达//医界春秋.-3-10-57

郑霞仙

失血症治宜静不宜动说/郑霞仙//医学杂志.-2-11-71

头风之研究/郑霞仙//医学杂志.-2-11-58

吴鞠通增液承气汤论/郑霞仙//医学杂志.-2-10-598

心与小肠相表里浅释/郑霞仙//医学杂志.-2-10-562

阳明热病脉反沉涩少阴寒症脉反弦搏说/郑霞仙//医学杂志.-2-10-585

郑显庭

从科学上研究茶/郑显庭//华西医药杂志.-5-37-165

六十自述/郑显庭//华西医药杂志.-5-37-235

漫谈五行生克和中医科学化/郑显庭//新中华医药月刊.-5-35-485

三一七国医节宣言/郑显庭//华西医药杂志.-5-37-410

沙篸杂说/郑显庭//神州医药学报.-1-47-354

食气真理/郑显庭//华西医药杂志.-5-36-509

守宫之科学上见解/郑显庭//华西医药杂志.-5-36-484

西方神农/郑显庭//华西医药杂志.-5-37-45

与全国中医界商改进中医意见书/郑显庭//新中华医药月刊.-5-35-601

中药炮制谈/郑显庭//医林一谔.-4-11-628

郑香亭

问药之功用/郑香亭//绍兴医药学报星期增刊.-1-22-6

郑祥周

危重之肺结核针灸治愈之经过报告/郑祥周//针灸杂志.-4-34-355

郑向豪

千金苇茎汤中之苇茎时人用芦根之非解/郑向豪//国医砥柱月刊.-5-18-493

郑肖岩

福建正会长郑君肖严来函/郑肖岩//神州医药学报.-1-46-324

劝戒旦言/郑肖岩//绍兴医药月报.-2-41-337

人体虫病通考/郑肖岩//神州医药学报.-1-45-543

生理之五行相克粗浅说/郑肖岩//神州医药学报.-1-46-319

伪药条辨例言/郑肖岩//绍兴医药月报.-2-41-335

研究鼠疫之感言/郑肖岩//神州医药学报.-1-46-142

药王历史/郑肖岩//神州医药学报.-1-46-447

与曹炳章君书/郑肖岩//绍兴医药学报.-1-12-179

增订伪药条辨卷一至卷四/郑肖岩(著);曹炳章(注)//绍兴医药月报.-2-41-341,377,397,475,491,527

增订伪药条辨绪言自序三/郑肖岩//绍兴医药月报.-2-41-333

中西药学汇参(连载)/郑肖岩//神州医药学报

.-1-42-95,163,273,319,456.-1-43-116,224,324,421,510.-1-44-140,233,368,471.-1-45-30.-1-46-380

祝由科为道教所伪托考/郑肖岩//神州医药学报.-1-42-33

郑新光

荜拨何以治疟/郑新光//光华医药杂志.-4-35-133

郑轩渠

胞衣不下之原因及救治法/郑轩渠//文医半月刊.-5-14-639

不可同食的食物/郑轩渠//医界春秋.-3-14-192

春温(连载)/郑轩渠//光华医药杂志.-4-41-376,458

妇人梦交的自然疗法/郑轩渠//中医世界.-3-39-251

脚气病的自然疗法/郑轩渠//医界春秋.-3-14-186

惊风辨/叶永栽(著);郑轩渠(校)//医界春秋.-3-12-92

痢疾三字歌/郑轩渠//国医砥柱月刊.-5-18-571

神经衰弱的自然疗法/郑轩渠//医界春秋.-3-14-352

失眠症的自然疗法/郑轩渠//光华医药杂志.-4-39-401

挽陈玉壶先生/郑轩渠//光华医药杂志.-4-40-81

小儿遗尿的精神疗法/郑轩渠//光华医药杂志.-4-39-317

鸦片瘾的自然戒断法和调养法/郑轩渠//中医世界.-3-37-154

鸦片中毒的病症和死后解剖及急救法/郑轩渠//文医半月刊.-5-14-405

遗精的精神疗法/郑轩渠//光华医药杂志.-4-39-33

中国的麻醉药(连载)/郑轩渠(著);王洪涛(校)

//光华医药杂志.-4-38-358,468.-4-39-57

中医五行相生克的科学解释/郑轩渠//中医世界.-3-39-435

郑晏卿

肝肾两虚/郑晏卿//光华医药杂志.-4-39-169

郑雁飞

刺嗓失音求治/郑雁飞//光华医药杂志.-4-38-164

郑嬅嬅

临产诸症论治/郑嬅嬅//光华医药杂志.-4-35-415

郑扬嗣

菲律宾政府取缔中医始末记/郑扬嗣//国医公报.-4-22-151

菲律宾政府取缔中医之前前后后/郑扬嗣//光华医药杂志.-4-37-24

郑仰宸

论医者当辨审表里症/郑仰宸//国医正言.-5-3-115

郑宜寿

宁垣医学研究会发起禀稿/郑宜寿//医学公报.-1-7-230

郑逸梅

捕鹿法/郑逸梅//光华医药杂志.-4-41-66

蟋蟀肉治病记/郑逸梅//三三医报.-2-36-50

郑　阎

伤寒方法汇要/郑阎//国医公报.-4-25-558

郑尹耕

答王少阳同志代刘君问浊后咯血之治疗/郑尹

耕//医界春秋.-3-9-172

郑英圃

论医/郑英圃//北京医药月刊.-5-21-199

糖尿之源/郑英圃//北京医药月刊.-5-21-212

郑友良

外感内积类似虚劳之症/郑友良//复兴中医.-5-31-212

郑有为

缠腰奇奇/郑有为//光华医药杂志.-4-38-549

郑幼叔

论湿症之原因及其治法/郑幼叔//国医杂志.-4-12-285

郑煜丰

来谈谈中医/郑煜丰//国医砥柱月刊.-5-18-421

郑 元

周礼医师篇阐注/郑元(注);陈丹华(阐注)//苏州国医杂志.-5-2-200

郑约珊

毛虎验方余义/郑约珊//医林一谔.-4-11-76

郑韵轩

问久泻胶粘治法/郑韵轩//绍兴医药月报.-2-39-299

郑赞燧

肺痨/郑赞燧//光华医药杂志.-4-38-534

郑哲熙

糖尿病/郑哲熙//新中医刊.-5-19-85

郑指南

膺德轩外证治验笔记(连载)/郑指南//中医杂志.-2-20-425.-2-21-252

郑重真

三项疑问/郑重真//医学杂志.-2-16-310

小儿服回春丹须知/郑重真//中医新生命.-5-6-267

郑重之

论中医学内科疗治方法理由相同(例眼科喉科解释)/郑重之//国医砥柱月刊.-5-18-346

郑佐尧

五劳七伤六极说/郑佐尧//中医杂志.-2-19-247

知 死

西药亡国预算表/知死//医界春秋.-3-5-236

知 愚

产参之发源地/知愚//医界春秋.-3-14-496

执中馆主

疗治冻疮特效药芡实和莲子可治遗精病淡盐开水能治喉痛/执中馆主//光华医药杂志.-4-36-489

直 言

问中国肺痨方/直言//绍兴医药学报星期增刊.-1-21-180

植 林

谈谈时医/植林//医界春秋.-3-9-431

植林姜堰

戒毒丸方之我闻/植林姜堰//神州国医学报.-4-16-329

植林医社

温病条辨方歌/余氏(著);植林医社(录)//现代
　医药月刊.-4-27-159,206,246

只 园

记石卵治盲/只园//神州国医学报.-4-16
　-379

指

劝防疫/指//中西医学报.-1-24-238

志

X光之发明者/志//自强医学月刊.-3-41
　-164

志 范

桔梗排脓考/志范//光华医药杂志.-4-36
　-120

志 刚

妇人病/志刚//光华医药杂志.-4-38-529

志 华

煮食物所需时间久暂表/志华//中西医学报.-1
　-38-352

志 坚

生理小统计/志坚//光华医药杂志.-4-35
　-567

志觉老人

答金正希君问手冻裂治疗法/志觉老人//绍兴
　医药学报星期增刊.-1-21-407
答仪征李凤祺君/志觉老人//绍兴医药学报星
　期增刊.-1-21-231
答余姚康维恂君/志觉老人//绍兴医药学报星
　期增刊.-1-21-240
涤暑保津露方/志觉老人//绍兴医药学报星期
　增刊.-1-21-276
医戒杀生/志觉老人//绍兴医药学报星期增刊

　.-1-21-223

志免太郎祝

结核治疗之新福音/[日]志免太郎祝(著);邱
　炳煌(译)//医林一谔.-4-11-150

志 农

咯血之治法/志农//中西医学报.-1-35-237

志 仁

我所望于政府者/志仁//中医世界.-3-33-22
　//光华医药杂志.-4-35-234

志 英

要怎样使皮肤美丽/志英//中国医药月刊.-5-
　32-241

志 远

病人适当的进食法/志远//中医世界.-3-39
　-341
妇女职业病的预防/志远//中医世界.-3-37
　-49

志 政

疾异/志政//绍兴医药月报.-2-41-199

治 中

代邮/治中//光华医药杂志.-4-36-492
康健须知/治中//光华医药杂志.-4-36-203

致 逸

辨胎法/致逸//医界春秋.-3-5-89
女子痛经论治/致逸//医界春秋.-3-5-167
伤寒六经病机传变概论/致逸//医界春秋.-3-
　5-260
说冬温风温/致逸//医界春秋.-3-5-146
西医年来之治案(六)/致逸//医界春秋.-3-5-
　71
医界春秋一周年之回顾/致逸//医界春秋.-3-
　5-178

医界春秋与新年/致逸//医界春秋.-3-5-95
再论医生与人格/致逸//医界春秋.-3-5-311

致 远
家庭实验谈/致远//中西医学报.-1-35-161

智 伯
答卢育和先生问神功济众水之内容/智伯//三三医报.-2-30-588

智从元
两种良方/智从元//国医砥柱月刊.-5-16-423
贴红白痢疾里急后重神方/智从元//国医砥柱月刊.-5-16-302

中国保护动物会
保护动物会为马呼吁/中国保护动物会//神州国医学报.-4-15-505

中国国民党全国代表大会
民国二十四年十一月中国国民党第五次全国代表大会提议政府对于中西医应平等待遇以宏学术而利民生案/中国国民党全国代表大会//国医公报.-4-24-263

中国国医专科学校
中国国医专科函授学校招生简章/中国国医专科学校//国医砥柱月刊.-5-17-529,555,575,597.-5-18-34,102,118,326
中国国医专科学校募捐基金启事/中国国医专科学校//国医砥柱月刊.-5-18-101,131,147,163

中国女医社
编辑部启事/中国女医社//中国女医.-5-34-234
发刊辞/中国女医社//中国女医.-5-34-161
中国女医登入启事/中国女医社//中国女医.-5-34-254

中国女医学社武进分社在筹备中/中国女医社//中国女医.-5-34-199
中医界对本刊之评语/中国女医社//中国女医.-5-34-197

中国女医学社
大众医药服务社征求社员/中国女医学社//中国女医.-5-34-244
读了女子行医不能结婚以后/中国女医学社//中国女医.-5-34-196
回忆/中国女医学社//中国女医.-5-34-191
戒烟先去瘾/中国女医学社//中国医学.-5-34-87
征求基本读者一千人/中国女医学社//中国女医.-5-34-199
中国女医/中国女医学社//国医砥柱月刊.-5-17-94
中国女医学社紧要启事/中国女医学社//中国女医.-5-34-259
中国女医学社图书室征求图书启事/中国女医学社//中国女医.-5-34-183
中国女医学社征求社员启事/中国女医学社//国医砥柱月刊.-5-17-117,236//中国女医.-5-34-176
中国女医月刊征稿启事/中国女医学社//中国医药月刊.-5-32-371//中国女医.-5-34-176
中国女医征稿通告/中国女医学社//国医砥柱月刊.-5-16-566//国医砥柱月刊.-5-17-6

中国药学会
药学会志编辑大纲/中国药学会//中西医学报.-1-25-227
中国药学会宣言/中国药学会//医学杂志.-2-12-131

中国医史研究社
中国医史研究社简章/中国医史研究社//绍兴医药学报.-1-18-287
中国医史研究社征求医史材料条例/中国医史

研究社//绍兴医药学报.-1-18-289//绍兴医药学报星期增刊.-1-22-192,200

中国医学改进学社

北平中国医学改进学社宣言/中国医学改进学社//三三医报.-2-36-437

中国医学公会

特开恳亲大会启/中国医学公会//医学公报.-1-7-89

中国医学会

本会会员赴东考察医学/中国医学会//医学公报.-1-6-302

催缴会费/中国医学会//医学报.-1-6-512

会友题名/中国医学会//医学公报.-1-6-552

己酉十一月十七日中国医学会开会记事/中国医学会//医学报.-1-7-330

拟创中国医学会简章/中国医学会//医学报.-1-4-59

中国医学公会禀请江督立案由/中国医学会//医学公报.-1-6-572

中国医学会报告(连载)/中国医学会//医学报.-1-5-561//医学报.-1-6-113,145

中国医学会报告/中国医学会//医学报.-1-6-51

中国医学会大会志盛/中国医学会//医学公报.-1-6-519

中国医学会电/中国医学会//杏林医学月报.-3-16-111

中国医学会附设医学讲习所简章/中国医学会//医学报.-1-7-337

中国医学会会员题名录/中国医学会//医学报.-1-7-401

中国医学会简章/中国医学会//医学报.-1-4-553.-1-5-9,41,73,105,137,169,389,421,453,485,517.-1-6-37,69,101,133,213,247,265,283,293

中国医学会紧要告白/中国医学会//医学报.-1-7-305,341,377,438,440,450,476

中国医学会全体公启/中国医学会//医学报.-1-6-83

中国医学会入会新章/中国医学会//医学公报.-1-6-531

中国医学会通告/中国医学会//医学报.-1-5-514,546

中国医学会通告全体会员书(连载)/中国医学会//医学公报.-1-7-40,55

中国医学会通告全体会员书/中国医学会//医学公报.-1-7-89

中国医学会通告书/中国医学会//医学报.-1-7-329

中国医学会同人公布/中国医学会//医学公报.-1-6-571

中国医学院

上海中国医学院告中医药界/中国医学院//广东医药月刊.-3-24-188

上海中国医学院师生联合会响应各地国医团体呼吁不平宣言/中国医学院//医界春秋.-3-14-216//针灸杂志.-4-32-263//国医正言.-5-5-317

中国医学院通告全国中医界/中国医学院//中医杂志.-2-27-156

中国医学院消息/中国医学院//中医杂志.-2-27-153

中国医学院宣言/中国医学院//中医杂志.-2-27-154

中国医学院院董台衔/中国医学院//中医杂志.-2-27-156

中国医学院秘书处

毕业同学会之筹备/中国医学院秘书处//国医文献.-5-15-398

筹备上海国医医院/中国医学院秘书处//国医文献.-5-15-393

第一次征文会已发表/中国医学院秘书处//国医文献.-5-15-398

国药展览会之举行/中国医学院秘书处//国医文献.-5-15-394

皇汉医学勃兴展览会/中国医学院秘书处//国医文献.-5-15-393

下学期添辟体育场/中国医学院秘书处//国医文献.-5-15-395

新院舍兴建案已成事实/中国医学院秘书处//国医文献.-5-15-393

演讲会按期举行/中国医学院秘书处//国医文献.-5-15-397

药物标本馆成立有期/中国医学院秘书处//国医文献.-5-15-394

医药图书馆藏书日增/中国医学院秘书处//国医文献.-5-15-395

中国医学院学生自治会

中国医学院学生自治会第三届特刊/中国医学院学生自治会//神州国医学报.-4-16-576

中国医学月刊社

成语宝塔诗/中国医学月刊社//中国医学月刊.-3-15-18

恭贺新禧/中国医学月刊社//中国医学月刊.-3-15-169

启事/中国医学月刊社//中国医学月刊.-3-15-552

迁移地址/中国医学月刊社//中国医学月刊.-3-15-127

青浦唐映书君来函/中国医学月刊社//中国医学月刊.-3-15-294

题词/中国医学月刊社//中国医学月刊.-3-15-372

再版通知/中国医学月刊社//中国医学月刊.-3-15-242

中国医学月刊编辑部启事/中国医学月刊社//中国医学月刊.-3-15-176

中国医学月刊欢迎投稿启事/中国医学月刊社//中国医学月刊.-3-15-51//中国医学月刊.-3-15-297

中国医学月刊社启事/中国医学月刊社//中国医学月刊.-3-15-196,474

中国医学杂志社

编者的话/中国医学杂志社//中国医学.-5-34-48

各地分社筹备主任公鉴/中国医学杂志社//国医砥柱月刊.-5-18-615

奖励分社长通告/中国医学杂志社//国医砥柱月刊.-5-18-615

卷头语/中国医学杂志社//中国医学.-5-34-67

卫生署修正中医审查规则之经过/中国医学杂志社//国医砥柱月刊.-5-18-549

无锡中医家驴子吃人(无锡特讯)/中国医学杂志社//中国医学.-5-18-600

治愈史拿脱铁肺构造(北平通讯)/中国医学杂志社//中国医学.-5-18-600

中国医学杂志社分社简章/中国医学杂志社//中国医学.-5-34-105

中国医学杂志社南通金沙分社成立启事/中国医学杂志社//中国医学.-5-34-87

中国医学杂志社未征求各地举办通讯网启事/中国医学杂志社//中国医学.-5-34-105

中国医药改进会

中国医药改进会启事/中国医药改进会//华西医药杂志.-5-36-424

中国医药改进会征求会员启事/中国医药改进会//华西医药杂志.-5-36-224

中国医药教育社

中国医药教育社呈准许可备案文件/中国医药教育社//复兴中医.-5-31-56

中国医药教育社教材编纂标准/中国医药教育社//复兴中医.-5-31-55

中国医药教育社聘/中国医药教育社//中国医药月刊.-5-32-309

中国医药教育社章程/中国医药教育社//复兴中医.-5-31-52

中国医药书局

征求医药书报特效药品寄售启事/中国医药书

局//医界春秋.-3-8-36

中国医药书局启事/中国医药书局//中国医药月刊.-5-32-450.-5-33-325

中国医药图书社

中国医药图书社启事/中国医药图书社//华西医药杂志.-5-37-540

中国医药学社

中国医药学社宣言/中国医药学社//医学杂志.-2-14-412

中国医药研究月报社

中国医药研究月报社聘书/中国医药研究月报社//国医砥柱月刊.-5-18-259

中国医药月刊社

北大医学院增设中药研究所/中国医药月刊社//中国医药月刊.-5-32-309

北京成药同业公会成立/中国医药月刊社//中国医药月刊.-5-33-438

北京国医砥柱总社附设中国针灸学术研究所/中国医药月刊社//中国医药月刊.-5-32-95

北京国医砥柱总社附设中医函授部招男女生/中国医药月刊社//中国医药月刊.-5-32-95

北京市国医分会主摧针灸同道恳谈会/中国医药月刊社//中国医药月刊.-5-33-438

北京特别市卫生局中医考询委员会组织暂行规则/中国医药月刊社//中国医药月刊.-5-32-342

北京特别市卫生局中医考询暂行规则/中国医药月刊社//中国医药月刊.-5-32-342

北京中医学社新社员著名录/中国医药月刊社//中国医药月刊.-5-33-438

本社紧要声明/中国医药月刊社//中国医药月刊.-5-33-516

编后话/中国医药月刊社//中国医药月刊.-5-32-32,65,210,446

编后余墨/中国医药月刊社//中国医药月刊.-5-32-258

编辑后记/中国医药月刊社//中国医药月刊.-5-32-174,312,378

编辑室播音/中国医药月刊社//中国医药月刊.-5-32-138

编完之后/中国医药月刊社//中国医药月刊.-5-33-194

陈廷恥分社长热心医药文化不扣应得备金/国医药月刊社//中国医药月刊.-5-33-462

春季卫生运动周三月下旬举行/中国医药月刊社//中国医药月刊.-5-32-310

春季种痘运动业已开实行/中国医药月刊社//中国医药月刊.-5-32-310

代邮/中国医药月刊社//中国医药月刊.-5-32-311

单方治愈夜盲症经过/中国医药月刊社//中国医药月刊.-5-32-163

读科学针灸治疗学后/中国医药月刊社//中国医药月刊.-5-32-584

读者指导/中国医药月刊社//中国医药月刊.-5-32-209

读者注意/中国医药月刊社//中国医药月刊.-5-33-186

分社长玉照/中国医药月刊社//中国医药月刊.-5-32-480

更正/中国医药月刊社//中国医药月刊.-5-32-462

河北省公署中医考询/中国医药月刊社//中国医药月刊.-5-32-143

华北区域将举行医师考试/中国医药月刊社//中国医药月刊.-5-32-309

简答/中国医药月刊社//中国医药月刊.-5-32-311,311

介绍现代中医函授学校/中国医药月刊社//中国医药月刊.-5-33-53

今夏霍乱未得猖獗痢疾与湿温成了现在的流行病/中国医药月刊社//中国医药月刊.-5-32-70

津市三届中医考询应试者三百余人录取者六十

四名/中国医药月刊社//中国医药月刊.-5-32-209

京津防疫工作积极强迫注射霍乱预防针对违章饮食严加取缔/中国医药月刊社//中国医药月刊.-5-32-31

京市四届中医考询/中国医药月刊社//中国医药月刊.-5-32-31

可怕的霍乱病/中国医药月刊社//中国医药月刊.-5-33-546

可怕的煤气中毒/中国医药月刊社//中国医药月刊.-5-32-244

扩大征求组织各地分社启事/中国医药月刊社//中国医药月刊.-5-32-144

来函/中国医药月刊社//中国医药月刊.-5-32-614

肋间神经痛与肋间倭麻质斯之鉴别/中国医药月刊社//中国医药月刊.-5-33-396

陆氏论医集摘要/中国医药月刊社//中国医药月刊.-5-33-265

每月纪事/中国医药月刊社//中国医药月刊.-5-33-319,325

名医施今墨在京收门人郝际云纪念留影/中国医药月刊社//中国医药月刊.-5-32-2

名医小传丁福保/中国医药月刊社//中国医药月刊.-5-33-533

名医小传丁仲英/中国医药月刊社//中国医药月刊.-5-33-293

名医小传樊天徒/中国医药月刊社//中国医药月刊.-5-33-489

名医小传孔伯华/中国医药月刊社//中国医药月刊.-5-33-293

名医小传刘星垣/中国医药月刊社//中国医药月刊.-5-33-351

名医小传陆渊雷/中国医药月刊社//中国医药月刊.-5-33-263

名医小传施今墨/中国医药月刊社//中国医药月刊.-5-33-197

名医小传宋大仁/中国医药月刊社//中国医药月刊.-5-33-389

名医小传汪逢春/中国医药月刊社//中国医药月刊.-5-33-351

名医小传萧龙友/中国医药月刊社//中国医药月刊.-5-33-231

名医小传余无言/中国医药月刊社//中国医药月刊.-5-33-441

名医小传章次公/中国医药月刊社//中国医药月刊.-5-33-323

名医小传章巨膺/中国医药月刊社//中国医药月刊.-5-33-419

名医小传赵树屏/中国医药月刊社//中国医药月刊.-5-33-323

名医小传朱小南/中国医药月刊社//中国医药月刊.-5-33-465

鸣谢热心读者启事/中国医药月刊社//中国医药月刊.-5-32-144

内务总署医师考试委员会颁布医师考试简章/中国医药月刊社//中国医药月刊.-5-32-342

内政部颁给中国医药月刊登记证书缩影/中国医药月刊社//中国医药月刊.-5-32-36

聘陈廷恥先生为河北省牛栏山分社社长/中国医药月刊社//中国医药月刊.-5-33-438

启事/中国医药月刊社//中国医药月刊.-5-33-89

启事廉售旧刊发还铜板/中国医药月刊社//中国医药月刊.-5-33-260

青岛市台东镇分社成立大会补志/中国医药月刊社//中国医药月刊.-5-33-386

青岛市台东镇分社发行部启事/中国医药月刊社//中国医药月刊.-5-33-386

青岛市台东镇分社图书部/中国医药月刊社//中国医药月刊.-5-33-386

青岛市台东镇分社总务部启事/中国医药月刊社//中国医药月刊.-5-33-386

请社员继续缴常年社费通告/中国医药月刊社//中国医药月刊.-5-32-384

请社员续缴常年社费通告/中国医药月刊社//中国医药月刊.-5-32-450

日本拓殖大学汉方医学讲座/中国医药月刊社//中国医药月刊.-5-33-416

施今墨先生首先发表恳切训词/中国医药月刊社//中国医药月刊.-5-32-308

施今墨先生在津收门人薛泽珊纪念摄影/中国医药月刊社//中国医药月刊.-5-32-36

四届中医考询及格证卫生局迳呈市府中医证书月内即可颁发/中国医药月刊社//中国医药月刊.-5-32-70

太原市国医公会月前开成立大会时逸人当选会长/中国医药月刊社//中国医药月刊.-5-33-462

谭次仲函授医社续招学员/中国医药月刊社//中国医药月刊.-5-33-145,186

特聘/中国医药月刊社//中国医药月刊.-5-33-319,319,325

天津国医函授学校/中国医药月刊社//中国医药月刊.-5-33-157,191,226,240,266,320,348,382

天津市中医考试揭晓/中国医药月刊社//中国医药月刊.-5-33-416

天津私立针灸传习所招生/中国医药月刊社//中国医药月刊.-5-33-225,249

投稿简章/中国医药月刊社//中国医药月刊.-5-32-2,66

汪浩权紧要启事/中国医药月刊社//中国医药月刊.-5-33-538

汪浩权征求杂志启事/中国医药月刊社//中国医药月刊.-5-32-490

现代中医函授学校启事/中国医药月刊社//中国医药月刊.-5-33-433,499,521

献给你/中国医药月刊社//中国医药月刊.-5-32-41

小新闻/中国医药月刊社//中国医药月刊.-5-33-438

猩红热/中国医药月刊社//中国医药月刊.-5-32-291

医林报导/中国医药月刊社//中国医药月刊.-5-33-571

医药界简讯/中国医药月刊社//中国医药月刊.-5-33-416

中国国医函授学院真实免费续招各级学员/中国医药月刊社//中国医药月刊.-5-33-234

中国女医学社征求社员/中国医药月刊社//中国医药月刊.-5-32-371

中国医药月刊编辑部启事/中国医药月刊社//中国医药月刊.-5-32-4,446,450

中国医药月刊发行部启事/中国医药月刊社//中国医药月刊.-5-32-4,144,180,384,450

中国医药月刊分社长及社员玉照/中国医药月刊社//中国医药月刊.-5-32-259

中国医药月刊各地分社组织章程/中国医药月刊社//中国医药月刊.-5-32-64

中国医药月刊紧要启事/中国医药月刊社//中国医药月刊.-5-33-583

中国医药月刊山西分社成立后新定户已近千人黄分社长极为努力/中国医药月刊社//中国医药月刊.-5-33-510

中国医药月刊社成立上海分社启事/中国医药月刊社//中国医药月刊.-5-32-618

中国医药月刊社附设中医书局目录单/中国医药月刊社//中国医药月刊.-5-33-227

中国医药月刊社聘田小石先生等为特约编辑启事/中国医药月刊社//中国医药月刊.-5-32-384

中国医药月刊社启事/中国医药月刊社//中国医药月刊.-5-32-70

中国医药月刊社启事一至二/中国医药月刊社//中国医药月刊.-5-33-165,165

中国医药月刊社迁移社址启事/中国医药月刊社//中国医药月刊.-5-32-384

中国医药月刊社社员玉照/中国医药月刊社//中国医药月刊.-5-32-104,142,178,262,316,348,382,416,450,480,514,546

中国医药月刊社特约撰述玉照/中国医药月刊社//中国医药月刊.-5-32-216,259

中国医药月刊社增添副刊启事/中国医药月刊社//中国医药月刊.-5-32-384

中国医药月刊社重要启事/中国医药月刊社//中国医药月刊.-5-32-384

中国医药月刊社撰述主任玉照/中国医药月刊社//中国医药月刊.-5-32-215

中国医药月刊特聘/中国医药月刊社//中国医药月刊.-5-33-462

中国医药月刊下期发行肺病专号投稿诸君大作请赐下/中国医药月刊社//中国医药月刊.-5-33-391

中国医药月刊新年特大号征文启事/中国医药月刊社//中国医药月刊.-5-32-144,180

中国医药月刊重要启事/中国医药月刊社//中国医药月刊.-5-32-450,480.-5-33-251

中国医药月刊驻日代表人祝慎余先生日内返国将与施越华女士举行结婚/中国医药月刊社//中国医药月刊.-5-32-31

中国医药月刊总务部启事/中国医药月刊社//中国医药月刊.-5-32-4,38,343.-5-33-111

中华医学会开常务会议/中国医药月刊社//中国医药月刊.-5-32-310

中医王药雨在渝创办标准制药公司/中国医药月刊社//中国医药月刊.-5-32-70

祝施婚礼/中国医药月刊社//中国医药月刊.-5-32-70

中国医药月刊社记者

小消息/中国医药月刊社记者//中国医药月刊.-5-32-137

中国针灸学讲习所

招生通告/中国针灸学讲习所//针灸杂志.-4-31-316

中国针灸学术研究所

中国针灸学术研究所函授招生/中国针灸学术研究所//国医砥柱月刊.-5-18-34

中国针灸学研究社

爱国的卫生工作者踊跃参加国防建设的工作/中国针灸学研究社//针灸杂志.-4-34-324

本社第二届毕业证书已由中央国医馆加盖关防/中国针灸学研究社//针灸杂志.-4-32-255

本社董事暨教职员名录/中国针灸学研究社//

针灸杂志.-4-31-389

本社欢宴在京社董/中国针灸学研究社//针灸杂志.-4-31-67

本社讲习所第一届速成班学员毕业证书呈请中央国医馆加盖关防已批准发还/中国针灸学研究社//针灸杂志.-4-31-66

本社讲习所各同学组织研究会(附照片)/中国针灸学研究社//针灸杂志.-4-31-139

本社讲习所添聘名讲师(附照片)/中国针灸学研究社//针灸杂志.-4-30-435

本社速成班毕业后之计划/中国针灸学研究社//针灸杂志.-4-30-329

本社特聘陶信芳大律师为本社常年法律顾问/中国针灸学研究社//针灸杂志.-4-28-154

本社召开座谈会议记录/中国针灸学研究社//针灸杂志.-4-34-233

本志考试竞赛第一名彭祖寿君履历(附照片)/中国针灸学研究社//针灸杂志.-4-32-507

本志征求社员及读者意见/中国针灸学研究社//针灸杂志.-4-31-417

毕业学员通讯录/中国针灸学研究社//针灸杂志.-4-31-395

编辑者言/中国针灸学研究社//针灸杂志.-4-28-529.-4-30-255

编余的话/中国针灸学研究社//针灸杂志.-4-34-161,465

编者的话/中国针灸学研究社//针灸杂志.-4-34-237

编者启事/中国针灸学研究社//针灸杂志.-4-32-170

病家鸣谢中国针灸学研究社学员袁栋材君之三启事/中国针灸学研究社//针灸杂志.-4-33-342

陈瘦菊近作四体书之缩影/中国针灸学研究社//针灸杂志.-4-31-74

成绩报告/中国针灸学研究社//针灸杂志.-4-28-89

承社长已归国/中国针灸学研究社//针灸杂志.-4-29-651

出版消息/中国针灸学研究社//针灸杂志.-4-

32-255

答陈桂茂同志问肺病治疗/中国针灸学研究社//针灸杂志.-4-34-461

答复李翟宏同志的一封公开信/中国针灸学研究社//针灸杂志.-4-34-397

答童社员之提案/中国针灸学研究社//针灸杂志.-4-28-59

代邮/中国针灸学研究社//针灸杂志.-4-29-653

第二卷第一至四期针灸杂志刊误表/中国针灸学研究社//针灸杂志.-4-29-138,245,412,472

东京医讯/中国针灸学研究社//针灸杂志.-4-29-439

董事一览表/中国针灸学研究社//针灸杂志.-4-32-257

董事长及各董事玉照(董事长焦易堂董事彭养光陈文虎周柳亭谢利恒王硕如张忍庵王慎轩张赞臣唐吉父)/中国针灸学研究社//针灸杂志.-4-31-321

读者注意/中国针灸学研究社//针灸杂志.-4-29-139,634

二十年哮咳气管支炎(用念盈药针治愈之一例)/中国针灸学研究社//针灸杂志.-4-34-66

发给证书启事/中国针灸学研究社//针灸杂志.-4-32-255

发刊词/中国针灸学研究社//针灸杂志.-4-28-5

法国人热烈研究中国之针灸术/中国针灸学研究社//针灸杂志.-4-28-96

分社简章已印出/中国针灸学研究社//针灸杂志.-4-30-330

分社职员一览表/中国针灸学研究社//针灸杂志.-4-32-258

奉送金针疗病奇书/中国针灸学研究社//杏林医学月报.-3-20-144

福州分社之规模一斑/中国针灸学研究社//针灸杂志.-4-31-212

福州分社组织健全/中国针灸学研究社//针灸

杂志.-4-32-257

福州已成立分社/中国针灸学研究社//针灸杂志.-4-30-436

辅助针灸之第一良药紫金锭/中国针灸学研究社//针灸杂志.-4-31-306

改造女生宿舍/中国针灸学研究社//针灸杂志.-4-33-425

各地分社纷纷成立/中国针灸学研究社//针灸杂志.-4-31-385

各位社友公鉴/中国针灸学研究社//针灸杂志.-4-34-256

观承师和倪市隐先生还乡述怀诗有感步原韵以效颦/中国针灸学研究社//针灸杂志.-4-34-108

广东潮安成立分社/中国针灸学研究社//针灸杂志.-4-33-253

国府明令公布中医条例之原文/中国针灸学研究社//针灸杂志.-4-30-437

国民大会中之代表问题本社具呈请求解释/中国针灸学研究社//针灸杂志.-4-31-209

国医馆准予备案之批示/中国针灸学研究社//针灸杂志.-4-32-259

湖北湖南上海等各地国医学校一致力争中西医平等待遇之声呼/中国针灸学研究社//针灸杂志.-4-32-445

湖南湘乡社员文蔼人报告针疗之成绩/中国针灸学研究社//针灸杂志.-4-28-92

沪市国医药界纪念三一七国医节/中国针灸学研究社//针灸杂志.-4-33-69

黄扬明李修明之黑幕/中国针灸学研究社//针灸杂志.-4-29-652

会议录/中国针灸学研究社//针灸杂志.-4-29-327.-4-30-89,163,238,438

积极加强治疗业务结合深入研究工作/中国针灸学研究社//针灸杂志.-4-34-235

建造校舍加紧工作/中国针灸学研究社//针灸杂志.-4-33-424

建筑大礼堂教室宿舍数十间/中国针灸学研究社//针灸杂志.-4-33-341

讲习所不放暑假/中国针灸学研究社//针灸杂

志.-4-31-213

讲习所第二届毕业学员纪念照/中国针灸学研究社//针灸杂志.-4-31-341

讲习所同学研究会之破晓特刊/中国针灸学研究社//针灸杂志.-4-32-169

讲习所续招新生/中国针灸学研究社//针灸杂志.-4-30-88.-4-31-385,481

讲习所正式开学上课/中国针灸学研究社//针灸杂志.-4-30-87

讲习所之宿舍外景/中国针灸学研究社//针灸杂志.-4-31-395

奖励分社长/中国针灸学研究社//针灸杂志.-4-31-479

焦馆长在沪邀宴各界(为筹建首都国医院事)/中国针灸学研究社//针灸杂志.-4-33-179

教室之一/中国针灸学研究社//针灸杂志.-4-31-389

教职员照片/中国针灸学研究社//针灸杂志.-4-30-337

介绍名书家陈瘦菊/中国针灸学研究社//针灸杂志.-4-32-2,106

介绍南通徐卓先生名著子午流注/中国针灸学研究社//针灸杂志.-4-31-405

介绍天寿堂人参妇女丹/中国针灸学研究社//针灸杂志.-4-33-181,257

紧要启事/中国针灸学研究社//针灸杂志.-4-28-2,64,64,64,104,208,308,418,526.-4-29-2,120,228,338,454.-4-30-2,104,248,374,376.-4-31-316,486.-4-32-96,102,182,272,362,454,512.-4-33-78,92,164,184,260,350,430.-4-34-76

紧要新闻/中国针灸学研究社//针灸杂志.-4-29-325

惊人科学发明电磁机拔针/中国针灸学研究社//针灸杂志.-4-33-65

警钟日报鸣谢本社社员蓝公恺君之一启事/中国针灸学研究社//针灸杂志.-4-32-95

灸治打背方/中国针灸学研究社//针灸杂志.-4-31-192

开学期近报名踊跃/中国针灸学研究社//针灸杂志.-4-33-425

考试竞赛/中国针灸学研究社//针灸杂志.-4-31-386,413,481

考试竞赛特刊准定十一月十日出版/中国针灸学研究社//针灸杂志.-4-32-94

科学针灸研究所诊疗病症统计表/中国针灸学研究社//针灸杂志.-4-28-491

快邮代电(附呈卫生署中医委员会原稿一件)/中国针灸学研究社//针灸杂志.-4-33-344

扩充图书室征集医书/中国针灸学研究社//针灸杂志.-4-32-445

扩展社务将迁新厦/中国针灸学研究社//针灸杂志.-4-33-341

来函照登/中国针灸学研究社//针灸杂志.-4-30-161

来函照登 1.致裴君慎思书 2.读一封取出断针法的信后 3.一封有关研究之书信 4.萧继志君的意见 5.吴守铭君之致俞安之君函 6.致张聚源君函/中国针灸学研究社//针灸杂志.-4-30-234

来社路由图/中国针灸学研究社//针灸杂志.-4-30-369.-4-31-388

立法院会议修正卫生署组织法/中国针灸学研究社//针灸杂志.-4-32-509

疗养院病人住满/中国针灸学研究社//针灸杂志.-4-31-385

疗养院之病房一幕/中国针灸学研究社//针灸杂志.-4-31-327

疗养院之二等病房/中国针灸学研究社//针灸杂志.-4-31-311

疗养院之普通病房/中国针灸学研究社//针灸杂志.-4-31-311

六月份工作报告/中国针灸学研究社//针灸杂志.-4-33-424

罗兆琚先生著外科针灸治疗学已出版了/中国针灸学研究社//针灸杂志.-4-32-169

麻风一症针灸能否治愈应针灸何穴祈赐教/中国针灸学研究社//针灸杂志.-4-28-484

门诊室之标语/中国针灸学研究社//针灸杂志.-4-34-236

秘术公开/中国针灸学研究社//针灸杂志.-4-30-151

鸣谢/中国针灸学研究社//针灸杂志.-4-31-386.-4-32-508

鸣谢任藩侯先生/中国针灸学研究社//针灸杂志.-4-33-254

南昌讯/中国针灸学研究社//针灸杂志.-4-29-440

恰如初写黄庭/中国针灸学研究社//针灸杂志.-4-28-277

全国国医界请愿修改卫生署组织/中国针灸学研究社//针灸杂志.-4-32-259

全国医药学术会议将于本年八月召集/中国针灸学研究社//针灸杂志.-4-33-343

人体模型已运到/中国针灸学研究社//针灸杂志.-4-30-161

日本之译本十四经发挥封面及内容一斑/中国针灸学研究社//针灸杂志.-4-30-448

入社研究针灸学术志愿书/中国针灸学研究社//针灸杂志.-4-30-355.-4-33-94

入实习研究班志愿书/中国针灸学研究社//针灸杂志.-4-33-94

三周纪念特刊征稿/中国针灸学研究社//针灸杂志.-4-31-386

陕西兴镇分社征集新社员启事/中国针灸学研究社//针灸杂志.-4-32-351

设计念盈药针针架的说明/中国针灸学研究社//针灸杂志.-4-34-443

设立社员储金邮购部之建议/中国针灸学研究社//针灸杂志.-4-32-256

社友考试竞赛/中国针灸学研究社//针灸杂志.-4-31-302

社友通讯录/中国针灸学研究社//针灸杂志.-4-29-447,557,659.-4-30-93,165,241,441.-4-34-82

社员公鉴/中国针灸学研究社//针灸杂志.-4-30-5

社员通讯录/中国针灸学研究社//针灸杂志.-4-34-239

社员研究问答摘录(又:社员针灸疑难简答)/中

国针灸学研究社//针灸杂志.-4-29-91,201,304,421,535,537.-4-30-69,147,215,417.-4-31-37,111,185,277,459.-4-32-73,145,323,423,485.-4-33-129,215,303

社员研究问答摘录/中国针灸学研究社//针灸杂志.-4-33-419

社长日内有回国讯/中国针灸学研究社//针灸杂志.-4-29-549

社长日内有离东京意/中国针灸学研究社//针灸杂志.-4-29-439

社址不日迁移/中国针灸学研究社//针灸杂志.-4-33-425

施针手术歌/中国针灸学研究社//针灸杂志.-4-29-523

十四经补泻手法歌诀/中国针灸学研究社//针灸杂志.-4-29-626

寿县城乡就医人民欢送义务针灸妙手袁文轩同志留影纪念/中国针灸学研究社//针灸杂志.-4-34-431

苏州国医专校校长王慎轩来社参观演讲/中国针灸学研究社//针灸杂志.-4-31-213

速成班第一届毕业学员纪念照/中国针灸学研究社//针灸杂志.-4-30-253

台州分社门景/中国针灸学研究社//针灸杂志.-4-32-353

太乙神针灸畅销/中国针灸学研究社//针灸杂志.-4-31-304

逃难中的针灸治效一束/中国针灸学研究社//针灸杂志.-4-28-405

陶信芳律师受任中国针灸学研究社法律顾问通告/中国针灸学研究社//针灸杂志.-4-33-374

天气炎热病人拥挤/中国针灸学研究社//针灸杂志.-4-31-301

天时不正秋来疟疾肆淫威/中国针灸学研究社//针灸杂志.-4-32-94

通告/中国针灸学研究社//针灸杂志.-4-30-101

通函社员任九成针愈痼疾/中国针灸学研究社

//针灸杂志.-4-31-65

通函社员王敷荣参加南京国医考试获取第一名之捷报/中国针灸学研究社//针灸杂志.-4-30-329

通函社员张佩尧获得匾额之荣誉/中国针灸学研究社//针灸杂志.-4-31-211

通函生许正祥考取首选来函照登/中国针灸学研究社//针灸杂志.-4-31-65

同学注意/中国针灸学研究社//针灸杂志.-4-29-590

铜人经穴图考/中国针灸学研究社//针灸杂志.-4-31-385

铜人经穴图考总目/中国针灸学研究社//针灸杂志.-4-33-158

吞针/中国针灸学研究社//针灸杂志.-4-31-193

王君来函照登于后/中国针灸学研究社//针灸杂志.-4-30-329

王元正治验/中国针灸学研究社//针灸杂志.-4-34-73

为考试竞赛特刊启事/中国针灸学研究社//针灸杂志.-4-32-169

为人民服务之光荣收获(社讯)/中国针灸学研究社//针灸杂志.-4-34-382

为人民服务之好榜样二处(社讯)/中国针灸学研究社//针灸杂志.-4-34-382

为针宝消毒药丸启事/中国针灸学研究社//针灸杂志.-4-29-278,360,474

卫生署管理成药声中之新消息/中国针灸学研究社//针灸杂志.-4-33-343

卫生署将筹设国药陈列馆/中国针灸学研究社//针灸杂志.-4-33-255

卫生署修正审查规则/中国针灸学研究社//针灸杂志.-4-33-177

卫生署修正中医审查规则之经过/中国针灸学研究社//针灸杂志.-4-33-254

卫生署中医会成立/中国针灸学研究社//针灸杂志.-4-33-67

膝关节炎针愈经过(中医名鹤膝风)/中国针灸学研究社//针灸杂志.-4-34-68

消毒丸廉价发售/中国针灸学研究社//针灸杂志.-4-31-305

谢建明东渡有日/中国针灸学研究社//针灸杂志.-4-33-342

谢建明行将东渡求学/中国针灸学研究社//针灸杂志.-4-33-177

谢建明紧要启事/中国针灸学研究社//针灸杂志.-4-33-103

新中国医学院学生自治会告全国中医界书/中国针灸学研究社//针灸杂志.-4-32-355

学生自治会成立经过/中国针灸学研究社//针灸杂志.-4-33-251

学习针科缘启与成绩/中国针灸学研究社//针灸杂志.-4-28-513

研究班毕业期将近注重实习/中国针灸学研究社//针灸杂志.-4-33-342

颜敬之活人无算/中国针灸学研究社//针灸杂志.-4-32-508

验案一束/中国针灸学研究社//针灸杂志.-4-33-407

杨慧明考取冠军之捷报/中国针灸学研究社//针灸杂志.-4-31-139

要闻一束/中国针灸学研究社//针灸杂志.-4-29-439

一个有趣的奇病是研究的资料/中国针灸学研究社//针灸杂志.-4-29-326

一年来收到社员之针灸治效报告统计表/中国针灸学研究社//针灸杂志.-4-34-464

医刊消息/中国针灸学研究社//针灸杂志.-4-29-440

医学书籍代办部扩展范围/中国针灸学研究社//针灸杂志.-4-32-507

已寄治效验案之社友芳名/中国针灸学研究社//针灸杂志.-4-34-256

余之病体与针灸/中国针灸学研究社//针灸杂志.-4-28-143

再告社员书/中国针灸学研究社//针灸杂志.-4-28-195

赠送念盈针灸筒征求念盈针验案/中国针灸学研究社//针灸杂志.-4-34-468

张芳庭对本社的热忱/中国针灸学研究社//针
　灸杂志.-4-34-110

张赞臣先生来社参观/中国针灸学研究社//针
　灸杂志.-4-31-304

浙江黄岩县成立分社(附社长及成立大会照
　片)/中国针灸学研究社//针灸杂志.-4-31-
　63

针宝消毒丸启事/中国针灸学研究社//针灸杂
　志.-4-31-306.-4-32-500.-4-33-16,
　229,328

针灸空前两大名著出版预约通告(是吴建明先
　生最近的创作:是针灸界最有系统的巨著)/
　中国针灸学研究社//针灸杂志.-4-32-184

针灸空前两大名著出版预约通告/中国针灸学
　研究社//针灸杂志.-4-31-313,416,488.-
　4-32-103,363.-4-33-185,261,351,432

针灸疗养院开幕启事/中国针灸学研究社//针
　灸杂志.-4-31-312

针灸疗养院院董玉照/中国针灸学研究社//针
　灸杂志.-4-31-329

针灸疗养院章程/中国针灸学研究社//针灸杂
　志.-4-31-332

针灸疗养院正式开幕/中国针灸学研究社//针
　灸杂志.-4-31-301

针灸问答(连载)/中国针灸学研究社//针灸杂
　志.-4-28-21,119,225,331,433,547.-4-
　29-23,141,249,361,475,593.-4-30-43,
　121,187

针灸薪传集出版/中国针灸学研究社//针灸杂
　志.-4-33-252

针灸研究所唐世丞君等发明电针治疗/中国针
　灸学研究社//针灸杂志.-4-28-516

针灸杂志(第五期)正误表/中国针灸学研究社
　//针灸杂志.-4-34-385

针灸杂志/中国针灸学研究社//医学杂志.-2-
　16-606

针灸杂志复刊号第二期正误表/中国针灸学研
　究社//针灸杂志.-4-34-249

针灸杂志改为月刊启事/中国针灸学研究社//
　针灸杂志.-4-29-563

针灸杂志感谢/中国针灸学研究社//针灸杂志
　.-4-34-6

针灸杂志三周纪念特刊征文启事/中国针灸学
　研究社//针灸杂志.-4-29-563

针灸杂志社办公室之一角/中国针灸学研究社
　//针灸杂志.-4-31-333

针灸杂志社附设之针灸疗养院/中国针灸学研
　究社//针灸杂志.-4-31-228

针灸杂志社平面图/中国针灸学研究社//针灸
　杂志.-4-30-370

针灸杂志社社董焦易堂先生/中国针灸学研究
　社//针灸杂志.-4-31-2

针灸杂志社社董彭养光先生/中国针灸学研究
　社//针灸杂志.-4-31-2

针灸杂志社社长承淡安监制之电灸器/中国针
　灸学研究社//针灸杂志.-4-31-412

针灸杂志社之编辑室本社之女部宿舍本社之阅
　报室/中国针灸学研究社//针灸杂志.-4-31
　-350

针灸杂志社之鸟瞰全图/中国针灸学研究社//
　针灸杂志.-4-31-321

针灸杂志社之院门风景/中国针灸学研究社//
　针灸杂志.-4-31-339

针灸杂志社重要教职员近影(承淡安张锡君罗
　兆琚谢建明邱茂良赵尔康沈頟庭承士奎张茂
　甫侯敬舆王有声华宗海)/中国针灸学研究社
　//针灸杂志.-4-31-333

针灸杂志社组织系统/中国针灸学研究社//针
　灸杂志.-4-30-340

针灸杂志投稿简则/中国针灸学研究社//针灸
　杂志.-4-33-78,92,164,184,260,350,430

针灸杂志消息/中国针灸学研究社//针灸杂志
　.-4-34-158

针灸在甘肃皋兰阿干区/中国针灸学研究社//
　针灸杂志.-4-34-437

针灸治疗秘笈出版预告/中国针灸学研究社//
　针灸杂志.-4-29-458,565

针灸治疗秘笈预约展期二月/中国针灸学研究
　社//针灸杂志.-4-30-86

针灸专门教师受聘外埠启事/中国针灸学研究

社//针灸杂志.-4-30-368

针扎肉内方/中国针灸学研究社//针灸杂志.-4-31-193

征集文稿验案启事/中国针灸学研究社//针灸杂志.-4-28-66,168,272,388,490,588.-4-29-100

征求读者意见/中国针灸学研究社//针灸杂志.-4-34-469

征求海内针灸书籍启事/中国针灸学研究社//针灸杂志.-4-28-66,168,272,388,490,588.-4-29-100,139,247

征求念盈药针治效验案/中国针灸学研究社//针灸杂志.-4-34-6

征求同感与解释/中国针灸学研究社//针灸杂志.-4-34-200

治疗部病人拥挤/中国针灸学研究社//针灸杂志.-4-33-425

治疗股主任李春熙生理教授顾子静/中国针灸学研究社//针灸杂志.-4-33-180

治身上刺入针方(共三种)/中国针灸学研究社//针灸杂志.-4-31-193

中馆聘本社承淡安谢建明为编审委员/中国针灸学研究社//针灸杂志.-4-31-213

中馆聘请张锡君氏为名誉理事及特约撰述等职/中国针灸学研究社//针灸杂志.-4-31-212

中馆又聘请本社教务主任张锡君氏为编审委员/中国针灸学研究社//针灸杂志.-4-31-305

中国针灸学讲习所第三届同学研究会摄影/中国针灸学研究社//针灸杂志.-4-32-352

中国针灸学研究社(附设)讲习所简章纳费表入学报名单保证书志愿书/中国针灸学研究社//针灸杂志.-4-30-356

中国针灸学研究社(讲习所)第三次研究会会后摄影/中国针灸学研究社//针灸杂志.-4-30-14

中国针灸学研究社编辑股启事/中国针灸学研究社//针灸杂志.-4-34-125,132

中国针灸学研究社出版消息/中国针灸学研究

社//针灸杂志.-4-32-94

中国针灸学研究社第一次考试竞赛揭晓/中国针灸学研究社//针灸杂志.-4-32-189

中国针灸学研究社发行赠券凡投稿者均有得券希望/中国针灸学研究社//针灸杂志.-4-30-231

中国针灸学研究社附设讲习所招收学员启事/中国针灸学研究社//医界春秋.-3-14-54

中国针灸学研究社附设之针灸疗养院行将开幕/中国针灸学研究社//针灸杂志.-4-31-210

中国针灸学研究社附设中国医药书籍杂志代办部书目/中国针灸学研究社//针灸杂志.-4-32-367

中国针灸学研究社广征社员启事/中国针灸学研究社//针灸杂志.-4-34-2,96,167

中国针灸学研究社会议录(连载)/中国针灸学研究社//针灸杂志.-4-29-442,551

中国针灸学研究社简章/中国针灸学研究社//针灸杂志.-4-30-349.-4-33-93

中国针灸学研究社讲习所举行考试/中国针灸学研究社//针灸杂志.-4-30-231

中国针灸学研究社讲习所内外景/中国针灸学研究社//针灸杂志.-4-30-11,335

中国针灸学研究社讲习所已呈准备案/中国针灸学研究社//针灸杂志.-4-30-330

中国针灸学研究社教务主任张锡君氏悬匾志盛/中国针灸学研究社//针灸杂志.-4-31-140

中国针灸学研究社介绍国医界定期刊物/中国针灸学研究社//针灸杂志.-4-32-96

中国针灸学研究社介绍针宝消毒丸启事/中国针灸学研究社//针灸杂志.-4-29-526,592.-4-30-66,172,246,372,446,554.-4-31-72,138.-4-32-144

中国针灸学研究社紧要启事/中国针灸学研究社//针灸杂志.-4-29-551

中国针灸学研究社开办讲习所/中国针灸学研究社//针灸杂志.-4-29-651

中国针灸学研究社扩展组织征求新社员启事/

中国针灸学研究社//针灸杂志.-4-30-351

中国针灸学研究社聘请陶信芳大律师为本社常年法律顾问/中国针灸学研究社//针灸杂志.-4-29-650.-4-30-85

中国针灸学研究社聘请张锡君氏为专任教师/中国针灸学研究社//针灸杂志.-4-29-651

中国针灸学研究社聘请针灸家孙晏如先生为社董/中国针灸学研究社//针灸杂志.-4-32-256

中国针灸学研究社启事/中国针灸学研究社//针灸杂志.-4-28-209,309,527.-4-29-3,121,229,339,455,548.-4-30-3,171,243,331.-4-31-223,243,408.-4-34-322

中国针灸学研究社迁入新址办公/中国针灸学研究社//针灸杂志.-4-30-88

中国针灸学研究社三月份工作报告/中国针灸学研究社//针灸杂志.-4-33-63

中国针灸学研究社设立医药书籍杂志代办部/中国针灸学研究社//针灸杂志.-4-32-256

中国针灸学研究社设立中国医药书籍杂志代办部/中国针灸学研究社//针灸杂志.-4-32-186,276,456.-4-33-2,188,264,354

中国针灸学研究社实行新订简章议定办事细则廿四条/中国针灸学研究社//针灸杂志.-4-29-552

中国针灸学研究社四月份工作报告/中国针灸学研究社//针灸杂志.-4-33-175

中国针灸学研究社特聘黄慈哉孙晏如二位同志为副社长/中国针灸学研究社//针灸杂志.-4-34-2

中国针灸学研究社特聘名家撰述/中国针灸学研究社//针灸杂志.-4-30-161

中国针灸学研究社特聘陶信芳大律师为本社常年法律顾问/中国针灸学研究社//针灸杂志.-4-28-17

中国针灸学研究社特制艾绒太乙神针发售启事/中国针灸学研究社//针灸杂志.-4-30-5

中国针灸学研究社添聘彭养光陈文虎二氏为社董/中国针灸学研究社//针灸杂志.-4-30-436

中国针灸学研究社为铜人经穴图考启事/中国针灸学研究社//针灸杂志.-4-31-304

中国针灸学研究社五月份工作报告/中国针灸学研究社//针灸杂志.-4-33-423

中国针灸学研究社已聘请现代名人为社董/中国针灸学研究社//针灸杂志.-4-30-231

中国针灸学研究社治疗股诊务报告表(三月份)/中国针灸学研究社//针灸杂志.-4-33-64

中国针灸学研究社治疗股诊务报告表(四月份)/中国针灸学研究社//针灸杂志.-4-33-176

中国针灸学研究社重价收卖针灸书籍/中国针灸学研究社//针灸杂志.-4-31-482

中国针灸学研究社组织分社章程/中国针灸学研究社//针灸杂志.-4-30-365

中国针灸学研究所社长承淡盦教务主任张锡君训育主任罗兆琚编辑股主任谢建明研究股主任邱茂良治疗股主任赵尔康发行股主任沈頟庭事务员张茂甫课务员陈士青照片/中国针灸学研究社//针灸杂志.-4-30-13

中国针灸研究社讲习所各项规则/中国针灸学研究社//针灸杂志.-4-30-361

中国针灸医学专门学校开学上课/中国针灸学研究社//针灸杂志.-4-32-445

中国针灸医学专门学校全体师生春节摄影纪念/中国针灸学研究社//针灸杂志.-4-33-5

中南区在展开针灸疗法研究运动的报导/中国针灸学研究社//针灸杂志.-4-34-394

中央国医馆编审委员周柳亭谢建明二氏合影/中国针灸学研究社//针灸杂志.-4-32-95

中央国医馆秘书长周柳亭先生之公务勤劳/中国针灸学研究社//针灸杂志.-4-32-95

中央国医馆聘请本社社长承淡安氏为名誉理事/中国针灸学研究社//针灸杂志.-4-31-63

中央国医馆聘请本志总务主任张锡君氏为推行股主任/中国针灸学研究社//针灸杂志.-4-32-170

中医候选人之产出/中国针灸学研究社//针灸

杂志.-4-32-96

中医界之曙光/中国针灸学研究社//针灸杂志
.-4-32-508

中医委员会定期举行第二次会议/中国针灸学
研究社//针灸杂志.-4-33-344

中医委员会建议创设国立中医专科学校/中国
针灸学研究社//针灸杂志.-4-33-255

中医学校列入教育系/中国针灸学研究社//针
灸杂志.-4-32-508

重绘人体经穴图题词/中国针灸学研究社//针
灸杂志.-4-28-10

重要声明(一)至(二)/中国针灸学研究社//针
灸杂志.-4-31-482,482

诸位社友均鉴/中国针灸学研究社//针灸杂志
.-4-34-255

注意古本十四经发挥已出版了/中国针灸学研
究社//针灸杂志.-4-31-144,226,308,406

祝词(题词及书画5幅)/中国针灸学研究社//
针灸杂志.-4-30-14

总务股通告/中国针灸学研究社//针灸杂志.-4
-34-390

坐骨神经痛之针灸疗法/中国针灸学研究社//
针灸杂志.-4-34-451

中国针灸医学专门学校

中国针灸医学专门学校秋季续招新生/中国针
灸医学专门学校//针灸杂志.-4-33-189,
265,355

中国制药社

中国制药社简章/中国制药社//医界春秋.-3-
10-116

中华国医学会

国庆纪念/中华国医学会//国医杂志.-4-5
-80

三一七为国医节说/中华国医学会//国医杂志
.-4-13-403

香港中华国医学会讨论改良中药办法(香港通
讯)/中华国医学会//光华医药杂志.-4-37-

484

中华国医学会函卫生局请解释查验执照问题/
中华国医学会//光华医药杂志.-4-39-78

中华国医学会上海市国医公会神州国医学会联
合启事/中华国医学会,上海市国医公会,神
州国医学会//中医世界.-3-37-106,218,
320,420,532

中华民国全国中医师公会联合会

中华民国全国中医师公会联合会代电/中华民
国全国中医师公会联合会//国医砥柱月刊.-
5-18-457//华西医药杂志.-5-37-445

中华民国全国中医师公会联合会上海办事处

中华民国全国中医师公会联合会上海办事处聘
书/中华民国全国中医师公会联合会上海办
事处//国医砥柱月刊.-5-18-257

中华民国医药学会

附中华民国医药学会论国医馆书/中华民国医
药学会//医界春秋.-3-8-255

中华全国医药卫生协会

中华全国医药卫生协会章程/中华全国医药卫
生协会//绍兴医药学报.-1-17-373

中华全国医药卫生协会同人

王镜泉先哲像赞(启事)/中华全国医药卫生协
会同人//三三医报.-2-33-202

中华全国医药协会

中华全国医药协会志谢/中华全国医药协会//
绍兴医药学报星期增刊.-1-22-76

中华人民共和国政务院

关于充实国防建设中的卫生人员的决定/中华
人民共和国政务院//针灸杂志.-4-34-323

中华卫生教育会

上海市之卫生/上海市卫生局,中华卫生教育会

//中西医学报.-1-37-499

中华药报

调剂指针/中华药报//中西医学报.-1-35-373

中华医史学会

阿维森纳像/中华医史学会//医史杂志.-5-39-259

阿维森纳之墓/中华医史学会//医史杂志.-5-39-260

道光八年江南云峰居士劝种痘花招帖/中华医史学会//医史杂志.-5-39-391

独立禅师像/中华医史学会//医史杂志.-5-38-342

敦煌卷子本五藏论残卷/中华医史学会//医史杂志.-5-38-341

发刊词/中华医史学会//医史杂志.-5-38-5

稿约/中华医史学会//医史杂志.-5-39-64

国际医史界动态/中华医史学会//医史杂志.-5-39-251

会员近况/中华医史学会//医史杂志.-5-39-200

吕留良先生遗方手迹/中华医史学会//医史杂志.-5-38-86

民国三十五年十二月十二日本会举行特别展览会留影/中华医史学会//医史杂志.-5-38-3

明金陵刊本本草纲目书影四桢/中华医史学会//医史杂志.-5-38-262

明王肯堂墨迹/中华医史学会//医史杂志.-5-39-69

世界医史动态/中华医史学会//医史杂志.-5-39-199,385

王吉民医师六十岁造像/中华医史学会//医史杂志.-5-38-195

王清任遗像/中华医史学会//医史杂志.-5-39-3

吴尚先先生之遗墨及遗像/中华医史学会//医史杂志.-5-38-4

伍连德博士七十岁造像/中华医史学会//医史杂志.-5-38-131

伍余王三医师寿辰纪念论文序(连载)/中华医史学会//医史杂志.-5-38-133,197,263

西医新报/中华医史学会//医史杂志.-5-39-205

杨树勋博士在医药上之贡献/中华医史学会//医史杂志.-5-38-84

医史出版界消息/中华医史学会//医史杂志.-5-39-452

医史新闻/中华医史学会//医史杂志.-5-38-124

医史杂志第三卷全卷篇目索引/中华医史学会//医史杂志.-5-39-255

医史杂志第三卷索引/中华医史学会//医史杂志.-5-39-201

医史杂志第四卷篇目及作者索引/中华医史学会//医史杂志.-5-39-458

医史杂志复刊宣言/中华医史学会//医史杂志.-5-38-343

医史杂志稿约/中华医史学会//医史杂志.-5-38-80

医史杂志一二两卷论文篇目通检/中华医史学会//医史杂志.-5-38-329

余云岫医师七十岁造像/中华医史学会//医史杂志.-5-38-261

元大都回回药物院的遗物/中华医史学会//医史杂志.-5-39-327

元刊经史证类大观本草书影/中华医史学会//医史杂志.-5-38-196

中国药物科学化之演进/中华医史学会//医史杂志.-5-38-2

中华医史学会第二届大会留影/中华医史学会//医史杂志.-5-38-85

中华医史学会简讯/中华医史学会//医史杂志.-5-39-253

中华医史学会历届大会年表/中华医史学会//医史杂志.-5-39-254

中华医史学会章程/中华医史学会//医史杂志.-5-38-121

中华医学会消息/中华医史学会//医史杂志.-5

－39－200

中华医学会医史学会二年来工作总结/中华医史学会//医史杂志.-5-39-454

中华医学会医史学会会员动态/中华医史学会//医史杂志.-5-39-48

中华医学会医史学会会员近况/中华医史学会//医史杂志.-5-39-130

中华医学会医史学会章程/中华医史学会//医史杂志.-5-39-61

中华医药会绍兴分会

本分会答各地分会函/中华医药会绍兴分会//绍兴医药学报.-1-13-569

本分会答江西分会函/中华医药会绍兴分会//绍兴医药学报.-1-11-351

本分会答邵君函/中华医药会绍兴分会//绍兴医药学报.-1-12-464

本分会复警署函二/中华医药会绍兴分会//绍兴医药学报.-1-13-332

本分会复警署函一/中华医药会绍兴分会//绍兴医药学报.-1-13-331

本分会复绍兴县警察所公函/中华医药会绍兴分会//绍兴医药学报.-1-12-163

本分会通告各医生函/中华医药会绍兴分会//绍兴医药学报.-1-13-227

本分会通告评议员/中华医药会绍兴分会//绍兴医药学报.-1-12-2

中　流
国医的尊严/中流//新中医刊.-5-19-110

中权居士
中权居士协和讲堂演说录(连载)/中权居士//绍兴医药学报.-1-10-435,503

中山忠直
汉方医学之新研究(连载)/[日]中山忠直(著);承淡安(译)//光华医药杂志.-4-37-227,318,420.-4-38-49,127,223,569.-4-39-59,152,232

汉方医学之新研究/[日]中山忠直(著);徐观涛(译)//苏州国医杂志.-5-1-313

神经衰弱的灸治疗法/[日]中山忠直(著);徐观涛(译)//苏州国医杂志.-5-1-229

新旧医的优劣/中山忠直//光华医药杂志.-4-35-45

中尾万三
日人的汉药观/[日]中尾万三(著);匡麟(译)//新中医刊.-5-20-321

中西汇通医社
周禹锡先生大作中国医学约编十种/中西汇通医社//复兴中医.-5-31-656,714

中西医汇通社
天津中西汇通医社来函/中西医汇通社//医界春秋.-3-14-263

中西医学报编者
对于本报今后之希望/中西医学报编者//中西医学报.-1-36-365

更正/中西医学报编者//中西医药.-5-10-338

中西医学报记者
参观上海医院周年会记/中西医学报记者//中西医学报.-1-24-17

记特莱斯敦卫生赛会(柏林特函)/中西医学报记者//中西医学报.-1-25-95

中西医学报社
艾利氏以化学制梅毒药考(录德国协和报)/中西医学报社//中西医学报.-1-25-265

百斯笃又袭南洋/中西医学报社//中西医学报.-1-24-443

宝隆医院之病理药理研究院/中西医学报社//中西医学报.-1-37-535

宝隆医院之新建筑/中西医学报社//中西医学报.-1-37-467

编辑者言/中西医学报社//中西医学报.-1-40-252

编者的报告/中西医学报社//中西医学报.-1-36-404

病院之盛况/中西医学报社//中西医学报.-1-25-74

布制之窗牖(中西商务报)/中西医学报社(录)//中西医学报.-1-33-167

称扬公立医院之善/中西医学报社//中西医学报.-1-24-201

赤痢实验谈序/中西医学报社//中西医学报.-1-23-91

筹备全国卫生研究所/中西医学报社//中西医学报.-1-23-342

春季会课案补遗/中西医学报社//中西医学报.-1-23-218

春季会课名次揭晓/中西医学报社//中西医学报.-1-23-68

催缴报费/中西医学报社//中西医学报.-1-23-146,218.-1-25-331

德国之慈善卫生/中西医学报社//中西医学报.-1-26-289

第二期征求登表概不收费预告/中西医学报社//中西医学报.-1-31-9

丁福保医生制家庭药库说明书/中西医学报社//中西医学报.-1-28-291

丁福保医生制家庭药库说明书凡例/中西医学报社//中西医学报.-1-28-179

丁氏医书得超等奖赏/中西医学报社//中西医学报.-1-24-59

定单样表/中西医学报社//中西医学报.-1-31-10

东省督抚奏陈三省疫情并开会事宜电/中西医学报社//中西医学报.-1-24-435

豆乳与牛乳之比较/中西医学报社//中西医学报.-1-24-62

儿童微疾之自疗/中西医学报社//中西医学报.-1-40-480

防疫大会之人才/中西医学报社//中西医学报.-1-24-438

房屋冬暖夏凉法/中西医学报社//中西医学报.-1-23-36

肺病谈/中西医学报社(录)//中西医学报.-1-23-26

肺痨病救护法/中西医学报社//中西医学报.-1-24-460

肺炎之疗法/中西医学报社//中西医学报.-1-33-336

疯疾者之救星到/中西医学报社//中西医学报.-1-24-202

伏罗诺夫谈青春腺成绩/中西医学报社//中西医学报.-1-41-548

附录张师啸圃来函/中西医学报社//中西医学报.-1-23-307

附宁波同乡会颂词/中西医学报社//中西医学报.-1-24-511

腹内照相/中西医学报社//中西医学报.-1-25-498

咯痰中结核菌检查法(附弹力纤维检查法)/中西医学报社//中西医学报.-1-26-171

公立医院立碑开幕/中西医学报社//中西医学报.-1-24-510

关于章王霍乱治法之讨论/中西医学报社(辑)//中西医学报.-1-36-385

广东陆军司之重视西医/中西医学报社//中西医学报.-1-26-273

广东审判厅仍用腐败仵作耶/中西医学报社//中西医学报.-1-25-69

广东卫生司劝告种痘文/中西医学报社//中西医学报.-1-26-56

贵林说/中西医学报社//中西医学报.-1-25-419

国立中山大学第一医院办事细则/中西医学报社//中西医学报.-1-41-444

国立中山大学第一医院概况/中西医学报社//中西医学报.-1-41-373

国立中山大学第一医院诊症留医章则/中西医学报社//中西医学报.-1-41-452

函授六便/中西医学报社//中西医学报.-1-23-21,75

函授新医学讲习社社员鉴/中西医学报社//中西医学报.-1-25-157

汉魏六朝名家集初编/中西医学报社//中西医学报.-1-26-362

汉魏六朝名家集一百十种目录/中西医学报社//中西医学报.-1-24-381

汉译临床医典样本/中西医学报社//中西医学报.-1-26-163

杭州卫生研究社成立/中西医学报社//中西医学报.-1-24-439

红会时疫医院诊务统计/中西医学报社//中西医学报.-1-36-399

喉症预防之必要/中西医学报社//中西医学报.-1-38-250

化学家注意/中西医学报社//中西医学报.-1-25-148

挥学士热心医学/中西医学报社//中西医学报.-1-23-443

火烧中西医学报/中西医学报社//中西医学报.-1-24-58

寄款项者鉴/中西医学报社//中西医学报.-1-23-145

寄赠照片诸君惠鉴/中西医学报社//中西医学报.-1-23-69,215

家庭药库价目表/中西医学报社//中西医学报.-1-28-249

检查鼠疫中西大会记/中西医学报社//中西医学报.-1-24-55

江北医学研究会缘起/中西医学报社//中西医学报.-1-27-551

江南警察厅取缔医生章程/中西医学报社//中西医学报.-1-31-467

江苏官立医院出现/中西医学报社//中西医学报.-1-25-71

江苏省教育会审查医学名词谈话会记录/中西医学报社//中西医学报.-1-31-75

将来足指之变化/中西医学报社//中西医学报.-1-26-413

蒋谕维护中国医药/中西医学报社//中西医学报.-1-41-223

教卫两部会呈限制中医案经过/中西医学报社//中西医学报.-1-41-441

介绍西医/中西医学报社//中西医学报.-1-25-79

介绍医学实习生/中西医学报社//中西医学报.-1-26-489

戒鸦片心法(录英国医报)/中西医学报社(录)//中西医学报.-1-23-66

金山中西医学分会开会记/中西医学报社//中西医学报.-1-24-512

紧要告白/中西医学报社//中西医学报.-1-24-536.-1-26-212

谨谢各同志推广本报之成绩/中西医学报社//中西医学报.-1-26-425

谨谢特别捐款/中西医学报社//中西医学报.-1-23-145,218.-1-25-79.-1-26-501

谨谢特别赠书/中西医学报社//中西医学报.-1-23-145,218.-1-25-79,79

精神薄弱之预防(教育杂志)/中西医学报社(录)//中西医学报.-1-24-106

精神衰弱之原因(教育杂志)/中西医学报社(录)//中西医学报.-1-24-103

警察厅又干涉厕所/中西医学报社//中西医学报.-1-26-493

敬谢惠赠书籍/中西医学报社//中西医学报.-1-23-369

敬谢捐助经费/中西医学报社//中西医学报.-1-23-453

敬谢捐助书籍/中西医学报社//中西医学报.-1-23-284

敬谢捐助书款/中西医学报社//中西医学报.-1-23-284

敬谢赠书/中西医学报社//中西医学报.-1-23-284,533.-1-25-381

敬赠医学扶轮报第一期/中西医学报社//中西医学报.-1-23-533

九龄少女怀孕纪闻/中西医学报社//中西医学报.-1-25-498

酒精与肺病之关系/中西医学报社//中西医学报.-1-32-145

军医学堂招收/中西医学报社//中西医学报.-1-24-57

考验疫症之原/中西医学报社//中西医学报.-1-28-363

癫病治疗法之小实验/中西医学报社//中西医学报.-1-41-211

淋病之顿挫疗法/中西医学报社//中西医学报.-1-26-187

淋浊与摄生/中西医学报社//中西医学报.-1-38-243

卢医士创办新医学诊治所/中西医学报社//中西医学报.-1-26-413

论预防伤风病之法/中西医学报社//中西医学报.-1-36-107

萝卜之效用/中西医学报社//中西医学报.-1-38-249

吕巷施医局志盛/中西医学报社//中西医学报.-1-23-342

买预约券者鉴/中西医学报社//中西医学报.-1-23-146

梅毒东渐考/中西医学报社//中西医学报.-1-30-495

免病法/中西医学报社(录)//中西医学报.-1-28-401

免瘠神方叙/中西医学报社//中西医学报.-1-23-469

名医之著作得奖/中西医学报社//中西医学报.-1-24-59

明阅中西医学报知/中西医学报社//中西医学报.-1-26-489

南京通信/中西医学报社//中西医学报.-1-24-59,59

南通县丁氏医局出现/中西医学报社//中西医学报.-1-26-276

南浔医学会成立/中西医学报社//中西医学报.-1-23-264

南洋劝业会审查医药得奖表/中西医学报社//中西医学报.-1-24-203

内务部禁烟/中西医学报社//中西医学报.-1-26-491

内务部令内外两厅查禁售卖各项固精种子药品文/中西医学报社(录)//中西医学报.-1-26-491

内务部批/中西医学报社(录)//中西医学报.-1-26-278

尿及粪便中结核菌检查法/中西医学报社//中西医学报.-1-26-177

牛奶良否检查法/中西医学报社//中西医学报.-1-33-188

辟瘟不药方/中西医学报社//中西医学报.-1-23-262

聘请医士合同/中西医学报社//中西医学报.-1-26-209

聘约式/中西医学报社//中西医学报.-1-23-309

浦东医会成立/中西医学报社//中西医学报.-1-23-342

浦东医会义诊开幕/中西医学报社//中西医学报.-1-25-74

清道夫夜以继日/中西医学报社//中西医学报.-1-26-493

取缔疯疾人之通告/中西医学报社//中西医学报.-1-25-499

取缔医生之文告/中西医学报社//中西医学报.-1-26-273

劝各县设立中西医学研究会/中西医学报社//中西医学报.-1-23-218

热带病学会之中国会员/中西医学报社//中西医学报.-1-25-498

人身抵抗力之研/中西医学报社//中西医学报.-1-38-77

人体各部分类表/中西医学报社//中西医学报.-1-40-388

日本医学士吉益东洞肖像/中西医学报社//中西医学报.-1-25-3

弱母竟产伟男/中西医学报社//中西医学报.-1-26-494

撒疫防以解商困/中西医学报社//中西医学报.-1-24-443

少量饮水之消毒法/中西医学报社//中西医学

报.-1-38-247

社友启事/中西医学报社//中西医学报.-1-23-146

深呼吸与健康之关系(教育杂志)/中西医学报社//中西医学报.-1-24-112

慎食卫生谈/中西医学报社//中西医学报.-1-34-68

生育学校/中西医学报社(录)//中西医学报.-1-30-103

盛泽医学研究会之成效/中西医学报社//中西医学报.-1-25-148

十五万两之防疫费/中西医学报社//中西医学报.-1-24-436

石膏三钱之名医/中西医学报社//中西医学报.-1-24-58

时疫病之研究/中西医学报社//中西医学报.-1-28-359

实用经验良方详解(连载)/中西医学报社//中西医学报.-1-26-417,475.-1-27-129

食肉十不宜说/中西医学报社//中西医学报.-1-36-247

收买旧书/中西医学报社//中西医学报.-1-30-6,86,164

兽医队热心/中西医学报社//中西医学报.-1-26-55

鼠獭兔貂鼬羊之作祟/中西医学报社//中西医学报.-1-25-147

水井之消毒法/中西医学报社//中西医学报.-1-38-248

睡病/中西医学报社//中西医学报.-1-23-246

说遗传/中西医学报社//中西医学报.-1-32-210

死症病历之一例/中西医学报社//中西医学报.-1-24-73

四会疫疠横行/中西医学报社//中西医学报.-1-25-71

宋静安之成绩报告书/中西医学报社//中西医学报.-1-24-503

送赠医学书目提要/中西医学报社//中西医学

报.-1-23-454

苏城疫种之由来/中西医学报社//中西医学报.-1-26-415

他种饮水消毒法/中西医学报社//中西医学报.-1-38-248

胎产志异/中西医学报社//中西医学报.-1-24-440

太医院/中西医学报社//中西医学报.-1-23-130

糖尿症发明新疗法/中西医学报社//中西医学报.-1-41-543

天长中西医学会/中西医学报社//中西医学报.-1-26-275

同济德文医学堂卫生演说择要录/中西医学报社//中西医学报.-1-25-254

投稿本会者鉴/中西医学报社//中西医学报.-1-23-145

万国肺痨研究会/中西医学报社//中西医学报.-1-23-111

万国鼠疫研究会始末记/中西医学报社//中西医学报.-1-24-431,513.-1-25-65,223,439,502.-1-26-57,131

万国卫生会之中国医书/中西医学报社//中西医学报.-1-26-413

万国医生博览会/中西医学报社//中西医学报.-1-23-339

卫生宝鉴(青年报)/中西医学报社(录)//中西医学报.-1-32-194

卫生队之热诚/中西医学报社//中西医学报.-1-26-55

卫生局整顿卫生事业之议案/中西医学报社(录)//中西医学报.-1-36-495

卫生试验所消息/中西医学报社//中西医学报.-1-36-403

卫生首在节欲论/中西医学报社(录)//中西医学报.-1-34-7

卫生演说速记稿/中西医学报社//中西医学报.-1-25-188

呜呼美关之验钩虫(旧金山特别访函)/中西医学报社//中西医学报.-1-24-131

无锡之长寿者/中西医学报社//中西医学报.-1-23-35

伍君英文演说词/中西医学报社//中西医学报.-1-24-514

伍连德赏给医科进士/中西医学报社//中西医学报.-1-24-439

伍廷芳之养生术/中西医学报社//中西医学报.-1-23-30

误杀杨君之噩电/中西医学报社//中西医学报.-1-24-202

西药录要(连载)/中西医学报社//中西医学报.-1-27-27,101,527.-1-28-47,205,309

夏季课题/中西医学报社//中西医学报.-1-23-68

夏季卫生方法之谈话/中西医学报社//中西医学报.-1-31-375

夏日之卫生谈/中西医学报社//中西医学报.-1-30-29

香港患疫之警报/中西医学报社//中西医学报.-1-24-443

小儿及老人药量比较表/中西医学报社//中西医学报.-1-26-203

小学课程宜加卫生一课说(选)/中西医学报社//中西医学报.-1-23-461

笑疾/中西医学报社//中西医学报.-1-23-130

谢捐会费/中西医学报社//中西医学报.-1-23-369

谢捐经费/中西医学报社//中西医学报.-1-26-214,352

谢捐助桌椅/中西医学报社//中西医学报.-1-23-145,218

谢书汇志/中西医学报社//中西医学报.-1-23-369

新会员题名录/中西医学报社//中西医学报.-1-35-425,495.-1-36-71,143,223

新药发明/中西医学报社//中西医学报.-1-25-73

宣统二年七月十五日民政部卫生陈列所会议议决事件/中西医学报社//中西医学报.-1-23

-339

癣疥预防法/中西医学报社//中西医学报.-1-38-248

学员答辞/中西医学报社//中西医学报.-1-29-28

牙科博士高长顺/中西医学报社//中西医学报.-1-26-501

扬州中西医学研究会成立/中西医学报社//中西医学报.-1-23-341

医话丛存序/中西医学报社//中西医学报.-1-24-16

医史研究会会员题名录/中西医学报社//中西医学报.-1-30-231

医事新闻/中西医学报社//中西医学报.-1-27-63,145,227,309,385,467.-1-28-485.-1-29-81

医学家注意/中西医学报社//中西医学报.-1-25-148

医学世界复现/中西医学报社//中西医学报.-1-26-415

医学碎金录(连载)/中西医学报社//中西医学报.-1-37-263,489.-1-38-105,283

医药商注册规则/中西医学报社(录)//中西医学报.-1-41-560

医药卫生谈/中西医学报社//中西医学报.-1-34-46

移病于驴/中西医学报社//中西医学报.-1-26-416

疫症全消之佳音二/中西医学报社//中西医学报.-1-24-442

疫症全消之佳音一/中西医学报社//中西医学报.-1-24-441

饮乳与睡眠之时间/中西医学报社//中西医学报.-1-34-295

英国癌病之盛行/中西医学报社//中西医学报.-1-36-496

庸医/中西医学报社//中西医学报.-1-23-65

游戏之卫生上价值(教育杂志)/中西医学报社(辑)//中西医学报.-1-24-108

又要考医/中西医学报社//中西医学报.-1-25

－222

原疫/中西医学报社//中西医学报.－1－24
－402

阅报诸君公鉴/中西医学报社//中西医学报.－1
－25－381

粤督饬设调查防疫会/中西医学报社//中西医学报.－1－25－72

再谢各同志推广本报之热心/中西医学报社//中西医学报.－1－27－69

赠送贵重药品/中西医学报社//中西医学报.－1
－26－489

长寿诀/中西医学报社//中西医学报.－1－25
－33

肇属之防疫/中西医学报社//中西医学报.－1－25－73

浙垣病院之先声/中西医学报社//中西医学报.－1－24－131

镇江自新医学堂/中西医学报社//中西医学报.－1－24－224

征求病死者之病历/中西医学报社//中西医学报.－1－24－73

治疗热道病之新说/中西医学报社//中西医学报.－1－25－498

中国防疫医院又成立/中西医学报社//中西医学报.－1－24－437

中国公立医院成立记/中西医学报社//中西医学报.－1－24－135

中国人之发辫谈/中西医学报社//中西医学报.－1－28－429

中国在罗马万国卫生博览会陈列得奖缘起/中西医学报社//中西医学报.－1－27－223

中西医学报第四号出秋季特号征文启事/中西医学报社//中西医学报.－1－40－334

中西医学报启事/中西医学报社//中西医学报.－1－24－78.－1－28－161,392.－1－29－436.－1－30－6,86,164

中西医学报收到刊物一览表/中西医学报社//中西医学报.－1－40－256

中西医学报义务编辑员/中西医学报社//中西医学报.－1－24－217

中西医学会课社第二次会课题/中西医学报社//中西医学报.－1－30－10

中西医学会课社第一次会课揭晓/中西医学报社//中西医学报.－1－30－9

中西医学会课社启事三则/中西医学报社//中西医学报.－1－30－10

中西医学研究会会员题名录/中西医学报社//中西医学报.－1－34－275,347

中央医院之组织就绪/中西医学报社//中西医学报.－1－25－73

中医界呼吁维持中医学校/中西医学报社//中西医学报.－1－40－329

中医组设医院医室之标准/中西医学报社//中西医学报.－1－41－516

周君伏生醒病家言/中西医学报社//中西医学报.－1－33－510

周雪樵逝世/中西医学报社//中西医学报.－1－24－58

注意洁净街道/中西医学报社//中西医学报.－1－26－56

注意清洁街道/中西医学报社//中西医学报.－1－26－274

自行检查鼠疫之安靖/中西医学报社//中西医学报.－1－24－60

总统择医/中西医学报社//中西医学报.－1－26－55

组织精神病院之建议/中西医学报社//中西医学报.－1－38－78

组织卫生部之请愿/中西医学报社//中西医学报.－1－26－489

最有益之简单运动(录青年)/中西医学报社//中西医学报.－1－34－381

最有益之简单运动/中西医学报社(录)//中西医学报.－1－33－103

中西医学研究会

本会发起人补遗/中西医学研究会//中西医学报.－1－23－146

各会员公鉴/中西医学研究会//中西医学报.－1－24－222

广赠新书/中西医学研究会//中西医学报.-1-23-533

征求藏书/中西医学研究会//中西医学报.-1-23-69,215

中西医学研究会出版医书目录/中西医学研究会//中西医学报.-1-23-15

中西医学研究会会员题名录/中西医学研究会//中西医学报.-1-23-77,207,275,447.-1-24-143,291,453.-1-25-75,149,447.-1-26-67,495.-1-27-67,149,233.-1-28-329,405.-1-29-251.-1-32-149

中西医学研究会简章/中西医学研究会//中西医学报.-1-23-6

中西医学研究会敬启/中西医学研究会//中西医学报.-1-23-70,216

中西医学研究会名誉赞成员发起人/中西医学研究会//中西医学报.-1-23-9

中西医研究会会员题名录/中西医学研究会//中西医学报.-1-23-355,525.-1-27-389

中西医学研究会事务所

催缴上年函授新医学讲习社学费及讲义费/中西医学研究会事务所//中西医学报.-1-24-222

催缴上年会费及本年会费/中西医学研究会事务所//中西医学报.-1-24-222

中西医药图书社

中西医药图书社广告/中西医药图书社//华西医药杂志.-5-37-582

中西医药图书社服务部

本社服务部依式印有中医师登记申请书/中西医药图书社服务部//华西医药杂志.-5-37-62,120

中西医药研究社

本届议案/中西医药研究社//中西医药.-5-10-146

上海市党部证明本社组织健全/中西医药研究社//中西医药.-5-9-392.-5-10-2,286,417,511,633.-5-11-5,103,195,279,367,469.-5-12-7,121,212,327,439.-5-13-194

中国医学史分类法/中西医药研究社,医史学委员会//中西医药.-5-13-541

中西医药研究社成立经过记及近况/中西医药研究社//北平医药月刊.-5-9-427

中西医药研究社各地分社组织规程/中西医药研究社//中西医药.-5-13-384

中西医药研究社来函/中西医药研究社//医学杂志.-2-16-301,385

中西医药研究社理事及职员表/中西医药研究社//中西医药.-5-10-157,407,505,625,715

中西医药研究社入社权利/中西医药研究社//中西医药.-5-10-11

中西医药研究社宣言/中西医药研究社//北平医药月刊.-5-9-425

中西医药研究社章程/中西医药研究社//中西医药.-5-9-569

中西医药研究社章程草案/中西医药研究社//医学杂志.-2-15-627

中西医药研究社职员表/中西医药研究社//中西医药.-5-13-285

中西医药杂志发刊词/中西医药研究社//北平医药月刊.-5-9-421

中西医药研究社记者

法国医家一胎数产研究/中西医药研究社记者//北平医药月刊.-5-9-515

法医学研究会成立/中西医药研究社记者//北平医药月刊.-5-9-489

心脏施手术成功/中西医药研究社记者//北平医药月刊.-5-9-497

中西医药研究社总务部

中西医药研究社图书馆之概况及计划/中西医药研究社总务部//北平医药月刊.-5-9-450

中西医药杂志社

癌疾治疗之进步/中西医药杂志社//中西医药.-5-13-165

安大季刊消息/中西医药杂志社//中西医药.-5-11-452

奥医学家发明新光线脏腑生瘤亦可诊断/中西医药杂志社//中西医药.-5-12-450

百六老人娶百龄新妇/中西医药杂志社//中西医药.-5-12-227

百岁老翁四千多人/中西医药杂志社//中西医药.-5-11-39

柏林医科大学举办国际医学讲习科/中西医药杂志社//中西医药.-5-11-478

班禅侍医谈西藏医药状况(归绥通讯)/中西医药杂志社//中西医药.-5-11-82

北平医刊消息/中西医药杂志社//中西医药.-5-11-85,172,264,352,553.-5-13-77.-5-10-692

北平医刊增刊法医鉴定实例/中西医药杂志社//中西医药.-5-11-174

本草汇纂预约/中西医药杂志社//中西医药.-5-12-103

本卷的尾声/中西医药杂志社//中西医药.-5-12-171

编后记/中西医药杂志社//中西医药.-5-9-577.-5-10-82,153,245,397.-5-11-83,167,348,449.-5-13-76

编辑规例/中西医药杂志社//中西医药.-5-10-690,690.-5-11-85,169,263,350,450,553

编辑专员梁心先生小影/中西医药杂志社//中西医药.-5-10-416

编者按/中西医药杂志社//中西医药.-5-13-408

勃罗西当(Brosesdan)在溴素制剂治疗上之作用/中西医药杂志社//中西医药.-5-12-191

晨光周刊消息/中西医药杂志社//中西医药.-5-11-169,353,554.-5-12-102,194.-5-11-452

晨熹消息/中西医药杂志社//中西医药.-5-11-354.-5-12-194

晨学月刊消息/中西医药杂志社//中西医药.-5-12-195

虫学大纲/中西医药杂志社//中西医药.-5-11-177

德国消灭生殖机能/中西医药杂志社//中西医药.-5-10-78

第二次世界大战各国伤亡人数/中西医药杂志社//中西医药.-5-13-397

第二卷第一期勘误/中西医药杂志社//中西医药.-5-10-493

第六七八届理事会会议汇报/中西医药杂志社//中西医药.-5-12-166

第一卷引得总目/中西医药杂志社//中西医药.-5-10-259

丁福宝先生小影/中西医药杂志社//中西医药.-5-10-299

范行准先生小影/中西医药杂志社//中西医药.-5-10-302

范守渊先生小影/中西医药杂志社//中西医药.-5-10-304

附张明先生原文为训练中医事与本市卫生当局商榷/中西医药杂志社//中西医药.-5-13-406

附张赞臣与宋大仁书/中西医药杂志社//中西医药.-5-12-418

复刊词/中西医药杂志社//中西医药.-5-13-379

戈公振的遗体解剖的报告/中西医药杂志社//中西医药.-5-10-235

购书诸君鉴/中西医药杂志社//华西医药杂志.-5-36-251

关于鸦胆子的话/中西医药杂志社//中西医药.-5-13-463

郭琦元小影/中西医药杂志社//中西医药.-5-10-299

国本半月刊消息/中西医药杂志社//中西医药.-5-13-81

国民大会医药界代表(战前选出)/中西医药杂

－11－263

农林杂志消息/中西医药杂志社//中西医药.－5－11－350,451

农学月刊消息/中西医药杂志社//中西医药.－5－11－264,451

怕老婆草(南京通讯)/中西医药杂志社//中西医药.－5－11－349

平大医学院受理法医检验(南京通讯)/中西医药杂志社//中西医药.－5－10－331

平山怪风俗凌迟死孕妇(平山通讯)/中西医药杂志社//中西医药.－5－12－395

普济方即将出版/中西医药杂志社//中西医药.－5－13－78

千磅黄金难买命(印度通讯)/中西医药杂志社//中西医药.－5－11－417

清代吏治丛谈/中西医药杂志社//中西医药.－5－12－102

趣味的昆虫/中西医药杂志社//中西医药.－5－11－177

全国中西医药学校调查报告/中西医药杂志社//中西医药.－5－11－70

全国中医药学校调查报告(连载)/中西医药杂志社//中西医药.－5－10－225,363

全国专科以上学校学生体格检查统计(南京通讯)/中西医药杂志社//中西医药.－5－11－79

日本人口统计/中西医药杂志社//中西医药.－5－12－22

日本人之寿命(东京电)/中西医药杂志社//中西医药.－5－10－182

日本睡病之传染媒介(东京通讯)/中西医药杂志社//中西医药.－5－10－167

日医发明治脑膜炎新术(日本福冈电)/中西医药杂志社//中西医药.－5－10－118

厦大图书馆报/中西医药杂志社//中西医药.－5－11－177

山东沂水施诊部成立/中西医药杂志社//中西医药.－5－10－697

山西医学杂志消息/中西医药杂志社//中西医药.－5－10－698

上海市登记医事人员统计(三十五年九月调查)/中西医药杂志社//中西医药.－5－13－397

上海市教育局转知中西医药研究社经奉教育局核准备案/中西医药杂志社//中西医药.－5－10－2

上海市人口/中西医药杂志社//中西医药.－5－13－397

上海市医药界参议员(三十五年四月)/中西医药杂志社//中西医药.－5－13－398

少女长睡四年/中西医药杂志社//中西医药.－5－12－50

社会科月报第二期巴黎国际博览会特辑出版/中西医药杂志社//中西医药.－5－13－82

社务报告/中西医药杂志社//中西医药.－5－10－143

沈警凡先生小影/中西医药杂志社//中西医药.－5－10－301

沈乾一先生小影/中西医药杂志社//中西医药.－5－10－302

生死计数钟(柏林电)/中西医药杂志社//中西医药.－5－10－100

十四经发挥出版/中西医药杂志社//中西医药.－5－10－695

时论半月刊消息/中西医药杂志社//中西医药.－5－13－80

时论消息/中西医药杂志社//中西医药.－5－12－195

时论旬刊消息/中西医药杂志社//中西医药.－5－11－171,176,353,554,452

食物疗病月刊出版/中西医药杂志社//中西医药.－5－13－78

睡眠病发明新药(南京电)/中西医药杂志社//中西医药.－5－11－521

宋大仁先生小影/中西医药杂志社//中西医药.－5－10－299

宋译华人病症篇序文/中西医药杂志社//中西医药.－5－10－243

苏俄起死回生新法(莫斯科通讯)/中西医药杂志社//中西医药.－5－10－109

苏州国医研究院组织旅行见习团赴杭州实习/中西医药杂志社//中西医药.-5-12-192

特聘研究专员王吉民先生小影/中西医药杂志社//中西医药.-5-10-416

铁肺治病之功用/中西医药杂志社//中西医药.-5-11-163

铜布劳氏丸/中西医药杂志社//中西医药.-5-10-693

万友竹先生小影/中西医药杂志社//中西医药.-5-10-303

王子玕先生小影/中西医药杂志社//中西医药.-5-10-300

为当局进一言/中西医药杂志社//中西医药.-5-13-330

维他命K的新发现/中西医药杂志社//中西医药.-5-11-294

卫生处生物系发明新药(南京电)/中西医药杂志社//中西医药.-5-10-37

卫生活刊/中西医药杂志社//中西医药.-5-10-696

文化与教育旬刊消息/中西医药杂志社//中西医药.-5-11-177,264

文医半月刊消息/中西医药杂志社//中西医药.-5-11-553.-5-10-692

我国医界之空前发明(南京专电)/中西医药杂志社//中西医药.-5-9-575

无线电月刊消息/中西医药杂志社//中西医药.-5-11-352

吴淞卫生半月刊消息/中西医药杂志社//中西医药.-5-11-169

吴祥凰先生小影/中西医药杂志社//中西医药.-5-10-300

吴兴医药出版消息/中西医药杂志社//中西医药.-5-12-104

息政问周刊消息/中西医药杂志社//中西医药.-5-11-178

侠魂月刊消息/中西医药杂志社//中西医药.-5-12-102

夏苍霖先生小影/中西医药杂志社//中西医药.-5-10-302

仙传寿灸法/中西医药杂志社//中西医药.-5-12-481

现代青年/中西医药杂志社//中西医药.-5-11-554

现代青年半月刊消息/中西医药杂志社//中西医药.-5-13-80.-5-11-173

现代青年消息/中西医药杂志社//中西医药.-5-11-264.-5-12-103

现代医药消息/中西医药杂志社//中西医药.-5-11-178

现代医药月刊消息/中西医药杂志社//中西医药.-5-10-692

现代中医月刊/中西医药杂志社//中西医药.-5-10-696

乡村教育消息/中西医药杂志社//中西医药.-5-11-553.-5-11-452

萧叔轩先生小影/中西医药杂志社//中西医药.-5-10-304

写在卷头的话/中西医药杂志社//中西医药.-5-12-219

心脏复活术(莫斯科通讯)/中西医药杂志社//中西医药.-5-11-549

新北辰消息/中西医药杂志社//中西医药.-5-11-555

新青海月刊消息/中西医药杂志社//中西医药.-5-10-695

杏林医学消息/中西医药杂志社//中西医药.-5-10-697

眼病之血清电疗法(本埠讯)/中西医药杂志社//中西医药.-5-13-27

眼球内部照相/中西医药杂志社//中西医药.-5-11-114

要讯/中西医药杂志社//中西医药.-5-13-464,480,496

叶橘泉创制新药征求试用批评/中西医药杂志社//中西医药.-5-13-79

一百廿九岁老人续娶/中西医药杂志社//中西医药.-5-12-281

一举四雄(华沙电)/中西医药杂志社//中西医药.-5-10-105

一胎四产/中西医药杂志社//中西医药.-5-10
-242,247

医籍考预约展期启事/中西医药杂志社//中西
医药.-5-10-413

医界春秋月刊消息/中西医药杂志社//中西医
药.-5-11-172

医界要讯/中西医药杂志社//中西医药.-5-13
-527

医药动态/中西医药杂志社//中西医药.-5-13
-414,444

医药期刊一览/中西医药杂志社//中西医药.-5
-13-398

异胎双生儿(莫斯科通讯)/中西医药杂志社//
中西医药.-5-10-224

疫痢与赤痢(连载)/[日]熊谷谦三郎(演讲);
中西医药杂志社(译)//中西医药.-5-13-
55,146

影印医籍考减价预约简章(连载)/中西医药杂
志社//中西医药.-5-10-516,631

影印医籍考预约展期启事/中西医药杂志社//
中西医药.-5-10-516,631

影印医籍考缘起/中西医药杂志社//中西医药
.-5-9-565

优待基本定户简章(连载)/中西医药杂志社//
中西医药.-5-9-575.-5-10-81

远东热带医学会记要/中西医药杂志社//中西
医药.-5-10-34

赠阅简易实业生利指南/中西医药杂志社//中
西医药.-5-10-693

张幼安先生小影/中西医药杂志社//中西医药
.-5-10-301

瘴气之科学证明/中西医药杂志社//中西医药
.-5-10-152

浙江省警察杂志消息/中西医药杂志社//中西
医药.-5-11-171,352,555.-5-12-101

诊疗医报/中西医药杂志社//中西医药.-5-11
-354

征求医史文物/中西医药杂志社//中西医药.-5
-13-386

正风半月刊消息/中西医药杂志社//中西医药
.-5-12-103,195.-5-13-82

政问周刊消息/中西医药杂志社//中西医药.-5
-11-350

中国父母之路/中西医药杂志社//中西医药.-5
-11-175

中国妇科病学/中西医药杂志社//中西医药.-5
-10-694

中国将有空中医院(本埠消息)/中西医药杂志
社//中西医药.-5-11-378

中山医报消息/中西医药杂志社//中西医药.-5
-11-170

中西医药第二卷笔画引得/中西医药杂志社//
中西医药.-5-12-185

中西医药第二卷分类引得/中西医药杂志社//
中西医药.-5-12-175

中西医药第二卷图表引得/中西医药杂志社//
中西医药.-5-12-184

中西医药第二卷引得总目/中西医药杂志社//
中西医药.-5-12-174

中西医药第二期第三卷中医科学化问题勘误表
/中西医药杂志社//中西医药.-5-10-705

中西医药第二三卷广告引得/中西医药杂志社
//中西医药.-5-12-12,126,332,444.-5-
13-12,102,200

中西医药第三卷第一期广告引得/中西医药杂
志社//中西医药.-5-12-210

中西医药第一卷笔画引得/中西医药杂志社//
中西医药.-5-10-273,391

中西医药第一卷第四期目录/中西医药杂志社
//中西医药.-5-10-161

中西医药第一卷分类引得/中西医药杂志社//
中西医药.-5-10-378

中西医药第一卷图表引得/中西医药杂志社//
中西医药.-5-10-271,389

中西医药欢迎投稿/中西医药杂志社//中西医
药.-5-10-98

中西医药启事(一)至(三)/中西医药杂志社//
中西医药.-5-10-285,285,285

中西医药投稿简则/中西医药杂志社//中西医
药.-5-10-81

中西医药图书社代售各书如下/中西医药杂志社//华西医药杂志.-5-36-392

中西医药图书社股东芳名/中西医药杂志社//华西医药杂志.-5-36-284

中西医药图书社启事/中西医药杂志社//华西医药杂志.-5-36-323.-5-37-241,241,297,349,349,458

中西医药图书社通告/中西医药杂志社//华西医药杂志.-5-37-242

中西医药研究社编印医书预约/中西医药杂志社//中西医药.-5-10-15

中西医药研究社二十周年纪念(连载)/中西医药杂志社//华西医药杂志.-5-36-454,501,564

中西医药研究社法律顾问/中西医药杂志社//中西医药.-5-10-312//中西医药.-5-10-29

中西医药研究社概况/中西医药杂志社//中西医药.-5-13-380

中西医药研究社基本社员录/中西医药杂志社//中西医药.-5-9-574

中西医药研究社近讯/中西医药杂志社//中西医药.-5-10-143

中西医药研究社扩大征求社员优待办法/中西医药杂志社//中西医药.-5-13-383

中西医药研究社来函/中西医药杂志社//医学杂志.-2-15-625//国医正言.-5-3-508

中西医药研究社理事会议汇报/中西医药杂志社//中西医药.-5-10-489

中西医药研究社理事及职员录/中西医药杂志社//中西医药.-5-9-573

中西医药研究社立案证书/中西医药杂志社//中西医药.-5-12-212,439.-5-9-393.-5-10-3,286,417,511,633.-5-11-5,103,195,279,367,469.-5-12-7,121,327.-5-13-8,98,194,289

中西医药研究社设立民众识字学校记/中西医药杂志社//中西医药.-5-10-73

中西医药研究社设立民众识字学校全体师生摄影/中西医药杂志社//中西医药.-5-10-4

中西医药研究社社徽式样/中西医药杂志社//中西医药.-5-10-73

中西医药研究社社员信条/中西医药杂志社//中西医药.-5-10-149

中西医药研究社事业与入社权利/中西医药杂志社//中西医药.-5-10-316

中西医药研究社特聘姜和椿毛霞轩潘世根梁君实卓腾干大律师为法律顾问/中西医药杂志社//中西医药.-5-13-97,193,290

中西医药研究社通告(一)至(三)/中西医药杂志社//中西医药.-5-10-285,285,285,413,413

中西医药研究社要讯/中西医药杂志社//中西医药.-5-13-386,432

中西医药研究社征求论文/中西医药杂志社//中西医药.-5-10-72

中西医药杂志社编辑股启事/中西医药杂志社//中西医药.-5-10-413

中西医药杂志社出版部启示(一)至(二)/中西医药杂志社//中西医药.-5-11-4,4,102,102

中西医药杂志社发行处所及价目/中西医药杂志社//中西医药.-5-9-583

中西医药杂志社广告刊例/中西医药杂志社//中西医药.-5-9-583

中西医药杂志社启事/中西医药杂志社//中西医药.-5-9-581.-5-12-5,119,211,326,437.-5-13-7,94

中西医药杂志社社务部为社董启事/中西医药杂志社//中西医药.-5-10-67

中西医药杂志社社员消息/中西医药杂志社//中西医药.-5-10-77

中西医药杂志社添请职员启事/中西医药杂志社//中西医药.-5-12-108,200

中西医药杂志投稿简则/中西医药杂志社//中西医药.-5-9-583

中央教育部批准通令介绍/中西医药杂志社//中西医药.-5-11-6,104,196,280,368,470

中央教育部批准通令介绍全国文化机关一体购置本刊/中西医药杂志社//中西医药.-5-12

－8,122,213,328,440.－5－13－8,98,289

中央教育部批准通令介绍全国文化机关一体购置中西医药/中西医药杂志社//中西医药.－5－10－287,418,512,634

中药新典序/中西医药杂志社//中西医药.－5－13－442

中医科学化论战缘起/中西医药杂志社//中西医药.－5－10－154

中医条例文献纪略/中西医药杂志社//中西医药.－5－13－310

中医旬刊消息/中西医药杂志社//中西医药.－5－11－170

钟之英先生小影/中西医药杂志社//中西医药.－5－10－303

仲圭医论汇选出版/中西医药杂志社//中西医药.－5－10－695

重要改正/中西医药杂志社//中西医药.－5－12－223

周济先生小影/中西医药杂志社//中西医药.－5－10－304

周莎先生小影/中西医药杂志社//中西医药.－5－10－304

周师洛先生小影/中西医药杂志社//中西医药.－5－10－301

朱恒璧先生小影/中西医药杂志社//中西医药.－5－10－299

主设婚姻介绍所(柏林电)/中西医药杂志社//中西医药.－5－10－234

注射氧气救命实验(英国通讯)/中西医药杂志社//中西医药.－5－11－247

中央防疫处

预防痢疾/中央防疫处//医学杂志.－2－8－96

中央防疫处预防春季时疫通告(十年三日)/中央防疫处//医学杂志.－2－1－93

中央防疫处之通告/中央防疫处//绍兴医药学报.－1－17－562

中央公务员惩戒委员会

中央医院刘瑞恒等被惩戒议决书(一)至(三)/中央公务员惩戒委员会//国医正言.－5－4－356,407,461

中央国医馆

报告古应芬委员病状治疗之经过/中央国医馆//国医公报.－4－21－281

补录中央国医馆解释统一病名真电/中央国医馆//国医杂志.－4－7－37

补录中央国医馆元日来电/中央国医馆//国医杂志.－4－7－38

呈行政院呈报筹备委员会成立日期请予核转备案文/中央国医馆//国医公报.－4－19－69

呈行政院呈报大会开会情形并检送理事会章程理事候圈人名单请鉴核分别圈定并转呈国民政府备案文/中央国医馆//国医公报.－4－19－71

呈行政院呈报选举职员经过请转呈备案文/中央国医馆//国医公报.－4－19－71

呈行政院呈请发给开办费并指定馆址文/中央国医馆//国医公报.－4－19－70

呈行政院呈送本馆整理国医药学术标准大纲请监核备案文/中央国医馆//国医公报.－4－20－171

呈行政院请饬行内政部于拟定管理国医暂行规则时函知本馆参加文/中央国医馆//国医公报.－4－19－275

呈行政院请核转中央国医馆章程分馆大纲及启用关防日期文/中央国医馆//国医公报.－4－19－72

呈行政院请在预算未核准以前先予饬部预借补助费文/中央国医馆//国医公报.－4－19－73

呈行政院为造送中央国医馆经常费预算书请予核转备案文/中央国医馆//国医公报.－4－19－74

呈考试院请将国医考试列入专门职业人员考试条例以重医政而昭平允文/中央国医馆//国医公报.－4－25－31

呈西南政务委员会为呈报广东国医分馆业经成立请随时指导并饬广东省政府指拨专款补助文/中央国医馆//国医公报.－4－19－74

第二届正副理事长常务理事正副馆长名单/中央国医馆//国医公报.-4-22-450

电安徽教育厅及歙县县政府据歙县中医公会电称该县民众教育馆图占该会会址请饬察核办理文/中央国医馆/国医公报.-4-20-365

电各省市县国医分支馆及分支馆筹备处暨各地医药团体医药专家征求对于施副馆长统一病名建议书尽量发表意见于文到十日内用书面寄达本馆文/中央国医馆//国医公报.-4-20-272

电裘吉生请辞名誉理事及专任委员各节希勉为其难文/中央国医馆//国医公报.-4-20-365

电施副馆长今墨复学术整理委员会进行情形兼叶古红等已一律延请文/中央国医馆//国医公报.-4-20-272

电浙江省国医分馆电复前令各分馆封于各医药团体及医生如有指挥整理事宜即用令批一案现仍继续有效文/中央国医馆//国医公报.-4-20-459

附录中央国医馆复函/中央国医馆//国医杂志.-4-7-347

各省市国医调查表(二)江苏省/中央国医馆//国医公报.-4-19-331

各省市国医调查表(三)江西省/中央国医馆//国医公报.-4-19-335

各省市国医调查表(四)山西省/中央国医馆//国医公报.-4-19-343

各省市国医调查表(五)北平市/中央国医馆//国医公报.-4-19-461

各省市国医调查表(一)南京市/中央国医馆//国医公报.-4-19-223

各省市医士调查表(八)新加坡/中央国医馆//国医公报.-4-20-214

各省市医士调查表(江苏省医士调查表增补)/中央国医馆/国医公报.-4-21-197

各省市医士调查表(九)浙江省/中央国医馆//国医公报.-4-21-85

各省市医士调查表(六)天津市/中央国医馆//国医公报.-4-20-113

各省市医士调查表(七)河南省/中央国医馆//国医公报.-4-20-122

各省市医士调查表(十)福建省/中央国医馆//国医公报.-4-21-98

各省市医士调查表(十一)安徽省/中央国医馆//国医公报.-4-21-105

公函财政部案据广西省国医分馆筹备处以南宁区税捐征局颁发医师药剂师等营业捐税一节请察核办理文/中央国医馆//国医公报.-4-24-375

公函福建省政府函请援案补助福建国医分馆经费五百元以维医务而利进行文/中央国医馆//国医公报.-4-25-519

公函军事委员会兼禁烟总监为抄送简便戒烟单方以备采择希查照文/中央国医馆//国医公报.-4-26-389

公函南京市政府推荐随翰英为国医试验委员文/中央国医馆//国医公报.-4-24-372

公函聘周柳亭杨伯雅随翰英先生等为本馆处方鉴定委员会委员并指定周柳亭先生为主席文/中央国医馆//国医公报.-4-24-373

公函侨务委员会准函梹城中医中药联合会经当地政府批准成立应准备案请转饬知照文/中央国医馆//国医公报.-4-26-481

公函司法行政部嗣后各级法院关于国医处方诉讼案件如当事人不服当地分支馆或医药团体之鉴定拟请迳函本馆重行鉴定请察核转行文/中央国医馆//国医公报.-4-24-373

公函外交部为本馆秘书焦宗领前往往英美各国考察医药学术请发给执照文/中央国医馆//国医公报.-4-26-167

公函中央党部民众训练医药改进会章程经第二届第一十五次常务理事会决议通过函送查照文/中央国医馆//国医公报.-4-25-518

公函中央执行委员会民众训练部医药改进会章程随函送阅文/中央国医馆//国医公报.-4-25-517

关于针灸铜人事中央国医馆之复函/中央国医馆//医学杂志.-2-15-371

国医分馆董事会会议规则/中央国医馆//国医

公报.-4-19-271

国医馆简章/中央国医馆//医林一谔.-4-8-175

国医馆之任务与成立国医条例之必要/中央国医馆/国医公报.-4-20-431

国医条例草案/中央国医馆//医界春秋.-3-10-203//杏林医学月报.-3-20-295//国医杂志.-4-6-378//医林一谔.-4-10-380//国医公报.-4-20-329

国医条例原则/中央国医馆//医界春秋.-3-10-203//杏林医学月报.-3-20-294//国医杂志.-4-6-377//医林一谔.-4-10-379//国医公报.-4-20-328

函安徽省政府据休宁国医公会呈屯溪公安局举行中医审查登记请查明见复文/中央国医馆//国医公报.-4-23-270

函安阳县医药研究会据来函拟组织彰德国医分馆请委任馆长以县市不得设立分馆检寄各县市设立支馆暂行办法一份请备参考文/中央国医馆/国医公报.-4-20-270

函北平公安局市政府社会局分馆正副馆长业已委派请予维持一切文/中央国医馆//国医公报.-4-19-79

函北平公安局卫生局已派祁大鹏等为北平国医分馆正副馆长文/中央国医馆//国医公报.-4-19-79

函北平市政府为本馆特为雷震远为北平药学讲习所所长已于二月八日开学授课请通饬所属知照文/中央国医馆//国医公报.-4-25-287

函财政部请支付七月份补助经常费文/中央国医馆//国医公报.-4-19-76

函福建民厅请照各省市成例按月补助福建国医分馆经费俾得维持永久便利进行文/中央国医馆//国医公报.-4-19-397

函福建省政府请查案照拨福建省国医分馆经费文/中央国医馆//国医公报.-4-20-173

函复湖北省政府准函送湖北省国医分馆附设医院筹备处各项章则希查照见候一案除训令该分馆对于消毒手续隔离大意注意外至管辖问题当然受部颁规则及所在地方法令之拘束复请查照文/中央国医馆//国医公报.-4-21-235

函复军政部陆军署军法司据医学处审查该方并无含有毒质之品即分量亦无过量之失即希查照文/中央国医馆//国医公报.-4-19-178

函复实业部全国度量衡局已令北平市国医分馆转知各医生照新制分量开方文/中央国医馆//国医公报.-4-20-363

函甘肃省政府据甘肃省国医分馆呈为筹设国医训练班函请就近维持文/中央国医馆//国医公报.-4-22-274

函各省政府市政府省民政厅检送本馆组织章程等请查照随时予以指导及赞助文/中央国医馆//国医公报.-4-19-276

函广东省政府广州市政府广东分馆已照章成立请按照各省市成例按月指拨专款补助文/中央国医馆//国医公报.-4-19-88

函广东省政府据潘茂林函请转达各省市卫生局对于考试中医稍加审慎请察酌办理文/中央国医馆//国医公报.-4-24-147

函广西省政府据广西省国医分馆筹备处呈报组织诊疗所恳转请指导援助请察酌办理文/中央国医馆//国医公报.-4-24-145

函国民政府主计处补送本馆二十年度岁出经常费门概算书一份文/中央国医馆//国医公报.-4-19-77

函国民政府主计处会计局因尚未领到补助费暂实未能编送甲乙种收支旬报文/中央国医馆//国医公报.-4-19-77

函何佩瑜本馆如违抗院令颁布学校学院章程必引起行政院教育部卫生署三方面干涉使国医教育机关根本不能设立文/中央国医馆//国医公报.-4-24-146

函河南省政府请酌予续发河南分馆按月津贴三百元以资维持文/中央国医馆//国医公报.-4-19-397

函河南省政府兹准为送国医王省吴呈送喉疹合编二册嘱为审定当将原书交由本馆编审委员会审查据称该书分编平正行文浅显尚无不合

即希查照转知文/中央国医馆//国医公报.-4
-23-43

函湖北省政府汉口市政府请酌拨湖北省国医分
馆及武汉医院医校地址文/中央国医馆//国
医公报.-4-20-173

函湖北省政府汉口市政府请酌量拨助湖北省国
医分馆经费文/中央国医馆//国医公报.-4-
20-172

函湖南省民政厅为湖南省国医分馆组织成立业
经分别委派馆长董事长负责进行函请查照知
道赞助文/中央国医馆//国医公报.-4-21
-397

函湖南省政府案据长沙市国医药公会常德县国
医公会暨药士易南坡等函电以湖南省政府公
布十年卫生计划侵袭中医药业用特函请复议
解放学术利济民生文/中央国医馆//国医公
报.-4-22-25

函湖南省政府何主席为湖南国医专科学校成绩
优良关于经费支绌不足以资扩充用特函请再
予补助以固基础文/中央国医馆//国医公报
.-4-23-269

函黄竹斋所请委派李阁宸为学校筹办委员及拟
陕西国医学校改为西京国医学校应予照准文
/中央国医馆//国医公报.-4-25-417

函考选委员会谨将国医考试列入专门职业人员
考试条例以重医政而昭平允文/中央国医馆
//国医公报.-4-25-32

函考选委员会谨将举行中医考试应行规定各点
借备参酌文/中央国医馆//国医公报.-4-25
-285

函考选委员会以中医条例现经立法院拟定在案
嗣后卫生行政资格铨叙必经考试兹特检送该
项考试科目请查照文/中央国医馆//国医公
报.-4-21-397

函立法院孙院长请将国医考试条例列入考试法
规以昭公允文/中央国医馆//国医公报.-4-
25-34

函立法院为本馆陈理事长立夫申请列席审查国
医条例会议陈述意见文(附立法院复函照准
文)/中央国医馆//国医公报.-4-21-153

函美国旧金山总领事黄朝琴檀香山总领事梅景
周兹奉国府公布中医条例金山侨民对于中医
之改进视不容缓并派黄社经为驻美三藩市国
医分馆筹备专员希赐知道文/中央国医馆//
国医公报.-4-25-288

函蒙藏委员会请将章程译蒙藏文并令蒙藏各地
医生药商分等列表呈报本馆文/中央国医馆
//国医公报.-4-19-78

函南京市国医公会拟暂借长生祠常川办公希查
照见复文/中央国医馆//国医公报.-4-19
-177

函南京市国医公会请借用长生祠为本馆办公处
文/中央国医馆//国医公报.-4-19-84

函南京市政府请饬行社会局派员将医会原接新
廊小学地界会刊以资建设国医传所文/中央
国医馆//国医公报.-4-21-35

函南京市政府请饬令现驻长生祠唯生队迁让以
便本馆移入办公文/中央国医馆//国医公报
.-4-19-85

函南京市政府请催饬卫生队迁让长生祠以便移
入办公文/中央国医馆//国医公报.-4-19
-178

函南京市政府请发还本市医药公会地产以便办
理国医传习所文/中央国医馆//国医公报.-4
-19-84

函南京市政府请指拨三皇庙地基为馆址文/中
央国医馆//国医公报.-4-19-81

函南京市政府推荐本市委员随翰英为国医试验
委员文/中央国医馆//国医公报.-4-23
-272

函南京特别市党部复准请饬各省分馆设立国医
训练班业经训令各省分馆查照办理文/中央
国医馆//国医公报.-4-22-149

函潘公展为上海市国医分馆补行宣誓典礼呈请
派员监督函请台端届时莅场代表监誓文/中
央国医馆//国医公报.-4-24-376

函潘茂林已据函转请广东省政府察酌办理文/
中央国医馆//国医公报.-4-24-148

函潘茂林准广东省政府函复对于考试中医稍加
审慎一节已转令所属审慎办理函复附抄察阅

文/中央国医馆//国医公报.-4-24-261

函聘裴吉生杨伯雅为本馆学术整理委员会专任委员文/中央国医馆//国医公报.-4-19-75

函聘施今墨等为本馆学术整理委员会专任委员文/中央国医馆//国医公报.-4-19-75

函聘张山雷为本馆学术整理委员会专任委员文/中央国医馆//国医公报.-4-19-75

函聘周伟呈为本馆学术整委会专任委员文/中央国医馆//国医公报.-4-19-177

函侨务委员会准为侨民吴望父谢希兰等拟加入国医馆为会员或其他名义查本馆非属会社组织并无会员之规定希请查照文/中央国医馆//国医公报.-4-22-150

函请内政部指拨三皇庙地基为馆址文/中央国医馆//国医公报.-4-19-80

函请杨复初先生于湖北省国医分馆馆长就职时就近前往监视文/中央国医馆//国医公报.-4-20-45

函山东省政府及民政厅请援照各省国医分馆成例按月指拨专款补助山东省国医分馆以资提倡并希见复文/中央国医馆//国医公报.-4-20-271

函山西省政府请指拨专款按月补助该省国医分馆文/中央国医馆//国医公报.-4-20-364

函上海市党部陶委员百川为沪分馆董事会定九月八日新旧董事举行宣誓就职函请届时莅场代表监誓文/中央国医馆//国医公报.-4-24-261

函上海市政府上海市国医分馆即日成立请饬交涉署照会各领事知照并指拨专款按月补助文/中央国医馆//国医公报.-4-19-88

函上海中国医学院所请监试第六届学生毕业已函请谢理事利恒届时就近监试文/中央国医馆//国医公报.-4-23-269

函邵主席杨主席彭厅长周厅长王处长兹派汤有光黄竹斋两君为筹备陕西国医学校专员务恳予以赞助借策进行文/中央国医馆//国医公报.-4-25-417

函四川省政府请指拨专款按月补助四川国医分馆以资提倡文/中央国医馆//国医公报.-4-

19-177

函绥远省政府傅主席为绥远省国医分馆成立伊始经费无着请援各省分馆成例按月拨款补助以利进行文/中央国医馆//国医公报.-4-25-166

函随委员翰英准南京市政府函请本馆专门委员随翰英郭受天二人中推荐一人担任本市第五届国医试验委员已复函推荐执事前往文/中央国医馆//国医公报.-4-23-273

函随委员翰英准南京市政府函请于专门委员随翰英郭受天二人中推荐一人担任本市第六届国医试验委员已复函推荐执事前往文/中央国医馆//国医公报.-4-24-376

函天津市国医研究会陈泽东应予特别登记俟学术标准大纲草定后即当寄兴征求意见文/中央国医馆//国医公报.-4-19-87

函外交部前闻国联古医学研究会拟请我国指派代表参加此项照会已否寄到希详示文(附外交部复函二件)/中央国医馆//国医公报.-4-22-498

函外交部请译抄国联组委会所提研究中国古医术一案之年月日及决议经过情形以供参考文/中央国医馆//国医公报.-4-21-35

函外交部上海市国医分馆即日在法租界开成立大会请饬上海市交涉署照会各领事或工部局就近维护文/中央国医馆//国医公报.-4-19-89

函王徵莹牟贡三为请兼任贵州国医分馆正副馆长借资整理国医学术文/中央国医馆//国医公报.-4-24-262

函威海卫国医学术研究会既奉教育部令改为理监事制自当遵办文/中央国医馆//国医公报.-4-24-146

函魏梅圃撰就黄帝内经太素补注序一篇随函附寄希察收文/中央国医馆//国医公报.-4-24-34

函谢利恒为请届时前往上海中国医学院监试第六届学生毕业试验文/中央国医馆//国医公报.-4-23-270

函学术整理委员会专任委员陈逊斋奉论调在秘

书处办事请查照文/中央国医馆//国医公报.-4-20-459

函姚炳臣据呈送中西合纂解剖生理学图本请审查后发还俟审定后代为刊印文/中央国医馆//国医公报.-4-24-33

函浙江分馆董事会方董事亦元据浙江省国医分馆转据蓝姬中医专校第九次学生毕业请求派员监试希莅场考试文/中央国医馆//国医公报.-4-23-403

函浙江省教育厅对于私立浙江中医专门学校及兰溪中医专门学校请暂缓取缔文/中央国医馆//国医公报.-4-19-83

函郑州中药业同业公会据函询各节分别答复并检本馆各章程大纲等希查照文/中央国医馆//国医公报.-4-19-87

函中国国民党四川省党务特派员办事处案准贵处公函据成都市国医公会缮具议案请予函转等由查中国医药关系至重胥候中医条例颁布可也并希批转文/中央国医馆//国医公报.-4-22-493

函中国国民党驻菲三宝颜支部执委会为据中医郑扬嗣声称函请发给执照以便在菲职业准予发给文/中央国医馆//国医公报.-4-25-166

函中国国民党驻美总支部执行委员会兹奉国府公布中医条例金山侨民对于中医之改进视不容缓并派黄社经驻美三藩市市国医分馆筹备专员希赐知道文/中央国医馆//国医公报.-4-25-287

函周柳亭张简斋张栋梁刘仲迈杨伯雅陈逊斋郭受天邱啸天隋翰英各教授定于二月二十三日举行国医特别研究班考试希届时到馆监试文/中央国医馆//国医公报.-4-25-289

函主计处为请纠正二十三年度本馆补助费每月五千元给领文/中央国医馆//国医公报.-4-22-149

江苏省医士调查增补/中央国医馆//国医公报.-4-21-106

科学化之国医系统/中央国医馆//国医公报.-4-21-189

立法院通过国立中医研究院条例/中央国医馆//国医杂志.-4-7-30

立法院通过国立中医研究院组织条例/中央国医馆//国医杂志.-4-13-76

令安徽省当涂县中医公会据陈报改称中医公会并送简章职员履历册准备案文/中央国医馆//国医公报.-4-19-264

令安徽歙县中医公会准安徽教育厅函复办理歙县民众教育馆团占该会会址一案情形仰知照文/中央国医馆//国医公报.-4-20-338

令澳门国医分馆筹备处据呈送修改该分馆组织章程及董事会章程仰遵照指示各点分别修正并行呈报文/中央国医馆//国医公报.-4-20-162

令澳门国医分馆筹备处据呈送修改该分馆组织章程及董事会章程应候依照分馆组织大纲第二条第一三两项所规定补呈到馆再行核办文/中央国医馆//国医公报.-4-20-251

令澳门国医分馆筹备处据呈移交镜湖医院改组支馆准予备案文/中央国医馆//国医公报.-4-21-142

令宝应县中医公会据呈报组织工会情形检同简章请鉴核备案应照准文/中央国医馆//国医公报.-4-20-346

令北平国医分馆筹备处呈报董事会成立应准备案文/中央国医馆//国医公报.-4-19-56

令北平国医分馆筹备处已将原送章程修正备案并仰遵照文/中央国医馆//国医公报.-4-19-56

令北平国医分馆副馆长左季云据呈请辞职应无庸议文/中央国医馆//国医公报.-4-23-259

令北平国医分馆馆长祈大鹏据呈母丧请假一月馆务由秘书主任魏春晖代行应予照准文/中央国医馆//国医公报.-4-21-148

令北平国医分馆据呈报职员履历暨工作分配表册准予备案文/中央国医馆//国医公报.-4-21-320

令北平国医分馆据呈具拟修浚河道计划及今夏预防疫疠经过情形恳予披露准登国医公报文

/中央国医馆//国医公报.-4-21-144

令北平国医分馆据呈请委派雷震远为北平药学讲习所所长宋实安为副所长应予照准所请颁发钤记可用木质自行刊用文/中央国医馆//国医公报.-4-24-253

令北平国医分馆为据呈送工作报告及收支表册准予备案仰知照文/中央国医馆//国医公报.-4-23-136

令北平国医学院呈送学生毕业文凭请加盖馆印应予照准文/中央国医馆//国医公报.-4-25-513

令北平国医学院院长孔伯华据呈设立天津分院准予存查文/中央国医馆//国医公报.-4-25-269

令北平华北国医学院据呈报研究班第一期学生修业期满举行毕业考试并赍送证书及成绩表应准备案证书加盖关防随令发还仰即转给文/中央国医馆//国医公报.-4-20-441

令北平市国医分馆据湖北省国医分馆董事长张丹樵呈以联欢会余款交北平代表张子畅李芝亭处理恳将原呈及收据登报证明仰即查明具复文/中央国医馆//国医公报.-4-20-242

令北平市国医分馆令饬就近派人前往北平国立图书馆抄录四库全书内关于国医药书籍目录迅寄本馆文/中央国医馆//国医公报.-4-20-337

令北平市据呈准北平市度量衡检定所函送新旧制折合表请转各医士按新制开方究应如何办理请示祗遵仰照新制奉行文/中央国医馆//国医公报.-4-20-351

令北平药学讲习所据呈副所长宋实安辞职令选乐绍虞继任应予照准文/中央国医馆//国医公报.-4-26-39

令北平药业讲习所所长雷震远据电陈冀察政委会副秘书长雷嗣尚复允担任董事并开学摄影既王董事训词均悉文/中央国医馆//国医公报.-4-25-409

令北婆罗洲国医分馆筹备处据呈报成立筹备处并启用图记日期及筹备员履历准予备案文/中央国医馆//国医公报.-4-21-314

令北婆罗洲国医分馆筹备处据呈报选出董事及正副馆长请予令委仰遵照分馆组织程序办理文/中央国医馆//国医公报.-4-21-231

令北婆罗洲国医分馆筹备处据呈称公举曹梦尘等九人为筹备员请予令委应予照准除令委外颁发图记式样一纸仰遵照刊务仍将经过情形呈报备查文/中央国医馆//国医公报.-4-21-230

令北婆罗洲国医分馆筹备处据呈称公举曹梦尘负责请予令委曹梦尘等九人为筹备员已分别照派仰知照文/中央国医馆//国医公报.-4-21-229

令北婆罗洲国医分馆筹备处据呈送分馆及董事会章程并公选曹梦尘等十七人为董事及正副馆长请予加委已另令照派仰知照文/中央国医馆//国医公报.-4-21-316

令北婆罗洲国医分馆董事副馆长游思齐据呈辞北婆罗洲国医分馆董事及副馆长职务应予准照文/中央国医馆//国医公报.-4-22-141

令北婆罗洲国医分馆副馆长曹龙庆据该北婆罗洲国医分馆馆长曹梦尘因父病恳请辞职馆务着该副馆长暂行代理文/中央国医馆//国医公报.-4-22-138

令北婆罗洲国医分馆据该分馆副馆长游思齐呈辞董事及副馆长职务业经照准仰即分别遴选妥员呈请委派以重馆务文/中央国医馆//国医公报.-4-22-138

令本馆代理秘书阎公望据呈请辞职应照准文/中央国医馆//国医公报.-4-20-28

令本馆秘书冯惺吾据呈辞秘书职务指令准照文/中央国医馆//国医公报.-4-22-143

令蔡承绪所呈章程类似学社组织仰即更正名称再行呈核文/中央国医馆//国医公报.-4-23-260

令常德保康医院据呈报成立情形同章程请备案应照准文/中央国医馆//国医公报.-4-20-354

令番禺县国医支馆据呈缴登记合格中医生一览表准予存查文/中央国医馆//国医公报.-4-25-272

令菲律宾国医分馆筹备处案准外交部函复兹据驻马尼剌总领事馆交涉取缔中医执业停止执行命令惟关筹设国医分馆应许审慎庶免再起外交文/中央国医馆//国医公报.-4-23-17

令菲律宾国医分馆据呈报正副馆长就职日期及启用关防准予备案文/中央国医馆//国医公报.-4-26-284

令福建分馆派员监考厦门专校毕业试验/中央国医馆//光华医药杂志.-4-37-553

令福建国医分馆呈送据呈送莆田国医公会章程职员名册请鉴核备案应予存查文/中央国医馆//国医公报.-4-26-263

令福建国医分馆加委所长各处无此先例自无必要文/中央国医馆//国医公报.-4-23-389

令福建国医分馆检寄国医专科学社及国医研究所立案暂行标准大纲一份转饬遵照大纲第七条程序办理文/中央国医馆//国医公报.-4-24-18

令福建国医分馆据报建瓯县支馆长履历表请予备案应照准文/中央国医馆//国医公报.-4-24-27

令福建国医分馆据报厦门市国医研究会呈称奉令另刻钤模等情准予备案文/中央国医馆//国医公报.-4-24-28

令福建国医分馆据呈报莆田支馆职员履历请鉴核备案准予存查文/中央国医馆//国医公报.-4-26-272

令福建国医分馆据呈报委任陈承模等为厦门市医药改进会指导员仰祈察核令遵应照准文/中央国医馆//国医公报.-4-24-26

令福建国医分馆据呈报医药改进会改组情形呈悉文/中央国医馆//国医公报.-4-24-133

令福建国医分馆据呈晋江县中医公会呈送委员名册请予备案应照准文/中央国医馆//国医公报.-4-24-21

令福建国医分馆据呈请委任张琴为莆田县支馆馆长应予照准文/中央国医馆//国医公报.-4-21-149

令福建国医分馆据呈厦门国医专校赍送参加毕业试验学员名录恳准备案应予存查文/中央

国医馆//国医公报.-4-24-138

令福建国医分馆据呈送晋江县中医公会章程恳请备案应照准文/中央国医馆//国医公报.-4-24-134

令福建国医分馆据呈送厦门国医专门学校教职员表学生姓名表及章程等件请鉴核准予备案仰转饬知照文/中央国医馆//国医公报.-4-23-139

令福建国医分馆据呈送仙游国医专科学校各项表册请察核备案准予存查文/中央国医馆//国医公报.-4-26-274

令福建国医分馆据呈送仙游县国医学校章程表册请核准备案查与本馆规定之立案暂行标准大纲诸多未和令仰遵章修正再准备案文/中央国医馆//国医公报.-4-24-24

令福建国医分馆据呈送仙游县国医专科学社所拟章程第十条第十一条与大纲规定不合仰转饬修正文/中央国医馆//国医公报.-4-24-252

令福建国医分馆据呈已训令该分馆就近派员监视文/中央国医馆//国医公报.-4-24-20

令福建国医分馆据呈转建瓯支馆呈送钤模等情准予备案文(连载)/中央国医馆//国医公报.-4-25-402.-4-26-27

令福建国医分馆据呈转据建瓯支馆呈送国医医院章程及传习所补习班插班生名单请准予备案应予存查文/中央国医馆//国医公报.-4-26-269

令福建国医分馆据呈转据仙游县支馆呈送药用植物学教材呈请汇付编审已悉文/中央国医馆//国医公报.-4-21-149

令福建国医分馆据呈转送仙游县国医专科学校学生成绩表册准予存查文/中央国医馆//国医公报.-4-26-472

令福建国医分馆据莆田国医支馆呈报设立国医医院应准暂予备案仰就近督促充分设备并饬注重医生人才及病人隔离文/中央国医馆//国医公报.-4-23-140

令福建国医分馆据思明县国医支馆呈送思明中医公会第五届志愿表会员名册请鉴核准予备

令福建省国医分馆据呈请检发莆田县国医支馆馆长张琴委状等情兹随令检发仰照收转给文/中央国医馆//国医公报.-4-21-228

令福建省国医分馆据呈请委任温敬修为该省仙游县国医支馆馆长应准照派仰知照文/中央国医馆//国医公报.-4-20-257

令福建省国医分馆据呈请委任吴瑞甫为思明县国医支馆馆长准如所请另令照派文/中央国医馆//国医公报.-4-20-444

令福建省国医分馆据呈送董事会董事名单并陈公推常务董事互推董事长各情形请分别委任应准酌委仰知照文/中央国医馆//国医公报.-4-20-247

令福建省国医分馆呈送福州中医学社教材二册收到准予汇交编审之用仰知照文/中央国医馆//国医公报.-4-21-395

令福建省国医分馆据呈仙游县支馆责送仙游国医学校教职员学生名册请祈鉴核准予暂行备案仰转令补报学校概况并饬严格办理以重教育/中央国医馆//国医公报.-4-23-135

令福建省国医分馆据呈准仙游县政府函转该县国医学社创办各表册准予存查文/中央国医馆//国医公报.-4-20-253

令福建省国医分馆据思明县国医研究会常委林德星等呈请严惩窃盖会章之林儒光等一案仰即查办具复文/中央国医馆//国医公报.-4-20-337

令福建省国医分馆据郑却疾呈报组织晋江却疾医学研究社已批饬候令该分馆查办仰即遵照并声复文/中央国医馆//国医公报.-4-20-242

令福建省国医分馆据转呈思明国医研究会附设国医研究所简章暨职教学员册表准予备案文/中央国医馆//国医公报.-4-22-17

令福建省国医分馆据转呈仙游县国医支馆开办国医院检同章程细则图表请鉴核应准备案文/中央国医馆//国医公报.-4-20-454

令福建省国医分馆为准福建省政府函省计绌暂难补助转饬知照文/中央国医馆//国医公报.-4-25-493

令福建省国医分馆转呈晋江中医公会为改选委员并新迁会址转请备案应予照准文/中央国医馆//国医公报.-4-25-155

令福建省国医分馆准福建省政府咨复按月补助该分馆经费五百元仰知照文/中央国医馆//国医公报.-4-20-24

令福建省国医分馆准福建省政府咨复已令财政厅拨款补助该分馆仰知照文/中央国医馆//国医公报.-4-22-9

令福清国医公会据呈改选职员并呈送会员名册准予备案文/中央国医馆//国医公报.-4-25-511

令福清县国医学研究会据陈报筹备经过及选举职员等情形并附呈简章及职员表准予备案文/中央国医馆//国医公报.-4-20-31

令福清县国医支馆筹备处据呈报筹备经过情形并附呈名单请圈定筹备员等情业经令行福建省国医分馆核办仰知照文/中央国医馆//国医公报.-4-20-41

令福州中医学社陈报福州中医学社设立经过情形请暂准备案文/中央国医馆//国医公报.-4-19-58

令福州中医学社据补呈该学社课表准予存查文/中央国医馆//国医公报.-4-20-160

令福州中医学社据陈报添招第二第三第四各组学员附呈名册请鉴核一节仰将该学社章程及课程表呈候核办文/中央国医馆//国医公报.-4-20-41

令福州中医专校呈报二十四年秋季甲组学生成绩表准予存查文/中央国医馆//国医公报.-4-25-514

令福州中医专校绩报二十四年秋季乙组学生成绩表既二十五春节教职员表学生名册应予存查文/中央国医馆//国医公报.-4-25-514

令福州中医专校据呈报该校甲乙组学生成绩表及二十三年春季教职员表学生名册请鉴核准予存查仰将教学事项严格办理文/中央国医馆//国医公报.-4-23-35

令福州中医专校据呈送二十四年春秋两季甲乙两组学生成绩表及学生名册并教职员表应予

存查文/中央国医馆//国医公报.-4-25-156

令福州中医专校据呈送教职员学生表册应准存查文/中央国医馆//国医公报.-4-20-159

令阜宁第四区国医公馆筹备处据陈报更正名称准予备案文/中央国医馆//国医公报.-4-20-154

令阜宁县益林国医公会筹备处据陈报筹备会成立暨启用图记日期应准备案文/中央国医馆//国医公报.-4-20-39

令阜宁益林国医公会筹备处据代电请每月赐发国医公报一份准予秘书处按期发寄文/中央国医馆//国医公报.-4-20-43

令甘肃国医分馆呈送分馆章程准备案惟第九条之学校前奉行政院令应改学社馆长已令派仰知照文/中央国医馆//国医公报.-4-19-172

令甘肃国医分馆筹备处呈送筹办国医学校大纲准备案惟院令学校应改称学社并仰知照文/中央国医馆//国医公报.-4-19-168

令甘肃国医分馆馆长柯与参据遵委呈报就职日期准予备案文/中央国医馆//国医公报.-4-22-143

令甘肃国医分馆据陈报馆长就职日期及启用关防准备案文/中央国医馆//国医公报.-4-19-263

令甘肃国医分馆据呈报二十二年度经费收支数目请鉴核等情令准备案仰知照文(连载)/中央国医馆//国医公报.-4-22-20,489

令甘肃国医分馆据呈报该馆经费被减内部组织略为更勤准予备案文/中央国医馆//国医公报.-4-22-13

令甘肃国医分馆据呈遵行筹办国医训练班拟定大纲请求备案并函甘肃省府力为筹措指令准如所请文/中央国医馆//国医公报.-4-22-258

令甘肃国医分馆为馆长牛载坤遇难身故所遗馆长一职应由该代理馆长可与参实授文/中央国医馆//国医公报.-4-22-140

令甘肃省国医分馆筹备处陈报成立甘肃省国医分馆筹备处应准备案文/中央国医馆//国医公报.-4-19-57

令甘肃省国医分馆馆长牛载坤据陈因公离开请假三月馆务由事务主任柯与参代行准予备案文/中央国医馆//国医公报.-4-20-251

令甘肃省国医分馆馆长牛载坤据呈请续假并恳由事务科主任柯与参代理馆长职务令准备案文/中央国医馆//国医公报.-4-21-318

令甘肃省国医分馆据陈报修竣馆舍移入办公已悉文/中央国医馆//国医公报.-4-20-158

令甘肃省国医分馆据呈报补行成立仪式并赍标语相片准予备案文/中央国医馆//国医公报.-4-20-250

令甘肃省国医分馆据呈报附设施医所及国医研究会呈赍章程请鉴核准予备案文/中央国医馆//国医公报.-4-21-223

令甘肃省国医分馆据呈报于本月四日回省到馆视事呈悉文/中央国医馆//国医公报.-4-23-390

令甘肃省国医分馆据呈请迅将呈报二十二年度经费收支数目核示等情业经指令准予备案仰知照文/中央国医馆//国医公报.-4-22-490

令甘肃省国医分馆据呈设立十二重要县份支馆应予照准文/中央国医馆//国医公报.-4-26-365

令甘肃省国医分馆据呈送开办费清册并报该馆经费未能按期领到月报无法造送仰即暂照夏冬两季实报清册准存查文/中央国医馆//国医公报.-4-20-246

令甘肃省国医分馆为奉电实行新生活遵照切实办理祈鉴核备案应予存查文/中央国医馆//国医公报.-4-25-407

令甘肃省国医分馆仰封于自由学习诸人随时指导勿求速效文/中央国医馆//国医公报.-4-23-381

令赣县中医公会据呈建设中医疗养院应予存查文/中央国医馆//国医公报.-4-25-507

令各分馆及各医药团体为征集国医教材检发暂定办法仰即依限寄送文/中央国医馆//国医

公报.-4-21-21

令各省分馆学校学社令发国医专科学社及国医研究所立案暂行标准大纲文/中央国医馆//国医公报.-4-23-27

令各省分馆转当地国医各学社学校招收学生或私家招收学徒须有高中或同等学校毕业方为各合格私家尤以招收大学毕业学生为宜文/中央国医馆//国医公报.-4-23-382

令各省国医分馆准南京特别市党部转函本京第一区党部呈请令饬各分馆设立国医训练班并抄同原呈办法查国医教育人才自宜尽先兴办令饬该分馆遵照办理文/中央国医馆//国医公报.-4-22-131

令各省市按照大纲公同筹备设立国医分馆文/中央国医馆//国医公报.-4-19-54

令各省市国医分馆案经理事会讨论修正医药改进会章程国医分馆组织大纲第四条暨第五条条文令行遵照办理文/中央国医馆//国医公报.-4-22-485

令各省市国医分馆查本馆整理学术书籍流传亟应有所甄别举凡有新旧著述无论已刊未刊统希投寄前来审查合格者准予颁给证书仰该分馆即便转饬所属知照文/中央国医馆//国医公报.-4-22-484

令各省市国医分馆抄发中央国医馆及各分支馆附设国医药研究所办法仰知照文/中央国医馆//国医公报.-4-19-260

令各省市国医分馆各县市设立国医支馆暂行办法经理事会常会通过兹抄发一份仰遵照文/中央国医馆//国医公报.-4-19-258

令各省市国医分馆馆长董事长所属职员如有吸食洋烟及其代用品者应查明调验具报备查文/中央国医馆//国医公报.-4-25-15

令各省市国医分馆及筹备处令发调查国药商及医士表式仰即依限填报文/中央国医馆//国医公报.-4-21-20

令各省市国医分馆暨分馆筹备处随时物色各项人才列表详报文/中央国医馆//国医公报.-4-19-54

令各省市国医分馆检发国医分馆董事会会议规则仰遵照文/中央国医馆//国医公报.-4-19-259

令各省市国医分馆为饬将统一病名草案两种征集意见加行签注限收到三个月内原件缴还文/中央国医馆//国医公报.-4-22-483

令各省市国医分馆为送国医各科编辑教材应用参考书目仰各分馆转发各当地教学机关参酌应用文/中央国医馆//国医公报.-4-23-11

令各省市国医分馆转饬所属通告各该地药商认取地方性采办药材文/中央国医馆//国医公报.-4-21-220

令各省市国医分支馆及筹备处为颁发修正医药改进会章程令仰遵照并饬嗣后医药改进会分支会成立时应呈报本馆备案并分别函呈当地官署查照文/中央国医馆//国医公报.-4-23-254

令各省市国医学校学社等一律购置药物图改并特予通融照预约价销售文/中央国医馆//国医公报.-4-24-131

令各省市及海外华侨医药团体医药专家与各地医士药商遵照来表填注呈报以资统计文/中央国医馆//国医公报.-4-19-53

令广德县国医公会据呈报改组成立情形并赍支援表情核准予存查文/中央国医馆//国医公报.-4-21-229

令广东国医分馆董事会据呈成立救护总队恳予全权办理以一事功应由分馆具案详陈再行核夺文/中央国医馆//国医公报.-4-21-140

令广东国医分馆各县支馆联合办事处据呈成立经过应俟广东分馆具案呈报再行核夺文/中央国医馆//国医公报.-4-21-141

令广东国医分馆据呈转据汕头中医讲习所呈请转呈备案应予照准文/中央国医馆//国医公报.-4-26-21

令广东国医分馆业经据情分函广东省政府及广州市政府拨地立馆给资补助并呈请西南政务委员会饬行办理仰即知照文/中央国医馆//国医公报.-4-19-59

令广东梅县中医学社据呈报第一届正科学生修业期满请鉴核等情准予存查仰再呈报广东国

医分馆备案文/中央国医馆//国医公报. - 4 -
23 - 136

令广东省各县国医支馆联合办事处呈请发整理
医药工作计划及改进一切方法查本馆学术整
理委员会经有规定该联合办事处既有是项建
议著先拟具草案呈候核夺文/中央国医馆//
国医公报. - 4 - 22 - 14

令广东省国医分馆筹备委员会推定陈任枚等为
董事准备案文/中央国医馆//国医公报. - 4 -
19 - 55

令广东省国医分馆筹备委员会兹圈定沈茂林等
为广东国医分馆筹备员仰即积极筹备呈报备
核文/中央国医馆//国医公报. - 4 - 19 - 57

令广东省国医分馆董事会据呈改选霍芝庭为
广东省国医分馆馆长恳请委任等情应予照派
仰将改进馆务计划及交替就职日期具报备查
文/中央国医馆//国医公报. - 4 - 22 - 490

令广东省国医分馆董事会推定潘茂林等为董事
主任及常务委员应照准文/中央国医馆//国
医公报. - 4 - 19 - 57

令广东省国医分馆据陈复委派东莞支馆正副馆
长及办登记各情已悉文/中央国医馆//国医
公报. - 4 - 19 - 374

令广东省国医分馆据陈请向内教两部力争国医
学校列入学校系统应候汇案核办仰知照文/
中央国医馆//国医公报. - 4 - 20 - 258

令广东省国医分馆据呈复更换顺德县支馆馆长
详情已悉本馆业经令饬杨纪云即行交代并将
募筹款项详报该馆备案文/中央国医馆//国
医公报. - 4 - 20 - 443

令广东省国医分馆据代电请将国医学校编入学
校系统与西医受同等待遇应候汇案核办仰知
照文/中央国医馆//国医公报. - 4 - 20 - 262

令广东省国医分馆据顺德国医支馆前馆长杨纪
云电恳令饬新任清偿垫款仰即转令平情清理
文/中央国医馆//国医公报. - 4 - 20 - 244

令广东省私立华夏中医学校筹备员江达等据拟
创办广东私立华夏中医学校准予存查文/中
央国医馆//国医公报. - 4 - 25 - 23

令广东省私立华夏中医学校董事会主席伍仲谋

呈报选任江松石为广东省私立华夏中医学校
校长附呈履历表准予存查文/中央国医馆//
国医公报. - 4 - 25 - 276

令广东顺德县国医支馆馆长杨纪云令饬即行交
代并将经手募筹款项详报广东省分馆备案以
清手续文/中央国医馆//国医公报. - 4 - 20
- 441

令广东中医学校光汉中医学校为准西南政务委
员会函准暂恢复学校名称令饬知照文/中央
国医馆//国医公报. - 4 - 25 - 494

令广东中医药专门学校据呈奉令征集国医教材
呈送各科讲义暨课程纲要已悉文/中央国医
馆//国医公报. - 4 - 21 - 150

令广西国医分馆筹备处据呈组织诊疗所请察核
备案并恳转咨桂省府予以指导援助应予照准
文/中央国医馆//国医公报. - 4 - 24 - 137

令广西国医分馆筹备处据情转函财政部以南宁
区税捐征局颁发医师药济师等营业捐税予以
豁免兹准函复令仰知照文/中央国医馆//国
医公报. - 4 - 24 - 357

令广西国医分馆筹备处据删代电函请财政部察
核办理文/中央国医馆//国医公报. - 4 - 24
- 365

令广西国医分馆筹备处准广西省政府咨据该处
呈报组织诊疗所应予招办并指令本府技士苏
六昭等随时指道令仰知照文/中央国医馆//
国医公报. - 4 - 24 - 132

令广西国医国药研究会柳州分会呈报改选经过
应予存查文/中央国医馆//国医公报. - 4 - 25
- 510

令广西省国医分馆筹备处据呈报遵令设立已推
定召责人员检同关防式样请察核备案应予照
准文/中央国医馆//国医公报. - 4 - 20 - 449

令广西省国医分馆筹备处呈为筹备员刘耀生
辞职请以熊静和递补应准照派文/中央国医
馆//国医公报. - 4 - 20 - 449

令广西省国医分馆临时办事处据陈报筹设该分
馆经过情形并选定候圈筹备员请鉴核圈委应
予照准仰即知照文/中央国医馆//国医公报
. - 4 - 20 - 261

令贵州国医分馆筹备处委派王溦莹牟贡三梁少甫为贵州国医分馆正副馆长仰知照文/中央国医馆//国医公报.-4-24-132

令贵州国医分馆筹备员梁少甫等据情转咨黔省政府酌予补助并发关防式样仰自行刊用文/中央国医馆//国医公报.-4-24-368

令贵州国医分馆据呈报成立准予备案文/中央国医馆//国医公报.-4-26-373

令贵州国医分馆据呈报筹备完毕请撤销筹备处准予备案文/中央国医馆//国医公报.-4-26-281

令贵州省国医分馆准贵州省政府咨复请援例补助一案未便照准令仰知照文/中央国医馆//国医公报.-4-25-16

令国医术仁据呈前送验方药虽系古方实经苦心研究恳准专制专售等情仰俟本馆管理成药规则实施时再行核办文/中央国医馆//国医公报.-4-21-23

令汉口市国医公会据呈报成立高级研究所应予存查文/中央国医馆//国医公报.-4-25-266

令汉口医药学社陈报集会改定名称为学社并公推社长准备案文/中央国医馆//国医公报.-4-19-171

令汉口医药学社据陈报筹办学社经过情形附呈简章及表等请核一节应候据情转饬湖北省国医分馆查复再凭核办文/中央国医馆//国医公报.-4-20-35

令汉口医药学社据陈报启用钤记日期已悉文/中央国医馆//国医公报.-4-19-263

令汉口医药学社校董会据陈报组织校董会并刊刻钤记启用日期准备案文/中央国医馆//国医公报.-4-19-267

令河北国医分馆据呈声明天津市政府函聘中医考试委员恳祈备案应照准文/中央国医馆//国医公报.-4-24-139

令河北省国医分馆筹备处据陈报董事会公推蔡承绪暂代分馆长暂准备案文/中央国医馆//国医公报.-4-20-33

令河北省国医分馆筹备处据呈从修改该分馆及董事会章程准备案文/中央国医馆//国医公报.-4-20-30

令河北省国医分馆筹备处据呈复修改分馆章程及董事会章程仰分别补缮呈送文/中央国医馆//国医公报.-4-19-386

令河北省国医分馆筹备处据呈请颁发关防仰俟分馆长派定自行刊用文/中央国医馆//国医公报.-4-19-386

令河北省国医分馆筹备委员会据报遵章推定董事及董事长应准备案文/中央国医馆//国医公报.-4-19-379

令河北省国医分馆筹备委员会据呈送该分馆章程据董事会章程仰照指示各点修改文/中央国医馆//国医公报.-4-19-378

令河北省国医分馆代理馆长蔡承绪据呈报就职暨启用关防日期请予备案并乞函请河北省政府指拨官房备用一面分函天津市政府公安社会各局卫生事务室等妥为协助已据情分别办理仰知照文/中央国医馆//国医公报.-4-20-34

令河北省国医分馆代理馆长蔡承绪据呈辞职务应俟国医条例颁布后再行核夺文/中央国医馆//国医公报.-4-21-227

令河北省国医分馆准河北省政府咨复实无官房可拨为该分馆办公之用仰知照文/中央国医馆//国医公报.-4-20-27

令河北省国医分馆准天津市政府函复刻无官房可拨为该分馆办公之用仰知照文/中央国医馆//国医公报.-4-20-28

令河南国医分馆呈送分馆组织大纲应加修改仰知照文/中央国医馆//国医公报.-4-19-168

令河南国医分馆据转郑县国医支馆筹备委员会呈报筹备支馆成立仰仍遵照本馆前次指令办理文/中央国医馆//国医公报.-4-24-255

令河南国医分馆已聘任周伟呈为本馆学术整委会专任委员并改派陈松坪为河南分馆馆长文/中央国医馆//国医公报.-4-19-159

令河南省国医分馆陈报分管成立情形暨启用关防日期准备案文/中央国医馆//国医公报.-4

－19－265

令河南省国医分馆准河南省政府函复无款津贴该分馆仰知照文/中央国医馆//国医公报.-4－19－371

令湖北国医分馆董事会案据湖北国医分馆馆长范筱村因病呈请辞职已派孔庚为该分馆馆长文/中央国医馆//国医公报.-4－22－252

令湖北国医分馆改进会章程系理事会通过之案疑难准予变通文/中央国医馆//国医公报.-4－24－134

令湖北国医分馆馆长范筱村查该馆长因病迭请辞职一时尚难视事应予准照文/中央国医馆//国医公报.-4－22－252

令湖北国医分馆馆长孔庚据呈报到差日期准予备案文/中央国医馆//国医公报.-4－22－489

令湖北国医分馆馆长孔庚据呈选员接替仍无庸议文/中央国医馆//国医公报.-4－25－151

令湖北国医分馆据呈报本馆及校院迁移情形祈鉴核备案令仰知照文/中央国医馆//国医公报.-4－22－10

令湖北国医分馆据呈报分馆长及副馆长等就职视事日期请鉴核备案应予照准文/中央国医馆//国医公报.-4－23－384

令湖北国医分馆呈该馆组织国医校院董事会补具章程名单准予备案文/中央国医馆//国医公报.-4－22－144

令湖北国医分馆据呈汉口大汉施诊所许慕韩等设立施诊所准予备案仰即转饬知照文/中央国医馆//国医公报.-4－22－144

令湖北国医分馆据呈聘任郑显廷为为秘书主任准予备案文/中央国医馆//国医公报.-4－21－143

令湖北国医分馆据呈为武昌国医讲习所所长黄稷丞呈报职教员履历学院名册准予暂行备案仰将该所组织章程教授科目及校舍平面图补呈备查文/中央国医馆//国医公报.-4－22－142

令湖北国医分馆据呈转据湖北国医专科学校呈报学生毕业呈请备案并将证书加印发还应予

令湖北国医分馆照准文/中央国医馆//国医公报.-4－26－28

令湖北国医分馆据武昌国医讲习所呈报立案经指令以该分馆为主管机关督促进行充实设备令仰知照文/中央国医馆//国医公报.-4－22－251

令湖北国医分馆据转呈湖北国医专门学校校董会名单及章程关防图记董事长小章式样请鉴核备案应准存查文/中央国医馆//国医公报.-4－24－363

令湖北国医分馆据转呈湖北国医专校第一班学生毕业名册准予备查所请派员监试一节仰该分馆就近派员监试文/中央国医馆//国医公报.-4－25－22

令湖北国医分馆为据呈报湖北国医专科学校办理情形恳请鉴核备案等情令知准予备查仰专令该校将教学事项允分筹备并将学生入学资格提高以重教育文/中央国医馆//国医公报.-4－23－34

令湖北国医支馆据呈转武昌国医讲习所学生名册及肄业经过请核示等情应将讲习所学程与专科学校衔接之处妥协规定文/中央国医馆//国医公报.-4－24－23

令湖北省国医分馆筹备处据陈报组织分馆程序已悉并请派董事长等职员业已照派章程仰照指驳之点修正文/中央国医馆//国医公报.-4－19－372

令湖北省国医分馆董事会据陈报分馆筹备处结束及移交各情形应准备案文/中央国医馆//国医公报.-4－20－38

令湖北省国医分馆董事会据陈报决议举行分馆成立大会日期暨馆长就职典礼请派员监誓已函请杨复初院长就近届时前往仰知照文/中央国医馆//国医公报.-4－20－37

令湖北省国医分馆董事会据呈报分馆成立暨馆长就职各情形准予备案文/中央国医馆//国医公报.-4－20－42

令湖北省国医分馆董事会据呈报刊刻图记及启用日期请备案应予照准文/中央国医馆//国医公报.-4－20－37

令湖北省国医分馆董事会据转国医专校校董会

业经议决更换校长请鉴核备案应予存查文/中央国医馆//国医公报.-4-25-404

令湖北省国医分馆董事长张丹樵据北平国医分馆呈复张子畅李芝亭经手款项情形仰知照文/中央国医馆//国医公报.-4-21-20

令湖北省国医分馆董事长张丹樵据呈缴张子畅李芝亭经手款项收据已令饬北平分馆查复仰即知照文/中央国医馆//国医公报.-4-20-255

令湖北省国医分馆馆长范筱村据呈病愈销假照常任事已悉文/中央国医馆//国医公报.-4-21-233

令湖北省国医分馆检发汉口市国医药学社简章及各表等仰即切实查明详复合办文/中央国医馆//国医公报.-4-20-26

令湖北省国医分馆据呈报副馆长李东明宣誓就职情形请鉴核准予备案文/中央国医馆//国医公报.-4-22-141

令湖北省国医分馆据呈报该分馆附设医院筹备处业经成立先行开诊并呈赍筹备员名单请鉴核应准备案仰知照文/中央国医馆//国医公报.-4-21-225

令湖北省国医分馆据呈报湖北国医专科学校校长杨小川就职情形请鉴核准予备案文/中央国医馆//国医公报.-4-21-226

令湖北省国医分馆据呈报湖北国医专科学校已筹备就绪即当招生开学请刊发钤记以资信守仰照指示各节办理文/中央国医馆//国医公报.-4-20-447

令湖北省国医分馆据呈报湖北国医专科学校遵令改称学社并刊发钤记积极进行等情暂准备案文/中央国医馆//国医公报.-4-21-27

令湖北省国医分馆据呈报湖北国医专校另聘李东明继任校长令准备案文/中央国医馆//国医公报.-4-21-312

令湖北省国医分馆据呈报聘会少达为湖北省国医专科学校副校长请核照准备案文/中央国医馆//国医公报.-4-21-228

令湖北省国医分馆据呈报迁移馆址并设医院筹备处呈赍章程请鉴核准予备案文/中央国医

馆//国医公报.-4-21-222

令湖北省国医分馆据呈报学术整理委员会成立缮具简章及各委员名单请鉴核应准备案文/中央国医馆//国医公报.-4-21-28

令湖北省国医分馆据呈报暂设湖北国医专校筹备处及学术整理委员会尚无不合仰随时详报候核文/中央国医馆//国医公报.-4-20-259

令湖北省国医分馆据呈报最近馆务情形及补救办法已悉仰即将详情呈候核夺文/中央国医馆//国医公报.-4-20-344

令湖北省国医分馆据呈复办理朱东屏援案设立国医专校一案请鉴核等情处置得体深堪嘉许所有武汉国医教学机关仰即就近督促整理文/中央国医馆//国医公报.-4-23-134

令湖北省国医分馆据呈国医学校改称学社于前途发生障碍本馆已拟由根本办法应准留资参考文/中央国医馆//国医公报.-4-20-247

令湖北省国医分馆据呈湖北国医救护班呈送筹委会章程准予备案文/中央国医馆//国医公报.-4-26-366

令湖北省国医分馆据呈湖北国医专科学校董事会推举董事转报备案应予照准文/中央国医馆//国医公报.-4-25-505

令湖北省国医分馆据呈湖北国医专科学校改称学社发生困难情形准予暂用学校名称文/中央国医馆//国医公报.-4-21-31

令湖北省国医分馆据呈开办湖北国医救护训练班呈报开学日期准予存查文/中央国医馆//国医公报.-4-26-242

令湖北省国医分馆据呈拟具各省市分馆整理医药手续仰候核办文/中央国医馆//国医公报.-4-20-355

令湖北省国医分馆据呈拟设湖北国医药学术整理委员会缮具章程请鉴核仰照指驳各点修正文/中央国医馆//国医公报.-4-20-343

令湖北省国医分馆据呈请分函湖北省府汉口市府酌发该分管及医院医校地址已据情转达仰知照文/中央国医馆//国医公报.-4-20-158

令湖北省国医分馆据呈请函湖北省府汉口市府拨助常费已分别函达仰知照文/中央国医馆//国医公报.-4-20-157

令湖北省国医分馆据呈送湖北国医专科学校校长李东明履历请鉴核备案等情令准存查文/中央国医馆//国医公报.-4-21-393

令湖北省国医分馆据缮送学术整理委员会办事细则请鉴核准予备案文/中央国医馆//国医公报.-4-21-28

令湖北省国医分馆据转呈华中国医专科学校校董会成立经过并送呈简章及董事名册请鉴核等情准予暂行备案文/中央国医馆//国医公报.-4-22-254

令湖北省国医分馆为准湖北省政府函送该分馆附设医院筹备处章则请核复一案仰注意消毒方法及病人隔离大意仍应遵照部市所颁医院登记规则办理文/中央国医馆//国医公报.-4-21-220

令湖北省国医分馆转呈湖北国医专校第一班毕业生成绩表既证书请予备案并盖印证书发还应予照准文/中央国医馆//国医公报.-4-25-397

令湖北省国医分馆准湖北省政府函复无相当房屋可拨该分馆建设医院医校情形仰知照文/中央国医馆//国医公报.-4-20-340

令湖北武昌国医讲习所据呈请求立案令知以湖北国医分馆主管机关文/中央国医馆//国医公报.-4-22-255

令湖南国医分馆呈为恳祈转咨湖南省政府准予援例拨款补助仰候转咨湖南省政府设法补助文/中央国医馆//国医公报.-4-24-368

令湖南国医分馆馆长余华龛据呈该分馆光长因公辞职应照准文/中央国医馆//国医公报.-4-24-22

令湖南国医分馆据报到馆接办视事日期呈悉备案文/中央国医馆//国医公报.-4-24-367

令湖南国医分馆据呈送分馆办事职员履历名册准予备案文/中央国医馆//国医公报.-4-25-270

令湖南国医分馆据呈送名册章程履历各科讲义

准予备案已迳令该校知照文/中央国医馆//国医公报.-4-22-259

令湖南国医分馆据呈送名册章程履历讲义准予备案文/中央国医馆//国医公报.-4-22-258

令湖南国医分馆据刘分馆长仲迈函请辞职照准已派刘崑湘为分馆馆长仰即知照文/中央国医馆//国医公报.-4-24-131

令湖南国医分馆据转呈湖南麓园医学研究社应予照准文/中央国医馆//国医公报.-4-25-149

令湖南国医据余分关馆长华龛呈请辞职照准已派刘仲迈为分馆长令仰知照文/中央国医馆//国医公报.-4-24-14

令湖南省国医分馆筹备处据呈报筹备湖南国医专科学校情形并请颁发钤记加委刘岳山仑吴汉僎为正副校长等情令准暂予备案毋庸加委仰转令知照文/中央国医馆//国医公报.-4-22-10

令湖南省国医分馆筹备处据呈报医士调查表已悉文/中央国医馆//国医公报.-4-21-232

令湖南省国医分馆筹备处主任余华龛据呈报奉令筹备完竣赍送分馆暨冻水章程令准备案并请加委馆长董事仰知照文/中央国医馆//国医公报.-4-21-314

令湖南省国医分馆筹备委员会据陈报成立日期刊用钤记应准备案并分函湖南省府民厅请拨款补助仰知照文/中央国医馆//国医公报.-4-19-377

令湖南省国医分馆据呈组织新中医药研究社应予存查文/中央国医馆//国医公报.-4-25-505

令湖南省国医分馆据转呈湖南国医院呈报刊用关防准予备案文/中央国医馆//国医公报.-4-22-17

令湖南省国医分馆据转呈湖南国医院组织章程办事细则暨职员名册准予备案文/中央国医馆//国医公报.-4-22-18

令湖南省国医分馆据转呈湖南国医专科学校校董会组织成立请鉴核等情令准暂予备案仰转

令知照文/中央国医馆//国医公报.-4-22
-12

令沪华中医学社华秉麈据呈报组织中医学社请
登记给照仰即呈由上海市国医分馆核转文/
中央国医馆//国医公报.-4-20-451

令华北国医学校据呈送第一届毕业学生文凭请
钤印照准文/中央国医馆//国医公报.-4-25
-156

令华中国医专科学校据呈报增推副校长请祈鉴
核等情指令准予暂行备案文/中央国医馆//
国医公报.-4-22-261

令黄谦等据呈为建议募捐重修南阳医圣祠准予
备案文/中央国医馆//国医公报.-4-22
-485

令建瓯县国医支馆为派任人员分掌总务医学药
学推行事务各项如分工必要可分组办事对于
医药团体以用公函为宜文/中央国医馆//国
医公报.-4-25-270

令江都国医学会筹备会据呈报组织江都国医学
会恳请鉴核备案应候江苏国医分馆转呈前来
再为核夺备案文/中央国医馆//国医公报.-4
-22-15

令江都县国医支馆据呈报启用钤记及视事日期
准予备案文/中央国医馆//国医公报.-4-20
-159

令江苏分馆据呈盐城中西医院成立转请备案准
予存查文/中央国医馆//国医公报.-4-26
-129

令江苏国医分馆案准江苏省政府函复以该馆转
呈镇江医学公会请愿书当经该府逐为批释仰
即查照文/中央国医馆//国医公报.-4-22
-133

令江苏国医分馆筹备处等呈送分馆暨董事会章
程大致尚合惟第七条之学院及学校前奉行政
院令应改称学社又董事会章程第一条亦须修
改仰知照文/中央国医馆//国医公报.-4-19
-173

令江苏国医分馆据呈江都县国医学术研究会成
立请转呈备案应予存查文/中央国医馆//国
医公报.-4-23-258

令江苏国医分馆据呈请转咨江苏省政府拨款补
助已据情转咨仰知照文/中央国医馆//国医
公报.-4-21-150

令江苏国医分馆据转呈镇江县中医学术研究会
成立请予备案应照准文/中央国医馆//国医
公报.-4-23-261

令江苏江阴国医公会据呈送会章名册请鉴核准
予备案文/中央国医馆//国医公报.-4-23
-138

令江苏省国医分馆案据上海市国医公会以苏北
之淮涟泗沭等县发现痞块病函请派员调查等
情令仰该分馆迅即派员于流行黑热病症发生
地方实地调查据报核夺文/中央国医馆//国
医公报.-4-23-134

令江苏省国医分馆本馆国医学社标准大纲已经
通令废止教材正派员编辑文/中央国医馆//
国医公报.-4-25-26

令江苏省国医分馆抄发兴化县国医支馆章程仰
即核办并陈报文/中央国医馆//国医公报.-4
-20-154

令江苏省国医分馆饬即对于兴化县请设国医支
馆按照国医支馆暂行办法办理文/中央国医
馆//国医公报.-4-20-25

令江苏省国医分馆筹备会据报票选冷御秋等四
十九人请予加委已另有令照派矣仰知照文/
中央国医馆//国医公报.-4-19-371

令江苏省国医分馆馆长陆锡庚据呈请辞去馆长
职务应行照准文/中央国医馆//国医公报.-4
-21-225

令江苏省国医分馆馆长王硕如据呈报就职日期
并请筹划经费除就职准予备案外经费一节应
候国医条例颁布后核办令仰知照文/中央国
医馆//国医公报.-4-21-229

令江苏省国医分馆据报监选吴县医钟刊物社派
员前往指导呈悉文/中央国医馆//国医公报
.-4-25-147

令江苏省国医分馆据报委派杨舆祖孙恒等为松
江南汇两县医药改进分会登记专员请予备案
呈悉文/中央国医馆//国医公报.-4-25
-152

令江苏省国医分馆据陈报董事会选举常务董事董事长并请加委已另令照派文/中央国医馆//国医公报.-4-19-383

令江苏省国医分馆据陈报结束筹委会将文件移交分馆聘任名誉董事等情仰将所聘名誉董事开单呈报文/中央国医馆/国医公报.-4-19-382

令江苏省国医分馆据陈报正副馆长就职日期及启用关防等情已悉副馆长代理馆务无须加委经费俟省府函复再转知照文/中央国医馆//国医公报.-4-19-384

令江苏省国医分馆据呈报常务董事会议决各条已悉文/中央国医馆//国医公报.-4-25-27

令江苏省国医分馆据呈报第一次常务董事会开会情形并送议事日程等情已悉文/中央国医馆//国医公报.-4-20-347

令江苏省国医分馆据呈报工作状况及收支事项准予备案文/中央国医馆//国医公报.-4-22-259

令江苏省国医分馆据呈报会员贺耀文等入会志愿书等项请发会员证应予照准文/中央国医馆//国医公报.-4-25-401

令江苏省国医分馆据呈报江都县国医支馆工作状况准予备案文/中央国医馆//国医公报.-4-20-451

令江苏省国医分馆据呈报派员分赴乡镇登记医药改进会会员各节易滋误会仰该分馆妥慎办理文/中央国医馆//国医公报.-4-25-266

令江苏省国医分馆据呈报迁移馆址于宝盖路第一区公所办公已悉文/中央国医馆//国医公报.-4-20-258

令江苏省国医分馆据呈报设立医药专门委员会请示委员聘委办法仰即迳行选聘呈报备案文/中央国医馆//国医公报.-4-20-352

令江苏省国医分馆据呈报省府函复无款补助该分馆仰由董事会募集文/中央国医馆//国医公报.-4-20-350

令江苏省国医分馆据呈报苏州国医学社创办经过情形检同章程请鉴核仰候本馆订定医药学校课程以后再行核办文/中央国医馆//国医

公报.-4-20-442

令江苏省国医分馆据呈报吴县支馆筹备成立请加委正副馆长应予照准文/中央国医馆//国医公报.-4-26-129

令江苏省国医分馆据呈报医药改进会分会成立经过情形应予备案文/中央国医馆//国医公报.-4-25-275

令江苏省国医分馆据呈报镇江医学公会改选职员准予备案文/中央国医馆//国医公报.-4-26-372

令江苏省国医分馆据呈筹备主任王硕如等筹备期间垫用款项准予题字褒扬随令附发仰分别转令祗领文/中央国医馆//国医公报.-4-20-455

令江苏省国医分馆据呈邓野亭等声请入会填送志愿书誓词履历等件请发会证应予照准文/中央国医馆//国医公报.-4-25-152

令江苏省国医分馆据呈二月八日庆祝中医条例颁布经过情形已悉文/中央国医馆//国医公报.-4-25-406

令江苏省国医分馆据呈复已函询请奉贤县县党部停止奉贤国医公会活动实情俟得复再行处理等情已悉文/中央国医馆//国医公报.-4-20-341

令江苏省国医分馆据呈会员陈爱棠等声请入会并送志愿书等项恩发会证应予照准文/中央国医馆//国医公报.-4-25-407

令江苏省国医分馆据呈据潘玉藻呈为海门创办新中医学院准予存查文/中央国医馆//国医公报.-4-26-20

令江苏省国医分馆据呈溧水中医公会设立国医讲习所应予存查文/中央国医馆//国医公报.-4-25-502

令江苏省国医分馆据呈请分别委派钱同高耿耀庭江蓉轩为武进江都兴化各县国医支馆馆长准予分别照派文/中央国医馆//国医公报.-4-20-38

令江苏省国医分馆据呈请泰兴县筹设支馆附呈该支馆办事细则并请委任馆长各情已悉已派刘汉钦长该支馆仰知照文/中央国医馆//国

医公报.-4-20-354

令江苏省国医分馆据呈送该馆职员表请予备案应照准文/中央国医馆//国医公报.-4-20-347

令江苏省国医分馆据呈送武进县国医支馆工作报告表医士调查表及武进国医学会组织章程志愿表等件准予分别存查备案文/中央国医馆//国医公报.-4-21-313

令江苏省国医分馆据呈苏州城里支会无锡成立支馆请加派正副馆长应予照准文/中央国医馆//国医公报.-4-25-501

令江苏省国医分馆据呈为报销二十四年度收支事项表册应予存查文/中央国医馆//国医公报.-4-25-400

令江苏省国医分馆据呈为转呈苏省府请愿书已据情转咨查照文/中央国医馆//国医公报.-4-22-16

令江苏省国医分馆据呈转送武进县国医支馆报告工作表准予备案文/中央国医馆//国医公报.-4-20-456

令江苏省国医分馆据奉贤县国医公会呈报该县党部饬令停止活动仰就近查办具复文/中央国医馆//国医公报.-4-20-242

令江苏省国医分馆据转陈武进县国医支馆筹备经过情形附呈筹备员名单规程细则等已悉筹备员应由该分馆酌委钤章自行刊用仰并转行遵照文/中央国医馆//国医公报.-4-20-35

令江苏省国医分馆据转陈武进县医界代表钱同高呈请筹设该县国医支馆等情应准筹设仰照支馆暂行办法办理文/中央国医馆//国医公报.-4-19-381

令江苏省国医分馆据转陈兴化县医界代表江蓉轩等组织该县支馆请派员筹备仰即就近酌派文/中央国医馆//国医公报.-4-20-36

令江苏省国医分馆据转呈改进会分会推选正副会长及评议员请祈备案应予照准文/中央国医馆//国医公报.-4-25-275

令江苏省国医分馆据转呈江都县国医支馆筹备经过情形已悉应先照章遴员呈请委派支馆长文/中央国医馆//国医公报.-4-20-34

令江苏省国医分馆据转呈请准江都县筹备支馆应照准文/中央国医馆//国医公报.-4-19-384

令江苏省国医分馆据转呈泰兴县国医支馆拟具各种章程请鉴核等情仰由该分馆核办具报文/中央国医馆//国医公报.-4-21-32

令江苏省国医分馆据转呈无锡针灸学社工作情形及进行计划尚无不合准予备案文/中央国医馆//国医公报.-4-25-25

令江苏省国医分馆据转呈无锡中国针灸学研究社试办经过并简章请鉴核等情准予暂行备案仰转令知照并饬将研究所得随时具报以凭考核文/中央国医馆//国医公报.-4-22-261

令江苏省国医分馆据转呈武进国医学会设立国医传习所恳请鉴核等情令准备案仰转令知照并饬妥为设备文/中央国医馆//国医公报.-4-22-260

令江苏省国医分馆据转呈武进县国医支馆呈报武进中医公会肆行破坏请予纠正各情仰照指示各点办理文/中央国医馆//国医公报.-4-20-453

令江苏省国医分馆据转呈兴化县国医支馆章程补陈理由已悉仰照指示各节办理文/中央国医馆//国医公报.-4-20-445

令江苏省国医分馆据转呈宿迁县国医公会筹办国医讲习所请准备案应予存查文/中央国医馆//国医公报.-4-25-274

令江苏省国医分馆为据铜山县中医公会依法组织请求备案照准文/中央国医馆//国医公报.-4-25-148

令江苏省国医分馆准本馆理事会函送第二十四次常会会议录关于该分馆筹划经费交馆办理一案经已照章据情咨准江苏省政府函复并已令知仰知照文/中央国医馆//国医公报.-4-21-312

令江苏省国医分馆准江苏省政府函复咨请拨款补助该分馆经费一节仍难照办仰知照文/中央国医馆//国医公报.-4-21-220

令江苏省国医支馆呈请核发无锡县医药改进支会图记等情仰转饬自行刊用文/中央国医馆

//国医公报.-4-25-400

令江苏兴化县国医公会筹备会据陈报该会成立
　　并启用图记日期准予备案文/中央国医馆//
　　国医公报.-4-20-245

令江西国医分馆呈报遵令修改分馆章程准予备
　　案文/中央国医馆//国医公报.-4-19-161

令江西国医分馆筹备处拟分馆组织章程应行修
　　改正副馆长准照派文/中央国医馆//国医公
　　报.-4-19-58

令江西国医分馆据报物色医药各项人才已悉文
　　/中央国医馆//国医公报.-4-19-165

令江西国医分馆据呈送会员志愿书仰祈鉴核准
　　予备案文/中央国医馆//国医公报.-4-24
　　-140

令江西省国医分馆案据江西医药改进分会呈报
　　成立大会等情仰即查明复以凭核办文/中央
　　国医馆//国医公报.-4-25-16

令江西省国医分馆据报查明江西医药改进会选
　　举大会一切由该分馆主持呈复鉴核准予备案
　　文/中央国医馆//国医公报.-4-25-398

令江西省国医分馆据陈经费困难情形已转咨江
　　西省政府酌拨常月补助费仰知照文/中央国
　　医馆//国医公报.-4-19-266

令江西省国医分馆据呈转据杨赓甫等呈称开办
　　国医专门学校已及三年恳请转呈立案准予存
　　查文/中央国医馆//国医公报.-4-26-243

令江西省国医分馆据张士端等呈报组织余干国
　　医国药研究会请予备案仰即查明核办具复文
　　/中央国医馆//国医公报.-4-20-243

令江西余干国医公会筹备处本馆除已公布各省
　　市国医分馆组织大纲外未有设立县国医分馆
　　及县国医院之规定仰即知照文/中央国医馆
　　//国医公报.-4-19-58

令九江中医公会陈报成立已悉文/中央国医馆
　　//国医公报.-4-19-59

令九江中医公会呈报依法改选骆济寰等五人为
　　执行委员并公推陈雨宸仍担任常务委员准予
　　备案文/中央国医馆//国医公报.-4-19
　　-166

令昆山中医学会据呈报昆山中医学会成立经过

令中央国医馆据呈请准予备案文/中央国医馆//国医公报.-4
　　-23-384

令兰溪中医专门学校据呈送毕业试卷学生成绩
　　表册及毕业证书等件已悉业将证书加盖本馆
　　关防连同试卷随令发还仰分别存转文/中央
　　国医馆//国医公报.-4-20-342

令陆仲安前据呈请辞去上海市国医分馆常务董
　　事及代理馆长本兼各职应允照准文/中央国
　　医馆//国医公报.-4-23-254

令梅县医师公会呈报公会成立日期及经过各情
　　形应准备案文/中央国医馆//国医公报.-4-
　　19-58

令秘书主任张忍庵兹派秘书主任张忍庵视察沪
　　杭国医事业文/中央国医馆//国医公报.-4-
　　22-252

令南京国医传习所据呈补习班毕业检送证书请
　　盖印发还应予照准文/中央国医馆//国医公
　　报.-4-26-286

令南京国医传习所医士钱健民演讲推拿医术仰
　　转知各学生全体来馆听讲文/中央国医馆//
　　国医公报.-4-24-131

令南京市国医传习所据呈报补习班毕业证书请
　　加盖馆印应予照准文/中央国医馆//国医公
　　报.-4-26-473

令南京市国医公会饬令联合绅商筹设国医院或
　　先成立施诊所并将筹办情形呈核文/中央国
　　医馆//国医公报.-4-21-23

令南京市国医公会国药同业公会据该公会代表
　　隋翰英等呈请转函市政府拨还十庙口三皇庙
　　地产先行筹办国医传习所一案已准市政府函
　　复照办文/中央国医馆//国医公报.-4-19
　　-259

令南通医学协会据呈筹设支馆仰迳呈江苏国医
　　分馆按照设立支馆暂行办法核转文/中央国
　　医馆//国医公报.-4-21-140

令平湖国医支馆据呈关于各县支馆呈请案件应
　　由分馆转呈以明系统仰即遵照文/中央国医
　　馆//国医公报.-4-24-257

令平湖县国医公会陈报国医公会改组成立情形
　　应准备案文/中央国医馆//国医公报.-4-19

- 58

令平湖县国医支馆请函平湖县政府按月补助经费及呈报启用关防等情分别令饬遵照文/中央国医馆//国医公报.-4-24-22

令平湖县国医支馆为本馆理事会议决各支馆一律用图印遵照院定图印刊制章程办理文/中央国医馆//国医公报.-4-24-17

令平湖县中医公会据呈改选情形并送章程履历名单等件准予备案文/中央国医馆//国医公报.-4-20-249

令平湖县中医公会据呈请函浙江民政厅对于程明初请求复业一案察酌办理以案涉法律仰即依法办理转饬知照文/中央国医馆//国医公报.-4-20-156

令平湖县中医公会准浙江省民政厅函复关于程明初请求复业一案经依法决定令县送达在案仰知照文/中央国医馆//国医公报.-4-20-24

令平潭国医公会据报正式成立准予备案文/中央国医馆//国医公报.-4-25-512

令蒲城县国医药界代表徐泰德据陈述筹备蒲城县国医支馆附送筹备员一览表等情仰仍迳呈该省分馆核办以符定制文/中央国医馆//国医公报.-4-21-318

令前上海国医分馆长陆仲安仰将上海分馆及董事会关防印章文卷等件分别移送文/中央国医馆//国医公报.-4-23-382

令侨港国医联合会据陈拟组侨港国医分馆查香港未便设立分馆应勿庸议文/中央国医馆//国医公报.-4-19-170

令青浦国医药公会据呈报改组情形并送该会简章及职员名单会员录图记式样等件准予备案文/中央国医馆//国医公报.-4-20-253

令如皋中医公会据呈奉令征集教材已通知医界同志广为搜罗已悉文/中央国医馆//国医公报.-4-21-148

令厦门国医支馆查照医药改进会章程第四条条文迳呈福建国医分馆核办文/中央国医馆//国医公报.-4-24-251

令厦门国医专门学校查组织校董事会应有董事

会规章仰即补报文/中央国医馆//国医公报.-4-24-141

令厦门国医专门学校呈报补试完竣请将毕业证书钤印发还应予照准文/中央国医馆//国医公报.-4-25-515

令厦门神州国医学会据呈请准予登记备案仰再迳呈福建国医分馆办理文/中央国医馆//国医公报.-4-22-19

令厦门市国医专校据报开办研究班以培植教授人材应准备案文/中央国医馆//国医公报.-4-25-22

令厦门市国医专校据报属校第一年级第二学期及第一学期均经试验合格请鉴核备案准予存查文/中央国医馆//国医公报.-4-25-20

令厦门市国医专校据呈送研究班毕业证书恳请加盖关防仍祈发还照准文/中央国医馆//国医公报.-4-25-21

令厦门市国医专校校长吴瑞甫据呈补习班期满考试请派员监考本馆无庸派员监试仰知照文/中央国医馆//国医公报.-4-25-399

令山东省国医分馆筹备处准山东省政府及民政厅先后函复拨款补助该分馆情形仰知照文/中央国医馆//国医公报.-4-20-339

令山东医药总会据呈送医学社组织章程及设立情形呈请察核等情令准备案文/中央国医馆//国医公报.-4-22-262

令山西国医分馆馆长时逸人据呈辞该分馆馆长职务望勉为其难文/中央国医馆//国医公报.-4-19-260

令山西省国医分馆据陈报馆长副馆长就职日期准备案文/中央国医馆//国医公报.-4-20-31

令山西省国医分馆据呈请转达山西省政府拨开办费及每月补助费等情已专函办理仰知照文/中央国医馆//国医公报.-4-20-353

令陕西国医分馆准陕西省政府函复当随时赞助分馆进行等由仰知照文/中央国医馆//国医公报.-4-19-260

令陕西省国医分馆筹备处加派郑百愚为该分馆筹备员仰知照文/中央国医馆//国医公报.-4

- 19 - 371

令上海佛慈国药厂饬将所有国药出品先交药商销售文/中央国医馆//国医公报.- 4 - 20 - 335

令上海国医分馆呈报遵令接收前分馆移交印信交卷等件准予备案文/中央国医馆//国医公报.- 4 - 23 - 391

令上海国医分馆呈为具报就职日期准予备案文/中央国医馆//国医公报.- 4 - 23 - 386

令上海国医分馆董事会呈报遵令接收董事会印信交卷祈鉴核准予备案文/中央国医馆//国医公报.- 4 - 23 - 391

令上海国医分馆董事会据呈报全体董事会议应每月举行一次文/中央国医馆//国医公报.- 4 - 24 - 135

令上海国医分馆董事会据呈报议决各案尚无不合准予存查文/中央国医馆//国医公报.- 4 - 24 - 256

令上海国医分馆董事会据呈请保荐程迪仁柯菊初为董事应予照准文/中央国医馆//国医公报.- 4 - 24 - 360

令上海国医分馆董事会令知从前常务董事及董事未经本馆加派者应一律解除职务文/中央国医馆//国医公报.- 4 - 24 - 17

令上海国医分馆董事兼代馆长陆仲安据呈请辞本兼各职希勉为其难以重学术文/中央国医馆//国医公报.- 4 - 21 - 394

令上海国医分馆馆长夏应堂已训令前上海市国医分馆馆长陆仲安将关防卷宗一律移交仰派员前往接洽文/中央国医馆//国医公报.- 4 - 23 - 383

令上海国医分馆国医分馆董事会令派褚容川等分别派为上海市国医分馆董事会常务董事及董事仰知照文/中央国医馆//国医公报.- 4 - 24 - 14

令上海国医分馆据呈报组织医药改进分会筹备处并拟定简章草案尚无不合准予备案文/中央国医馆//国医公报.- 4 - 25 - 154

令上海国医分馆据呈报遵令恢复分馆办公日期准予备案文/中央国医馆//国医公报.- 4 - 23

- 386

令上海国医分馆据呈董事秦伯未张赞臣学术指导委员恽铁樵呈送国医讲义中国诊断学纲要中国历代医学史略内经纲要伤寒论辑义按脉学发微生理新语等书呈复鉴核准予存查文/中央国医馆//国医公报.- 4 - 21 - 152

令上海国医分馆据呈请召集全体董事会应照准文/中央国医馆//国医公报.- 4 - 24 - 136

令上海国医分馆据呈用联席会议解决一切馆务请核示祗遵照办文/中央国医馆//国医公报.- 4 - 23 - 388

令上海市国医分馆查分馆及董事章程已经本馆修改仰即遵照抄稿呈报备案文/中央国医馆//国医公报.- 4 - 19 - 55

令上海市国医分馆常务董事夏英堂据呈恳请辞职应勿庸议文/中央国医馆//国医公报.- 4 - 20 - 157

令上海市国医分馆常务董事夏应堂据呈请给假两月应即照准文/中央国医馆//国医公报.- 4 - 20 - 257

令上海市国医分馆抄发致上海市政府暨外交部维护该分馆成立大会原函仰知照文/中央国医馆//国医公报.- 4 - 20 - 23

令上海市国医分馆筹备委员会委派冯炳南等为馆长副馆长常务董事及董事仰即日结束将文件移交分馆文/中央国医馆//国医公报.- 4 - 19 - 55

令上海市国医分馆代理馆长陆仲安据陈报就职日期暨接收关防卷宗等情形准备案文/中央国医馆//国医公报.- 4 - 20 - 28

令上海市国医分馆董事会案据上海市国医分馆董事会董事萧退庵呈为奉为分馆秘书主任准予辞去董事一职仰知照文/中央国医馆//国医公报.- 4 - 24 - 15

令上海市国医分馆董事会代理董事长蔡济平据陈报就职日期已悉准备案文/中央国医馆//国医公报.- 4 - 20 - 29

令上海市国医分馆董事会董事长据呈报就职已悉文/中央国医馆//国医公报.- 4 - 26 - 469

令上海市国医分馆董事会据称新旧董事举行宣

誓就职已函请上海市党部陶委员百川代表本馆监誓文/中央国医馆//国医公报.-4-24-244

令上海市国医分馆董事会据呈补充董事应予照准文/中央国医馆//国医公报.-4-26-469

令上海市国医分馆董事会据呈请更替董事已照准委派文/中央国医馆//国医公报.-4-24-141

令上海市国医分馆董事会派江天铎冯震铎周乾生等为上海市国医分馆董事会董事令仰知照文/中央国医馆//国医公报.-4-24-130

令上海市国医分馆馆长冯炳南据呈辞馆长职务正赖分劳望勿萌退志文/中央国医馆//国医公报.-4-19-379

令上海市国医分馆馆长冯炳南再恳辞职应照准文/中央国医馆//国医公报.-4-19-385

令上海市国医分馆馆长陆仲安据陈报更换名章准予备案文/中央国医馆//国医公报.-4-20-157

令上海市国医分馆具报成立处方鉴定委员会仰迳函上海地方法院文/中央国医馆//国医公报.-4-25-503

令上海市国医分馆据报补行宣誓典礼并缴誓词一份应予备案文/中央国医馆//国医公报.-4-25-19

令上海市国医分馆据报送该分馆董事会办事细则准备案文/中央国医馆//国医公报.-4-19-262

令上海市国医分馆据陈报董事会议决分馆常费拟定补助办法已悉仰妥慎进行文/中央国医馆//国医公报.-4-19-377

令上海市国医分馆据陈报为王文炯陆伯廉为该分馆秘书准予备案文/中央国医馆//国医公报.-4-20-30

令上海市国医分馆据陈报委陆朝弼为该分馆秘书主任附送履历准备案文/中央国医馆//国医公报.-4-20-32

令上海市国医分馆据陈报正副馆长就职并启用关防各日期准予备案文/中央国医馆//国医公报.-4-19-376

令上海市国医分馆据呈报该馆秘书主任陆朝弼在职身故情节应准备案文/中央国医馆//国医公报.-4-21-33

令上海市国医分馆据呈补行宣誓典礼请派员监誓已函潘公展代表就近监誓文/中央国医馆//国医公报.-4-24-366

令上海市国医分馆据呈代管之董事会关防文卷移送新董事长已悉文/中央国医馆//国医公报.-4-26-468

令上海市国医分馆据呈送学术指导委员会组织规程准备案文/中央国医馆//国医公报.-4-20-30

令上海市国医分馆据呈以方慎盦等请转知编订四库未刊珍本委员会将圣济总录等书刊入等情经转函请予酌办仰转饬知照文/中央国医馆//国医公报.-4-21-29

令上海市国医分馆据呈转送中国医学院毕业生文凭仰祈察核盖印应予照准文/中央国医馆//国医公报.-4-26-19

令上海市国医分馆据医界春秋社张赞臣等请准设立国医药研究所一案仰即查复以凭核办文/中央国医馆//国医公报.-4-20-339

令上海市国医分馆卸任馆长冯炳南据陈报卸任日期暨移交关防卷宗等情形准备案文/中央国医馆//国医公报.-4-20-29

令私立山东国医专校据报开学日期并简同教员学生名册应予存查文/中央国医馆//国医公报.-4-25-152

令思明县国医研究会据补呈章程职员履历表会员名册请核准予备案文/中央国医馆//国医公报.-4-21-224

令思明县国医研究会据陈报组织经过准备案文/中央国医馆//国医公报.-4-19-270

令思明县国医研究会据呈报改选情形并迁移地址姑准备案文/中央国医馆//国医公报.-4-21-31

令思明县国医研究会据呈述林儒光等窃盖会章揽权操纵请察核惩处等情候据情令饬该省分馆查复再行核夺文/中央国医馆//国医公报.-4-20-344

令四川高等国医学校呈报三班学生毕业证书准盖关防发还文/中央国医馆//国医公报.-4-23-385

令四川高等国医学校呈报招收八班新生暨补修插班生各一览表应准存查文/中央国医馆//国医公报.-4-25-25

令四川高等国医学校据报补呈立案准予存查文/中央国医馆//国医公报.-4-24-362

令四川高等国医学校据呈报添招秋季始业新生一班请鉴核备案等情令准存查文/中央国医馆//国医公报.-4-21-394

令四川高等国医学校据呈报添招新生一览表请鉴核准予存查仰知照文/中央国医馆//国医公报.-4-23-33

令四川高等国医学校据呈报新五班学生一览表准予备案文/中央国医馆//国医公报.-4-22-140

令四川高等国医学校据呈报学生侯仲簔等插入新七班肄业准予备案文/中央国医馆//国医公报.-4-23-387

令四川高等国医学校据呈送毕业学生考试成绩表暨核验毕业证书已悉应准备案所送证书业经加盖关防随令发还应再补贴印花五角盖章转给仰知照文/中央国医馆//国医公报.-4-22-139

令四川高等国医学校据呈送学生姓名履历表毕业考试成绩表及毕业证书应准备案证书加盖关防随令发还仰即补盖校印转给文/中央国医馆//国医公报.-4-20-444

令四川高等国医学校据呈特寄印就各书共十五册来书伤寒原旨等共十五册均收到准予汇付编审仰知照文/中央国医馆//国医公报.-4-21-393

令四川国医分馆呈报正副馆长蔡幹卿张放斋就职准予备案文/中央国医馆//国医公报.-4-19-164

令四川国医分馆筹备处所拟章程兴中央国医馆各省市国医分馆组织大纲未尽适合应参照北平国医分馆章程加以修改呈候核定备案正副馆长准照派文/中央国医馆//国医公报.-4-

令四川国医分馆董事会陈报成立董事会准予备案文/中央国医馆//国医公报.-4-19-163

令四川国医分馆该分馆章程准备案惟院令学校应改学社又设立支馆办法业由本馆拟定俟理事会通过即当颁发文/中央国医馆//国医公报.-4-19-167

令四川国医分馆馆长蔡幹卿等应仰遵照本馆各省市国医分馆组织大纲执行职务悉心擘划以期策进文/中央国医馆//国医公报.-4-19-59

令四川国医分馆据呈解释各省市分馆分会对于市政府各厅局应用公函等情当然不能包括省府所请咨准四川省政府备案未便照准文/中央国医馆//国医公报.-4-25-405

令四川国医据分馆呈请设立国医学院应予存查文/中央国医馆//国医公报.-4-26-368

令四川省国医分馆呈送会员刘子沆等入会志愿书誓词像片等项请发会证应予照准文/中央国医馆//国医公报.-4-25-410

令四川省国医分馆据呈拟具改进分会章程并推定各职员表准予备案文/中央国医馆//国医公报.-4-25-273

令四川省国医分馆据呈以非法设院庸医杀人恳请转达外交部行文英领令饬停业赔偿生命等情应准转请外交部办理仰知照文/中央国医馆//国医公报.-4-21-25

令四川省国医分馆准外交部咨复成都英国仁济医院医生胡祖怡医毙军官袁尚一案抄附原咨函二件仰知照文/中央国医馆//国医公报.-4-22-134

令四川省合川县医学研究社呈请颁发新章则俾资筹设支馆准寄发支馆办法一份仰知照文/中央国医馆//国医公报.-4-19-268

令苏州国医学社据呈请改苏州国医学社为国医学校或中医学校指令在四中全会提案未成立前暂缓置议文/中央国医馆//国医公报.-4-21-316

令绥远国医分馆筹备处据呈报筹备就绪分馆成立在即请委正副馆长应准委派文/中央国医

馆//国医公报.-4-24-246

令绥远国医分馆筹备处据呈报会员登记选举李正乐为正会长安兆麒杨怀玉为副会长请鉴核准予备案文/中央国医馆//国医公报.-4-24-245

令绥远国医分馆筹备处据代电请咨省政府备案并筹拨经费各情已据情咨请查照仰知照文/中央国医馆//国医公报.-4-23-141

令绥远国医分馆筹备处派郭象及安兆麒杨怀玉为分馆正副馆长文/中央国医馆//国医公报.-4-24-244

令绥远国医分馆馆长安兆麒副馆长杨怀玉等据呈请辞去馆长副馆长等职应予照准文/中央国医馆//国医公报.-4-24-362

令绥远省国医分馆筹备处据呈报开办国医分馆筹备处成立就绪职等于二月五日宣誓就职祈请鉴核准予备案文批/中央国医馆//国医公报.-4-23-142

令绥远省国医分馆等筹备处准绥远省政府咨复绥远省分馆筹备处呈送组织大纲及医药改进会章程各一份请鉴核主语成立仰知照文/中央国医馆//国医公报.-4-24-16

令绥远省国医分馆馆长郭象及副馆长安兆麒杨怀玉等据奉令委派正副馆长感荷电谢已悉文/中央国医馆//国医公报.-4-24-367

令绥远省国医分馆据呈报董事会推选正副董事长及董事呈请分别加委并附章程请予备案应照准文/中央国医馆//国医公报.-4-25-18

令绥远省国医分馆据呈报附设施诊所添设外科医疗部准予备案文/中央国医馆//国医公报.-4-26-470

令绥远省国医分馆据呈报就职日期祈鉴核备案应予照准文/中央国医馆//国医公报.-4-25-17

令绥远省国医分馆据呈报启用关防日期请予备案应照准文/中央国医馆//国医公报.-4-25-17

令绥远省国医分馆据呈报设立施诊所准予存查文/中央国医馆//国医公报.-4-26-373

令绥远省国医分馆据呈请派王炳元等为归绥县

国医支馆筹备员应予照准文/中央国医馆//国医公报.-4-26-470

令绥远省国医分馆据呈请派王慎五等为包头县国医支馆筹备员应予照准文/中央国医馆//国医公报.-4-26-469

令绥远省国医分馆据情转函绥远省政府酌予补助文/中央国医馆//国医公报.-4-25-20

令绥远省国医分馆准绥远省政府函开发开办费五百元并自本年一月份起按月拨洋一百元希查照等情仰知照文/中央国医馆//国医公报.-4-25-147

令天津医药研究会据呈报该会第四期改选职员清册准予暂行备案文/中央国医馆//国医公报.-4-22-19

令天津医药研究会据呈复补送章程恳请鉴核等情令准备案文/中央国医馆//国医公报.-4-22-143

令威海卫国医学术研究会据呈送该会章程既会员名册准予存查文/中央国医馆//国医公报.-4-25-271

令威海卫国医学校据呈报国医学术研究会成立缮造会员职员名册章程准予备案仰知照文/中央国医馆//国医公报.-4-23-33

令温州中医学社据呈报成立该社附赍简章请核应由浙江省国医分馆转呈仰遵照文/中央国医馆//国医公报.-4-21-226

令吴江中医公会据呈报依法召开会员大会并检呈公会章程及职员名册恳请鉴核应准备案文/中央国医馆//国医公报.-4-23-256

令吴县国医学会筹备处呈报组织学会准予备案文/中央国医馆//国医公报.-4-19-160

令吴县中医公会据报奉县党部令改正名称准予备案文/中央国医馆//国医公报.-4-19-162

令吴兴国医公会据陈报改组成立情形并送职员表准备案文/中央国医馆//国医公报.-4-19-261

令梧州国医公会据呈报成立梧州国医公会并呈章程等件鉴核备案准予备案仰即知照文/中央国医馆//国医公报.-4-23-257

令梧州国医公会据呈报改选经过应予备案文/中央国医馆//国医公报.-4-26-38

令梧州全体中医学会据呈奉令征集教材赍送国医学术四册请核除发付编审外仰知照文/中央国医馆//国医公报.-4-21-223

令梧州全体中医学会外县只能筹设支馆文/中央国医馆//国医公报.-4-19-268

令梧州中医学会据陈述设立分馆意见已悉梧州如设支馆尚无不合文/中央国医馆//国医公报.-4-19-383

令武进国学会代电为举行第三届大会改选理事应予存查文/中央国医馆//国医公报.-4-25-268

令武进国医学会筹备委员会据呈成立经过仰祈备案应呈由该分馆转呈以明系统文/中央国医馆//国医公报.-4-21-143

令武进国医学会代电呈会务特刊应予存查文/中央国医馆//国医公报.-4-25-269

令武进国医支馆据呈转据施秋玉等发起中国医药社请予备案仰候江苏国医分馆转呈核办文/中央国医馆//国医公报.-4-26-285

令武进县中医公会据呈报组织工会经过情形检同章程请鉴核应准备案文/中央国医馆//国医公报.-4-19-380

令西京国医公会据呈报成立西京国医公会既会章等件请鉴核备案应照准文/中央国医馆//国医公报.-4-24-359

令西京国医公会据呈报图记式样既启用日期请予备案应照准文/中央国医馆//国医公报.-4-24-358

令西京国医公会据呈接奉省党指导会训令改称西京中医公会请鉴核示遵呈悉文/中央国医馆//国医公报.-4-25-150

令歙县中医公会陈报改组后继续工作附呈简章及职员履历表准予备案文/中央国医馆//国医公报.-4-19-160

令歙县中医公会据呈报民众教育馆图占施药局请函教育厅及县政府设法制止已分别电达仰知照文/中央国医馆//国医公报.-4-20-349

令歙县中医公会据呈拟具考试登记医士暂行章程请核转县政府执行应从缓办理仰知照文/中央国医馆//国医公报.-4-20-255

令歙县中医公会据呈遵章改选执监委员准予备案文/中央国医馆//国医公报.-4-21-151

令香港中华国医会据陈报改称侨港中华国医分馆为香港中华国医会准予备案文/中央国医馆//国医公报.-4-19-169

令香港中华国医会据呈报拟集资创办中华国医专门学社送计书表准备案文/中央国医馆//国医公报.-4-19-373

令香港中华国医会据先后陈送医士调查表一册更正表二张准予分别备案更正文/中央国医馆//国医公报.-4-21-233

令香港中华医学会据陈请厘定国医法规附拟条陈已悉应候汇案核办文/中央国医馆//国医公报.-4-20-40

令香港中华国医学会据呈报成立经过并办理情形准予备案文/中央国医馆//国医公报.-4-19-262

令香港中华国医学会据呈报改选职员准予备查仰知照文/中央国医馆//国医公报.-4-22-253

令香港中药联合会据呈中药进口请照国货税则办理已据情转财政部交关务署办理矣仰知照文/中央国医馆//国医公报.-4-20-254

令香港中药联合会准财政部咨复香港药商报运国产药材进口如合红单办法并向关请领红单可按土货纳税等由仰知照文/中央国医馆//国医公报.-4-20-336

令香港中药联商会准财政部咨复由港运入中药照土货征收关税情形仰知照文/中央国医馆//国医公报.-4-21-19

令萧退庵为已奉委为上海国医分馆秘书主任恳请辞去董事会董事一职应照准文/中央国医馆//国医公报.-4-24-26

令兴化县国医支馆陈报聘定各处股正副主任等仰由该省分馆核转文/中央国医馆//国医公报.-4-20-158

令兴化县国医支馆据呈送该支馆章程已抄送该

省分馆核办仰知照文/中央国医馆//国医公报.-4-20-154

令兴化县国医支馆准江苏省政府咨复准本馆咨请出示保护该支馆假定馆址一节已饬县查明核办等由令仰知照文/中央国医馆//国医公报.-4-22-138

令休宁国医公会准安徽省政府函复屯溪公安局检验中西医士登记给照办法当地医士不明用意逐致迟疑等由令仰转行知照文/中央国医馆//国医公报.-4-23-255

令宜兴县国医公会据呈报筹备经过情形检同会章名册请鉴核备案应呈由江苏省国医分馆核转文/中央国医馆//国医公报.-4-20-450

令鄞县中医公会据报改组经过情形并呈会章及会员名册职员履历单等准备案文/中央国医馆//国医公报.-4-19-262

令永嘉县国医支馆筹备会据呈该会已筹备三月请速加委仰候浙江分馆查复再办至送丸散膏丹配制法留候审核另案饬遵文/中央国医馆//国医公报.-4-20-251

令永嘉县国医支馆筹备委会据呈业将支馆筹备经过情形暨章程表册呈送请速示遵等情经即饬行浙江省国医分馆详查候复核办文/中央国医馆//国医公报.-4-20-42

令永嘉县神州国医学会呈报筹备经过情形已悉文/中央国医馆//国医公报.-4-19-159

令永嘉中医公会据呈报更选执监委员请予备案等情应呈由浙江省国医分馆核转仰遵照文/中央国医馆//国医公报.-4-21-224

令云南国医学术改进研究社据呈报成立云南国医学术改进研究社并检呈章程既理监事表准予存查文/中央国医馆//国医公报.-4-24-360

令漳浦县医学协进会县市不得设分馆仰即知照文/中央国医馆//国医公报.-4-19-163

令长沙森济医院呈报组织章程及职员姓名以备考核准予备查文/中央国医馆//国医公报.-4-23-388

令浙江国医分馆呈报接收关防到馆视事应准备案文/中央国医馆//国医公报.-4-24-140

令浙江国医分馆呈送六个月工作计划大纲及医务人员训练班计划书准予存查文/中央国医馆//国医公报.-4-25-495

令浙江国医分馆筹备处据呈报筹备员潘健民辞职另推李天球继任准备案文/中央国医馆//国医公报.-4-19-261

令浙江国医分馆董事会董事不足法定人数可改开谈话会讨论文/中央国医馆//国医公报.-4-24-255

令浙江国医分馆董事会据呈许馆长祖谦回籍遴推推行处主任邢熙平暂行代理应予照准文/中央国医馆//国医公报.-4-25-402

令浙江国医分馆馆长王瀓莹据电请辞职应即准文/中央国医馆//国医公报.-4-23-262

令浙江国医分馆国医分馆董事会兹派许祖谦为浙江国医分馆馆长裴吉生应专任浙江分馆董事会常务董事仰知照文/中央国医馆//国医公报.-4-24-15

令浙江国医分馆国医支馆据呈为平湖县国医支馆筹备处呈请加委奚可阶为支馆馆长准予加委文/中央国医馆//国医公报.-4-24-17

令浙江国医分馆据呈报九月一日宣誓就职准备案文/中央国医馆//国医公报.-4-24-244

令浙江国医分馆据呈报派定长兴等十九县国医支馆筹备主任准予备案文/中央国医馆//国医公报.-4-26-463

令浙江国医分馆据呈变更组织准予备案文/中央国医馆//国医公报.-4-25-494

令浙江国医分馆据呈实行新组织日期并呈报职员名单准予备案文/中央国医馆//国医公报.-4-25-499

令浙江国医分馆据呈为平湖支馆筹备医药改进支会拟请暂予缓发会证嗣后支馆呈请案件请由分馆转呈应予照准文/中央国医馆//国医公报.-4-24-248

令浙江国医分馆据呈转据许行彬等组织医学研究社检具社章暨社员名册请予备案应予照准仰饬知照文/中央国医馆//国医公报.-4-22-253

令浙江国医分馆据转呈兰溪中医专门学校毕业

生履历及成绩表准予存查文/中央国医馆//国医公报.-4-24-257

令浙江国医分馆兹派本馆秘书主任张忍庵视察浙江国医分馆事宜除分令外仰知照文/中央国医馆//国医公报.-4-22-252

令浙江兰溪药业司立中医专门学校据呈以本届毕业考试拟请派员监视并乞将毕业证书加盖关防应准如所请并派该省国医分馆副馆长范耀雯为监试委员文/中央国医馆//国医公报.-4-20-245

令浙江省国医分馆饬查永嘉县筹备国医支馆详情具复核办法/中央国医馆//国医公报.-4-20-24

令浙江省国医分馆饬即查明平湖系国医程明初请求复业一案详细情形具复核办文/中央国医馆//国医公报.-4-20-23

令浙江省国医分馆筹备处据陈报分馆筹备情形准予备案各筹备员已另行照派仰知照文/中央国医馆//国医公报.-4-19-165

令浙江省国医分馆电称董事有无任期之规定及改组可否加倍董事并无任期规定亦无须推举加倍人数文/中央国医馆//国医公报.-4-25-151

令浙江省国医分馆董事会据报常务董事俞绣章等到会视事呈悉文/中央国医馆//国医公报.-4-25-404

令浙江省国医分馆董事会据呈本会常务董事方惠卿等因病出缺遴推俞绣章等补充应予照准文/中央国医馆//国医公报.-4-25-403

令浙江省国医分馆董事会为杨董事春骐夙著贤劳所请辞职一节应毋庸议文/中央国医馆//国医公报.-4-25-406

令浙江省国医分馆董事诸葛福祺据呈请辞职应即照准文/中央国医馆//国医公报.-4-20-258

令浙江省国医分馆副馆长范耀雯据呈报遵令往兰溪药业私立中医专门学校监试情形已悉文/中央国医馆//国医公报.-4-20-342

令浙江省国医分馆副馆长范耀雯令派为兰溪药业私立中医专门学校监试委员文/中央国医

馆//国医公报.-4-20-241

令浙江省国医分馆各县医药团体呈请案件似无由分支馆转呈之必要文/中央国医馆//国医公报.-4-25-19

令浙江省国医分馆据报暂行代理浙江省国医分馆馆长邢照平就职视事呈悉文/中央国医馆//国医公报.-4-25-405

令浙江省国医分馆据呈报馆长暨董事长董事就职日期并附名单呈请备案应照准文/中央国医馆//国医公报.-4-20-452

令浙江省国医分馆据呈报嘉兴等县支馆筹备成立请加委馆长应予照准文/中央国医馆//国医公报.-4-26-128

令浙江省国医分馆据呈报派定杭县等二十一县支馆筹备主任准予存查文/中央国医馆//国医公报.-4-26-125

令浙江省国医分馆据呈报派定兰溪等二十八县支馆筹备主任准予存查文/中央国医馆//国医公报.-4-26-126

令浙江省国医分馆据呈报四月份工作报告准予备案文/中央国医馆//国医公报.-4-26-466

令浙江省国医分馆据呈嘉兴国医支馆馆长陈骏八辞职另派李元代理准予加委文/中央国医馆//国医公报.-4-26-465

令浙江省国医分馆据呈拟具各县支馆组织大纲及办事通则准予存查文/中央国医馆//国医公报.-4-26-13

令浙江省国医分馆据呈请加委方引之等十五人为淳安等县国医支馆馆长应予照准文/中央国医馆//国医公报.-4-26-364

令浙江省国医分馆据呈请检定本省国医检同检定委员会简章请核示等情仰候国医修例案解决后再行办理文/中央国医馆//国医公报.-4-21-24

令浙江省国医分馆据呈送工作报告准予存查文/中央国医馆//国医公报.-4-26-12

令浙江省国医分馆据呈为兰溪中医专校第九次学生毕业请员监考准派该馆董事方亦元莅场考试文/中央国医馆//国医公报.-4-23

– 390

令浙江省国医分馆据呈转兰溪中医专门学校呈送本届毕业学生名册成绩单请备案既毕业证书加盖关防应予照准文/中央国医馆//国医公报.-4-26-18

令浙江省国医分馆据平湖县中医公会呈以定期举行大会请派员监选仰即就近酌派文/中央国医馆//国医公报.-4-20-153

令浙江省国医分馆准浙江省政府函复无款补助该分馆仰知照文/中央国医馆//国医公报.-4-19-371

令浙江中医专科学校呈报第十六班学生举行毕业试验准予备案文/中央国医馆//国医公报.-4-25-512

令浙江中医专科学校呈报第十五班学生毕业名册请予备案姑准备案文/中央国医馆//国医公报.-4-23-385

令浙江中医专科学校据呈送毕业生成绩表暨毕业证书准予盖印发还颁给文/中央国医馆//国医公报.-4-22-254

令浙江中医专科学校据呈送毕业学生考试成绩表及毕业证书姑准备案所送证书加盖官防发还文/中央国医馆//国医公报.-4-23-255

令浙江中医专门学校据呈报第十三班学生毕业请备案应予照准备案文/中央国医馆//国医公报.-4-22-139

令浙江中医专校呈送毕业证书表册准予备案证书钤印发还文/中央国医馆//国医公报.-4-24-27

令镇江国医公会筹备处据呈报组织情形准予备案文/中央国医馆//国医公报.-4-20-155

令驻菲律宾国医分馆筹备委员会据呈筹备完毕附送组织大纲既董事表请鉴核备案应予照准文/中央国医馆//国医公报.-4-26-29

令驻菲律宾国医分馆董事会呈报成立经过附送章程请加委备案应予照准文/中央国医馆//国医公报.-4-26-36

令驻暹罗国医分馆筹备处据呈送中医执业团体调查表请予备案应予照准文/中央国医馆//国医公报.-4-26-284

南京市政府国医考试题目/中央国医馆//国医公报.-4-21-109

派方引之等十五人为淳安等县国医支馆馆长文/中央国医馆//国医公报.-4-26-363

派乐绍虞为北平药学讲习所副所长文/中央国医馆//国医公报.-4-26-11

派李良模为本馆医学处处员文/中央国医馆//国医公报.-4-26-463

派李元为嘉兴县国医支馆馆长文/中央国医馆//国医公报.-4-26-463

派林月亭刘慧英等为驻菲律宾国医分馆董事会董事文/中央国医馆//国医公报.-4-26-11

派刘宗汉为本馆办事员文/中央国医馆//国医公报.-4-26-123

派孟子惠为本馆秘书文/中央国医馆//国医公报.-4-25-493

派冉雪峰为湖北国医分馆副馆长文/中央国医馆//国医公报.-4-26-363

派沈衡甫龚醒斋为上海市国医分馆董事会董事文/中央国医馆//国医公报.-4-26-463

派苏必辉庄林生等为驻菲律宾国医分馆常务董事文/中央国医馆//国医公报.-4-26-11

派王炳元等为归绥县国医支馆筹备员文/中央国医馆//国医公报.-4-26-463

派王慎五等为包头县国医支馆筹备员文/中央国医馆//国医公报.-4-26-463

派王锡如为山东省国医分馆馆长文/中央国医馆//国医公报.-4-26-363

派闻甫宸为郑县国医支馆副馆长令/中央国医馆//国医公报.-4-26-364

派伍潮海为本馆驻星加坡视察员文/中央国医馆//国医公报.-4-26-363

派颜文初为驻菲律宾国医分馆董事会董事长文/中央国医馆//国医公报.-4-26-11

派杨春騌为浙江国医分馆董事会常务董事/中央国医馆//国医公报.-4-25-493

派俞绣章为浙江国医分馆董事会董事长文/中央国医馆//国医公报.-4-25-493

批安徽滁县医药公会据呈报成立滁县医药两界公会陈请鉴核准予存查文/中央国医馆//国

医公报.-4-22-265

批安徽庐江国医公会据呈报筹备组织庐江国医公会祈鉴核等情令准备案文（连载）/中央国医馆//国医公报.-4-22-270.-4-23-41

批澳门国医分馆筹备处陈报成立及经过情形希准备案文/中央国医馆//国医公报.-4-19-387

批北平国医专科学校为组织国医专科学校兹检寄本馆国医专科学社及国医研究所成立案标准大纲仰遵照第七条程序呈请文/中央国医馆//国医公报.-4-23-399

批北平师资讲习所筹备处周价人等据呈报拟在北平设立中医师资讲习所恳祈鉴核等情令准备案仰即积极设备并将办理情形及员生名册呈报备查文/中央国医馆//国医公报.-4-23-146

批北平药学讲习所呈报第一班学员修业期满呈送证书请加盖馆印应予照准文/中央国医馆//国医公报.-4-26-473

批北平药学讲习所英庚款会期已过俟明年再办文/中央国医馆//国医公报.-4-26-385

批北平药业公会呈报董事会及药学讲习所启用图记恳请备案准予存查文/中央国医馆//国医公报.-4-25-282

批北平中医学社据呈报第一届学生毕业文凭加本馆印信文/中央国医馆//国医公报.-4-26-378

批北平中医学社据呈报组织成立应予存查文/中央国医馆//国医公报.-4-26-376

批本馆研究班学员刘骅南等据呈组织研究会应予照准文/中央国医馆//国医公报.-4-26-133

批编审委员黄谦据呈送所著针灸经穴图考请鉴核审定备案查阅来书考据精详殊堪嘉许应予备案仰知照文/中央国医馆//国医公报.-4-22-270

批彬县黄聘如据呈送医士调查表应用存查文/中央国医馆//国医公报.-4-20-43

批常德国医院据呈为变更组织暨名称募捐扩大建设救济贫病恳准备案予存查文/中央国医

批常熟国医杂志社据呈为出版国医杂志准予备案并颁给题词文/中央国医馆//国医公报.-4-22-146

批陈半隐据呈遵令贡献私著霍乱症治简便良方一册已交本馆学术整理委员会审查仰知照文/中央国医馆//国医公报.-4-21-234

批陈承谟等据呈报设处办公启用印信请准备案应予照准文/中央国医馆//国医公报.-4-24-31

批陈术仁据先后呈送刀伤枪伤炸伤炮伤丸药及药方经交本馆学委会试验结果刀伤止血有效惟查系属古方所请颁示办法暂从缓议文/中央国医馆//国医公报.-4-20-456

批东台中医公会筹备改选情形并检同章程表册等件准予备案文/中央国医馆//国医公报.-4-23-395

批奉贤县国医公会徐逸舟等据呈报该县县党部制止公会活动请求援助已令行江苏省国医分馆就近查明酌办文/中央国医馆//国医公报.-4-20-264

批福建龙冈国医专科学社检寄本馆国医专科学社及国医研究所立案暂行标准大纲仰即遵照文/中央国医馆//国医公报.-4-23-397

批福清县三澳小学校陈雨苍呈送治喉立生散暨收功散请化验给奖备案文/中央国医馆//国医公报.-4-19-387

批福州私立中医专科学校查来件并无学生成绩表谅系发文时遗漏仰即补寄文/中央国医馆//国医公报.-4-23-398

批福州中医学社据报组织各组训练班及实地练习之场祈鉴核指导准予存查文/中央国医馆//国医公报.-4-25-28

批福州中医专校据呈第一组学生毕业检送证书请盖印发还应予照准文/中央国医馆//国医公报.-4-26-290

批阜宁县中医公会据呈报公会成立及选举执监委员就职祈鉴核仰迅将该会组织章程会员职员名册补呈以凭核夺文/中央国医馆//国医公报.-4-23-143

批阜宁县中医公会据呈送章程名册暂准备案应
　　呈由江苏省分馆转呈以明系统文/中央国医
　　馆//国医公报.-4-23-148

批傅汝川等呈拟筹备同安县国医支馆请发钤记
　　以资进行文/中央国医馆//国医公报.-4-19
　　-387

批赣县中医公会据呈报改选职员即定名称并附
　　简章履历表乞请备案应予照准文/中央国医
　　馆//国医公报.-4-25-158

批广德国医公会据呈报改选经过情形及缮具执
　　监委员履历表应准备案文/中央国医馆//国
　　医公报.-4-23-147

批广东梅县梓材医院院长萧梓材据呈报改组学
　　社拟具章程恳立案应准予暂行备案文/中央
　　国医馆//国医公报.-4-21-321

批广东私立华夏中医学校据呈送校董事会组织
　　章程及呈报表钤模等件请备案准予存查文/
　　中央国医馆//国医公报.-4-25-276

批广东私立华夏中医学校校长江松石据呈报就
　　职日期既该校钤模请鉴核备案应予存查文/
　　中央国医馆//国医公报.-4-25-411

批广西省国医分馆筹备处呈报诊疗所开诊日期
　　并迁地址各缘由请察核备案应予照准文批山
　　东医药改进分会/中央国医馆//国医公报.-4
　　-25-161

批广西医药研究会据呈转据龙州医药研究分会
　　呈报成立请鉴核准予备案文/中央国医馆//
　　国医公报.-4-22-146

批汉口国医高级研究所据呈报教职员履历及学
　　生考绩应予存查文/中央国医馆//国医公报
　　.-4-26-164

批汉口华中国医学校据呈报组织校董事会创办
　　华中国医专校启用钤记准予暂行备查该校未
　　成立前所有呈报事项应由董事会转呈湖北分
　　馆核转勿庸迳呈文/中央国医馆//国医公报
　　.-4-22-266

批汉口华中新中医专校董事会据呈报汉口高级
　　研究所与湖北养成所合并改组为华中新中医
　　专科学校应予照准文/中央国医馆//国医公
　　报.-4-26-379

批汉口朱东屏据呈为复请援案拟设医校祈鉴核
　　等情所请任命一节碍难照准存款收据一纸发
　　还仰即查收文/中央国医馆//国医公报.-4-
　　23-263

批侯敬舆等据呈为修正无锡中医研究社简章祈
　　鉴核备案应予照准文/中央国医馆//国医公
　　报.-4-24-370

批湖南国医专科学校据呈报毕业学生人数准予
　　备案文/中央国医馆//国医公报.-4-26
　　-475

批湖南国医专科学校据呈报举行毕业考试派湖
　　南国医分馆馆长就近监试文/中央国医馆//
　　国医公报.-4-26-475

批湖南医药改进分会筹备处组织医药改进会湖
　　南分会应予存查文/中央国医馆//国医公报
　　.-4-25-157

批华北国医学院据呈第二届学生毕业准予备案
　　文/中央国医馆//国医公报.-4-26-163

批华中国医专科学校据呈报该校长暨各职员任
　　事情由准暂备案指示疏忽二点嗣后切加注意
　　文/中央国医馆//国医公报.-4-22-268

批华中国医专科学校据呈报学校成立及开学日
　　期准予暂行备案并指示呈报手续再仰知照文
　　/中央国医馆//国医公报.-4-22-269

批淮阴国医公会筹备委员骆筱峰据呈为国药业
　　丸散药方未能统一陈请整理意见书所陈各节
　　准予留备整理借供参考文/中央国医馆//国
　　医公报.-4-22-263

批淮阴国医速成学社仰照本馆国医专科学社及
　　国医研究所标准大纲第七条之程序令案呈请
　　文/中央国医馆//国医公报.-4-23-399

批淮阴国医学社据呈改订社名并启用图记应予
　　存查文/中央国医馆//国医公报.-4-26-54

批济南国医学社筹备处为据呈报积极筹备校址
　　及器具等项请鉴核施行等情准予备查并仰将
　　教学事项及基金校址等充分筹备具实呈报文
　　/中央国医馆//国医公报.-4-23-144

批简伯龙等据呈请派员筹备吴江国医支馆仰候
　　江苏国医分馆转呈核办文/中央国医馆//国
　　医公报.-4-26-286

批建瓯中医公会据呈请委黄焕琮为国医传习所所长碍难照准文/中央国医馆//国医公报.-4-24-30

批江西国医专门学校据呈报举行毕业考试仰迳呈江西国医分馆派员监考文/中央国医馆//国医公报.-4-26-474

批晋江却疾医学研究社社长郑却疾据陈报组织却疾医学研究社检送简章请察核存案仰候饬福建省国医分馆查核酌办文/中央国医馆//国医公报.-4-20-263

批九江中医公会据呈请发公布中医条例原文应予照发文/中央国医馆//国医公报.-4-25-283

批据华中新中医学校据呈报任事日期及开课各情准予存查文/中央国医馆//国医公报.-4-26-382

批开封国医改进社据呈报组织该社应准存查文/中央国医馆//国医公报.-4-25-159

批李建颐等据呈请检发章程准予筹设支馆仰迳呈福建国医分馆核办文/中央国医馆//国医公报.-4-23-395

批李稳青据呈遵示改办国医研究会缮具章程请予备案应予存查文/中央国医馆//国医公报.-4-26-287

批溧水中医公会据呈请咨行各省政府转饬各县立医院加入中医科已悉文/中央国医馆//国医公报.-4-26-374

批林永泽仰迳呈厦门市公安局核办文/中央国医馆//国医公报.-4-25-29

批刘正字据报旧有国医学社组织成立并送著述祈予审查备案应予存查文/中央国医馆//国医公报.-4-25-412

批柳州医药研究分会据呈送第一届被选各员名册即章程等情鉴核备案应予存查文/中央国医馆//国医公报.-4-24-259

批龙冈国医专门学校呈报正式开课/中央国医馆//国医公报.-4-25-516

批龙南国医公会据呈报成立准予备案文/中央国医馆//国医公报.-4-26-375

批龙岩国医公会据呈报改选经过应予备案文/

批吕伯阳据呈送所著伤寒论研究中国药方之研究两种稿本准付编审国医教材参考之用仰知照文/中央国医馆//国医公报.-4-21-234

批马庆麟据呈所著医学本源录可作整顿国医资料仰将各书呈候审查再行核夺文/中央国医馆//国医公报.-4-21-234

批毛青全据呈请通令各省市组织国医药办事处应勿庸议文/中央国医馆//国医公报.-4-21-34

批梅县蓝文懋呈请发给刘卓明行医执照等本馆现无发照及给证书规定所请暂勿庸议文/中央国医馆//国医公报.-4-19-174

批梅县新中医学社据呈报毕业学生成绩准予存查文/中央国医馆//国医公报.-4-26-479

批南昌国医公会会员毛青全据呈请通令各省市设立医药办事处国药讲习所并委派国药检查员等情事关全国医药行政必须统盘筹划所请应缓置议文/中央国医馆//国医公报.-4-22-20

批宁波国医专门学校董事会据呈报创办宁波国医专门学校准予备案文/中央国医馆//国医公报.-4-26-477

批平湖国医公会据呈报该会改选执监委员准予备案仰知照文/中央国医馆//国医公报.-4-23-394

批平湖国医支馆筹备主任奚可阶据呈请委派该支馆馆长仍应由该省分馆转呈以明系统仰遵照文/中央国医馆//国医公报.-4-23-392

批青浦县国医公会据呈报改组国医公会并呈送章程职员表请鉴核应准备案文/中央国医馆//国医公报.-4-21-321

批青浦中医公会筹备改选结果及更改名称准予备案文/中央国医馆//国医公报.-4-23-396

批任应秋等所请先立支会仰迳呈四川国医分馆核办至设立支馆一节因各省市支馆纠纷极多拟不再设文/中央国医馆//国医公报.-4-25-160

批厦门国医研究所据呈报举行毕业考试日期准

予备案文/中央国医馆//国医公报.-4-26-383

批厦门国医研究所据呈报学生毕业成绩请将证书加盖馆印应予照准文/中央国医馆//国医公报.-4-26-383

批厦门国医专科学校据呈报二十四年度下学期教职员学生一览表应予存查文/中央国医馆//国医公报.-4-26-166

批厦门国医专科学校据呈报举行毕业考试请派员监试仰认真考试文/中央国医馆//国医公报.-4-26-476

批厦门国医专科学校据呈请派员监试已令福建国医分馆就近派员文/中央国医馆//国医公报.-4-23-397

批山东国医专校据呈送齐河预科学校董事会章程学校章程恳请备案应予存查文/中央国医馆//国医公报.-4-26-291

批山东济南市国医公会据呈报组织济南市国医公会缮具章程名册准予备案应即依法刊刻图记取具印模并将启用日期呈报备查仰知照文/中央国医馆//国医公报.-4-23-147

批山东医药改进分会筹备处据呈报筹备改进会情形并检送会员名册及志愿书誓词等件请发会证应予照准文/中央国医馆//国医公报.-4-25-162

批陕西长安药业公会据呈报为取缔伪药以杜流弊应准备案文/中央国医馆//国医公报.-4-23-37

批上海陈其昌据呈送姚心源发明改良中国针疗医学请求备案等情俟实验确著成绩再行呈报该夺文/中央国医馆//国医公报.-4-21-395

批上海佛慈大药厂总经理冯明政据呈请提出四中全会倡用国药以挽利权经提同前案批交内教两部参考仰知照文/中央国医馆//国医公报.-4-21-321

批上海医界春秋社张赞臣等据呈拟设立国医研究所请核准备案因与章程不合候饬上海分馆查复再夺文/中央国医馆//国医公报.-4-20-356

批束鹿县医士公会据陈请成立支馆以图改进国医查各县支馆前经通令停止设立利其财力兴办国医学校医院在案仰遵照文/中央国医馆//国医公报.-4-22-145

批四川高等国医学校据呈报四班学生毕业检送证书请盖印发还应予照准文/中央国医馆//国医公报.-4-26-290

批四川高等国医学校据呈报招收新生准予存查文/中央国医馆//国医公报.-4-26-165

批四川射洪国医传习所呈报附设国医传习所办理情形恳祈鉴核准予存查文/中央国医馆//国医公报.-4-25-280

批泗阳李林甫汤兆生据呈拟设立国有特训班仰函泗阳县政府声请文/中央国医馆//国医公报.-4-26-39

批苏州国医学校呈送研究院钤印模样具报启用及开学日期已悉文/中央国医馆//国医公报.-4-26-385

批苏州国医学校据呈添设国医研究社补具课程编制既经济状况呈请备案应予照准文/中央国医馆//国医公报.-4-26-49

批苏州国医学校据呈为组织校董事会改组为苏州国医学校检呈章程备先例案应予照准仰即知照文/中央国医馆//国医公报.-4-23-40

批绥远医药研究会长安兆麒等为据呈报选定国医分馆筹备员设绥远国医分馆请鉴核等情形予筹备并给发分馆修正大纲及医药改进会章程令仰遵照办理文/中央国医馆//国医公报.-4-23-144

批孙易周前呈伤寒论曝言当经饬交编审委员会审查复称该书尚无不合可作伤寒论参考书等语兹将原稿发还仰知照文/中央国医馆//国医公报.-4-24-258

批唐维贤据呈送标准国药仿单请核备案准予存查文/中央国医馆//国医公报.-4-24-369

批唐心如据呈请发给执照以便开诊仰向市政府登记文/中央国医馆//国医公报.-4-21-234

批无锡县钱企彭等呈请组织医药研究社准予存查文/中央国医馆//国医公报.-4-26-387

批无锡中医研究社据呈组织中医研究社第一分社准予备案文/中央国医馆//国医公报.-4-25-411

批吴兴公民曹黑震据呈请解散吴兴国医检委会以事属行政未便照准文/中央国医馆//国医公报.-4-20-162

批梧州国医公会廖仲时呈报梧州国医团体只有属会如有令文请迳寄呈悉文/中央国医馆//国医公报.-4-25-415

批梧州中医学会罗万象等据呈请发给执照本馆尚未规定发给执业凭照办法文/中央国医馆//国医公报.-4-23-266

批武昌国医馆讲习所呈送国医讲习所第一届毕业学员像片姓名表准予存查文/中央国医馆//国医公报.-4-24-30

批武昌国医讲习所据呈报第二届学生毕业准予存查文/中央国医馆//国医公报.-4-26-382

批歙县中医公会据呈为改选执监委员就职请备案应照准文/中央国医馆//国医公报.-4-23-400

批仙游县国医专科学校据呈各项表册应予存查文/中央国医馆//国医公报.-4-26-166

批仙游县国医专校据呈报学生毕业成绩请将证书加盖馆印应予照准文/中央国医馆//国医公报.-4-26-384

批仙游中医公会据呈送施诊所表册准予存查文/中央国医馆//国医公报.-4-26-375

批香港中华国医会据陈请转呈收回学校改为医社成命容就事实上妥筹办法仰知照文/中央国医馆//国医公报.-4-19-270

批谢全安等据呈发起组织重庆国医学社研究会应予照准文/中央国医馆//国医公报.-4-26-135

批休宁县国医公会理事长唐石英为屯溪公安局审查国医条例烦苛请予救济仰候函请安徽省政府查复再行核办文/中央国医馆//国医公报.-4-23-264

批杨理事复初所开救急时疫水等药方业经编备审委员会审查决议发给证书以资证明文/中

央国医馆//国医公报.-4-24-29

批姚斌臣为请发还中西合纂解剖生理学图表仰将改正稿本重行呈寄以便审核文/中央国医馆//国医公报.-4-25-280

批姚怡春据呈为整饬国医须按期备具布告书等项已由本馆理事学术等会查照并候中央改进办法再拣寄第九期公报一册文/中央国医馆//国医公报.-4-22-21

批叶橘泉据呈报创设国药单方实验研究社章程及宣言请求备案暂予存查应由浙江分馆转呈前来以明系统文/中央国医馆//国医公报.-4-23-149

批沂水乡村医药研究所据呈创设经过请鉴核备案准予存查文/中央国医馆//国医公报.-4-26-41

批郧县中医公会据呈报遵章改选会员请鉴核备案应照准文/中央国医馆//国医公报.-4-23-265

批余干县种痘员联合研究会据呈报成立经过请核勿庸再行备案仍将研究所得随时呈报以便奖励文/中央国医馆//国医公报.-4-21-234

批张嘉谋王合三准予备案并据情转咨河南省政府查照文/中央国医馆//国医公报.-4-25-159

批张士端等据呈报组织江西余干国医国药研究会经过情形并检送简章及印模请鉴核备案已令饬江西省国医分馆查核酌办文/中央国医馆//国医公报.-4-20-265

批张亦仙所呈样本大旨尚妥惟医学中之专门术语非详加解释不易明了应加注意文/中央国医馆//国医公报.-4-24-143

批张治河呈为建议首都国医院组织管见颇有见地留备采择文/中央国医馆//国医公报.-4-25-277

批漳浦县医学协进会会长林振南据呈请委派支馆筹备员仰迳呈福建省国医分馆核转再次核办文/中央国医馆//国医公报.-4-20-43

批长沙李秉黄据呈为创办中国针灸专科研究社恳予察核备案应照准文/中央国医馆//国医

公报.-4-24-142

批浙江中医专门学校据呈第十六届学生毕业准予备案文/中央国医馆//国医公报.-4-26-164

批镇江医学公会据呈报改选经过应予备案文/中央国医馆//国医公报.-4-26-132

批郑州国医学校据呈第一届学生毕业应予存查文/中央国医馆//国医公报.-4-26-166

批中国药学会据呈令填造职员会员表册请求备案准予存查文/中央国医馆//国医公报.-4-26-289

批中国针灸学讲习所呈报第一届毕业生应准备案文/中央国医馆//国医公报.-4-25-516

批中国针灸学讲习所据呈报学生毕业证书请加盖馆印应予照准文/中央国医馆//国医公报.-4-26-477

批重庆国粹医院据呈报创办国粹医馆筹设国粹医院请鉴核备案应予存查文/中央国医馆//国医公报.-4-25-414

批朱南山据呈筹备成立新中国医学院请鉴核备案应予照准文/中央国医馆//国医公报.-4-26-138

聘陈无咎先生为本馆编辑内科教材委员函/中央国医馆//国医公报.-4-25-167

聘陈无咎先生为本馆编审委员会委员函/中央国医馆//国医公报.-4-22-25

聘陈逊斋先生为本馆编审委员函/中央国医馆//国医公报.-4-22-499

聘陈逊斋先生为本馆编审委员会内科专任委员函/中央国医馆//国医公报.-4-23-403

聘陈逊斋先生为本馆处方鉴定委员会委员函/中央国医馆//国医公报.-4-24-378

聘陈逊斋先生为本馆学术整理委员会专任委员函/中央国医馆//国医公报.-4-20-459

聘陈震异先生为本馆特约编译员函/中央国医馆//国医公报.-4-23-274

聘戴洛卿先生为本馆特约撰述员函/中央国医馆//国医公报.-4-23-275

聘范更生为本馆专门委员文/中央国医馆//国医公报.-4-19-276

聘龚醒斋为本馆学术整理委员会名誉委员文/中央国医馆//国医公报.-4-20-45

聘管文如先生为本馆特约撰述员函/中央国医馆//国医公报.-4-23-274

聘郭令之先生为本馆编审委员会委员函/中央国医馆//国医公报.-4-22-25

聘郭受天先生为本馆编审委员函/中央国医馆//国医公报.-4-23-152

聘郭受天先生为本馆编审委员会外科专任委员函/中央国医馆//国医公报.-4-23-403

聘郭受天先生为本馆处方鉴定委员会委员函/中央国医馆//国医公报.-4-24-377

聘何季海先生为本馆编审委员函/中央国医馆//国医公报.-4-22-274

聘胡静斋先生为本馆特约撰述员函/中央国医馆//国医公报.-4-23-275

聘黄谦先生为本馆编审委员会委员函/中央国医馆//国医公报.-4-22-25

聘黄星楼先生为本馆撰述员函/中央国医馆//国医公报.-4-23-152

聘黄竹斋先生为本馆编审委员会内科专任委员函/中央国医馆//国医公报.-4-23-403

聘黄竹斋先生为本馆处方鉴定委员会委员函/中央国医馆//国医公报.-4-24-378

聘李石会先生为本馆顾问并请指导上海市国医分馆各事文/中央国医馆//国医公报.-4-20-45

聘廉文熹先生为本馆特约撰述员函/中央国医馆//国医公报.-4-23-273

聘刘群士先生为本馆学术整理委员会专任委员函/中央国医馆//国医公报.-4-20-459

聘刘仲迈张赞臣先生为本馆编审委员文/中央国医馆//国医公报.-4-26-54

聘柳励吾先生为本馆特约撰述员函/中央国医馆//国医公报.-4-23-273

聘罗哲初先生为本馆编审委员函/中央国医馆//国医公报.-4-23-152

聘罗哲初先生为本馆编审委员会针灸科专任委员函/中央国医馆//国医公报.-4-23-404

聘吕柱周先生为本馆编审委员函/中央国医馆

//国医公报.-4-22-499

聘彭承祖先生为本馆编审委员会系统学专任委员函/中央国医馆//国医公报.-4-23-404

聘钱宗煌为本馆学整会名誉委员文/中央国医馆//国医公报.-4-19-276

聘请丁福保先生为本馆编审委员文/中央国医馆//国医公报.-4-26-390

聘请李克蕙先生为本馆编审委员文/中央国医馆//国医公报.-4-26-390

聘请张治河先生为本馆学术整理委员会名誉委员函/中央国医馆//国医公报.-4-21-36

聘邱啸天先生为本馆编审委员函/中央国医馆//国医公报.-4-23-404

聘邱啸天先生为本馆处方鉴定委员会委员函/中央国医馆//国医公报.-4-24-377

聘邱治中先生为本馆特约撰述员函/中央国医馆//国医公报.-4-23-274

聘沈子英为本馆学术整理委员会名誉委员由/中央国医馆//国医公报.-4-21-236

聘盛心如先生为本馆撰述员函/中央国医馆//国医公报.-4-23-152

聘时逸人先生为本馆编辑病理教材委员函/中央国医馆//国医公报.-4-25-167

聘随翰英先生为本馆编审委员会儿科专任委员函/中央国医馆//国医公报.-4-23-404

聘随翰英先生为本馆编审委员会委员函/中央国医馆//国医公报.-4-22-25

聘随翰英先生为本馆处方鉴定委员会委员函/中央国医馆//国医公报.-4-24-377

聘汪绍生先生为本馆特约撰述员函/中央国医馆//国医公报.-4-23-274

聘王有章先生为本馆特约撰述员函/中央国医馆//国医公报.-4-23-275

聘肖君绛先生为本馆编审委员函/中央国医馆//国医公报.-4-22-275

聘徐恺先生为本馆特约撰述员函/中央国医馆//国医公报.-4-23-274

聘杨伯雅先生为本馆处方鉴定委员会委员函/中央国医馆//国医公报.-4-24-377

聘杨华亭先生为本馆编审委员函/中央国医馆

//国医公报.-4-22-499

聘叶古红吴佩蘅张忍庵诸先生为本馆学术整理委员会专任委员函/中央国医馆//国医公报.-4-20-271

聘叶劲秋先生为本馆撰述员函/中央国医馆//国医公报.-4-23-152

聘叶橘泉先生为本馆撰述员函/中央国医馆//国医公报.-4-23-152

聘张栋梁先生为本馆处方鉴定委员会委员函/中央国医馆//国医公报.-4-24-378

聘张简斋生为本馆处方鉴定委员会委员函/中央国医馆//国医公报.-4-24-377

聘张忍庵先生为本馆编审委员函/中央国医馆//国医公报.-4-22-274

聘张忍庵先生为本馆编审委员会专任委员协同编审生理学系统学教科事宜函/中央国医馆//国医公报.-4-23-404

聘张锡君先生为本馆特约撰述员函/中央国医馆//国医公报.-4-23-274

聘张允中先生为本馆学术整理委员会专任委员函/中央国医馆//国医公报.-4-22-275

聘张蕴忠先生为本馆编审委员会生理学专任委员函/中央国医馆//国医公报.-4-23-404

聘张赞臣先生为本馆撰述员函/中央国医馆//国医公报.-4-23-152

聘周柳亭先生为本馆编审委员会妇科专任委员函/中央国医馆//国医公报.-4-23-404

聘周柳亭先生为本馆编审委员会委员函/中央国医馆//国医公报.-4-22-25

聘周柳亭先生为本馆处方鉴定委员会主席委员函/中央国医馆//国医公报.-4-24-377

聘周歧隐先生为本馆撰述员函/中央国医馆//国医公报.-4-23-152

聘周禹锡先生为本馆特约撰述员函/中央国医馆//国医公报.-4-23-274

聘朱亦丹先生为本馆特约撰述员函/中央国医馆//国医公报.-4-23-274

如皋国医药界欢迎中央国医馆焦馆长大会摄影/中央国医馆//国医公报.-4-26-359

上海市国医药等团体合办国药展览会闭幕之盛

况/中央国医馆//国医公报.-4-25-246

设国医图书馆征求古今医药书籍通电/中央国医馆//国医公报.-4-19-91

审查各地医校所送教科讲义/中央国医馆//光华医药杂志.-4-37-553

审定国医教材备各省市国医学校遵照/中央国医馆//光华医药杂志.-4-36-296

为审议统一病名电各医药团体文/中央国医馆//国医公报.-4-21-216

委派陈隆嘉等为驻菲律宾国医分馆董事会董事文/中央国医馆//国医公报.-4-26-241

委派杜耀其为山西国医分馆董事会董事长文/中央国医馆//国医公报.-4-26-241

委派时逸人陈玉麟为山西国医分馆董事会副董事长文/中央国医馆//国医公报.-4-26-241

委派王泉笙等为驻菲律宾国医分馆正副馆长文/中央国医馆//国医公报.-4-26-241

委任陈骏八为嘉兴县国医支馆馆长文/中央国医馆//国医公报.-4-26-123

委任陈士彬为平阳县国医支馆馆长文/中央国医馆//国医公报.-4-26-123

委任顾福如为吴县国医支馆馆长文/中央国医馆//国医公报.-4-26-123

委任华然青为萧山县国医支馆馆长文/中央国医馆//国医公报.-4-26-123

委任焦宗领为本馆秘书文/中央国医馆//国医公报.-4-26-123

委任李玫臣为崇德县国医支馆馆长文/中央国医馆//国医公报.-4-26-123

委任王慎轩为吴县国医支馆副馆长文/中央国医馆//国医公报.-4-26-124

委任翁文教为金华县国医支馆馆长文/中央国医馆//国医公报.-4-26-123

委任张钟毓为本馆推行处主任文/中央国医馆//国医公报.-4-26-363

卫生设施推行简易指物表/中央国医馆//苏州国医杂志.-5-2-321

芜湖县中医公会来电/中央国医馆//国医公报.-4-22-452

县自治卫生设施方案/中央国医馆//苏州国医杂志.-5-2-320

医学的方法科学/中央国医馆//国医公报.-4-26-325

正副馆长就职通电/中央国医馆//国医公报.-4-19-90

致电各省市国医分馆及筹备处对于新出版之医药图书盼详抄总目送寄本馆电/中央国医馆//国医公报.-4-19-91

中央国医馆颁布国医教育机关立案暂行标准大纲/中央国医馆//中医新生命.-5-7-295

中央国医馆筹备庆祝中医条例公布/中央国医馆//光华医药杂志.-4-39-84

中央国医馆代电/中央国医馆//神州国医学报.-4-17-223

中央国医馆第二届代表大会撮要/中央国医馆//国医杂志.-4-7-305

中央国医馆第二届第二次理事会会议摄影纪念/中央国医馆//光华医药杂志.-4-41-424

中央国医馆第二届第二次理事会议事录/中央国医馆//国医砥柱月刊.-5-16-185

中央国医馆第二届候补理事名单/中央国医馆//医界春秋.-3-12-104//国医公报.-4-22-449

中央国医馆第二届理事名单/中央国医馆//医界春秋.-3-12-103//国医公报.-4-22-449

中央国医馆电各分馆联电立法院制定中医考试条例须列入专门职业人员考试享受同等待遇(南京快讯)/中央国医馆//光华医药杂志.-4-39-107

中央国医馆电各省市国医分馆电文/中央国医馆//国医公报.-4-24-487

中央国医馆定期举行发起人大会/中央国医馆//医林一谔.-4-8-181

中央国医馆定期召开第二届理事会第二次全体会议/中央国医馆//光华医药杂志.-4-41-261

中央国医馆审定病名录卷一/中央国医馆//医界春秋.-3-10-189

中央国医馆对苏州国医学校训令(第四四一零号)/中央国医馆//苏州国医杂志.-5-2-319

中央国医馆二全会贺电/中央国医馆//光华医药杂志.-4-37-254

中央国医馆发起人名录(照国医馆原册其名字模糊者缺之有○者为广东省人)/中央国医馆//医学杂志.-2-13-419//杏林医学月报.-3-18-120

中央国医馆复本会编辑何君函/中央国医馆//国医杂志.-4-5-280

中央国医馆复本会函/中央国医馆//国医杂志.-4-7-163

中央国医馆复本会何主任书/中央国医馆//国医杂志.-4-6-172

中央国医馆各省市国医分馆组织大纲/中央国医馆//国医公报.-4-19-63

中央国医馆关于国大代表选举伪造册报告电/中央国医馆//国医杂志.-4-7-504

中央国医馆关于国医学校改称学社复何佩瑜君之函一件/中央国医馆//针灸杂志.-4-30-233

中央国医馆关于统一病名通电/中央国医馆//国医杂志.-4-6-392

中央国医馆馆令八道/中央国医馆//国医公报.-4-19-369.-4-21-139

中央国医馆馆令十二道/中央国医馆//国医公报.-4-19-257

中央国医馆馆令十四道/中央国医馆//国医公报.-4-20-21

中央国医馆馆令四道/中央国医馆//国医公报.-4-20-153

中央国医馆馆令五道/中央国医馆//国医公报.-4-20-241

中央国医馆馆务报告/中央国医馆//国医公报.-4-22-449

中央国医馆欢宴菲律宾华侨国医药总代表之重要谈话/中央国医馆//国医公报.-4-22-27

中央国医馆基金保管委员会章程/中央国医馆//国医公报.-4-19-66

中央国医馆及各分支馆附设国医研究所办法/中央国医馆//国医公报.-4-19-274

中央国医馆建议中央党部中央执行委员会地方自治计划委员会卫生组计划设施之方案/中央国医馆//光华医药杂志.-4-39-379

中央国医馆敬电/中央国医馆//国医杂志.-4-7-437

中央国医馆开会情形/中央国医馆//国医杂志.-4-5-407

中央国医馆快邮代电/中央国医馆//医林一谔.-4-10-601//现代医药月刊.-5-27-707

中央国医馆快邮代电一、二/中央国医馆//医学杂志.-2-14-414,414//针灸杂志.-4-30-437,437

中央国医馆快邮带电/中央国医馆//铁樵医学月刊.-4-44-43

中央国医馆来电/中央国医馆//医学杂志.-2-15-169//医界春秋.-3-9-27//杏林医学月报.-3-22-365//国医杂志.-4-6-375

中央国医馆来电二则/中央国医馆//医界春秋.-3-9-472

中央国医馆来函/中央国医馆//国医杂志.-4-7-40//医林一谔.-4-8-36//苏州国医杂志.-5-1-46

中央国医馆令(医字第二号)/中央国医馆//杏林医学月报.-3-18-361

中央国医馆令(医字第一号)/中央国医馆//杏林医学月报.-3-18-358

中央国医馆名誉理事名单/中央国医馆//医学杂志.-2-13-117

中央国医馆明令废止医校改称学社案/中央国医馆//针灸杂志.-4-30-233//光华医药杂志.-4-38-287

中央国医馆拟定国医各科编辑教材应用参考书目/中央国医馆//现代医药月刊.-4-27-507

中央国医馆聘请医界春秋社张主席为名誉理事之来函/中央国医馆//医界春秋.-3-8-396

中央国医馆启事/中央国医馆//光华医药杂志.-4-39-467

中央国医馆圈定理事题名/中央国医馆//医林一谔.-4-8-197

中央国医馆审定病名录(凡例)/中央国医馆//医界春秋.-3-10-188

中央国医馆审定病名录卷一/中央国医馆//国医杂志.-4-6-401

中央国医馆审议病名录凡例/中央国医馆//国医杂志.-4-6-398

中央国医馆通电/中央国医馆//神州国医学报.-4-17-228//光华医药杂志.-4-39-86

中央国医馆统一病名草案(连载)/中央国医馆//神州国医学报.-4-16-462,524

中央国医馆统一病名之建议/中央国医馆//中医指导录.-4-3-213

中央国医馆统一病名之快邮代电/中央国医馆//医林一谔.-4-10-303

中央国医馆图书室规则/中央国医馆//国医公报.-4-20-359

中央国医馆为国府命令公布中医条例代电/中央国医馆//医学杂志.-2-17-178

中央国医馆为国医药管理权来电/中央国医馆//医学杂志.-2-15-169

中央国医馆委令三件/中央国医馆//国医砥柱月刊.-5-18-450

中央国医馆委派令二道(连载)/中央国医馆//国医公报.-4-20-441.-4-21-19

中央国医馆委派令九道/中央国医馆//国医公报.-4-23-253

中央国医馆委派令六道(连载)/中央国医馆//国医公报.-4-21-219,311

中央国医馆委派令六道/中央国医馆//国医公报.-4-23-133.-4-24-243

中央国医馆委派令七道/中央国医馆//国医公报.-4-25-265

中央国医馆委派令三十七道/中央国医馆//国医公报.-4-24-13

中央国医馆委派令十四道/中央国医馆//国医公报.-4-24-129

中央国医馆委派令四道/中央国医馆//国医公报.-4-22-251.-4-25-15

中央国医馆委派令五道(连载)/中央国医馆//国医公报.-4-20-335.-4-22-483

中央国医馆委派令一道(连载)/中央国医馆//国医公报.-4-22-9,131

中央国医馆委派令一道/中央国医馆//国医公报.-4-23-381

中央国医馆新订国医专科学社及国医研究所立案暂行标准大纲/中央国医馆//医界春秋.-3-12-294

中央国医馆宣言/中央国医馆//医界春秋.-3-8-246

中央国医馆学术整理委员会分期工作计划书/中央国医馆//国医公报.-4-19-32

中央国医馆训令/中央国医馆//国医杂志.-4-7-504//医林一谔.-4-9-297//中西医药.-5-13-304

中央国医馆医药改进会章程/中央国医馆//国医公报.-4-22-457

中央国医馆与神州国医学报代电/中央国医馆//神州国医学报.-4-17-226

中央国医馆整理国医学术标准大纲草案/中央国医馆//医学杂志.-2-14-527//医界春秋.-3-9-517//国医杂志.-4-6-163//神州国医学报.-4-14-157//国医公报.-4-19-141.-4-20-147

中央国医馆指令(连载)/中央国医馆//国医杂志.-4-6-349.-4-7-41

中央国医馆致本社电/中央国医馆//杏林医学月报.-3-18-315

中央国医馆致本社电文/中央国医馆//医界春秋.-3-13-307

中央国医馆致本社之快邮代电/中央国医馆//医林一谔.-4-8-473

中央国医馆致本院快邮代电一、二/中央国医馆//文医半月刊.-5-14-176,176

中央国医馆致各省省政府主席函/中央国医馆//医林一谔.-4-8-178

中央国医馆致广东省政府陈主席函/中央国医馆//医林一谔.-4-8-283

中央国医馆致首都警察厅警备司令部通知开会

请饬属维护函/中央国医馆//国医公报.-4-22-456

中央国医馆致驻美国三蕃市分馆成立之贺电/中央国医馆//光华医药杂志.-4-39-478

中央国医馆致总理陵园管理处全体代表谒陵时间函/中央国医馆//国医公报.-4-22-456

中央国医馆驻美国分馆记详/中央国医馆//国医公报.-4-26-234

中央国医馆组织章程草案/中央国医馆//医学杂志.-2-12-481//医界春秋.-3-8-151//国医杂志.-4-5-314//医林一谔.-4-8-193//国医公报.-4-19-61

中国医学之光荣/中央国医馆//国医公报.-4-23-237

中医条例公布后之各方来电附呈文暨宣言/中央国医馆//国医公报.-4-25-35

准国民政府文官处准行政院函为奉交中央国医馆呈送整理医药学术标准大纲鉴核备案一案经饬据内政教育两部核复拟交由医学教育委员会参考函达查照转陈饬知等由经转陈奉谕转知中央国医馆函达查照文/中央国医馆//国医公报.-4-22-497

准考试院函据考选委员会呈转贵馆职员同增仲一员襄办二十二年高等考试考核成绩应予奖励除指令及令行铨叙部登记外函请查照办理文/中央国医馆/国医公报.-4-22-273

准南京市政府函请本馆专门委员隋翰英郭受天二人中推荐一人以便聘请担任本市第五届国医试验委员文/中央国医馆//国医公报.-4-23-272

咨福建省政府以该省国医分馆呈为因乱停顿现已大局粗定继续工作恳咨转令财政厅查案照旧按月发给补助费以资维持文/中央国医馆//国医公报.-4-21-323

咨贵州省政府为贵州国医分馆筹备处筹备员梁少甫等电陈经济困难恳请援案补助文/中央国医馆//国医公报.-4-24-372

咨河南省政府据河南国学专修学校馆呈报添设国医传习所咨请查照文/中央国医馆//国医公报.-4-25-165

咨河南省政府为中医黄谦报称以南阳医圣张仲景庙产经该县劣绅及师范学校剥蚀侵夺恳转咨省政府令饬南阳县查案办理俾庙产归还以难祀典文/中央国医馆//国医公报.-4-21-321

咨湖北省政府主席张湖北省绥靖公署主任何汉口市政府案据湖北省国医分馆馆长范筱村因病辞职兹派孔庚为该馆馆长应相咨查照文/中央国医馆//国医公报.-4-22-273

咨湖南省政府为湖南国医分馆经济困难请酌给补助费文/中央国医馆//国医公报.-4-24-371

咨江苏省政府为请指拨专款补助江苏国医分馆经费文/中央国医馆//国医公报.-4-21-152

咨市政公所颁发管理医案各事宜先函知本会文/中央国医馆//沈阳医学杂志.-3-1-68

咨绥远省政府为据情咨请查照并指拨专款补助经费文/中央国医馆//国医公报.-4-23-151

总办考医之创见/中央国医馆//医学公报.-1-7-18

组设学术整理委员会并发行公报征求整理改良论说或方案通电/中央国医馆//国医公报.-4-19-90

中央国医馆筹备处

呈送国医馆简章/中央国医馆筹备处//医林一谔.-4-8-175

中央国医馆筹备委员会

国医馆之来函/中央国医馆筹备委员会//医界春秋.-3-8-113

中央国医馆筹备大会会议规则/中央国医馆筹备委员会//医林一谔.-4-8-195

中央国医馆筹备委员会复广东省国医馆筹备处快邮代电/中央国医馆筹备委员会//医林一谔.-4-8-288

中央国医馆筹备委员会来函/中央国医馆筹备委员会//医界春秋.-3-8-151

中央国医馆筹募基金委员会

中央国医馆筹募基金委员会章程/中央国医馆
筹募基金委员会//国医公报.-4-19-65

中央国医馆代表大会

代表大会上蒋委员长电/中央国医馆代表大会
//国医公报.-4-22-451

中央国医馆代表大会秘书处办事规则/中央国
医馆代表大会//国医公报.-4-22-388

中央国医馆代表大会组织章程/中央国医馆代
表大会//国医公报.-4-22-387

中央国医馆代表大会秘书处

代表大会秘书处致各代表关于提案限期送印汇
列议事日程函/中央国医馆代表大会秘书处
//国医公报.-4-22-455

中央国医馆发起人筹备处

国医馆筹备会成立/中央国医馆发起人筹备处
//医林一谔.-4-8-177

中央国医馆福建省分馆

中央国医馆福建省分馆来函(附上海国府立法
院电文一通)/中央国医馆福建省分馆//现代
医药月刊.-4-27-105

中央国医馆福建省分馆来函/中央国医馆福建
省分馆//现代医药月刊.-4-27-49

中央国医馆广东省分馆台山县支馆

台山国医支馆快邮代电/中央国医馆广东省分
馆台山县支馆//杏林医学月报.-3-19-382

中央国医馆国医公报编辑处

中央国医馆国医公报编辑处征文启事/中央国
医馆国医公报编辑处//医界春秋.-3-11-366

中央国医馆湖南省分馆

快邮代电/中央国医馆湖南省分馆//国医砥柱
月刊.-5-18-224

中国国医馆江苏分馆

中国国医馆江苏分馆聘书/中央国医馆江苏分
馆//国医砥柱月刊.-5-18-159

中央国医馆江苏省分馆

中央国医馆江苏省分馆通告(连载)/中央国医
馆江苏省分馆//国医砥柱月刊.-5-18-
61,74

中央国医馆理事会

第一届理事会致各代表出席时间函/中央国医
馆理事会//国医公报.-4-22-455

第一届理事会致各代表莅会指导函/中央国医
馆理事会//国医公报.-4-22-455

第一届理事会致各省市理事及候补理事函/中
央国医馆理事会//国医公报.-4-22-454

第一届理事会致各省市医药团体推举代表出席
函/中央国医馆理事会//国医公报.-4-22
-453

第一届理事会致华侨招待所为询海外各地华侨
聚集处所以便通知函/中央国医馆理事会//
国医公报.-4-22-454

中央国医馆理事改选大会详情/中央国医馆理
事会//光华医药杂志.-4-37-171//北平医
药月刊.-5-9-344

中央国医馆理事会二届改选大会记/中央国医
馆理事会//现代医药月刊.-4-27-503

中央国医馆理事会工作报告/中央国医馆理事
会//国医公报.-4-22-447

中央国医馆理事会候补理事名单/中央国医馆
理事会//医学杂志.-2-13-120

中央国医馆理事会理事名单/中央国医馆理事
会//医学杂志.-2-13-120

中央国医馆理事会提议筹设大规模之国医图书
馆案/中央国医馆理事会//国医公报.-4-22
-395

中央国医馆理事会提议造就国药师人材案/中
央国医馆理事会//国医公报.-4-22-399

中央国医馆理事会提议造就国医师人材案/中
央国医馆理事会//国医公报.-4-22-398

中央国医馆理事会提议整理丸散膏丹案暨筹设
　　制药厂案/中央国医馆理事会//国医公报.-4
　　-22-411
中央国医馆理事会章程/中央国医馆理事会//
　　国医公报.-4-19-62
中央国医馆理事会章程草案/中央国医馆理事
　　会//医学杂志.-2-12-482//医界春秋.-3
　　-8-152//国医杂志.-4-5-315//医林一谔
　　.-4-8-194
中央国医馆理事会最近议决案/中央国医馆理
　　事会//医林一谔.-4-11-298

中央国医馆梅县支馆
中央国医馆梅县支馆之快邮代电/中央国医馆
　　梅县支馆//国医正言.-5-5-54

中央国医馆秘书处
中央国医馆秘书处办事细则/中央国医馆秘书
　　处//国医公报.-4-20-163
中央国医馆秘书处管理档案规则/中央国医馆
　　秘书处//国医公报.-4-20-267
中央国医馆秘书处来函/中央国医馆秘书处//
　　现代医药月刊.-4-27-261
中央国医馆秘书处启事/中央国医馆秘书处//
　　国医公报.-4-25-482

中央国医馆平湖县支馆
为募款筹建首都国医院告全国医药同仁热心人
　　士书/中央国医馆平湖县支馆//国医砥柱月
　　刊.-5-15-482
中央国医馆平湖县国医支馆医药改进会成立大
　　会摄影/中央国医馆平湖县支馆//光华医药
　　杂志.-4-38-414

中央国医馆上海市国医分馆
中央国医馆上海市国医分馆董事会章程/中央国
　　医馆上海市国医分馆//医界春秋.-3-10-33
中央国医馆上海市国医分馆章程/中央国医馆
　　上海市国医分馆//医界春秋.-3-10-32

中央国医馆绥远县分馆
中央国医馆绥远县国医分馆聘函/中央国医馆
　　绥远县分馆//国医砥柱月刊.-5-18-191

中央国医馆学术整理委员会
中央国医馆学术整理委员会办事规则/中央国
　　医馆学术整理委员会//国医公报.-4-19-
　　389,389
中央国医馆学术整理委员会办事规则草案/中
　　央国医馆学术整理委员会//医学杂志.-2-
　　15-621
中央国医馆学术整理委员会分期工作计划书/
　　中央国医馆学术整理委员会//医学杂志.-2
　　-14-415//医界春秋.-3-9-472//国医杂
　　志.-4-6-159
中央国医馆学术整理委员会分期工作计划书草
　　案/中央国医馆学术整理委员会//医林一谔
　　.-4-9-298
中央国医馆学术整理委员会章程/中央国医馆
　　学术整理委员会//国医公报.-4-19-64

中央国医馆医药改进会江苏省分会
中央国医馆医药改进会江苏省分会成立宣言/
　　中央国医馆医药改进会江苏省分会//国医公
　　报.-4-24-379

中央国医馆医药研究委员会
中国医馆医药研究委员会简章/中央国医馆医
　　药研究委员会//国医砥柱月刊.-5-18-548

中央社
财政部全体人员捐资万元兴建首都国医院(专
　　电)/中央社//光华医药杂志.-4-39-377
中央医院院长移付惩戒/中央社//神州国医学
　　报.-4-15-564
中医会成立(南京电)/中央社//中医世界.-3-
　　39-9

中央卫生委员会
中央卫生委员会议议决废止中医药案/中央卫

生委员会//杏林医学月报.-3-16-100

中央行政院卫生署

中央行政院卫生署中医委员会代表代电文/中央行政院卫生署//国医正言.-5-5-513

中央政治会议

为设立国医馆案中央政治会议致国民政府原函/中央政治会议//国医公报.-4-21-13

中医大学

三三医报征稿约言/中医大学//三三医报.-2-35-462

中医改进研究会

垣曲县报告监狱发生时症山西中医改进研究会研究之治疗法/中医改进研究会//医学杂志社.-2-1-319

中医改进研究会分科研究规则(九年十月)/中医改进研究会//医学杂志.-2-1-32

中医改进研究会附设医院章程/中医改进研究会//医学杂志.-2-1-137

中医改进研究会各地分会组织暂行简章/中医改进研究会//医学杂志.-2-18-477

中医改进研究会快邮代电/中医改进研究会//国医正言.-5-5-53//文医半月刊.-5-14-208

中医改进研究会审查征集验方规则/中医改进研究会//医学杂志.-2-15-472

中医改进研究会为中医平等待遇快邮代电/中医改进研究会//现代医药月刊.-5-27-690

中医改进研究会悬奖征稿启事/中医改进研究会//医学杂志.-2-16-217

中医改进研究会征求会员简章/中医改进研究会//医学杂志.-2-17-113

中医改进研究会征求会员暂行简章/中医改进研究会//医学杂志.-2-12-484

中医改进研究会组织简章(八年一月)/中医改进研究会//医学杂志.-2-1-23

中医改进研究会附设医院

附录西医条例/中医改进研究会附设医院//杏林医学月报.-3-22-366

附设医院九十月份中西医诊治人数及比较表/中医改进研究会附设医院//医学杂志.-2-4-139

附设医院九十月中西医诊治人数表/中医改进研究会附设医院//医学杂志.-2-3-11

附设医院六月至八月戒烟人数表/中医改进研究会附设医院//医学杂志.-2-2-403

附设医院七八月份中西医诊治人数表/中医改进研究会附设医院//医学杂志.-2-2-397

附设医院七八月份中西医逐日诊治人数及比较表/中医改进研究会附设医院//医学杂志.-2-4-7

附设医院三四月份中西医诊治人数及比较表/中医改进研究会附设医院//医学杂志.-2-3-397

附设医院三月四月份中西医逐日诊治人数比较表/中医改进研究会附设医院//医学杂志.-2-12-333

附设医院十八年七八九十月中西医诊治人数表/中医改进研究会附设医院//医学杂志.-2-11-407

附设医院十八年三四月中西医诊治表人数/中医改进研究会附设医院//医学杂志.-2-11-139

附设医院十八年十一月十二月中西医诊治人数比较表/中医改进研究会附设医院//医学杂志.-2-12-7

附设医院十八年五六月中西医诊治人数表/中医改进研究会附设医院//医学杂志.-2-11-269

附设医院十八年一二月中西医诊治人数表/中医改进研究会附设医院//医学杂志.-2-11-7

附设医院十九年九十月中西医诊治人数表/中医改进研究会附设医院//医学杂志.-2-13-109

附设医院十九年七八月中西医诊治人数表/中

医改进研究会附设医院//医学杂志.-2-13-7

附设医院十九年十一十二月中西医诊治人数表/中医改进研究会附设医院//医学杂志.-2-13-207

附设医院十九年一月二月份中西医诊治人数比较表/中医改进研究会附设医院//医学杂志.-2-12-163

附设医院十六年九十月中西医诊治人数及比较表/中医改进研究会附设医院//医学杂志.-2-9-392

附设医院十六年七八月中西医诊治人数及比较表/中医改进研究会附设医院//医学杂志.-2-9-273

附设医院十六年三四月中西医诊治人数比较表/中医改进研究会附设医院//医学杂志.-2-9-23

附设医院十六年十一二月分中西医诊治人数表/中医改进研究会附设医院//医学杂志.-2-9-500

附设医院十六年五六月中西医诊治人数及比较表/中医改进研究会附设医院//医学杂志.-2-9-144

附设医院十七年九十月中医诊治人数表/中医改进研究会附设医院//医学杂志.-2-10-427

附设医院十七年七八月中医诊治人数表/中医改进研究会附设医院//医学杂志.-2-10-311

附设医院十七年三四月中医诊治人数表/中医改进研究会附设医院//医学杂志.-2-10-101

附设医院十七年十一十二月中西医诊治人数及比较表/中医改进研究会附设医院//医学杂志.-2-10-538

附设医院十七年五六月中医诊治人数表(西医因承办后方医院停诊)/中医改进研究会附设医院//医学杂志.-2-10-209

附设医院十七年一二月中医诊治人数表/中医改进研究会附设医院//医学杂志.-2-10-5

附设医院十三年三四月中西医诊治人数及比较表/中医改进研究会附设医院//医学杂志.-2-4-515

附设医院十三年一二月中西医诊治人数及比较表/中医改进研究会附设医院//医学杂志.-2-4-391

附设医院十四年九月十月中西医诊治人数及比较表/中医改进研究会附设医院//医学杂志.-2-7-7

附设医院十四年七八月中西医诊治人数及比较表/中医改进研究会附设医院//医学杂志.-2-6-437

附设医院十四年三四月中西医诊治人数及比较表/中医改进研究会附设医院//医学杂志.-2-6-151

附设医院十四年十一月十二月中西医诊治人数及比较表/中医改进研究会附设医院//医学杂志.-2-7-145

附设医院十四年五六月中医诊治人数及比较表/中医改进研究会附设医院//医学杂志.-2-6-307

附设医院十四年一二月中西医诊治人数及比较表/中医改进研究会附设医院//医学杂志.-2-6-7

附设医院十五年九十月中医诊治人数表/中医改进研究会附设医院//医学杂志.-2-8-264

附设医院十五年七八月中医诊治人数表(此两月西医改为兵站医院)/中医改进研究会附设医院//医学杂志.-2-8-139

附设医院十五年三月四月中西医诊治人数及比较表/中医改进研究会附设医院//医学杂志.-2-7-411

附设医院十五年十一十二月中医诊治人数表/中医改进研究会附设医院//医学杂志.-2-8-395

附设医院十五年五六月中西医诊治人数及比较表/中医改进研究会附设医院//医学杂志.-2-8-7

附设医院十五年一月二月中西医诊治人数及比

较表/中医改进研究会附设医院//医学杂志
.-2-7-283

附设医院十一二月中西医诊治人数表/中医改
进研究会附设医院//医学杂志.-2-3-135

附设医院十一十二月份中西医诊治人数及比较
表/中医改进研究会附设医院//医学杂志.-2
-4-269

附设医院五六月分中西医诊治人数表/中医改
进研究会附设医院//医学杂志.-2-2-265

附设医院五六月份中西医诊治人数及比较表/
中医改进研究会附设医院//医学杂志.-2-3
-517

附设医院五月六月份中西医诊治人数比较表/
中医改进研究会附设医院//医学杂志.-2-
12-479

中医世界编者

妇人病之汉医疗法/[日]松尾(著);中医世界
编者(译)//中医世界.-3-38-173

汉和医学研究之种种/[日]南拜山(著);中医
世界编者(译)//中医世界.-3-38-67

中医世界杂志社

澳门镜湖医院改善施药办法(广州通讯)/中医
世界杂志社//中医世界.-3-39-169

北平考试中医(北平通讯)/中医世界杂志社//
中医世界.-3-39-174

本草述预定者题名录/中医世界杂志社//中医
世界.-3-30-361

本市国医公会举办所得税申报/中医世界杂志
社//中医世界.-3-39-269

槟城中医药联合会举行特大会议(槟城通讯)/
中医世界杂志社//中医世界.-3-39-124

常德国医公会举行会员大会(常德通讯)/中医
世界杂志社//中医世界.-3-38-86

潮安成立国医支馆(潮安通讯)/中医世界杂志
社//中医世界.-3-38-424

川省举行中医甄别试验(四川泸县通讯)/中医
世界杂志社//中医世界.-3-38-509

东山县中医公会施诊办法(东山通讯)/中医世
界杂志社//中医世界.-3-39-504

东台主要国药出产霪雨暴风损失至巨(东台通
讯)/中医世界杂志社//中医世界.-3-38
-87

俄人发明医治聋哑新器/中医世界杂志社//中
医世界.-3-34-160

俄医学界试验鹿茸功效/中医世界杂志社//中
医世界.-3-34-156

耳内丝状菌寄生症 Otomycosis 之发现(广州通
讯)/中医世界杂志社//中西医药.-5-10
-345

发展医药之要件一束/中医世界杂志社//中医
世界.-3-27-413

法租界复征药剂捐国药公会请纳税会援助(上
海市讯)/中医世界杂志社//中医世界.-3-
39-267

奉贤中医公会五次代表大会缓至国民代表大会
开会以后举行(奉贤通讯)/中医世界杂志社
//中医世界.-3-39-492

奉贤中医公会五次代表大会延期举行(奉贤通
讯)/中医世界杂志社//中医世界.-3-39
-333

奉贤中医一分会夏季会员大会(青溪通讯)/中
医世界杂志社//中医世界.-3-39-493

佛慈大药厂内部摄影/中医世界杂志社//中医
世界.-3-33-6

福建福清县国医公会改选(福清通讯)/中医世
界杂志社//中医世界.-3-39-64

福建福清县政府奉令组织防疫委员会(福清通
讯)/中医世界杂志社//中医世界.-3-38
-515

福建省当局解释领取中医证书资格(福州通
讯)/中医世界杂志社//中医世界.-3-38
-473

福建仙游中医请领证书难(仙游通讯)/中医世
界杂志社//中医世界.-3-39-65

福清县国医公会举行首次执监联席会议(福清
通讯)/中医世界杂志社//中医世界.-3-39-
69

妇科心得集成预约将截止/中医世界杂志社//

中医世界.-3-38-329

妇女病疗法重金征稿/中医世界杂志社//中医世界.-3-37-128,356

甘草原形缩影/中医世界杂志社//中医世界.-3-28-12

高邮医药界组织医药研究会(高邮通讯)/中医世界杂志社//中医世界.-3-39-270

葛仙翁炼丹台摄影/中医世界杂志社//中医世界.-3-29-280

各埠爱读中医世界诸君提名录/中医世界杂志社//中医世界.-3-25-152

各埠医界对于上海中医书局之评论一斑/中医世界杂志社//中医世界.-3-25-82

各地医团代表在京开会议决组织中国本位医学建设协会/中医世界杂志社//中医世界.-3-38-570

各地中医界援绥运动汇讯/中医世界杂志社//中医世界.-3-38-270

各地中医药团体代表集京向三全会请愿要求实行五全会决议案/中医世界杂志社//中医世界.-3-38-561

光华医药杂志社社长唐吉父招收男女实习生/中医世界杂志社//中医世界.-3-37-62

广东高要县考试中医牙医(广州通讯)/中医世界杂志社//中医世界.-3-38-330

广东光汉中医专校为反对教部改校称社电全国医药界向三全会请愿(广州通讯)/中医世界杂志社//中医世界.-3-38-626

广东惠来组织国医支馆(广州通讯)/中医世界杂志社//中医世界.-3-39-127

广东民厅长王应榆谈希望中医纳入科学轨道(广州通讯)/中医世界杂志社//中医世界.-3-38-372

广东拟组省中医总会(广州通讯)/中医世界杂志社//中医世界.-3-38-427

广东中医药专校电请方公溥代表晋京请愿(广州通讯)/中医世界杂志社//中医世界.-3-38-625

广州方便医院救护班举行毕业(广州通讯)/中医世界杂志社//中医世界.-3-38-428

广州光汉中医学校校长赖际熙逝世(广州通讯)/中医世界杂志社//中医世界.-3-39-176

广州警察局拘捕疯疾市民(广州通讯)/中医世界杂志社//中医世界.-3-39-174

广州市卫生局长考试广东光汉中医专科学校毕业生/中医世界杂志社//中医世界.-3-38-321

广州卫生局严防黄热病(广州通讯)/中医世界杂志社//中医世界.-3-39-392

广州医学卫生社改组潮(广州讯)/中医世界杂志社//中医世界.-3-39-502

广州医学卫生社之内讧潮反对潘茂林兼长光汉中医学校(广州通讯)/中医世界杂志社//中医世界.-3-39-224

贵溪药业公会将特产药材拍照(贵溪通讯)/中医世界杂志社//中医世界.-3-38-422

贵州国医分馆举行成立就职典礼(贵州通讯)/中医世界杂志社//中医世界.-3-39-66

国代选举总所解释书写别号选票有效(南京专电)/中医世界杂志社//中医世界.-3-38-149

国民大会举行延期(南京专电)/中医世界杂志社//中医世界.-3-38-149

国医节日召集省会医界领袖聚餐记(镇江通讯)/中医世界杂志社//中医世界.-3-39-20

国医叶古红遗体解剖/中医世界杂志社//中医世界.-3-38-575

国医俞弼吾等发起组织国药同业公会(福清通讯)/中医世界杂志社//中医世界.-3-39-505

杭市府举办第六届国医审查(杭州快讯)/中医世界杂志社//中医世界.-3-38-20

杭市中医公会成立尚无期(杭州通讯)/中医世界杂志社//中医世界.-3-38-84

杭州将有大规模之国医学院出现(杭州特讯)/中医世界杂志社//中医世界.-3-38-328

杭州汤士彦创办中国医药研究月报(杭州通讯)/中医世界杂志社//中医世界.-3-38

-83

河南周家口中医公会成立大会(河南通信)/中医世界杂志社//中医世界.-3-38-509

河南周家口中医药界举行三一七纪念会/中医世界杂志社//中医世界.-3-39-14

胡庆余堂雪记药号发生劳资纠纷(杭州通讯)/中医世界杂志社//中医世界.-3-38-327

胡文虎为香港长洲医院加建肺痨疗养院(广州通讯)/中医世界杂志社//中医世界.-3-39-170

湖北监利中医界的略情(监利通讯)/中医世界杂志社//中医世界.-3-39-171

湖南国医专科学校举行第一届毕业典礼(长沙通讯)/中医世界杂志社//中医世界.-3-38-419

湖南国医专科学校正副校长改选(湖南长沙通讯)/中医世界杂志社//中医世界.-3-38-628

湖南省民政厅训令各县设立学生补助费学额(湘乡通讯)/中医世界杂志社//中医世界.-3-39-274

湖南湘乡成立医药学会(湘乡通讯)/中医世界杂志社//中医世界.-3-38-325

湖南中医药界推举代表晋京联合各省代表向三中全会请愿(湖南通讯)/中医世界杂志社//中医世界.-3-38-475

淮阴国医学社近况(淮阴通讯)/中医世界杂志社//中医世界.-3-38-85

淮阴县施诊施药委员会决聘中医公会担任治疗(淮阴通讯)/中医世界杂志社//中医世界.-3-39-498

淮阴医声周刊主编函辞公会挽留设宴联欢(淮阴通讯)/中医世界杂志社//中医世界.-3-39-496

淮阴中医公会第二届改选(淮阴通讯)/中医世界杂志社//中医世界.-3-39-494

欢迎国际联盟会代表费尔柏氏摄影/中医世界杂志社//中医世界.-3-26-382

惠安发起中医公会(泉州通讯)/中医世界杂志社//中医世界.-3-38-328

家庭医药出版社紧要启事/中医世界杂志社//中医世界.-3-38-366,468

家庭医药出版社征文/中医世界杂志社//中医世界.-3-38-188

家庭医药出版社征文启事/中医世界杂志社//中医世界.-3-38-164

江都中兴诊疗所开幕(江都通讯)/中医世界杂志社//中医世界.-3-39-68

江津国医支馆呈报当选职员(四川江津通讯)/中医世界杂志社//中医世界.-3-38-426

江津县国医支馆成立(江津通讯)/中医世界杂志社//中医世界.-3-38-328

江苏省会卫生事务所限令中医登记(镇江通讯)/中医世界杂志社//中医世界.-3-38-377

江西景镇中医公会开成立大会(景镇通讯)/中医世界杂志社//中医世界.-3-39-126

江西温圳镇国医研究社成立(江西临川通讯)/中医世界杂志社//中医世界.-3-38-511

江阴国医公会筹建新舍办理改选(江阴通讯)/中医世界杂志社//中医世界.-3-39-67

焦国医馆长莅如全县国医界热烈欢迎(如皋通讯)/中医世界杂志社//中医世界.-3-38-272

焦易堂来沪宴请各界筹募国医院经费/中医世界杂志社//中医世界.-3-39-18

金花龙草之形态/中医世界杂志社//中医世界.-3-30-372

紧要启事/中医世界杂志社,中医指导录杂志社//中医指导录.-3-39-538

晋江中西医参加常务人员军训队(晋江通讯)/中医世界杂志社//中医世界.-3-38-207

晋江中医呈县府请发给自由通行证(晋江通讯)/中医世界杂志社//中医世界.-3-38-515

晋江中医登记(晋江通讯)/中医世界杂志社//中医世界.-3-38-206

晋江中医公会常务主席黄润堂退职(泉州通讯)/中医世界杂志社//中医世界.-3-39-502

晋江中医公会改选（泉州通讯）/中医世界杂志社//中医世界.-3-39-121

晋江驻军函请县府取缔无照开业医生（晋江通讯）/中医世界杂志社//中医世界.-3-38-514

京市府再函卫署解释中医审查规则疑义（南京快信）/中医世界杂志社//中医世界.-3-39-219

景芸芳女士照片/中医世界杂志社//中医世界.-3-25-88

警局令各戒烟院提倡国药简方戒烟/中医世界杂志社//中医世界.-3-38-430

九江中医公会改选（广州通讯）/中医世界杂志社//中医世界.-3-39-175

掘港红万字会组织施诊施药队（掘港通讯）/中医世界杂志社//中医世界.-3-38-205

立法院会议对卫生署设副署长未通过（南京通讯）/中医世界杂志社//中医世界.-3-38-267

涟水发现猛烈天花（江苏涟水通讯）/中医世界杂志社//中医世界.-3-38-428

刘瑞恒视察归来谈闽鼠疫死亡近万（南京电）/中医世界杂志社//中医世界.-3-39-391

浏河老名医郁佩瑛先生近墨/中医世界杂志社//中医世界.-3-27-570

泸县国医公会改选职员（四川泸县通讯）/中医世界杂志社//中医世界.-3-38-509

马尼剌神经病人多（马尼剌电）/中医世界杂志社//中医世界.-3-39-499

闽广将设中医扶产专科（闽候通讯）/中医世界杂志社//中医世界.-3-38-426

名医唐吉父等创办中国医学杂志成立（上海市讯）/中医世界杂志社//中医世界.-3-39-71

牟平县筹组中医公会（牟平通讯）/中医世界杂志社//中医世界.-3-38-423

木乃伊（广州通讯）/中医世界杂志社//中西医药.-5-12-508

南昌举行中药展览会（南昌通讯）/中医世界杂志社//中医世界.-3-38-424

南昌新运会函请各机关举行国药展览会（南昌通讯）/中医世界杂志社//中医世界.-3-38-208

内科学讲义/中医世界杂志社//中医世界.-3-26-356

内科专家广东方公溥/中医世界杂志社//中医世界.-3-25-415

内科专家上海秦伯未/中医世界杂志社//中医世界.-3-25-415

平市发现猛烈天花（北平通讯）/中医世界杂志社//中医世界.-3-38-330

平市流行急性脑膜炎（北平通讯）/中医世界杂志社//中医世界.-3-39-170

平市医学讨论会日前成立（北平通讯）/中医世界杂志社//中医世界.-3-39-123

平卫生局中医考试放榜（北平通讯）/中医世界杂志社//中医世界.-3-39-222

莆县府训令国医公会举办中医审查给证（莆县通讯）/中医世界杂志社//中医世界.-3-39-173

莆县中医审查疑义两点已得解释（莆田通讯）/中医世界杂志社//中医世界.-3-39-173

葡药剂师发明治麻风方法（里斯本电）/中医世界杂志社//中医世界.-3-38-326

钱季寅遗影/中医世界杂志社//中医世界.-3-31-12

秦伯未先生山水立轴/中医世界杂志社//中医世界.-3-26-248

秦氏同门送别许林二君悬壶暹京摄影/中医世界杂志社//中医世界.-3-34-8

青年国医吴繁智东渡求学即将返国（杭州通讯）/中医世界杂志社//中医世界.-3-38-204

青浦中医公会举行会员大会（青浦通讯）/中医世界杂志社//中医世界.-3-39-176

清代名医何鸿舫氏墨迹/中医世界杂志社//中医世界.-3-32-8

清代名医秦又词先生遗墨之一/中医世界杂志社//中医世界.-3-26-634

清代名医医话精华发售预约启事/中医世界杂

志社//中医世界.-3-25-87

清代名医医话精华预约简章/中医世界杂志社//中医世界.-3-25-86

清代名医赵海仙氏之方案及日记真迹/中医世界杂志社//中医世界.-3-25-430

邱治中主编妇科心得集成发行预约(上海市特讯)/中医世界杂志社//中医世界.-3-38-88

全国医药总联会委派进京请愿之三代表摄影/中医世界杂志社//中医世界.-3-25-10

日本帝大医学系学生苙平参观医学院成绩(北平通讯)/中医世界杂志社//中医世界.-3-38-203

日本汉医勃兴展览会展览品要目/中医世界杂志社//中医世界.-3-36-415

日本汉医名著聿修堂医学丛书原刻本缩影/中医世界杂志社//中医世界.-3-35-304

日本军医发明妙药(东京通讯)/中医世界杂志社//中医世界.-3-38-209

日本全国赞成汉医为临床最善医术/中医世界杂志社//中医世界.-3-34-188

日医学家在华研究黑热病(东京通讯)/中医世界杂志社//中医世界.-3-39-175

如皋县中医公会会员大会续志(如皋通讯)/中医世界杂志社//中医世界.-3-38-425

瑞安县国医支馆长等聘定(浙江瑞安通讯)/中医世界杂志社//中医世界.-3-39-68

三一七国医节湖南国医专校举行成立三周年纪念/中医世界杂志社//中医世界.-3-39-71

三中全会通过中西医平等待遇等案/中医世界杂志社//中医世界.-3-38-567

山东莱芜举行中医考试揭晓(莱芜通讯)/中医世界杂志社//中医世界.-3-39-386

伤人逃出医院身死传询看护长等(上海市讯)/中医世界杂志社//中医世界.-3-39-483

上海港内白喉猖獗/中医世界杂志社//中医世界.-3-38-219

上海港猩红热症加烈(上海市消息)/中医世界杂志社//中医世界.-3-39-391

上海各中医校开学在即(上海市讯)/中医世界

杂志社//中医世界.-3-38-419

上海国医公会改选揭晓(上海市特讯)/中医世界杂志社//中医世界.-3-38-319

上海神州国医学志会举行执监会议(上海市讯)/中医世界杂志社//中医世界.-3-38-421

上海时报馆增设国医专刊栏聘请国医公会担任编辑(上海市特讯)/中医世界杂志社//中医世界.-3-38-203

上海市法租界国药号罢市风潮已解决(上海市通讯)/中医世界杂志社//中医世界.-3-38-429

上海市各中医专校组织师生联合会(上海市特讯)/中医世界杂志社//中医世界.-3-38-320

上海市光华医药杂志社唐吉父辞名誉社长职务(上海市特讯)/中医世界杂志社//中医世界.-3-38-22

上海市国药业公会开执监联席会(上海市讯)/中医世界杂志社//中医世界.-3-39-74

上海市国医分馆成立讯/中医世界杂志社//中医世界.-3-30-131

上海市国医公会告会员书宣布公会参加国选经过情形(上海市特讯)/中医世界杂志社//中医世界.-3-38-150

上海市国医公会举行会员大会(上海市特讯)/中医世界杂志社//中医世界.-3-38-265

上海市国医公会执监委员就职(上海市讯)/中医世界杂志社//中医世界.-3-39-178

上海市国医学会会员大会记/中医世界杂志社//中医世界.-3-38-219

上海市年底将举行中医考试(上海市特讯)/中医世界杂志社//中医世界.-3-38-153

上海市卫生局奉令办理国医登记/中医世界杂志社//中医世界.-3-39-72

上海市卫生局禁止中医用西医疗器/中医世界杂志社//中医世界.-3-38-379

上海市卫生局通告管理中西医药新闻广告(上海市讯)/中医世界杂志社//中医世界.-3-39-220

上海市卫生局中医考试(上海市讯)/中医世界杂志社//中医世界.-3-39-485

上海市医药界欢迎国医馆长焦易堂(上海市讯)/中医世界杂志社//中医世界.-3-38-371

上海市中国医学院院务概况/中医世界杂志社//中医世界.-3-38-212

上海市中医药界举行三一七纪念大会记/中医世界杂志社//中医世界.-3-39-10

上海特别市卫生局第四届中医试验委员全体摄影/中医世界杂志社//中医世界.-3-26-138

上海卫生局中医试验委员聘定(上海市讯)/中医世界杂志社//中医世界.-3-39-73

上海中医书局代售书目/中医世界杂志社//中医世界.-3-28-9

上海中医书局迁移通告/中医世界杂志社//中医世界.-3-26-372

上海中医书局书目提要/中医世界杂志社//中医世界.-3-26-505

深山读书图之一/中医世界杂志社//中医世界.-3-28-114

神州国医学会联合各医团筹办中医救护训练班(上海市讯)/中医世界杂志社//中医世界.-3-39-481

师让小筑摄影/中医世界杂志社//中医世界.-3-25-358

世界红十字会无为分会被封(无为通讯)/中医世界杂志社//中医世界.-3-38-326

市卫生局禁国医滥用西药/中医世界杂志社//中医世界.-3-39-73

市卫生局举行授奖典礼(上海市讯)/中医世界杂志社//中医世界.-3-39-483

市卫生局预防霍乱(上海市讯)/中医世界杂志社//中医世界.-3-39-484

首都国医公会举行推选关于执行职员资格临时奉令仅以常务理事为限(南京快信)/中医世界杂志社//中医世界.-3-38-17

顺德设国医药学校(顺德通讯)/中医世界杂志社//中医世界.-3-39-70

四川护国医学会召开改选职员大会(四川叙永护国镇快讯)/中医世界杂志社//中医世界.-3-39-64

四川省国医分馆越俎代庖影响江津县支馆不得向中馆存案(四川江津通讯)/中医世界杂志社//中医世界.-3-39-221

宋明刻本之医林宝笈/中医世界杂志社//中医世界.-3-27-118

苏联改良训练医师方法(莫斯科通讯)/中医世界杂志社//中医世界.-3-38-209

苏民厅令省会卫生事务所暂停管理中医(镇江通讯)/中医世界杂志社//中医世界.-3-38-475

苏省府奉令修正中医条例(镇江快信)/中医世界杂志社//中医世界.-3-38-378

苏省府训练全省外科中医(镇江快信)/中医世界杂志社//中医世界.-3-39-222

苏省会卫生事务所管理中医(镇江通讯)/中医世界杂志社//中医世界.-3-38-319

苏州国医研究院部令改称学社(吴县快信)/中医世界杂志社//中医世界.-3-38-625

苏州女国医王志纯县党部令办救护班(苏州讯)/中医世界杂志社//中医世界.-3-38-425

苏州医界欢迎焦国医馆长(苏州讯)/中医世界杂志社//中医世界.-3-38-375

台属耳下腺炎流行(台州通讯)/中医世界杂志社//中医世界.-3-39-392

太仓中医公会第六届会员大会略纪(太仓通讯)/中医世界杂志社//中医世界.-3-39-493

太仓中医公会组织委员资历审查委员会(江苏太仓通讯)/中医世界杂志社//中医世界.-3-38-517

泰县第九区组织贫民施医药局(泰县通讯)/中医世界杂志社//中医世界.-3-39-388

泰县中医公会改选常委(泰县通讯)/中医世界杂志社//中医世界.-3-38-205

唐江药界应征特产展览(唐江通讯)/中医世界杂志社//中医世界.-3-38-207

题名录/中医世界杂志社//中医世界.-3-32-323

天津中国国医学校提前考试(天津通讯)/中医世界杂志社//中医世界.-3-39-491

土老儿百廿九岁娶妻/中医世界杂志社//中医世界.-3-38-631

皖黑热病流行甚热(蚌埠通讯)/中医世界杂志社//中医世界.-3-39-271

卫生署聘任中医委员(南京快信)/中医世界杂志社//中医世界.-3-38-473

卫署甄别全国医生(南京专电)/中医世界杂志社//中医世界.-3-38-372

温州神州国医学会改组(温州通讯)/中医世界杂志社//中医世界.-3-38-83

温州西医公会反对中西医混选(温州通讯)/中医世界杂志社//中医世界.-3-38-21

无为县防疫会设施诊处(无为通讯)/中医世界杂志社//中医世界.-3-38-85

无为县国医公会成立大会(无为通讯)/中医世界杂志社//中医世界.-3-39-63

无为县国医公会劝导医士入会(无为通讯)/中医世界杂志社//中医世界.-3-39-333

芜湖防疫运动委员会中医施诊处治疗忙(芜湖通讯)/中医世界杂志社//中医世界.-3-38-85

吴江县中医公会改选大会(吴江通讯)/中医世界杂志社//中医世界.-3-39-172

吴县国药业工友组织职业公会(苏州讯)/中医世界杂志社//中医世界.-3-38-420

吴县国药饮片业职业公会举行成立大会(苏州通讯)/中医世界杂志社//中医世界.-3-38-506

吴县县立戒烟所迁新址(苏州讯)/中医世界杂志社//中医世界.-3-38-425

吴县医药界近讯(吴县通讯)/中医世界杂志社//中医世界.-3-38-476

武进国医界举行庆祝国医节纪念大会/中医世界杂志社//中医世界.-3-39-15

武进国医学会理监事补行宣誓就职典礼(武进通讯)/中医世界杂志社//中医世界.-3-39-67

先哲傅青主先生手写诗稿墨迹/中医世界杂志社//中医世界.-3-27-350

香港中医公会奉国府令设国医校(香港通讯)/中医世界杂志社//中医世界.-3-39-392

湘潭国医公会举行七届执监宣誓典礼(湘潭讯)/中医世界杂志社//中医世界.-3-39-490

湘乡惠贫医药局送诊施药(湘乡通讯)/中医世界杂志社//中医世界.-3-38-325

湘乡县政府检发医院调查表(湘乡通讯)/中医世界杂志社//中医世界.-3-38-505

湘乡种痘传习所派员下乡种痘(湘乡通讯)/中医世界杂志社//中医世界.-3-38-325

谢斐予女士照片/中医世界杂志社//中医世界.-3-25-88

新昌国医支馆馆长宣誓就职(新昌通讯)/中医世界杂志社//中医世界.-3-38-208

新昌中医公会开第二次会员大会(新昌通讯)/中医世界杂志社//中医世界.-3-39-120

新加坡中医联合会反对卫署审查中医规则电文已发出(南洋通讯)/中医世界杂志社//中医世界.-3-38-420

新增寄售医书/中医世界杂志社//中医世界.-3-37-171

星洲医药联会为领取执照事呈高领事请示办理手续(南洋通讯)/中医世界杂志社//中医世界.-3-38-628

兴化筹备县立医院(兴化通讯)/中医世界杂志社//中医世界.-3-38-204

兴化县立医院开幕(江苏兴化通讯)/中医世界杂志社//中医世界.-3-38-518

血症治疗之众见/中医世界杂志社//中医世界.-3-27-163

烟台特区将组织国医公会(烟台通讯)/中医世界杂志社//中医世界.-3-38-329

研究伤寒者必读之医籍/中医世界杂志社//中医世界.-3-37-170

药材产销情形云南药材涨跌互见(昆明通讯)/中医世界杂志社//中医世界.-3-39-390

药师佛造像/中医世界杂志社//中医世界.-3-34-404

药物专号/中医世界杂志社//中医世界.-3-27-482

药治通义秦序/中医世界杂志社//中医世界.-3-32-493

药治通义原序/中医世界杂志社//中医世界.-3-32-491

一点白之形态/中医世界杂志社//中医世界.-3-30-10

医界要闻/中医世界杂志社//中医世界.-3-27-293

医声编者张伯贤漫游马来亚各部大受欢迎(南洋通讯)/中医世界杂志社//中医世界.-3-38-629

医药界注意/中医世界杂志社//中医世界.-3-38-258

医药之声出版后颇受华侨人士之欢迎(南洋通讯)/中医世界杂志社//中医世界.-3-38-630

异军突起的新刊物:中国卫生教育第一卷第二期出版/中医世界杂志社//中医世界.-3-37-161

英政府发表计划增进全国人民体格(伦敦通讯)/中医世界杂志社//中医世界.-3-38-630

永春县府召开防疫会(永春通讯)/中医世界杂志社//中医世界.-3-39-122

永嘉新医药杂志社开成立会/中医世界杂志社//中医世界.-3-38-421

永嘉中医公会创办医学图书馆(浙江永嘉通讯)/中医世界杂志社//中医世界.-3-38-516

余觐光为秦伯未作读难经图/中医世界杂志社//中医世界.-3-32-338

预防苏北黑热病专员公署分送丸剂(淮阴讯)/中医世界杂志社//中医世界.-3-39-270

御医曹沧洲医案预告/中医世界杂志社//中医世界.-3-38-590

粤商冯炳南病愈(上海市讯)/中医世界杂志社//中医世界.-3-39-388

粤省府会议修正取缔医药广告规则(广州通讯)/中医世界杂志社//中医世界.-3-39-222

粤中医界反对卫生署管辖(广州通讯)/中医世界杂志社//中医世界.-3-38-327

云南举行全省中医检定(昆明通讯)/中医世界杂志社//中医世界.-3-39-321

云南全省卫生实验处办理检定全省中医(昆明通讯)/中医世界杂志社//中医世界.-3-39-506

云南中医检定委员会成立大会(昆明通讯)/中医世界杂志社//中医世界.-3-39-507

章太炎氏近墨/中医世界杂志社//中医世界.-3-29-8

长沙国医学会会长曾觉叟逝世(湘乡通讯)/中医世界杂志社//中医世界.-3-38-505

长沙市国医公会定期改选(长沙通讯)/中医世界杂志社//中医世界.-3-39-219

长沙市民众教育馆开办女子卫生训练班(湘乡通讯)/中医世界杂志社//中医世界.-3-38-505

赵桐荫秦伯未两君合作扇面摄影/中医世界杂志社//中医世界.-3-29-156

浙江中医专校学生来沪参观(上海市讯)/中医世界杂志社//中医世界.-3-39-272

镇江县中医学术研究会国医节举行纪念会(镇江通讯)/中医世界杂志社//中医世界.-3-39-17

镇江县中医学术研究会近闻(镇江通讯)/中医世界杂志社//中医世界.-3-39-500

征稿简章/中医世界杂志社//中医世界.-3-37-18

征稿启事/中医世界杂志社//中医世界.-3-37-465.-3-39-459

征求纪念定户一万份优待办法/中医世界杂志社//中医世界.-3-38-13,257

征求上海同志启事/中医世界杂志社//中医世界.-3-34-421

征求实验良方/中医世界杂志社//中医世界.-3

－29－152

征求中医世界阴阳专号启事/中医世界杂志社//中医世界.－3－38－258

治湿气药医胃病小儿科医生忒荒唐(上海市讯)/中医世界杂志社//中医世界.－3－39－481

治特灵销路畅达(上海市特讯)/中医世界杂志社//中医世界.－3－38－88

中国济生会清江浦分会特聘中医施诊(清江浦讯)/中医世界杂志社//中医世界.－3－39－498

中国医学院台湾同学会欢迎杜聪明留影/中医世界杂志社//中医世界.－3－25－174

中国医学院图书馆正门之摄影 中国医学院第一进前门之摄影 中国医学院之国医医院门诊部之外观/中医世界杂志社//中医世界.－3－38－154

中国医学院学生赴京军训(上海市讯)/中医世界杂志社//中医世界.－3－39－272

中权启事/中医世界杂志社//中医世界.－3－26－663

中央国医馆潮安县支馆成立(潮安通讯)/中医世界杂志社//中医世界.－3－38－21

中央国医馆成立大会记/中医世界杂志社//中医世界.－3－27－99

中央国医馆筹备成立大会谒陵留影/中医世界杂志社//中医世界.－3－27－6

中央国医馆举行第二届第二次理事会议(南京通讯)/中医世界杂志社//中医世界.－3－39－325

中央将于武昌设立医学院(汉口电)/中医世界杂志社//中医世界.－3－39－267

中医丛书探问录/中医世界杂志社//中医世界.－3－25－9

中医审查给证限制禁严上海医团联席会议议决请求修改中医考试规则(上海市讯)/中医世界杂志社//中医世界.－3－39－117

中医世界编辑部启事/中医世界杂志社//中医世界.－3－37－11.－3－38－304,480.－3－39－178,335

中医世界编者小言/中医世界杂志社//中医世界.－3－25－89,175,269,359,431.－3－26－7,139,249,383

中医世界第十一卷第一期纪念号征文题目/中医世界杂志社//中医世界.－3－37－334

中医世界读者注意/中医世界杂志社//中医世界.－3－38－578

中医世界方编辑被聘任警备部医官(上海市特讯)/中医世界杂志社//中医世界.－3－38－87

中医世界画报第二版(一)担架之行进(二)救护队吴真女士近影(三)手旗通讯之演习/中医世界杂志社//中医世界.－3－38－264

中医世界画报第二版(一)淮阴国医学社董事会全体摄影(二)本社编辑玉照三帧/中医世界杂志社//中医世界.－3－38－8

中医世界画报第二版(一)中国医学院教室摄影(二)中国医学院第二院及国医医院(三)中国医学院第一院门口摄影/中医世界杂志社//中医世界.－3－38－148

中医世界画报第一版(一)上海新中国医学院学生救护演习(二)担架队各组准备出发之动作(三)担架上列车之演习(四)伤兵担上轮船之演习/中医世界杂志社//中医世界.－3－38－263

中医世界画报第一版(一)中国医学院礼堂外观(二)小型药房(三)新院浴室等摄影/中医世界杂志社//中医世界.－3－38－147

中医世界画报第一版(一)中央国医馆馆长焦易堂氏近影(二)中医世界特约撰述玉照二帧/中医世界杂志社//中医世界.－3－39－7

中医世界画报夏应堂先生遗墨/中医世界杂志社//中医世界.－3－39－427

中医世界画报中医世界杂志社编辑委员秦伯未邱治中特约撰述吴梦微肖像照上海名医夏应堂先生遗墨/中医世界杂志社//中医世界.－3－39－319

中医世界启事/中医世界杂志社//中医世界.－3－31－381

中医世界社社友曹仲安君读画思亲图之一系江

阴张小楼君作欢迎本社社友惠赐题咏/中医世界杂志社//中医世界.-3-27-234

中医世界社优待读者征求社员(上海中医书局附设)/中医世界杂志社//中医世界.-3-30-2

中医世界特约撰述者姓氏/中医世界杂志社//中医世界.-3-25-79,167,261,421,505.-3-26-131,239,369,527,627,711.-3-27-111,227,343,457,563,673.-3-28-107,253,411.-3-29-149,273,413.-3-30-355.-3-31-371.-3-32-331,635

中医世界主编秦伯未先生暨谢利恒方公溥先生摄影/中医世界杂志社//中医世界.-3-31-376

中医书局发行古今名医著作注释伤寒书籍(一)至(二)/中医世界杂志社//中医世界.-3-25-154,155

中医书局组织皇汉医学编译社敬告医界同仁/中医世界杂志社//中医世界.-3-36-443

中医委员会议决设中医卫生训练班(南京通讯)/中医世界杂志社//中医世界.-3-39-331

钟亚光/中医世界杂志社//中医世界.-3-35-6

重金征稿启事/中医世界杂志社//中医世界.-3-37-534

重庆国医学术研究会成立志盛/中医世界杂志社//中医世界.-3-38-512

最新出版/中医世界杂志社//中医世界.-3-37-63,173,277,375,489,576.-3-38-102

中医书局

幼科金针补遗/中医书局//中医世界.-3-27-627

中医书局紧要启事/中医书局//中医指导录.-3-39-538

中医书局十大特点/中医书局//医学杂志.-2-12-154//中医世界.-3-25-5,85,173

中医书局特设代办部启事/中医书局//中医世界.-3-25-7

中医书局为中医世界出版启事/中医书局//中医世界.-3-25-2

中医书局征求医稿启事/中医书局//中医世界.-3-25-6

中医通函教授专门学社

中医通函教授专门学社简章/中医通函教授专门学社//三三医报.-2-32-385,394

中医新生命杂志社

本草品汇精要商务行将刊印/中医新生命杂志社//中医新生命.-5-7-296

编后随笔/中医新生命杂志社//中医新生命.-5-6-137

补白/中医新生命杂志社//中医新生命.-5-7-454.-5-8-143,418,473

曾文正日记(补白)/中医新生命杂志社//中医新生命.-5-7-628

大东书局编印中国医学集成/中医新生命杂志社//中医新生命.-5-7-296

国府颁布中医条例/中医新生命杂志社//中医新生命.-5-7-410

国医馆设处方鉴定委员会/中医新生命杂志社(录)//中医新生命.-5-7-358

金匮要略论注(四库提要)/中医新生命杂志社(辑)//中医新生命.-5-6-565

卷头语(连载)/中医新生命杂志社//中医新生命.-5-6-371,551.-5-7-5,69,185

科学精神与中国医学/中医新生命杂志社//中医新生命.-5-6-495

来简一束/中医新生命杂志社(录)//中医新生命.-5-7-575

陆渊雷医室遥从消息/中医新生命杂志社//中医新生命.-5-7-296

某君问/中医新生命杂志社//中医新生命.-5-8-202

某生来书/中医新生命杂志社//中医新生命.-5-7-235

南京中医势力远胜西医/中医新生命杂志社//中医新生命.-5-7-576

三月九日国医药界代表向行政院请愿反对卫生署管辖国医/中医新生命杂志社//中医新生命.-5-7-460

伤寒论注(四库提要)/中医新生命杂志社(辑)//中医新生命.-5-6-566

上海盛德堂国药号举行国药展览会/中医新生命杂志社//中医新生命.-5-7-412

上海市国医公会为国大代表选举不平等通告/中医新生命杂志社//中医新生命.-5-8-342

苏州国医研究院组织旅行见习团赴杭州实习/中医新生命杂志社//中医新生命.-5-8-342

苏州国医专科学校近闻三则/中医新生命杂志社//中医新生命.-5-8-664

提议中西医平等待遇案原文/中医新生命杂志社//中医新生命.-5-7-358

通告/中医新生命杂志社//中医新生命.-5-8-353

同学通信录/中医新生命杂志社//中医新生命.-5-6-65

一年以来/中医新生命杂志社//中医新生命.-5-7-121

医药随笔勘误表/中医新生命杂志社//中医新生命.-5-8-577

英谚(补白)/中医新生命杂志社//中医新生命.-5-7-293

中国本位的文化建设宣言(节录)/中医新生命杂志社//中医新生命.-5-6-313

中医病名之研究(连载)/中医新生命杂志社//中医新生命.-5-7-143,200,272,333,388,439,508,561,624.-5-8-25,109,183,241,315,380,453,510

中医世界下期预告/中医新生命杂志社//中医世界.-3-37-560

中医条例应否妥加修订交由本届中执委员会考虑/中医新生命杂志社//中医新生命.-5-7-295

中医委员会复本会电/中医新生命杂志社//国医杂志.-4-7-571

中医新生命第十四号临病实纪勘误/中医新生命杂志社//中医新生命.-5-7-246

中医新生命二年纪念词/中医新生命杂志社//中医新生命.-5-8-155

中医新生命启事/中医新生命杂志社//中医新生命.-5-6-73.-5-7-465.-5-8-534

中医新生命征稿启事/中医新生命杂志社//中医新生命.-5-6-2,197,253

中医学社

中医学社紧要启事/中医学社//中国医药月刊.-5-32-210

中医学术研究社

中医学术研究社大纲/中医学术研究社//复兴中医.-5-31-535

中医学术研究社章程/中医学术研究社//复兴中医.-5-31-535

中医学校教材编辑委员会

中医学校教材编辑委员会规程/中医学校教材编辑委员会//广东医药月刊.-3-24-449

中医研究改进会

研究新绛县报告小儿时疫/中医研究改进会//医学杂志.-2-4-589

研究兴县报告发生疫症/中医研究改进会//医学杂志.-2-4-215

研究兴县发生瘟疫复省政秘书厅函/中医研究改进会//医学杂志.-2-9-367

研究右玉县监狱发生温疹/中医研究改进会//医学杂志.-2-2-225

中医药讼案鉴定委员会

中西医药研究社中国药讼案鉴定委员会缘起/中医药讼案鉴定委员会//中西医药.-5-13-413

中医药研究会

中医药研究会审查征集验方规则/中医药研究

会//国医公报.-4-23-489

中医御敌团

中医御敌团临时简章/中医御敌团//三三医报.-2-35-348

中医御敌团事务所

紧要启事/中医御敌团事务所//三三医报.-2-34-416

中医御敌团通讯函件/中医御敌团事务所//三三医报.-2-36-15

中医杂志社

保目戒食品/中医杂志社//中医杂志.-2-20-126

保瞳简易法/中医杂志社//中医杂志.-2-20-126

本埠医界联席会议记/中医杂志社//中医杂志.-2-19-551

本埠医界三团体宴会记/中医杂志社//中医杂志.-2-19-553

本地风光/中医杂志社//中医杂志.-2-21-423

编辑部启事/中医杂志社//中医杂志.-2-19-110.-2-20-301.-2-23-386

编辑部启者/中医杂志社//中医杂志.-2-20-125

编辑处启事/中医杂志社//中医杂志.-2-20-111

编辑长王一仁君影/中医杂志社//中医杂志.-2-21-7

沧社征求同志启/中医杂志社//中医杂志.-2-21-184

成立大会全体合影/中医杂志社//中医杂志.-2-19-10

粹华药水/中医杂志社//中医杂志.-2-20-2,166,346

粹华药水之优点/中医杂志社//中医杂志.-2-21-196,372.-2-22-2

第二届职员改选记/中医杂志社//中医杂志.-2-20-334

第二期会员题名录/中医杂志社//中医杂志.-2-19-367

第二期特别捐露布/中医杂志社//中医杂志.-2-19-282

第六届职员题名录/中医杂志社//中医杂志.-2-25-476

第六期会员提名录/中医杂志社//中医杂志.-2-20-515

第十六次会员题名录/中医杂志社//中医杂志.-2-24-131

第十三次会员题名录/中医杂志社//中医杂志.-2-23-177

第四次会员题名录/中医杂志社//中医杂志.-2-20-149

第四届职员题名录/中医杂志社//中医杂志.-2-23-178

第五次会员题名录/中医杂志社//中医杂志.-2-20-329

第一次执监委员开会记/中医杂志社//中医杂志.-2-27-150

第一届执行监察委员名录/中医杂志社//中医杂志.-2-27-153

第一期特捐露布/中医杂志社//中医杂志.-2-19-122

丁会长略史/中医杂志社//中医杂志.-2-25-172

丁女医学博士演讲记/中医杂志社//中医杂志.-2-19-515

东亚医学社广告部启事/中医杂志社//中医杂志.-2-22-188

东洋医道会记闻/中医杂志社//中医杂志.-2-27-309

多少箴/中医杂志社//中医杂志.-2-19-346

附诸会员公鉴/中医杂志社//中医杂志.-2-21-78

格言:胆过大心过小其失惟均/中医杂志社//中医杂志.-2-20-336

关于组织公会消息一束/中医杂志社//中医杂志.-2-26-317

广东中医专门学校赠诊所医草（连载）/中医杂志社//中医杂志.-3-4-423,572

国医许半龙诊例/中医杂志社//中医杂志.-2-25-140

欢迎会与职员会记事/中医杂志社//中医杂志.-2-19-146

黄山野术/中医杂志社//中医杂志.-2-20-162

会员题名录/中医杂志社//中医杂志.-2-19-136

会长丁甘仁先生像/中医杂志社//中医杂志.-2-19-9.-2-25-171

嵇叔夜秋胡行/中医杂志社//中医杂志.-2-19-346

记用金匮硝石矾石散治愈内伤黄疸验案/中医杂志社//中医杂志.-2-20-233

检定医生委员会消息/中医杂志社//中医杂志.-2-21-349

检定医生委员会章程/中医杂志社（录）//中医杂志.-2-20-513

江苏全省中医联合会筹备会记/中医杂志社//中医杂志.-2-19-554

江苏吴县医学会医药卫生研究社征求医稿启事/中医杂志社//中医杂志.-2-25-160

江苏医药团体联席会议记/中医杂志社//中医杂志.-2-19-553

姜氏后裔来文/中医杂志社//中医杂志.-2-24-170

介绍各报/中医杂志社//中医杂志.-2-21-364,546

介绍恒星医报/中医杂志社//中医杂志.-2-21-349

介绍良医/中医杂志社//中医杂志.-2-20-8

经济主任丁仲英君影/中医杂志社//中医杂志.-2-21-7

旧会员续缴会费/中医杂志社//中医杂志.-2-21-272

聚餐会记事/中医杂志社//中医杂志.-2-22-186

楷书九种/中医杂志社//中医杂志.-2-20-9,171,351.-2-21-9,201,373

理事长丁仲英君影/中医杂志社//中医杂志.-2-19-159

理事长恽铁樵君影/中医杂志社//中医杂志.-2-21-7

露布二期续缴会费诸君/中医杂志社//中医杂志.-2-20-314

美华侨谭小张致本会书/中医杂志社//中医杂志.-2-23-175

名誉会员题名录/中医杂志社//中医杂志.-2-19-364

评议长余继鸿君影/中医杂志社//中医杂志.-2-19-159.-2-21-7

秦伯未启事/中医杂志社//中医杂志.-2-27-159//中医世界.-3-25-8

秦氏赠送喉科十八证/中医杂志社//中医杂志.-2-25-160

山西中医改进研究会编辑主任杨如侯先生事略/中医杂志社//中医杂志.-2-27-307

上海市中医学会两周年纪念游艺会预志/中医杂志社//中医杂志.-2-21-349

上海中医学会施诊所鸣谢/中医杂志社//中医杂志.-2-21-181

上海中医学会夏令施诊所结束记/中医杂志社//中医杂志.-2-21-348

上海中医学会职员会议记事/中医杂志社//中医杂志.-2-23-504

上海中医专门学校学生成绩录/中医杂志社//中医杂志.-2-24-133

上海专门学校通告/中医杂志社//中医杂志.-2-24-278

生理号征稿启事/中医杂志社//中医杂志.-2-26-329

生理号征稿延期启事/中医杂志社//中医杂志.-2-27-159

试验委员开会记/中医杂志社//中医杂志.-2-26-482

收到月报表诸委员题名/中医杂志社//中医杂志.-2-26-482

四十六期讨论会答案/中医杂志社//中医杂志

.-2-24-437

淞沪卫生局医士登记执照图影/中医杂志社//中医杂志.-2-25-320

淞沪中医公会消息/中医杂志社//中医杂志.-2-26-154

苏州女科医社招收学员/中医杂志社//中医杂志.-2-27-315

讨论会章程/中医杂志社//中医杂志.-2-19-363

特别会员题名录/中医杂志社//中医杂志.-2-19-366.-2-20-149

特捐一览/中医杂志社//中医杂志.-2-20-520

推举卫生局试验委员记/中医杂志社//中医杂志.-2-26-481

推选第二届试验委员记/中医杂志社//中医杂志.-2-27-306

王公国卿六十晋八暨德配陈夫人六十正寿征诗文启/中医杂志社//中医杂志.-2-21-375

吴承记道歉/中医杂志社//中医杂志.-2-27-315

西医要书(连载)/中医杂志社//中医杂志.-2-20-174,348.-2-21-10,202,374

西医要书/中医杂志社//中医杂志.-2-20-10

向秦伯未征求/中医杂志社//中医杂志.-2-21-203

新年聚餐会记事/中医杂志社//中医杂志.-2-20-336

徐访儒君逝世/中医杂志社//中医杂志.-2-24-131

续缴二期会费诸君/中医杂志社//中医杂志.-2-20-437

续缴会费旧会员/中医杂志社//中医杂志.-2-21-154

验案二则/中医杂志社//中医杂志.-2-22-92

阳历元旦同乐会记事/中医杂志社//中医杂志.-2-22-185

药界之明星医界之良导:医药杂志/中医杂志社//中医杂志.-2-20-525

医药卫生浅说报/中医杂志社//中医杂志.-2-

21-184

用目力后之修养/中医杂志社//中医杂志.-2-20-126

月捐一览/中医杂志社//中医杂志.-2-20-520

泽尧漫笔/中医杂志社//中医杂志.-2-20-410

征求丹方集异医书/中医杂志社//中医杂志.-2-21-96

征求医书/中医杂志社//中医杂志.-2-21-545.-2-22-399

征文露布/中医杂志社//中医杂志.-2-30-232

征文题/中医杂志社//中医杂志.-2-19-200

执行监察委员会章程/中医杂志社//中医杂志.-2-27-151

执监委员联席会议记事/中医杂志社//中医杂志.-2-27-437

职员会议记事/中医杂志社//中医杂志.-2-19-376.-2-20-154,330,518,519.-2-22-397.-2-25-475,476

职员一览表/中医杂志社//中医杂志.-2-19-145

志谢/中医杂志社//中医杂志.-2-22-10

致淞沪卫生局书/中医杂志社//中医杂志.-2-25-308

中医要书(连载)/中医杂志社//中医杂志.-2-20-174,348.-2-21-10,202,374

中医要书/中医杂志社//中医杂志.-2-20-10

中医杂志本会第一施诊所进行记/中医杂志社//中医杂志.-2-21-181

中医杂志编辑部启事/中医杂志社//中医杂志.-2-19-250,497.-2-22-4.-2-23-4,166,194,350,454.-2-26-5,163.-2-27-3

中医杂志第八次会员题名录/中医杂志社//中医杂志.-2-21-347

中医杂志第二次修正投稿简章/中医杂志社//中医杂志.-2-19-514

中医杂志第二届职员合影/中医杂志社//中医

杂志.-2-21-8

中医杂志第二十次会员题名录/中医杂志社//中医杂志.-2-25-308

中医杂志第二十二次会员题名录/中医杂志社//中医杂志.-2-26-151

中医杂志第二十六次会员题名录/中医杂志社//中医杂志.-2-27-301

中医杂志第二十七次会员题名录/中医杂志社//中医杂志.-2-27-439

中医杂志第二十三次会员题名录/中医杂志社//中医杂志.-2-26-315

中医杂志第二十四次会员题名录/中医杂志社//中医杂志.-2-26-479

中医杂志第二十五次会员题名录/中医杂志社//中医杂志.-2-27-145

中医杂志第九次会员题名录/中医杂志社//中医杂志.-2-21-539

中医杂志第七期会员题名录/中医杂志社//中医杂志.-2-21-179

中医杂志第三届职员题名录/中医杂志社//中医杂志.-2-21-542.-2-22-185

中医杂志第十八次会员题名录/中医杂志社//中医杂志.-2-24-445

中医杂志第十次会员题名录/中医杂志社//中医杂志.-2-22-183

中医杂志第十二期会员题名录/中医杂志社//中医杂志.-2-22-567

中医杂志第十九次会员题名录/中医杂志社//中医杂志.-2-25-157

中医杂志第十七次会员题名录/中医杂志社//中医杂志.-2-24-275

中医杂志第十四次会员题名录/中医杂志社//中医杂志.-2-23-373

中医杂志第十五次会员题名录/中医杂志社//中医杂志.-2-23-503

中医杂志第十一期会员题名录/中医杂志社//中医杂志.-2-22-395

中医杂志第四周年会记事/中医杂志社//中医杂志.-2-24-276

中医杂志第五届职员题名录/中医杂志社//中医杂志.-2-24-276

中医杂志第一届职员合影/中医杂志社//中医杂志.-2-19-160

中医杂志二周纪念游艺会记事/中医杂志社//中医杂志.-2-21-541

中医杂志附:三届续交会费者/中医杂志社//中医杂志.-2-21-537

中医杂志附:诸会员续交会费/中医杂志社//中医杂志.-2-21-538

中医杂志附编辑部启事/中医杂志社//中医杂志.-2-21-544

中医杂志会员诸君注意/中医杂志社//中医杂志.-2-24-270.-2-26-164

中医杂志检定委员会题名录/中医杂志社//中医杂志.-2-21-181

中医杂志聚餐会记事/中医杂志社//中医杂志.-2-21-542

中医杂志聚餐捐助罢工接济/中医杂志社//中医杂志.-2-23-505

中医杂志刊误表/中医杂志社//中医杂志.-2-21-351.-2-23-181,183,185,186.-2-24-446,449,450,452,453,454

中医杂志名誉会员题名录/中医杂志社//中医杂志.-2-21-179

中医杂志启事/中医杂志社//中医杂志.-2-21-9,201,373.-2-22-3.-2-23-3,13,13,13,13,13,13,14,193,200,200,200,200,200,200,200,385,392,392,392,392,392.-2-24-3,4,160,160,160,160,160,160,302,302,302,302,302,302,302

中医杂志三次会员题名录/中医杂志社//中医杂志.-2-19-543

中医杂志社三届会员缴会费诸君/中医杂志社//中医杂志.-2-22-354

中医杂志特别会员上海中医学会第二十一次会员题名录/中医杂志社//中医杂志.-2-25-461

中医杂志特别会员题名录/中医杂志社//中医杂志.-2-19-543.-2-22-395

中医杂志投稿赠奖露布/中医杂志社//中医杂

志.-2-24-277

中医杂志五八汇选增编预约/中医杂志社//三三医报.-2-36-33

中医杂志杏林社简章/中医杂志社//中医杂志.-2-23-374

中医杂志一二三四期汇刊预约露布/中医杂志社//中医杂志.-2-21-199,379

中医杂志乙丑二次聚餐会记事/中医杂志社//中医杂志.-2-23-375

中医杂志乙丑三次聚餐会记事/中医杂志社//中医杂志.-2-23-375

中医杂志元宵聚餐会记事/中医杂志社//中医杂志.-2-23-375

中医杂志章程/中医杂志社//中医杂志.-2-19-133

中医杂志职员会议记事/中医杂志社//中医杂志.-2-19-549,550.-2-21-180

中医杂志周年会记事/中医杂志社//中医杂志.-2-21-541

种痘与时花之辨别/中医杂志社//中医杂志.-2-21-246

周年大会预志/中医杂志社//中医杂志.-2-20-154

周年会记事/中医杂志社//中医杂志.-2-20-333

周年纪念会记事/中医杂志社//中医杂志.-2-20-331

中医指导录杂志社

本社征求社友意见/中医指导录杂志社//中医指导录.-4-3-67

苍耳草能治麻风病之报告/中医指导录杂志社//中医指导录.-4-2-398

出版近讯/中医指导录杂志社//中医指导录.-4-2-404

费尔柏氏来沪调查中医药记/中医指导录杂志社//中医指导录.-4-1-211

各地中医登记试题/中医指导录杂志社//中医指导录.-4-1-470

广州考试中医详情/中医指导录杂志社//中医指导录.-4-4-344

国难迫急中医界应一致觉悟救护 日仇暴横中医界应一致努力抵抗/中医指导录杂志社//中医指导录.-4-2-3

国药输出锐减外药输入反增/中医指导录杂志社//中医指导录.-4-3-242

国医公会改选揭晓/中医指导录杂志社//中医指导录.-4-3-374

函牍留痕/中医指导录杂志社//中医指导录.-4-1-88,117,152,179,209,277,348

沪太道中/中医指导录杂志社//中医指导录.-4-4-478

集思录/中医指导录杂志社(辑)//中医指导录.-4-1-86,116,146,208,276,304

集益录/中医指导录杂志社(辑)//中医指导录.-4-2-112,208,241,268,300,365,365,365,365,396,396,433

集益录/中医指导录杂志社//中医指导录.-4-1-470

集益录:豪猪草枣/中医指导录杂志社//中医指导录.-4-2-175

缴费单/中医指导录杂志社//中医指导录.-4-3-449,481

今春流行病论/中医指导录杂志社//中医指导录.-4-1-372

紧要启事/中医世界杂志社,中医指导录杂志社//中医指导录.-3-39-538

脑膜炎新书出版/中医指导录杂志社//中医指导录.-4-2-277

全国医药总会改选记/中医指导录杂志社//中医指导录.-4-1-214

日谋夺取汉药在鲜市场奖励鲜民栽培汉药每年可获六百万元/中医指导录杂志社//中医指导录.-4-3-212

厦门市公安局印发部定疾病名称分类表/中医指导录杂志社//中医指导录.-4-2-401

上海第七届中医登记开始审查/中医指导录杂志社//中医指导录.-4-2-277

上海各医药团体庆祝国医馆成立/中医指导录杂志社//中医指导录.-4-1-249

上海市举行第九届中医登记/中医指导录杂志社//中医指导录.-4-4-83

上海市卫生局举行第八届中医登记/中医指导录杂志社//中医指导录.-4-3-214

上海市卫生局中医登记讯/中医指导录杂志社//中医指导录.-4-3-278

上海市中医协会会员大会记/中医指导录杂志社//中医指导录.-4-1-248

社友题名/中医指导录杂志社//中医指导录.-4-1-26,60,91,119,155,183,216,251,283,314,352,377

苔岑录(第二年社友题名)(连载)/中医指导录杂志社//中医指导录.-4-1-409,439,475,507,537.-4-2-21,51,113,211

特别启事/中医指导录杂志社//中医指导录.-4-2-112

通信治疗:痹症/中医指导录杂志社//中医指导录.-4-2-263

通信治疗:便衄/中医指导录杂志社//中医指导录.-4-2-265

通信治疗:产颏/中医指导录杂志社//中医指导录.-4-2-235

通信治疗:滑精/中医指导录杂志社//中医指导录.-4-2-390

通信治疗:久痢咳血/中医指导录杂志社//中医指导录.-4-2-464

通信治疗:类中/中医指导录杂志社//中医指导录.-4-2-427

通信治疗:囊冷/中医指导录杂志社//中医指导录.-4-2-361

通信治疗:尿血/中医指导录杂志社//中医指导录.-4-2-327

通信治疗:气肿/中医指导录杂志社//中医指导录.-4-2-234

通信治疗:乳核/中医指导录杂志社//中医指导录.-4-2-264

通信治疗:疝气/中医指导录杂志社//中医指导录.-4-2-426

通信治疗:湿背冷/中医指导录杂志社//中医指导录.-4-2-425

通信治疗:痰浊/中医指导录杂志社//中医指导录.-4-2-391

通信治疗:头痛/中医指导录杂志社//中医指导录.-4-2-297

通信治疗:下消/中医指导录杂志社//中医指导录.-4-2-327

通信治疗:小溲淋沥/中医指导录杂志社//中医指导录.-4-2-326

通信治疗:血崩/中医指导录杂志社//中医指导录.-4-2-296,463

通信治疗:遗精/中医指导录杂志社//中医指导录.-4-2-235,361

通信治疗方案选/中医指导录杂志社//中医指导录.-4-1-10,48,78,109,138,170,202,233,267,300,331,361

同仁中医院开办讯/中医指导录杂志社//中医指导录.-4-3-277

问答丛录/中医指导录杂志社//中医指导录.-4-1-204

问答汇存/中医指导录杂志社//中医指导录.-4-1-14,51,80,111,143,173,234,270,302

问答汇录/中医指导录杂志社//中医指导录.-4-1-334,366

医案新辑(通讯治疗方选):鼻衄/中医指导录杂志社//中医指导录.-4-1-462

医案新辑(通讯治疗方选):臂痛/中医指导录杂志社//中医指导录.-4-2-165

医案新辑(通讯治疗方选):肠鸣/中医指导录杂志社//中医指导录.-4-1-525

医案新辑(通讯治疗方选):大肠泄/中医指导录杂志社//中医指导录.-4-2-9

医案新辑(通讯治疗方选):多汗/中医指导录杂志社//中医指导录.-4-2-39

医案新辑(通讯治疗方选):呃逆/中医指导录杂志社//中医指导录.-4-1-398

医案新辑(通讯治疗方选):肺风/中医指导录杂志社//中医指导录.-4-1-397

医案新辑(通讯治疗方选):腹满/中医指导录杂志社//中医指导录.-4-2-12

医案新辑(通讯治疗方选):腹痛/中医指导录杂

志社//中医指导录.-4-2-72,99

医案新辑(通讯治疗方选):腹胀/中医指导录杂志社//中医指导录.-4-1-495

医案新辑(通讯治疗方选):肝病/中医指导录杂志社//中医指导录.-4-1-459

医案新辑(通讯治疗方选):肝火/中医指导录杂志社//中医指导录.-4-2-165

医案新辑(通讯治疗方选):肝虚/中医指导录杂志社//中医指导录.-4-1-526

医案新辑(通讯治疗方选):肝郁/中医指导录杂志社//中医指导录.-4-2-97

医案新辑(通讯治疗方选):干咳/中医指导录杂志社//中医指导录.-4-2-199

医案新辑(通讯治疗方选):咯血/中医指导录杂志社//中医指导录.-4-1-460

医案新辑(通讯治疗方选):骨痛/中医指导录杂志社//中医指导录.-4-1-461

医案新辑(通讯治疗方选):怪胎/中医指导录杂志社//中医指导录.-4-1-427

医案新辑(通讯治疗方选):寒疝/中医指导录杂志社//中医指导录.-4-2-134

医案新辑(通讯治疗方选):鹤膝风/中医指导录杂志社//中医指导录.-4-1-460

医案新辑(通讯治疗方选):积聚/中医指导录杂志社//中医指导录.-4-1-459

医案新辑(通讯治疗方选):经紫/中医指导录杂志社//中医指导录.-4-2-134

医案新辑(通讯治疗方选):惊恐/中医指导录杂志社//中医指导录.-4-2-135

医案新辑(通讯治疗方选):咳嗽/中医指导录杂志社//中医指导录.-4-1-427

医案新辑(通讯治疗方选):劳瘵/中医指导录杂志社//中医指导录.-4-2-97

医案新辑(通讯治疗方选):目赤/中医指导录杂志社//中医指导录.-4-1-428.-4-2-11

医案新辑(通讯治疗方选):目内障/中医指导录杂志社//中医指导录.-4-2-100

医案新辑(通讯治疗方选):尿血/中医指导录杂志社//中医指导录.-4-2-199

医案新辑(通讯治疗方选):呕酸/中医指导录杂

志社//中医指导录.-4-1-461

医案新辑(通讯治疗方选):偏疝/中医指导录杂志社//中医指导录.-4-2-133

医案新辑(通讯治疗方选):前阴痛/中医指导录杂志社//中医指导录.-4-2-73

医案新辑(通讯治疗方选):肉瞤/中医指导录杂志社//中医指导录.-4-2-71

医案新辑(通讯治疗方选):乳癖/中医指导录杂志社//中医指导录.-4-1-397

医案新辑(通讯治疗方选):疝气/中医指导录杂志社//中医指导录.-4-2-98

医案新辑(通讯治疗方选):水肿/中医指导录杂志社//中医指导录.-4-2-99

医案新辑(通讯治疗方选):溲数/中医指导录杂志社//中医指导录.-4-2-71

医案新辑(通讯治疗方选):痰湿/中医指导录杂志社//中医指导录.-4-2-10

医案新辑(通讯治疗方选):痰浊/中医指导录杂志社//中医指导录.-4-2-39

医案新辑(通讯治疗方选):头痛/中医指导录杂志社//中医指导录.-4-1-399

医案新辑(通讯治疗方选):吐血水/中医指导录杂志社//中医指导录.-4-2-72

医案新辑(通讯治疗方选):脘痛/中医指导录杂志社//中医指导录.-4-1-496

医案新辑(通讯治疗方选):痿躄/中医指导录杂志社//中医指导录.-4-1-399

医案新辑(通讯治疗方选):胃病/中医指导录杂志社//中医指导录.-4-2-133,136

医案新辑(通讯治疗方选):泄泻/中医指导录杂志社//中医指导录.-4-2-40

医案新辑(通讯治疗方选):胸痛/中医指导录杂志社//中医指导录.-4-2-166

医案新辑(通讯治疗方选):虚劳/中医指导录杂志社//中医指导录.-4-2-135

医案新辑(通讯治疗方选):腰脊滞着/中医指导录杂志社//中医指导录.-4-2-200

医案新辑(通讯治疗方选):遗尿/中医指导录杂志社//中医指导录.-4-1-400

医案新辑(通讯治疗方选):阴虚/中医指导录杂

志社//中医指导录.-4-2-10

医案新辑(通讯治疗方选):肢麻/中医指导录杂志社//中医指导录.-4-1-525

医案新辑(通讯治疗方选):中消/中医指导录杂志社//中医指导录.-4-2-9

医案新辑(通讯治疗方选):肿病/中医指导录杂志社//中医指导录.-4-2-74

医问类释:方剂类/中医指导录杂志社//中医指导录.-4-1-497

医问类释:生理类/中医指导录杂志社//中医指导录.-4-1-401

医问类释:药物类(连载)/中医指导录杂志社//中医指导录.-4-1-429,527

医问类释:杂病类(连载)/中医指导录杂志社//中医指导录.-4-1-403,463,530.-4-2-13

医药问答/中医指导录杂志社//中医指导录.-3-37-77,185,296,386,496,584.-3-38-333,438,638.-3-39-85,198,293,407,522.-4-2-41,75,101,137,167,201,236,265,298,328,362,392,428,465.-4-3-18,43,87,107,145,146,170,171,172,205,206,238,239,240,268,269,301,363,395,429,460,492.-4-4-22,49,81,116,149,180,214,247,278,304,338,369,401,430,470,495,535,568

疫痉脑膜炎之新治疗/中医指导录杂志社//中医指导录.-4-3-97

中国出版界近讯/中医指导录杂志社//中医指导录.-4-1-57,86,118,150,178,209

中央国医馆成立/中医指导录杂志社//中医指导录.-4-1-351

中医出版界近讯/中医指导录杂志社//中医指导录.-4-1-20,309,347

中医指导录自七卷起与中医世界自十卷起合刊启事/中医指导录杂志社//中医指导录.-3-37-4,176,282,382,492,580.-3-38-104,222,332,463,522,634.-3-39-78,423

中医指导社补发证书通告/中医指导录杂志社//中医指导录.-4-2-191

中医指导社承张笨云任法律顾问/中医指导录

杂志社//中医指导录.-4-3-256,288

中医指导社出版物目录/中医指导录杂志社//中医指导录.-3-37-97,205.-4-4-95,191,415

中医指导社丛书(连载)/中医指导录杂志社//中医指导录.-3-37-312,411,521,609.-3-38-133,252,361,434,551,663.-3-39-107,209

中医指导社启事/中医指导录杂志社//中医指导录.-3-37-68.-4-1-2,2,2,2,38,38,70,70,70,102,102,134,134,134,166,166,166,198,198,230,230,262,262,294,294,326,326,326,358,358,358,422,422,422,422,454,454,454,454,486,486,486,486,518,518.-4-2-2,2,34,34,66,66,94,126,158,158,190,190,254,254,254,315,315,315,379,379,379,411,411,443,443,475,475.-4-3-256,288,385,417,449,481.-4-4-2,34,66,98,130,162,194,226,258,290,322,333,354,383,386,418,450,482,514,546

中医指导社入社书/中医指导录杂志社//中医指导录.-3-39-82.-4-1-35

中医指导社一览/中医指导录杂志社//中医指导录.-3-39-79

中医指导社征收第二年社费通告/中医指导录杂志社//中医指导录.-4-1-295,385

中医指导社征收第三年社费通告/中医指导录杂志社//中医指导录.-4-2-185,191

注意/中医指导录杂志社//中医指导录.-4-3-310

最近药价调查录:清热药(连载)/中医指导录杂志社//中医指导录.-4-3-21,53

钟博闻

中国胎生学之研究/钟博闻//现代医药月刊.-4-27-422

钟臣甫

续李健颐君的鼠疫新篇以后/钟臣甫//杏林医

学月报.-3-17-427

钟春帆

白喉:实扶的里疗法之研究/钟春帆//华西医药
　　杂志.-5-37-263

答问/钟春帆(问)//中医新生命.-5-8-517

肺痨病疗养法/钟春帆//新中华医药月刊.-5-
　　35-657

近世内科学坏死性口内炎走马牙疳/钟春帆//
　　华西医药杂志.-5-37-201

近世内科学急性传染病篇(连载)/钟春帆//国
　　医砥柱月刊.-5-18-92,139,156,205,
　　221,241

近世内科学消化器病篇(一)至(四)/钟春帆//
　　华西医药杂志.-5-36-113,207,257,463

痢疾疗法之研究(连载)/钟春帆//新中华医药
　　月刊.-5-35-431,475,586,625

脑出血之中医病名及疗法之研究近世内科学神
　　经系病篇(连载)/钟春帆//华西医药杂志.-5
　　-36-160,367.-5-37-137

疟疾疗法之研究近世内科学急性传染病篇(连
　　载)/钟春帆//华西医药杂志.-5-36-511.-
　　5-37-83

习题第九号/钟春帆//中医新生命.-5-8-655

钟　凤

大麦之滋养力/钟凤//中西医学报.-1-38-161

关于卫生上数的常识/钟凤//中西医学报.-1-
　　40-591

疾病与遗传/钟凤//中西医学报.-1-38-351

论薏苡仁之滋养力/钟凤//绍兴医药月报.-2-
　　40-173

睡眠之原理/钟凤//中西医学报.-1-37-95

钟　瀚

防疫论/钟瀚//中西医学报.-1-27-403

肝脏中西异同论/钟瀚//中西医学报.-1-30-499

钟泾清

百病生于气说/钟泾清//中医杂志.-2-28
　　　　　　　　　　　　　　　　　-168

病之生变气相得则微不相得则甚说/钟泾清//
　　中医杂志.-2-27-426

痿论/钟泾清//中医杂志.-2-27-349

钟可托

国民拒毒运动两年来之回顾/钟可托,黄惠嘉//
　　中西医学报.-1-37-43

钟礼明

小儿急性惊风治疗法/钟礼明//针灸杂志.-4-
　　34-264

钟六一

改进中医之商榷/钟六一,丁翼翔//中医指导录
　　.-4-4-283

钟吕广

危病八种以针得救/钟吕广//针灸杂志.-4-28
　　-283

钟明远

大肠下血症治概论/钟明远//杏林医学月报.-3
　　-23-23

脏腑病理论(连载)/钟明远//现代医药月刊.-4
　　-27-494,524

诊断要略(连载)/钟明远//现代医药月刊.-4-
　　27-382,424

钟青霞

说药物/钟青霞//三三医报.-2-30-422

钟清甫

问外症治法/钟清甫//三三医报.-2-29-135

问腰腹痛/钟清甫//三三医报.-2-30-446

蛰庐名案/钟清甫//中医世界.-3-27-383

钟去恶

麻黄附子石膏谈/钟去恶//医界春秋.-3-9
　　-351

医界春秋五周序四则/钟去恶,于汉皋,程可均,李健颐//医界春秋.-3-8-361

中医学说上阴虚阳盛之研究/钟去恶//医界春秋.-3-7-353

钟世荣

四川巴县分社长周復生先生小史/龚霖霏,钟世荣//光华医药杂志.-4-41-65

钟天赋

征求答案四则/陈汉英,翁廉介,苏艺,钟天赋//医界春秋.-3-6-267

钟秀琳

答问/钟秀琳(问);陆渊雷(答)//中医新生命.-5-7-172

钟亚光

春闺用俞曲园图圈诗韵/钟亚光//中医世界.-3-35-6

送别镇之师姊/钟亚光//中医世界.-3-35-46

钟应期

论个人之卫生/钟应期//广东医药月刊.-3-24-38

钟志和

肺出血/钟志和//中西医药.-5-10-347

种杏

斑疹与痧癍麻痹合说/种杏//神州医药学报.-1-46-483

伤寒论解/种杏//神州医药学报.-1-46-372

仲圭

问奥脱美尔何地药房有售/仲圭//绍兴医药学报星期增刊.-1-22-196

问睡中眼开之故/仲圭//绍兴医药学报星期增刊.-1-22-196

仲祜

现代医学之进展/仲祜//国药新声.-5-22-11

仲朴

消灭传染病菌之方法/仲朴//中西医学报.-1-40-414

仲晓秋

奔豚治验例(晚悔斋医案)/仲晓秋//现代中医.-4-42-467

触电解救法/仲晓秋//现代中医.-4-43-205

大气下陷治验案/仲晓秋//现代中医.-4-42-606

肝病诊疗记/仲晓秋//现代中医.-4-43-25

黑死病诊察概要/仲晓秋//现代中医.-4-42-362

黑死病之检讨及其验方/仲晓秋//现代中医.-4-42-299

介绍一张新式方笺/仲晓秋//现代中医.-4-42-468

麻疹治验例(晚悔斋医案)(连载)/仲晓秋//现代中医.-4-42-418,447

脑充血治验例(晚悔斋医案)(连载)/仲晓秋//现代中医.-4-42-520,549,580,605

释金线重楼/仲晓秋//现代中医.-4-42-235

湿温(晚悔斋医案)(连载)/仲晓秋//现代中医.-4-43-130,177,233,292,363

胃癌证治概论/仲晓秋//现代中医.-4-43-639

胃气痛/仲晓秋//现代中医.-4-43-634

中医复兴之展望/仲晓秋//现代中医.-4-43-491

重用生石膏之实验报告/仲晓秋//现代中医.-4-42-225

仲勋

醋之医疗效用/仲勋//医界春秋.-3-11-327

医坛杂抄/仲勋//医界春秋.-3-14-26

仲瑛

五色痢之病理/周珩,仲瑛//国医砥柱月刊.-5

-17-481

仲　瑜

我在遗精生活中的设法/仲瑜//中医世界.-3-39-473

仲　云

肠澼/仲云//中国医药月刊.-5-32-387

仲　裁

对于汪企张此次呈全国教育会议取缔中医一书之商兑仲裁对于同业相残案之感想/仲裁//医界春秋.-3-6-27

仲子通

论生活艺术化与都市的艺术文化/仲子通//中西医学报.-1-38-305

周爱人

阳霍乱白矾治验/周爱人//现代中医.-4-42-185

周柏林

试针之成绩/周柏林//针灸杂志.-4-28-273

周邦俊

不可忽略之国产药材/周邦俊//中西医药.-5-10-99

周秉篪

上海神州国医学会会议摘要/周秉篪//神州国医学报.-4-14-399

周伯骏

牙痛连脑/周伯骏//光华医药杂志.-4-37-461

周伯勤

脚气与维他命/周伯勤//光华医药杂志.-4-36-553

科学太乙神针/周伯勤//中医世界.-3-32-59

针灸治疗之三意见/周伯勤//针灸杂志.-4-28-198

治干湿脚气之吾见/周伯勤//针灸杂志.-4-28-197

治水肿膨胀之管见/周伯勤//针灸杂志.-4-28-199

周伯祐

国医退化之原因/周伯祐//国医砥柱月刊.-5-18-637

国医应怎样注重医德/周伯祐//中医世界.-3-37-535

论春伤于风夏生飧泄/周伯祐//中医世界.-3-39-142

论七味白术散治小儿牙风的方/周伯祐//中医世界.-3-39-159

现代国医亟宜厉行学理革命之我见/周伯祐//中医世界.-3-37-423

中医药以科学之方法整理之必要/周伯祐//国医砥柱月刊.-5-18-554

周步蟾

葱的研究/周步蟾//复兴中医.-5-31-534

单方二则/周步蟾//复兴中医.-5-31-481

学员周步蟾来函/周步蟾//复兴中医.-5-31-479

周彩凤

鼻衄浅说/周彩凤//光华医药杂志.-4-35-407

周沧海

万家生佛/周沧海//国医导报.-5-29-104

周彻朗

鼻核喉核/周彻朗//中西医学报.-1-32-343

周承光

奏请变通积谷折/周承光//利济学堂报.-1-3-

253

周澂之

读医随笔选(一)至(六)/周澂之(著);俞鉴泉
(投)//中医杂志.-2-25-9,175,323.-2-
26-7

周楚良

对于实施霍乱预防注射之意见/周楚良//中西
医学报.-1-37-361

周 纯

中华医药学会侮辱国医/黄肯堂,周纯碬,杨云
泉,查贡甫等//医林一谔.-4-8-291

周达三

施针八法诀/周达三//针灸杂志.-4-31-283

验案五则/周达三//针灸杂志.-4-32-346

针灸验案八则/周达三//针灸杂志.-4-29
-108

周德仁

蛔虫论治/周德仁//华西医药杂志.-5-37
-200

周德馨

论伤寒与温病/周德馨//光华医药杂志.-4-41
-373

周德昭

小儿脑膜炎/周德昭//医学杂志.-2-18-463

周棣棠

小肾奇方/周棣棠//中医杂志.-2-19-512

周东方

致三三医报社书/周东方//三三医报.-2-31
-315

周逢儒

保存中医旧书籍不宜墨守一说/周逢儒//绍兴
医药学报.-1-14-305

不为良相即为良医说/周逢儒//绍兴医药学报
.-1-14-219

读内经随笔(连载)/周逢儒//中医杂志.-2-19
-472.-2-20-431

读内经随笔一至三/周逢儒//绍兴医药学报.-1
-18-97,99.-1-20-409

精为人身之根本说/周逢儒//绍兴医药学报.-1
-20-124

刊行医籍为光辉国学第一要义/周逢儒//绍兴
医药学报.-1-18-317

厘订医药学书刍义/周逢儒//绍兴医药学报.-1
-19-170

青年期之身弱多病其原因在喜阅小说/周逢儒
//绍兴医药学报.-1-20-42

三三医社三年纪念颂/周逢儒//三三医报.-2-
35-41

三三医书第二集第二十四种和缓遗风校误表/
周逢儒//三三医报.-2-34-499

三三医书第二集第四种医学课儿策勘误表/周
逢儒//三三医报.-2-34-137

三三医书第三集第四种医验随笔勘误表/周逢
儒//三三医报.-2-34-65

释开新医士思想/周逢儒//绍兴医药学报.-1-
14-497

释疑篇/周逢儒//绍兴医药学报.-1-14-501

说磁石/周逢儒//绍兴医药学报.-1-16-136

说古时养生可贵及今人衰弱之故/周逢儒//绍
兴医药学报.-1-19-169

说深呼吸之利弊/周逢儒//绍兴医药学报.-1-
17-469

说市行药剂统治之害/周逢儒//绍兴医药学报
.-1-17-471

说暑令卫生之宜慎/周逢儒//绍兴医药学报.-1
-18-320

说运动会之弊/周逢儒//绍兴医药学报.-1-17
-470

为中医列入教育系统辨正余云岫驳议/周逢儒

//沈阳医学杂志.-3-2-209

问治肺痨草药/周逢儒//三三医报.-2-35-64

夏令饮食之卫生/周逢儒//绍兴医药学报.-1-14-218

新旧之感言/周逢儒//绍兴医药学报.-1-15-73

学年评议(致山西中医改进研究会)/周逢儒//绍兴医药学报.-1-19-173

血液说/周逢儒//绍兴医药学报.-1-20-123

医贵心悟说/周逢儒//绍兴医药学报.-1-14-220

医须慎思明辨说/周逢儒//绍兴医药学报.-1-14-365

医与道德必相辅而行说/周逢儒//绍兴医药学报.-1-14-130

原医/周逢儒//绍兴医药学报.-1-20-257

章太炎劝中医审霍乱之治/周逢儒//三三医报.-2-35-89

中国医学保存说/周逢儒//绍兴医药学报.-1-14-71

中西学不易沟通之一班/周逢儒//绍兴医药学报.-1-15-251

中医应列教科并辩正余岩驳议/周逢儒//三三医报.-2-33-437

周逢儒先生运功会说/周逢儒//医学杂志.-2-3-350

祝三三医报出版/周逢儒//三三医报.-2-29-35

周逢源

期望医药辞源之速刊/周逢源//绍兴医药学报.-1-15-13

周凤鸣

中风一症河间主火东垣主气丹溪主痰立说不一试各本经验所得再证之以内经以定其是非并拟一方/周凤鸣//医学杂志.-2-11-527

周佛海

兴废继绝/周佛海//针灸杂志.-4-32-4

周服圣

中国医学会夏季课艺(撰录三艺一篇仿行之试各条举以答)/周服圣//医学报.-1-6-404

祝辞/周服圣等//医学公报.-1-6-537,537,538,539,540,541,541,542,544

周复安

温疫病应注意兼挟之邪/周复安//国医正言.-5-3-103

周复旦

菱壳可治嗽病/周复旦//医界春秋.-3-9-307

周复生

北平国医砥柱月刊复刊纪念题词/周复生//国医砥柱月刊.-5-18-43

国药真伪之辨别(连载)/周复生//新中华医药月刊.-5-35-118,157,247

国医砥柱六十期祝词(国医砥柱合刊纪念)/周复生//国医砥柱月刊.-5-18-360

寒温争辨之平议/黄仲达(著);周复生(录)//国医砥柱月刊.-5-16-528

刊首献辞/周复生//华西医药杂志.-5-36-3

历代本草书目考/周复生//华西医药杂志.-5-37-376

鸣谢各分社长成立分社启事/周复生//华西医药杂志.-5-36-150

内经考源/谢应三(著);周复生(录)//光华医药杂志.-4-38-235

聘彭佑明先生为华西医药杂志社总务主任启事/周复生//华西医药杂志.-5-36-222

请一致拥护华西医药杂志主编任应秋先生竞选立法委员/周复生//华西医药杂志.-5-37-215

任应秋先生改选国民大会代表选举启事/周复生//华西医药杂志.-5-37-119

三卷感言/周复生//华西医药杂志.-5-37-406

声明启事/周复生//华西医药杂志.-5-37-20

四川重庆最近之药材市况/周复生//光华医药

杂志.-4-38-246

外科十三方考序/任应秋,周复生//华西医药杂志.-5-37-442

写在本刊一周年前面/周复生//华西医药杂志.-5-37-3

中国训练所第一届毕业同学录序/周复生//华西医药杂志.-5-36-447

中西医药图书社筹备处启事/周复生//新中华医药月刊.-5-35-193

中西医药图书社开业通告/周复生//华西医药杂志.-5-36-48,96,148,150,236,288

中西医药图书社通告/周复生//华西医药杂志.-5-37-60

中西医药学术之比较观/周复生//中医世界.-3-36-280

中药新典序/周复生//华西医药杂志.-5-36-330//国医砥柱月刊.-5-18-210

中医病理学序/周复生,任应秋//华西医药杂志.-5-37-502

中医读书问题/周复生//华西医药杂志.-5-36-555

中医师周復生诊所启事/周复生//华西医药杂志.-5-36-248

中医训练所第一届毕业同学录序/周复生//华西医药杂志.-5-36-447

中医应当努力时代化/周复生//光华医药杂志.-4-40-331

中医与科学序/周复生//华西医药杂志.-5-36-491

重庆国医业调查/周复生//光华医药杂志.-4-36-566

重庆市中医师公会购置会所建碑记/周复生//华西医药杂志.-5-37-112

周桂笙

脚气病预防法/周桂笙(译)//中西医学报.-1-25-181

周桂庭

从胃病谈到三承气/周桂庭//杏林医学月报.-3

-19-359

揭穿医界敛钱的黑幕/周桂庭//医界春秋.-3-9-395

温病商兑/周桂庭//中医世界.-3-30-556

医科学校拍卖陈货/周桂庭//医界春秋.-3-9-529

周国风

月刊总社六十期纪念题词一首/周国风//国医砥柱月刊.-5-18-366

周汉舫

辨鼠疫/周汉舫//医学公报.-1-7-300

周和甫

滥服成药及不慎延医之弊害/周和甫//国医正言.-5-3-517

医德说/周和甫//国医正言.-5-3-16

医药卫生常识(一)至(九)/周和甫//国医正言.-5-4-229,282,334,383,434,492,543,593.-5-5-15

医药卫生常识编者周君因赴外埠诊病暂停一期祈阅者鉴谅/周和甫//国医正言.-5-5-60

周　珩

五色痢之病理/周珩,仲瑛//国医砥柱月刊.-5-17-481

周纮章

对症疗法(便秘)/周纮章//中国医药月刊.-5-32-324

对症疗法(呕吐)/周纮章//中国医药月刊.-5-32-290

儿科临床医典(百日咳)/周纮章//中国医药月刊.-5-32-289

儿科诊疗丛话/周纮章//中国医药月刊.-5-32-359

分类施氏处方学/周纮章//中国医药月刊.-5-32-53

熊胆/周纮章//中国医药月刊.-5-32-328

医生的业务过失问题/周纮章//中国医药月刊
.-5-32-349

周鸿年
论中国议院既不可行宜直省府州厅县遍设报馆
有裨吏治官方匪细/周鸿年//利济学堂报.-1
-2-477

周焕枢
大建素王教会议(连载)/周焕枢//利济学堂报
.-1-1-497,597

周慧僡
经方与时方平议/周慧僡//光华医药杂志.-4-
35-384

周慧心
验方集解(连载)/周慧心//国医导报.-5-29-
147,193

周缉熙
跌扑伤案/周缉熙//医学杂志.-2-18-160
恶寒与恶风辨/周缉熙//国医杂志.-4-6-483
傅氏男科之真伪/周缉熙//医学杂志.-2-17
-504
为中国妇科学介绍/周缉熙//医学杂志.-2-18
-393
心虚不寐怔忡不宁治验/周缉熙//医学杂志.-2
-17-373

周季楠
慎潜斋验案(连载)/周季楠//光华医药杂志.-4
-38-38,207
温病与湿病辨/周季楠//光华医药杂志.-4-38
-450

周 济
本草和名校勘记初稿/周济//中西医药.-5-10
-30
邓煜华先生的素问真伪年代考评(连载)/周济

//中西医药.-5-10-176,339
日本最近研究汉医文献之旨趣(连载)/周济//
中西医药.-5-9-562.-5-10-69
新医东渐史之研究(连载)/周济//中西医药.-5
-10-640.-5-11-40,137
研究中外医药关系史的日本文献目录抄(连
载)/周济//中西医药.-5-10-101,188,332

周济平
喉痹说/周济平//神州医药学报.-1-42-84

周济士
余云岫在东南医学院演讲之驳议/周济士//神
州国医学报.-4-16-425

周价人
论神藏五(素问九藏之理)/周价人//国医正言
.-5-3-393

周介人
中医高级讲座(劳极论虚劳论传尸劳论劳疰疳
蒸四大症论虫论病无纯虚论)/周介人//中国
医药月刊.-5-32-340
中医高级讲座(论色脉尺诊)/周介人//中国医
药月刊.-5-32-96
中医高级讲座(论真藏脉形)/周介人//中国医
药月刊.-5-32-131
中医高级讲座(奇经八脉)(连载)/周介人//中
国医药月刊.-5-32-171,207
中医高级讲座(胸痹)/周介人//中国医药月刊
.-5-32-29
中医高级讲座(癥瘕积聚)/周介人//中国医药
月刊.-5-32-305
中医高级讲座(中风历节)/周介人//中国医药
月刊.-5-32-57

周 谨
医界春秋社张主席之近影及小序/周谨//医界
春秋.-3-8-364

周静斋

论医术之偏倚/周静斋//苏州国医杂志.-5-2-314

周镜道

颤震/周镜道//光华医药杂志.-4-38-560

周娟熙

休息痢/周娟熙//医学杂志.-2-17-306

周俊敏

征求类中风治法/周俊敏//医界春秋.-3-9-516

周峻南

挽救中医的我见:严格管理中药/周峻南//国医砥柱月刊.-5-18-418

周立诚

催眠药之于失眠症/周立诚//国药新声.-5-25-36

肺痨病之传染及预防/周立诚//国药新声.-5-25-302

周　霖

百日咳/周霖//新中医刊.-5-19-86

周柳亭

报告一年来中馆任务经过之回顾/周柳亭//光华医药杂志.-4-38-314

读黄竹斋宁波访求仲景遗书记书后/周柳亭//医界春秋.-3-11-492//光华医药杂志.-4-36-575//国医文献.-5-15-30//杏林医学月报.-3-21-477

读黄竹斋宁波访求仲景遗书纪书后/周柳亭//医学杂志.-2-16-295

读黄竹斋请宁波求仲景遗书记书后/周柳亭//国医公报.-4-22-33

读上海国医四团体联合通告全市国医界忍痛不用象贝文之感言/周柳亭//现代医药月刊.-4-27-412

光华医药杂志一周年纪念之颂祷/周柳亭//光华医药杂志.-4-36-410

国联通过组织中国古医研究会与余云岫辈日图摧残中医之感想/周柳亭//医学杂志.-2-16-101//杏林医学月报.-3-21-277

黄谦周柳亭等联合首都国医药界同仁募捐重修南阳医圣祠呈请中央国医馆备案文/黄竹斋,周柳亭//医界春秋.-3-11-407//光华医药杂志.-4-36-495

立法院通过国立中医研究院组织条例之感言/周柳亭//医学杂志.-2-15-604//医界春秋.-3-11-117//杏林医学月报.-3-20-495

临床用药漫谈/周柳亭//国医公报.-4-22-155//光华医药杂志.-4-36-40

柳亭验案(连载)/周柳亭//光华医药杂志.-4-36-176,260

柳亭验案/周柳亭//国医公报.-4-21-345

论治病用果子药误人之害/周柳亭//杏林医学月报.-3-21-203

略述中医条例公布之颠末并向国内外医药同仁进一言/周柳亭//医界春秋.-3-13-290//国医公报.-4-24-521

七律一章步岐隐宗兄原韵和呈郓政/周柳亭//国医公报.-4-22-340

七律一章步歧隐兄原韵和呈/周柳亭//光华医药杂志.-4-37-142

全国各省市国医国药两界代表向四中全会请愿感言/周柳亭//医学杂志.-2-16-40//医界春秋.-3-11-7//杏林医学月报.-3-20-409

全国国医药代表向四中全会请愿感言/周柳亭//医林一谔.-4-10-578

人人应具有医药常识论/周柳亭//现代医药月刊.-4-27-320

伤寒杂病论集注序/焦易堂,陈逊斋,周柳亭//光华医药杂志.-4-35-574

伤寒杂病论集注序/周柳亭//医学杂志.-2-16-129//医界春秋.-3-11-224

伤寒卒病论集注序三/周柳亭//国医公报.-4-

21 - 369

书医界春秋九周纪念之感想/周柳亭//医学杂志.-2-16-377

统一病名妇科草案跋/周柳亭//医界春秋.-3-13-474

挽张山雷先生/周柳亭//医界春秋.-3-11-273

挽张山雷先生/周柳亭,梁长荣//光华医药杂志.-4-36-140,208

呜呼！第二次全国内政会议两提案之回顾/周柳亭//医学杂志.-2-16-43

药物图考序/周柳亭//光华医药杂志.-4-38-236

药物图考序二/周柳亭//医界春秋.-3-12-434//国医公报.-4-23-358

医界春秋九周纪念之感想/周柳亭//医界春秋.-3-12-99

针灸经穴图考序/周柳亭//医学杂志.-2-16-204//医界春秋.-3-11-501//现代医药月刊.-4-27-533

针灸经穴图考序二/周柳亭//光华医药杂志.-4-36-493

针灸经穴图考序四/周柳亭//国医公报.-4-21-471

中国国医集成序/周柳亭//国医公报.-4-24-327

中国医学不亡论/周柳亭//光华医药杂志.-4-36-118

中国医学集成序（二）（连载）/周柳亭//医界春秋.-3-13-80,148

中国医学集成序/周柳亭//医学杂志.-2-17-287//光华医药杂志.-4-38-482

中央国医馆国医公报编辑处征文启事/周柳亭//现代医药月刊.-4-27-394//光华医药杂志.-4-36-293

中央国医馆统一病名妇科草案附记/周柳亭//国医公报.-4-24-223

中央国医馆整理验方新篇之感言/周柳亭//光华医药杂志.-4-36-289//医界春秋.-3-11-312

中央国医馆周柳亭主任来函/周柳亭//医学杂志.-2-17-390

重阳游灵谷寺记/周柳亭//医界春秋.-3-12-69//国医公报.-4-22-109//光华医药杂志.-4-37-67

周柳亭启事/周柳亭//光华医药杂志.-4-39-371.-4-41-95

周 纶

问幼科灯火等法/周纶//绍兴医药学报星期增刊.-1-21-318

周梅洁

西医手术/周梅洁//光华医药杂志.-4-35-427

周梦白

本草之新药理/周梦白,王励夫//中医世界.-3-36-53

用科学方法整理过的几种中药（连载）/周梦白//中医世界.-3-36-145,231,333.-3-38-605

中国药物研究之一例/周梦白//医文.-5-34-294

周明甫

病发于阳而反下之热入因作结胸病发于阴而反下之因作痞所以成结胸者以下之太早故也义/周明甫//复兴中医.-5-31-559

痢证辨治/周明甫//复兴中医.-5-31-471

周明生

赘述中医条例之利害/周明生//现代医药月刊.-4-27-319

周默斋

问行医之术/周默斋//绍兴医药学报星期增刊.-1-22-186

问雪雅堂医案内容佳否/周默斋//绍兴医药学报星期增刊.-1-22-204

问医案中不谙之药/周默斋//绍兴医药学报星期增刊.-1-22-187

周慕新

初生一岁至三岁小儿看护卫生之管见/周慕新//北京医药月刊.-5-21-380

周岐隐

对于统一病名意见书之平议/周岐隐//中医世界.-3-32-363//神州国医学报.-4-15-159

反隅小记/周岐隐//医林一谔.-4-11-202

范文甫先生挽联/周岐隐//医学杂志.-2-18-355

奉题长安黄竹斋先生针灸经穴图考(附又寄赠七律一首)/周岐隐//医界春秋.-3-12-69//国医公报.-4-22-223

奉题长安黄竹斋先生针灸经穴图考/周岐隐//光华医药杂志.-4-37-70

妇科医案(连载)/周岐隐//现代医药月刊.-4-27-129,166,213,257

附周岐隐先生来函/周岐隐//医学杂志.-2-16-297

附子理中治吐血之验案/周岐隐//光华医药杂志.-4-37-408

古本伤寒对于国医界之大贡献/周岐隐//医学杂志.-2-15-367//神州国医学报.-4-15-294

古本伤寒方之妙用/周岐隐//医学杂志.-2-15-365//杏林医学月报.-3-20-290

古本伤寒方之研究/周岐隐//神州国医学报.-4-15-108

古本伤寒佚文举例/周岐隐//医林一谔.-4-10-390

古本伤寒之贡献/周岐隐//中医世界.-3-32-476

古方借著录/周岐隐//医学杂志.-2-15-86//光华医药杂志.-4-37-202

古方借箸录(连载)/周岐隐//神州国医学报.-4-14-534.-4-15-56

怪病奇疗记/周岐隐//光华医药杂志.-4-38-113

金匮方片断之质疑/周岐隐//医界春秋.-3-10-236

金匮黄疸病篇书后/周岐隐//医界春秋.-3-10-97

金匮阴阳毒二方之质疑/周岐隐//神州国医学报.-4-14-440

精神病广义自序/周岐隐//医学杂志.-2-15-63

内经讹文辨正/周岐隐//三三医报.-2-36-594

内经讹文辨正录/周岐隐//自强医学月刊.-3-40-367

宁波范文甫轶事/周岐隐//国医砥柱月刊.-5-17-594

宁波名医范文甫先生作古/周岐隐//医学杂志.-2-18-354

伤寒汲古序/周岐隐//医学杂志.-2-15-364//医界春秋.-3-10-370//中医指导录.-4-3-308//神州国医学报.-4-15-53//现代医药月刊.-4-27-175

伤寒金匮丸方用量之质疑/周岐隐//国医砥柱月刊.-5-15-510

伤寒论六经篇书后/周岐隐//国医文献.-5-15-148

伤寒论原文之订正/周岐隐//复兴中医.-5-31-507

蛇蜕与螺厣之妙用/周岐隐//光华医药杂志.-4-40-533//文医半月刊.-5-14-410

生熟药性之质疑/周岐隐//杏林医学月报.-3-22-31//神州国医学报.-4-16-352//国医公报.-4-22-560

石韦治吐血竟有奇效/周岐隐//国医公报.-4-25-225

时代性之特殊胃病/周岐隐//光华医药杂志.-4-37-309

四十初度述怀录呈柳亭宗丈大吟坛教和/周岐隐//国医公报.-4-24-103

谈谈时行性之胃病/周岐隐//医界春秋.-3-12

－222

挽盐山张寿甫先生并引/周岐隐//医界春秋.－3
－10－372

五律一首奉呈柳亭宗丈先生即希教和/周岐隐
//国医公报.－4－22－340//光华医药杂志.－
4－37－142

校订伤寒杂病论序/周岐隐//国医公报.－4－24
－451

以中医方法治猩红热/周岐隐//光华医药杂志
.－4－40－348

又寄赠七律一首/周岐隐//国医公报.－4－22
－224

中国粗料丸药有整理之必要/周岐隐//自强医
学月刊.－3－40－95

中医的防线/周岐隐//医界春秋.－3－14－4

周岐隐先生来函/周岐隐//医界春秋.－3－11
－494

周其桂

谈谈小儿科与推拿/周其桂//复兴中医.－5－31
－191

周其华

疗疮浅说/周其华//中医世界.－3－31－231

金匮治黄四大法/周其华//医界春秋.－3－9
－534

名医验方:皇汉医界/[日]南拜山(讲述);永田
生(笔记);周其华(摘译)//医界春秋.－3－9－
536

脓窠疮方/周其华//中医世界.－3－25－409

杨梅广痘恶疮神方/周其华//中医世界.－3－25
－406

噎啰之原因与治法/周其华//医界春秋.－3－9－
534

竹叶之研究/周其华//中医世界.－3－30－436

周其寿

与费惠民君讨论命门/周其寿//自强医学月刊
.－3－40－253

周企龙

谈谈脏器治病法/周企龙//国药新声.－5－22
－549

周琴舫

一年来中央医院庸医杀人总结算/周琴舫//光
华医药杂志.－4－36－400

周庆生

邻友周庆生君阅本社医报极为赞成因作七言四
首嘱为登入以志欢迎并索和句兹将其原作录
后/周庆生//绍兴医药学报.－1－8－342

周 虬

研究外科书籍/周虬//中医世界.－3－39－167

周镕清

中国医学(连载)/周镕清(译)//中医世界.－3－
25－367,432

周瑞生

痈疽分辨论/周瑞生//中医杂志(广东).－3－4－
310

周啬生

论麻黄/周啬生//神州医药学报.－1－47－144

慕荆草堂医话/周啬生//神州医药学报.－1－47
－79

周 莎

历代研究伤寒的文献底统计(连载)/周莎//中
西医药.－5－9－558.－5－10－54

中国旧医学今后的动向/周莎//中西医药.－5－
11－475

周 尚

坎拿大一胎五孩的卫生抚育/周尚//神州国医
学报.－4－17－291

周尚文

咳血/周尚文//光华医药杂志.-4-37-153

周少莱

答钱君存济伤寒疑问四条/周少莱//神州医药
学报.-1-45-45

周慎余

年已念八可否学医/周慎余//光华医药杂志.-4
-35-273

周师洛

药性赋新解/周师洛//中医新生命.-5-7-135

周守莹

关于痼症之验案试分别虚实寒热列举实在病症
经过以证明之/周守莹//医学杂志.-2-16
-584

周寿康

惊悸论/周寿康//国医杂志.-4-13-449

周寿人

读吴炳南君论甘草之主治后/周寿人//神州国
医学报.-4-18-140

瓜蒂散中赤小豆为相思子之我见/周寿人//文
医半月刊.-5-14-447

黄土疗脚肿之我闻/周寿人//中医新生命.-5-
8-496

周寿人君来书/周寿人//中医新生命.-5-7
-523

周瘦鹃

悼念恽铁樵先生/周瘦鹃//铁樵医学月刊.-4-
44-654

周叔阜

中医与自然/周叔阜//国医砥柱月刊.-5-18-
203,218

周树芬

牡蛎肉富含铁质/周树芬//国医导报.-5-29
-67

周树堂

问痛风症治法/周树堂//绍兴医药学报星期增
刊.-1-21-493

周斯泳

复兴国医之理论与实际/周斯泳//国医砥柱月
刊.-5-18-551

关于食物及消化作用的解剖/周斯泳//国医砥
柱月刊.-5-18-647

周颂声

各国医师法律/周颂声//中西医学报.-1-27
-307

医学与国家之原理/周颂声//中西医学报.-1-
27-183

周颂尧

水鼓病与小便不通之外治法/周颂尧//神州医
药学报.-1-44-367

性气和平之泻药/周颂尧//神州医药学报.-1-
43-424

疡科治验案二则/周颂尧//神州医药学报.-1-
44-155

周肃甫

答赖君佩瑜/周肃甫//神州医药学报.-1-42
-343

周葵敬

医药月刊题词/萧龙友,周葵敬,北平国产药品
业同业公会//北平医药月刊.-5-9-29,
237,378

周唐瑾

肠管缩小/周唐瑾//光华医药杂志.-4-38
-555

周偁生

国医砥柱月刊二周年纪念感言/周偁生//国医
　砥柱月刊.-5-17-387

灵素选粹新释/周偁生//国医砥柱月刊.-5-17
　-183

论暑/周偁生//中医杂志.-2-27-69

论咒枣截疟之理由/周偁生//中医杂志.-2-21
　-526

如皋东马塘医士周偁生对于疟疫研究及治疗报
　告/周偁生//光华医药杂志.-4-40-539

素灵选粹新释/周偁生//复兴中医.-5-31
　-329

周天伯

从国医之复兴谈到国府应设国医专管机关/周
　天伯//中国医药月刊.-5-32-105

周庭璧

小孩病/周庭璧//光华医药杂志.-4-38-533

周惟明

梅毒犯目之疑症/周惟明//医学报.-1-6-94

周维翰

百岁法新发明(映溪草堂笔记)/周维翰//医学
　报.-1-4-156

病理变幻之一斑(映溪草堂笔记)/周维翰//医
　学报.-1-4-302

城市卫生(映溪草堂笔记)/周维翰//医学报.-1
　-4-187

单方照录(映溪草堂笔记)/陈铭清,周维翰(录)
　//医学报.-1-5-29

癫狗咬验方(映溪草堂笔记)/周维翰//医学报
　.-1-4-105

菲律宾医会(映溪草堂笔记)/周维翰//医学报
　.-1-4-375

恭记今上之近病(映溪草堂笔记)/周维翰//医
　学报.-1-5-52

光色治病(映溪草堂笔记)/周维翰//医学报.-1
　-4-188

海水浴(映溪草堂笔记)/周维翰//医学报.-1-
　4-29

诙谐录(映溪草堂笔记)/周维翰//医学报.-1-
　4-334

记怪病(映溪草堂笔记)/周维翰//医学报.-1-
　4-522

记精神病(映溪草堂笔记)/周维翰//医学报.-1
　-4-253

记世廉访之病(映溪草堂笔记)/周维翰//医学
　报.-1-4-523

记胃癌症(映溪草堂笔记)/周维翰//医学报.-1
　-4-220

接骨法新发明(映溪草堂笔记)/周维翰//医学
　报.-1-4-158

戒烟丸(映溪草堂笔记)/周维翰//医学报.-1-
　4-268

老寿之理一至二(映溪草堂笔记)/周维翰//医
　学报.-1-4-74,89

论牛乳(映溪草堂笔记)/周维翰//医学报.-1-
　4-458

罗天鹏君用经验药方(映溪草堂笔记)/周维翰
　//医学报.-1-4-504

迷人新法(映溪草堂笔记)/周维翰//医学报.-1
　-4-189

民政部章程节录(映溪草堂笔记)/周维翰(录)
　//医学报.-1-4-287

名医谈(映溪草堂笔记)(连载)/周维翰//医学
　报.-1-4-547,581

名医之吝啬(映溪草堂笔记)/周维翰//医学公
　报.-1-4-287

男女互变再记(映溪草堂笔记)/周维翰//医学
　报.-1-4-122

庆贺上海医会颂词(来函附录)(映溪草堂笔
　记)/周维翰(录)//医学报.-1-4-302

人身气血盛衰外验法(映溪草堂笔记)/冯箴若,
　周维翰(录)//医学报.-1-4-333

上海医会职员录(映溪草堂笔记)/周维翰//医
　学报.-1-4-284

上海医务总会记事一至九(映溪草堂笔记)/周
　维翰(辑)//医学报.-1-4-219,237,253,

266,286,301,313,330,349,364,375

舌癌症(映溪草堂笔记)/周维翰//医学报.-1-4-237

肾囊医诀(映溪草堂笔记)/周维翰//医学报.-1-4-73

生理模型(映溪草堂笔记)/周维翰//医学报.-1-4-350

生理图(映溪草堂笔记)/周维翰//医学报.-1-4-302

生理图书答杭州魏君子祥问(映溪草堂笔记)/周维翰//医学报.-1-4-349

湿被卷法(映溪草堂笔记)/周维翰//医学报.-1-5-27

水族生理学(映溪草堂笔记)/周维翰//医学报.-1-4-158

睡死病虫(映溪草堂笔记)/周维翰//医学报.-1-4-188

体质之研究(映溪草堂笔记)/周维翰//医学报.-1-4-139

西洋参是美货(映溪草堂笔记)/周维翰//医学报.-1-4-10

夏季眼之卫生(映溪草堂笔记)/周维翰//医学报.-1-4-505

现在时症(映溪草堂笔记)/周维翰//医学报.-1-4-10

小产诗(映溪草堂笔记)/周维翰//医学报.-1-4-29

兴化赵氏(映溪草堂笔记)/周维翰//医学报.-1-4-549

悬赏购治痨瘵(映溪草堂笔记)/周维翰//医学报.-1-4-105

学部考试留学生医学题(映溪草堂笔记)/周维翰//医学报.-1-4-285

研究替代西洋参品(映溪草堂笔记)/周维翰//医学报.-1-4-28

验之方榷商(映溪草堂笔记)/周维翰//医学报.-1-4-140

医经原旨非薛氏书论(映溪草堂笔记)/冯箴若,周维翰(录)//医学报.-1-4-316

宜下之症(映溪草堂笔记)/周维翰//医学报.-1-5-28

庸医杀人(映溪草堂笔记)/周维翰//医学报.-1-4-365

豫省将设医学堂(映溪草堂笔记)/周维翰//医学报.-1-4-9

诊余杂志(映溪草堂笔记)/周维翰//医学报.-1-4-123

志人体解剖生理图(映溪草堂笔记)/周维翰//医学报.-1-4-333

治脐风新法(映溪草堂笔记)/金惠屏,周维翰(辑)//医学报.-1-4-314

奏请改良医学(映溪草堂笔记)/周维翰//医学公报.-1-4-46

奏请研究医学(映溪草堂笔记)/周维翰//医学公报.-1-4-88

周伟呈

驳上海市医师公会对于制定国医条例责成中央国医馆管理国医案意见(原文见后特刊)/周伟呈//杏林医学月报.-3-20-277

干血痨经验法/周伟呈//医界春秋.-3-13-266

国医与洋医/周伟呈//国医公报.-4-20-412

金匮质疑四条/周伟呈//中医新生命.-5-7-147

周伟筠

西医用剖腹术治疗妇女病之我见/周伟筠//现代中医.-4-43-556

周蔚岑

白头翁之真伪考/周蔚岑//北京医药月刊.-5-21-136

周慰椿

关于科学诠释医学之一例:阴阳与新陈代谢之代谢中空气与炭养之商榷/周慰椿//国医砥柱月刊.-5-18-330

周文君

孔子知医/周文君//光华医药杂志.-4-36

－422

严畹滋先生死于足伤之研究/周文君//光华医
　药杂志.－4－35－386

周午池

诚哉惠而不费之仁术/周午池//针灸杂志.－4－
　28－191

金针比较汤药有特殊效力之明验/周午池//针
　灸杂志.－4－28－393

问四缝穴/周午池//针灸杂志.－4－28－263

学习针灸得尽为祖之道/周午池//针灸杂志.－4
　－28－74

一艾之微能续一线之祀/周午池//针灸杂志.－4
　－28－275

针灸杂志第三期出版祝词/周午池//针灸杂志
　.－4－28－214

周午池社员一封提议书/周午池//针灸杂志.－4
　－29－549

周象万

伤寒邪在太阳经其病理及疗法之我见/周象万
　//光华医药杂志.－4－41－559

周小川

问胁痛致毙之理由/周小川//绍兴医药月报.－2
　－40－199

周小贵

宁波考取前列医生之文卷/周小贵（录）//绍兴
　医药学报.－1－17－175

周小农

二问腹痛病在何经如何分别/钱申伯（问）;周小
　农（答）//中国医学月刊.－3－15－400

复欲假脚气刍言/周小农//绍兴医药学报星期
　增刊.－1－21－392

介绍名医医书/周小农//绍兴医药月报.－2－41
　－368,468,520,572

刘蔚楚君证治丛录序/唐绍仪（稿）;周小农（寄）
　//沈阳医学杂志.－3－1－352

上中央国医馆为修订整理医药学术大纲草案征
　求海内专家意见书/刘蔚楚,周小农//杏林医
　学月报.－3－19－417

说盲肠炎（丙寅二月二十六夜）/刘蔚楚（著）;周
　小农（录）//三三医报.－2－34－547

说盲肠炎（丙寅二月二十日夜）/刘蔚楚（著）;周
　小农（录）//沈阳医学杂志.－3－2－407

一问虚热与实热究竟如何分别/钱申伯（问）;周
　小农（答）//中国医学月刊.－3－15－400

增订脚气刍言（连载）/曾心壶（著）;周小农（增
　订）//绍兴医药学报.－1－17－566

增订脚气刍言（连载）/曾心壶（著）;周小农（增
　订）;裘吉生（校刊）//绍兴医药学报.－1－16－
　243,301.－1－17－501.－1－18－51

周筱斋

伏气为病之探讨/周筱斋//国医公报.－4－25
　－76

国医砥柱月刊发刊序/周筱斋//国医砥柱月刊
　.－5－15－598

痢疾证写实/周筱斋//国医砥柱月刊.－5－16
　－259

六气与菌之研究/周筱斋//国医公报.－4－21
　－442

内经与科学/周筱斋//国医公报.－4－25－330

特敏症漫谈/周筱斋//国医砥柱月刊.－5－16－
　347.－5－18－569

惕庐医窗随笔/周筱斋//光华医药杂志.－4－37
　－514

为国医砥柱月刊扩展纪念献言/周筱斋//国医
　砥柱月刊.－5－18－39

心理疗法我之实验/周筱斋//国医砥柱月刊.－5
　－16－117

疫疟研究及治疗报告（连载）/周筱斋//杏林医
　学月报.－3－23－315,349//现代医药月刊.－
　4－27－741,743

疫疟研究及治疗报告/周筱斋//医学杂志.－2－
　18－241//神州国医学报.－4－18－128//国
　医公报.－4－26－313//现代中医.－4－43
　－375

疫疟研究及治疗之经过/周筱斋//医界春秋.-3
-14-181

中国药医源流和沿革及研究之途径(连载)/周
筱斋//国医公报.-4-22-211,557.-4-23-
100

中国医家应取之趋向/周筱斋//国医砥柱月刊
.-5-16-18

周肖岩

振兴中医策/周越铭(删定);周肖岩(原作)//绍
兴医药月报.-2-38-181

周效寅

痘症论治/周效寅//光华医药杂志.-4-36-35

周啸川

澹园医话(连载)/周啸川//中医世界.-3-38-
591.-3-39-358,450

湖南湘乡中医师公会动态/周啸川//国医砥柱
月刊.-5-18-428

周莘农

集验方续编自序/周莘农//绍兴医药学报.-1-
15-395

救急方(录周莘农集验方)/周莘农//医学杂志
.-2-3-123

周莘农集验方/周莘农//医学杂志.-2-1-238

周修声

灸的奇效/周修声//针灸杂志.-4-33-231

周学海

读伤寒论杂记/周学海//国医文献.-5-15
-107

与友条论读伤寒论法/周学海//国医文献.-5-
15-111

周学庠

痢疾证治研讨/周学庠//国医砥柱月刊.-5-18
-652

南通喜海珊先生小传/周学庠//光华医药杂志
.-4-37-348

少腹剧痛/周学庠//光华医药杂志.-4-37-244

吐血特效药/周学庠//光华医药杂志.-4-37
-244

胃病治验/周学庠//国医砥柱月刊.-5-18
-591

周雪樵

本草新诠:大黄(连载)/周雪樵//医学报.-1-4
-25,40

本草新诠:肉桂(连载)/周雪樵//医学报.-1-4
-41,57,86

本草新诠:罂粟(鸦片)/周雪樵//医学报.-1-4
-103

本草新诠:罂粟壳(鸦片)/周雪樵//医学报.-1
-4-86

关于泾温之疗治法(周雪樵医案三则)/周雪樵
//医学杂志.-2-2-491

敬告中国医学会各会员/周雪樵//医学报.-1-
7-378

脑病新论(连载)/周雪樵//医学报.-1-4-
383,399,419,436,454,467,484,499,515,
543,575.-1-5-20

生殖器新书(一)至(十六)/周雪樵//医学报.-1
-4-342,357,370,385,401,416,434,451,
469,482,497,513,529,541,573.-1-5-18

卫生学讲义(一)至(八)/周雪樵//医学报.-1-
5-81,113,145,177,219,251,377,409

雪樵医案(连载)/周雪樵//医学报.-1-4-13,
16,18,30,34,47,50,75,82,91,98,114,124,
130,162,173,178,194,210,226,242,274,
290,306,342,355,376,395,408,506.-1-5
-29.-1-6-66

医林外科术医治罪犯之奇闻(连载)/周雪樵//
医学报.-1-5-285,375

周雪樵启/周雪樵//医学报.-1-5-163

周雅生

二个疑问/周雅生//光华医药杂志.-4-39

－257

周彦达

风疹神效方/周彦达//国医杂志.－4－12－178

周燕麟

必也正名乎/周燕麟//中国医药月刊.－5－32
－162

处方选萃(一)至(二)/周燕麟//中国医药月刊
.－5－32－25,55

读书指导/周燕麟//中国医药月刊.－5－32－63

读者指导/周燕麟//中国医药月刊.－5－32
－128

民间疗法(一)至(四)/周燕麟//中国医药月刊
.－5－32－61,136,199,242

谈黑烧/周燕麟//中国医药月刊.－5－32－115

通信问病指导/周燕麟//中国医药月刊.－5－32
－62

我们需要真理/周燕麟//中国医药月刊.－5－32
－106

闲话屠苏/周燕麟//中国医药月刊.－5－32
－241

献给你/周燕麟//中国医药月刊.－5－32－44

雁林医学丛谈(连载)/周燕麟//中国医药月刊
.－5－32－163,197

燕麟医话/周燕麟//中国医药月刊.－5－32
－127

一针见血/周燕麟//中国医药月刊.－5－32－22

医生和江湖/周燕麟//中国医药月刊.－5－32
－304

诊疗知识第二讲座(连载)/周燕麟//中国医药
月刊.－5－32－20,48

诊疗知识第一讲座(连载)/周燕麟//中国医药
月刊.－5－32－19,47

治疗须有统计更要合于学理/周燕麟//中国医
药月刊.－5－32－321

周宜

上海博医会会长梅滕更博士演说词/梅滕更;周
宜(译)//中西医学报.－1－32－25

周宜昌

头痛脱发/周宜昌//光华医药杂志.－4－38
－553

周颐芳

辨鬼胎和怪胎之别论/周颐芳//中医世界.－3－
39－228

论中药改进之我见/周颐芳//国医砥柱月刊.－5
－18－557

周 毅

麻疹新论/周毅//新中医刊.－5－20－175

周英士

产后乳汁不下的原因及治法/周英士//中国医
药月刊.－5－32－163

赤痢/周英士//中国医药月刊.－5－32－15

蛲痕/周英士(藏稿)//中国医药月刊.－5－32
－281

育儿知识/周英士//中国医药月刊.－5－32
－199

周莹珠

感触说/周莹珠//中西医学报.－1－32－345

周咏南

急慢惊风/周咏南//光华医药杂志.－4－39
－307

疟疾概论/周咏南//光华医药杂志.－4－40
－132

小青龙汤之研究/周咏南//光华医药杂志.－4－
38－466

周禹锡

本社四川隆昌县分社社长周禹锡等拟订向各地
散发春夏时病痧疫丸方药说明/周禹锡//国
医砥柱月刊.－5－18－125

补答复孟崇书原问二十五条/邹趾痕(答);周禹
锡(录)//医界春秋.－3－12－382

不可动谈古书/周禹锡//三三医报.－2－33

－210

不宜轻议医文/周禹锡//三三医报.－2－33
－210

采西学宜辨优拙勿入牢笼/周禹锡//三三医报
.－2－33－209

呈中央国医馆衡选教材之建议书（连载）/周禹
锡,萧尚之//医界春秋.－3－8－529.－3－9
－28

筹办中医讲习所临时选授医书征求意见启/周
禹锡//三三医报.－2－36－595

畣友人书（录医医卮言）/周禹锡//三三医报.－2
－33－128

答刘华封先生书/周禹锡//三三医报.－2－35
－313

答叶劲秋先生书/周禹锡//三三医报.－2－35
－126

大厥病案/周禹锡//医界春秋.－3－8－65

代友求方/周禹锡//三三医报.－2－33－415

读王仁一君生离别歌感未婚妻熊女士长别仿作
/周禹锡//三三医报.－2－32－391

方书立论不同医生宜辨风土/周禹锡//三三医
报.－2－33－210

伏暑化痁疟案/周禹锡//医界春秋.－3－10
－362

妇人胎妊治疗（连载）/周禹锡//文医半月刊.－5
－14－594,616

复姚斗山先生书/周禹锡//三三医报.－2－33
－485

复张龙耕先生函/周禹锡//三三医报.－2－33
－165

复邹趾痕夫子缄/周禹锡//三三医报.－2－35
－65

沽源孟崇致邹趾痕书/周禹锡//医界春秋.－3－
10－462

古本伤寒杂病论义疏序/周禹锡//医学杂志.－2
－15－524

黄竹斋先生丕著伤寒杂病论集注序/周禹锡//
国医公报.－4－22－567

黄竹斋先生伤寒杂病集注序/周禹锡//光华医
药杂志.－4－37－441

黄竹斋先生针灸经穴图考序/周禹锡//国医公
报.－4－23－111//光华医药杂志.－4－37
－345

纪先总理文/周禹锡//三三医报.－2－36－342

寄无锡周小农/周禹锡//医学杂志.－2－15
－623

甲子孟冬与未婚妻熊女士长别感怀/周禹锡//
三三医报.－2－32－391

经方药性辨序/周禹锡//光华医药杂志.－4－40
－163

敬题张寿甫夫子医学衷中参西录第四期出版/
周禹锡//三三医报.－2－31－613

九香虫/周禹锡//国医公报.－4－22－562

痢疾之研究/周禹锡//国医公报.－4－25－81

廉臣老先生神归道山纪念/周禹锡//医学杂志
.－2－12－600

临证一得/周禹锡//三三医报.－2－32－339

隆昌县治疗工会白话宣传（连载）/周禹锡//三
三医报.－2－36－158,186

麻疹治法新贡献/周禹锡//杏林医学月报.－3－
23－438

盲肠炎治愈报告三则/郭敬三,萧尚之,周禹锡
//新中华医药月刊.－5－35－328

内经类编序/周禹锡//光华医药杂志.－4－39
－530

内经色脉口诀详解序/周禹锡//光华医药杂志
.－4－40－77

内经生理学讲义（连载）/王慎轩（著）;周禹锡
（参）;宋觉之（订）//苏州国医杂志.－5－1－
59,129

疟之研究/周禹锡//国医公报.－4－24－410

千金集要浅歌自叙/周禹锡//三三医报.－2－33
－170

蓬隐闲人启事/周禹锡//三三医报.－2－34－
196,236,272,310,379,450

全国中医学会检定资格之请益/周禹锡//三三
医报.－2－34－585

删补清太医院治瘟速效瘟疫辨论（一）至（八）/
周禹锡//杏林医学月报.－3－22－286,331,
370,415,455,498,540.－3－23－58

伤寒论研究纲要/周禹锡//中医世界.-3-26-397//国医文献.-5-15-163

伤寒杂病论第十二稿序/周禹锡//国医公报.-4-23-223

伤寒杂病论新释序/周禹锡//光华医药杂志.-4-40-253

上裘吉生先生书/周禹锡//三三医报.-2-36-536

上张师寿甫书/周禹锡//三三医报.-2-33-168

上中央国医馆建议书/周禹锡,萧尚之//医林一谔.-4-8-260

肾藏经与天癸之研究/周禹锡//国医公报.-4-25-327

十全寿世学分刊大意/郭金堂(著);周禹锡(录寄)//三三医报.-2-33-152

水毒/李芃园(著);周禹锡(校)//三三医报.-2-33-171

痰之研究/周禹锡//国医公报.-4-23-332

讨论国医宜加入学系征求意见书/周禹锡//三三医报.-2-36-329

天癸末义(连载)/周禹锡//医学杂志.-2-7-319,442

天癸真义/周禹锡//三三医报.-2-34-593

天年医社问题答案(连载)/周禹锡//三三医报.-2-34-604.-2-35-26,51

天年医社运气问答语录/邹趾痕(述);周禹锡(记)//医界春秋.-3-11-40

挽未婚妻熊女士联/周禹锡//三三医报.-2-32-391

挽盐山张寿甫先生/周禹锡//医界春秋.-3-11-432

万县中西医药研究会敬告医界同人意见书/周禹锡//三三医报.-2-32-337

为国医教材应用参考书目再上一建议(连载)/周禹锡//国医公报.-4-25-243,377

胃病医案二则/周禹锡//医界春秋.-3-12-236

问奉天李春芝先生函/周禹锡//三三医报.-2-33-89

问十全寿世学地址/周禹锡//三三医报.-2-34-414,441

我国气化医学之真价值/周禹锡//医界春秋.-3-10-487

现代实用国产药物提纲序/周禹锡//华西医药杂志.-5-36-140

杏林医学月报百期纪念祝辞/周禹锡//杏林医学月报.-3-23-501

悬壶铭志/周禹锡//三三医报.-2-33-106

悬拟内政部长杨兆泰肝亢肾惫发为偏枯之方案/周禹锡//医界春秋.-3-8-25

学西医者当惜国粹/周禹锡//三三医报.-2-33-209

学轩岐仲景气化医学先须明体说/周禹锡//医界春秋.-3-11-374

学医导径(连载)/周禹锡//苏州国医杂志.-5-1-49,108,197,444.-5-2-311

学中医宜知权变勿拘古书/周禹锡//三三医报.-2-33-209

研究兔肉致病之原理/周禹锡//三三医报.-2-36-343

眼科心矩(一)至(二十四)/程汝明(著);程书田(参注);周禹锡(参校)//医界春秋.-3-12-45,99,155,275,333,389,430,484.-3-13-17,73,122,350,408,455,501.-3-14-20,82,131,188,241,296,356,420,469

药物实验录(连载)/周禹锡//苏州国医杂志.-5-1-180,259.-5-2-216

医案新论(连载)/周禹锡//医界春秋.-3-11-188,241,290,337,397

医界春秋五周纪念敬告同人(二)/周禹锡//医界春秋.-3-8-378

医界春秋周序三/周禹锡//医界春秋.-3-5-222

医科分刊十全寿世学(连载)/郭金堂(编纂);周禹锡(录)//三三医报.-2-33-159,189,509

医生莫分界域/周禹锡//三三医报.-2-33-209

医圣曙光(一)至(八)/邹趾痕(著);周禹锡(校)//医界春秋.-3-8-504.-3-9-13,55,

107,159,249,299,345

医学分刊十全寿世学(连载)/郭金堂(编纂);周禹锡(录寄)//三三医报.-2-33-445,475

医学会谈社启/周禹锡//三三医报.-2-32-604

医学会谈社问答随笔琐记/周禹锡//三三医报.-2-33-199

疑难问题/周禹锡//三三医报.-2-32-602

营卫之研究/周禹锡//国医公报.-4-23-454

又题立达医院/周禹锡//三三医报.-2-31-613

与时逸人先生论医学参考应用数目商榷/周禹锡//医学杂志.-2-14-177

拯瘼轩验方随钞/周禹锡//三三医报.-2-33-62

拯瘼轩医案笔记(连载)/周禹锡//三三医报.-2-33-65,417,453.-2-35-95

拯瘼轩医案新论(连载)/周禹锡//医界春秋.-3-13-90,137

拯瘼轩医学会谈社问答琐记/周禹锡//三三医报.-2-33-451

质问陈未生书(连载)/周禹锡//三三医报.-2-36-351,408

致奉天姚斗山先生书/周禹锡//三三医报.-2-35-440

致吉生先生书/周禹锡//三三医报.-2-32-528

致竟陵傅鹤皋先生函/周禹锡//三三医报.-2-33-60

致裘社长书/周禹锡//三三医报.-2-33-90,415

致汕头黄雨岩先生函/周禹锡//三三医报.-2-33-89

致医界同人介绍书/周禹锡//三三医报.-2-34-388

致俞鉴泉先生书/周禹锡//三三医报.-2-35-65

中国传染病学序/周禹锡//医学杂志.-2-14-128

中国医学集成序(三)/周禹锡//医界春秋.-3-13-426

中国医学约编第三种诊断约编第四章切诊法摘录之一段/周禹锡//国医砥柱月刊.-5-17-126

中国宜自卫自强之我见/周禹锡//三三医报.-2-34-153

中央国医馆整理国医药学术标准大纲之签评/周禹锡//国医公报.-4-19-449

中医讲习所初级参考书目录后/周禹锡//三三医报.-2-36-597

中医讲习所初级专修书目录后/周禹锡//三三医报.-2-36-596

中医讲习所高级参考书目录后/周禹锡//三三医报.-2-36-598

中医讲习所高级专修书目录后/周禹锡//三三医报.-2-36-596

中医今后之命运/周禹锡//华西医药杂志.-5-37-303

中医论气化宜兼考新历/周禹锡//三三医报.-2-33-209

中医宜采西学/周禹锡//三三医报.-2-33-209

仲景伤寒论犹儒家四子书学者每苦难读予欲将原文编为三字经不拘叶韵只求音韵便读谨录数行登诸报端尚望海内各大方家以为可刊刻行世否至祈登报教我盼甚幸甚/周禹锡//三三医报.-2-32-430

重庆邹趾痕复孟崇书/周禹锡//医界春秋.-3-10-463

周禹锡复邹趾痕缄/周禹锡//绍兴医药月报.-2-40-421

周禹锡君致山西中医改进研究会缄/周禹锡//医学杂志.-2-7-99

注疏或误可以直疏不必避嫌/周禹锡//三三医报.-2-33-210

祝三三医报社迁杭三周纪念赞言/周禹锡//三三医报.-2-35-10

总论中西学说之异同/周禹锡(抄录);郭金堂(撰)//三三医报.-2-33-81

周遹骏

绦虫病/周遹骏//医学杂志.-2-18-89

周　源

复时君书/周源//绍兴医药学报.-1-15-131

勘误表第十五论说栏/周源//沈阳医学杂志.-3-3-46

王旭高先生退思集类方歌注跋/周源//三三医报.-2-30-137

问丸散膏丹不起霉黴之妥法/周源//绍兴医药学报星期增刊.-1-21-165

医学前途之责任/周源//绍兴医药学报.-1-15-377

周岳民

国医分科之我见/周岳民//光华医药杂志.-4-36-96

周越铭

辨舌指南周序/周越铭//绍兴医药学报.-1-18-160

答蒋仲贤君问猝中治愈后左手足终觉木强不便脉左涩右缓/周越铭//绍兴医药月报.-2-37-276

妇科略说(连载)/周越铭//绍兴医药学报.-1-8-281,325,369,413.-1-9-125,247

论医家治病之通弊/周越铭//绍兴医药学报.-1-8-143

七十自述/周越铭//三三医报.-2-35-571

通俗妇科学(连载)/周越铭//绍兴医药学报.-1-10-107,241.-1-13-469.-1-14-7,193,313,373,439

阴阳易与房劳复不同辨又/周越铭//绍兴医药学报.-1-8-251

振兴中医策/周越铭(删定);周肖岩(原作)//绍兴医药月报.-2-38-181

治疟略说(内科学)/周越铭//绍兴医药学报.-1-8-193

周云樵

读恽氏医书札记(其二)/周云樵//铁樵医学月刊.-4-44-499

火药烫伤之实地治疗经过/周云樵//国医导报.-5-29-394

夹阴伤寒治疗记/周云樵//复兴中医.-5-31-391

铁樵函授医学学员作品:伤寒与温病之病理/周云樵//铁樵医学月刊.-4-44-214

周允超

鼻衄之不药疗法/周允超//现代中医.-4-42-185

毒蛇咬伤之治疗秘方/周允超//现代中医.-4-42-187

公开几个外科秘方/周允超//现代中医.-4-42-166

怪病/周允超//光华医药杂志.-4-36-48

国医界急应泯除中西医之界限观/周允超//光华医药杂志.-4-38-428

解释中医检定条例/周允超//光华医药杂志.-4-36-135

苦参子研究/周允超//现代中医.-4-42-161

奇闻一则/周允超//现代中医.-4-42-434

危险外症/周允超,杨云章//光华医药杂志.-4-36-139

心痛的研究/周允超//现代中医.-4-42-179

责任在我们自己/周允超//现代中医.-4-42-158

周则愈

感谢改正/周则愈//光华医药杂志.-4-40-418

周宅京

简妥之戒烟法/周宅京//光华医药杂志.-4-37-340

敬祝光华医药杂志二周纪念/周宅京//光华医药杂志.-4-38-297

痢疾之经验/周宅京//复兴中医.-5-31-582

乳囊不开/周宅京//光华医药杂志.-4-37-365

治疗阳痿之根本法/周宅京//光华医药杂志.-4 -37-439

周召南

本会十周年纪念会记/周召南//国医杂志.-4 -12-252

对于国医之感想与今后之展望/周召南//国医 杂志.-4-13-356

对于纪念国医节之感想与今后之希望/周召南 //医林一谔.-4-11-485

周兆白

闭经论治/周兆白//自强医学月刊.-3-40-489

水肿(连载)/周兆白//自强医学月刊.-3-41- 243,302

周兆熊

张寿甫先生医学衷中参西录第四期药物讲义序 /周兆熊//三三医报.-2-31-461

周肇岐

答避疫的方法有男女之异/周肇岐//绍兴医药 学报星期增刊.-1-21-460

答高思潜君问寒热并用之药入胃后的变化/周 肇岐//绍兴医药学报星期增刊.-1-21-459

答诸暨孟兴朕君问蛲虫治法/周肇岐//绍兴医 药学报星期增刊.-1-21-462

痢疾原理论/周肇岐//绍兴医药学报.-1-17 -166

论预防霍乱善策并误食蛇精治法/周肇岐//绍 兴医药学报星期增刊.-1-21-446

续解儿难(连载)/周肇岐//绍兴医药学报.-1- 17-369,419

周肇祥

萧龙友七十寿/周肇祥//北京医药月刊.-5-21 -310

周枕云

抑制性欲的食物和使其旺盛的食物/周枕云//

医林一谔.-4-10-74

周振汉

白木耳之研究/周振汉//华西医药杂志.-5-37 -489

当归考/周振汉//华西医药杂志.-5-37-530

四川之附子(连载)/周振汉//华西医药杂志.-5 -36-481,532

四川之姜黄/周振汉//华西医药杂志.-5-37- 223

四川之郁金/周振汉//华西医药杂志.-5-37-324

五倍子之研究/周振汉//华西医药杂志.-5-37 -161

周　镇

鲊溪医论选序/周镇//绍兴医药学报.-1-20 -493

报告孕妇热病暂食品/周镇//绍兴医药学报星 期增刊.-1-22-170

本草摘序/周镇//绍兴医药学报.-1-16-407

伯华医谈(连载)/周镇//绍兴医药学报.-1-9- 369,435.-1-10-357.-1-11-339.-1- 12-103//神州医药学报.-1-42-501.-1- 45-311

驳内务部中医营养业领照暂行规则/周镇//三 三医报.-2-33-293//绍兴医药月报.-2- 39-434

部令国医馆将国医学院学校一律改为学社驳议 /周镇//医学杂志.-2-15-61//杏林医学月 报.-3-19-546

参三七/周镇//绍兴医药学报.-1-18-517

曹仁伯医案第三十二种校勘表/周镇//三三医 报.-2-33-463

产后受寒脐突腹臌案/周镇//现代医药月刊.-4 -27-635

产科血晕变脐突腹鼓治愈/周镇//医学杂志.-2 -9-89

陈氏幼科秘诀二十六种校勘表/周镇//三三医 报.-2-33-459

呈国医馆请愿书/周镇//医学杂志.-2-13

－418

创立医校宜慎编教科书论/周镇//绍兴医药学报.－1－10－230

答/周镇//三三医报.－2－34－27,387,389

答八/周镇//绍兴医药学报.－1－10－335

答百三十八/周镇//绍兴医药学报.－1－16－109

答百十三/周镇//绍兴医药学报.－1－15－213

答百十四/周镇//绍兴医药学报.－1－15－215

答百十五/周镇//绍兴医药学报.－1－15－218

答草药(宜向当地卖草药者托觅干者效少耳)/周镇//三三医报.－2－30－270

答程秉文敛县秋疫疗治/周镇//绍兴医药学报星期增刊.－1－22－251

答瘥字/周镇//三三医报.－2－30－517

答董润芳代问阳精泄精/周镇//三三医报.－2－30－226

答对付部令取缔/周镇//沈阳医学杂志.－3－2－120

答顿死病吐绿水忽昏厥/周镇//绍兴医药学报星期增刊.－1－22－489

答冯甘棠君问腰痛治法/周镇//绍兴医药学报星期增刊.－1－21－7

答复胡君问大头瘟症治法/周镇//绍兴医药学报星期增刊.－1－22－183

答复刘君及诸君/周镇//三三医报.－2－29－81

答复山雷君问无极丸方/周镇//绍兴医药学报星期增刊.－1－22－139

答复通用各药/周镇//绍兴医药学报星期增刊.－1－22－187

答复王吟竹问(见本报五十七期)/周镇//杏林医学月报.－3－20－377

答复徐君相任提议一(原问见神州国医学报第一卷十二期)/周镇//医学杂志.－2－15－309

答复徐相任君提议(原问如后)/周镇//杏林医学月报.－3－20－249

答肝阳遗泄/周镇//三三医报.－2－30－378

答各省中医学会暨刘蔚楚君/周镇//沈阳医学杂志.－3－2－242

答旱燥防疫法/周镇//绍兴医药学报星期增刊

.－1－21－293

答行医秘在造运勿应局诊/周镇//绍兴医药学报星期增刊.－1－22－187

答胡天宗君问歙县时疫治法(二)/周镇//绍兴医药学报星期增刊.－1－22－198

答黄肯堂君检定医生办法意见书/周镇//三三医报.－2－30－298

答黄树荣问疫症治法/周镇//绍兴医药学报星期增刊.－1－22－135

答霍乱急救法医审寒热脱闭/周镇//绍兴医药学报星期增刊.－1－21－324

答集方之旧验者/周镇//绍兴医药学报星期增刊.－1－21－420

答九十二/周镇//绍兴医药学报.－1－14－383

答九十三/周镇//绍兴医药学报.－1－14－384

答九十四/周镇//绍兴医药学报.－1－14－387

答旧方不能全合新病/周镇//绍兴医药学报星期增刊.－1－21－467

答刘筱云函/周镇//绍兴医药学报.－1－18－365

答流通医药书籍之办法/周镇//绍兴医药学报.－1－10－301

答柳剑南(连载)/周镇//三三医报.－2－31－351,487

答卢育和君质疑四则/周镇//绍兴医药学报星期增刊.－1－21－142

答陆晋笙君函/周镇//绍兴医药学报.－1－20－430

答陆君下问梅疮治法/周镇//绍兴医药学报星期增刊.－1－21－270

答罗敏之问小灵丹/周镇//沈阳医学杂志.－3－1－406

答七十六/周镇//绍兴医药学报.－1－14－141

答裴院长/周镇//三三医报.－2－30－267

答上海神州医药总会/周镇//绍兴医药学报星期增刊.－1－22－521

答沈玄明君问妇人经停有乳汁/周镇//绍兴医药学报星期增刊.－1－21－71

答沈仲圭君问螠虫/周镇//绍兴医药学报星期增刊.－1－21－371

答十大功劳/周镇//绍兴医药学报星期增刊.-1
-21-164

答十六号卢方二君问时疫二则(附告厥症大忌
喧哗移动)/周镇//绍兴医药学报星期增刊.-
1-21-164

答时疫/周镇//三三医报.-2-29-80

答苏产药品/周镇//绍兴医药学报星期增刊.-1
-22-7

答调查各报以便作医报史者采择/周镇//三三
医报.-2-30-268

答王君问/周镇//绍兴医药学报星期增刊.-1-
21-460

答王君问业师教授程序/周镇//绍兴医药学报
星期增刊.-1-21-420

答问/周镇//三三医报.-2-29-261

答问对付部令取缔/周镇//三三医报.-2-33
-562

答问孔某肝风证/周镇//现代医药月刊.-4-27
-104

答问雪雅堂医案/周镇//绍兴医药学报星期增
刊.-1-22-204

答问医学切要之书/周镇//绍兴医药学报.-1-
20-438

答武昌叶键生君问猴枣/周镇//绍兴医药学报
星期增刊.-1-21-413

答物入气管急救法/周镇//沈阳医学杂志.-3-
1-218

答锡地患疟似疫/周镇//绍兴医药学报星期增
刊.-1-21-364

答锡地仅有甜桔梗/周镇//绍兴医药学报星期
增刊.-1-21-509

答萧介青君问药/周镇//三三医报.-2-33-59

答徐君提议(一)/周镇//神州国医学报.-4-15
-80

答徐相任君提议/周镇//现代医药月刊.-4-27
-149

答眼毛里倒验方/周镇//沈阳医学杂志.-3-1-
218

答杨君问小儿呵欠作吐/周镇//绍兴医药学报
星期增刊.-1-22-473

答杨如侯/周镇//三三医报.-2-30-192

答杨又生君问药(原问见一百五十五号星刊)/
周镇//三三医报.-2-29-37

答疡症未敛淋溺奇痒治法/周镇//绍兴医药学
报星期增刊.-1-22-39

答一百〇九/周镇//绍兴医药学报.-1-15
-100

答一百〇三/周镇//绍兴医药学报.-1-15-
91,92

答一百另一/周镇//绍兴医药学报.-1-14
-522

答一百十一/周镇//绍兴医药学报.-1-15
-101

答右臂酸疼麻木治法/周镇//绍兴医药学报星
期增刊.-1-21-333

答张效廉问遗精治法/周镇//绍兴医药学报星
期增刊.-1-22-263

答坐功�等发神经病疗法(一)/周镇//绍兴医
药月报.-2-37-201

代沈君问白提药纳药/周镇//三三医报.-2-30
-296

第二次征文答问(连载)/周镇//神州国医学报
.-4-15-183,262

第二书虚拟修正内部管医士规则公同要求/周
镇//医学杂志.-2-2-364

第三次征文答问/周镇//神州国医学报.-4-15
-266

东西洋信仰中医之动机/周镇//沈阳医学杂志
.-3-2-398

冬末雨雪弥病策(未雨绸缪)/周镇//绍兴医药
学报星期增刊.-1-21-35

读涤尘去疾二君药方鉴定权及感言书后/周镇
//神州国医学报.-4-14-310

读奉天医士公会简章书后/周镇//三三医报.-2
-32-160//沈阳医学杂志.-3-1-127

读羚羊角浸镑改燥镑之理由说明书书后/周镇
//绍兴医药月报.-2-39-199

读疟疾应否速治/周镇//国医杂志.-4-12
-179

读研究医术药学之方针/周镇//绍兴医药学报

.-1-13-137

对于国医馆章程草案之蠡测/周镇//医学杂志
.-2-13-345

对于沪埠中医登记之顾虑/周镇//三三医报.-2
-35-437

对于江苏中医联合会请愿书/周镇//三三医报
.-2-31-407

对于上海医会审定医学名词意见书(课卷选
录)/周镇//绍兴医药学报.-1-13-19

对于西医呈请驳斥国医条例之意见/周镇//神
州国医学报.-4-15-161

儿科暑厥兼肺痹治愈/周镇//医学杂志.-2-9-
220

二次部规不定世医师传及将来警厅试医缴照
(连载)/周镇//三三医报.-2-33-367.-2-
35-49

二次部规不定世医师传及日后警厅试医缴照/
周镇//沈阳医学杂志.-3-2-192

二十四种本草衍句校勘表(连载)/周镇//三三
医报.-2-33-309,353

二十五种先哲医话校勘表/周镇//三三医报.-2
-33-427

二十种内经辩言校勘表(辩字误排辨)/周镇//
三三医报.-2-33-391

发明伏暑湿温代食品/周镇//绍兴医药学报星
期增刊.-1-21-367

发明螟虫功用/周镇//绍兴医药学报.-1-14
-91

反胃验方两条/周镇//杏林医学月报.-3-21
-169

废止五行生克问题之正确解决/周镇//绍兴医
药学报.-1-11-459

奉天医士公会暂定简章/周镇//三三医报.-2-
32-133

伏暑逗留之因及其治法/周镇//中医杂志.-2-
20-223

伏暑兼风温之治验/周镇//医学杂志.-2-10
-256

伏暑什九因挟积是以逗留难愈/周镇//绍兴医
药学报星期增刊.-1-22-267

伏温痉厥治愈/周镇//医学杂志.-2-9-218

伏邪因雨变狂案/周镇//现代医药月刊.-4-27
-389

复包农辅/周镇//三三医报.-2-30-485

复常熟医学会函/周镇//三三医报.-2-29
-230

复顾保初/周镇//三三医报.-2-29-79

复何廉臣/周镇//三三医报.-2-30-515

复刘冕堂/周镇//三三医报.-2-30-58.-2-
32-125

复刘蔚楚/周镇//三三医报.-2-30-131

复刘慰楚君/周镇//绍兴医药学报.-1-20
-429

复刘小云/周镇//三三医报.-2-31-348

复刘筱云信/周镇//绍兴医药学报.-1-19
-212

复卢育和/周镇//绍兴医药学报.-1-20-436

复陆公晋笙函/周镇//绍兴医药学报星期增刊
.-1-22-524

复陆晋笙君/周镇//绍兴医药学报.-1-20-
442//三三医报.-2-29-328

复王祖德君/周镇//三三医报.-2-29-403

复兴中医刊序/周镇//复兴中医.-5-31-258

复徐相宸书/周镇//三三医报.-2-29-175

复严仲琳/周镇//三三医报.-2-29-366

复杨如侯君/周镇//三三医报.-2-29-404

复郁济煐/周镇//绍兴医药学报.-1-19-374

复中央国医馆书稿/周镇//医学杂志.-2-13
-636

改订部定医学科目私议(课卷选录)/周镇//绍
兴医药学报.-1-13-15

肝左肺右说证/周镇//国医砥柱月刊.-5-17
-457

肝左脾右说证(戊申年上海医报)/周镇//绍兴
医药学报.-1-17-430

各省邑宜速设中医学校扩充科目议/周镇//三
三医报.-2-29-9

沟通中西之疟药/周镇//神州国医学报.-4-16
-14

官厅管理执照即取缔/周镇//三三医报.-2-31

-384

国医公共之责任/周镇//三三医报.-2-35-49

寒邪直中血室案/周镇//国医杂志.-4-12-42//神州国医学报.-4-14-180

何廉臣先生事略/周镇//医学杂志.-2-12-455.-2-18-180

红杏山房医案序/周镇//医学杂志.-2-15-537

喉风闭症集方/周镇//绍兴医药学报.-1-16-543

湖州李龙田医案(周镇寄刊)/周镇//医学杂志.-2-3-210

集验方摄要/周镇(参订);孙源逢(录校)//医学杂志.-2-16-193

记曹清华治产后阴虚肺热症/周镇//医学杂志.-2-8-205

记温湿伏暑代食品/周镇//中医杂志.-2-20-248

寄东洋医道会书/周镇//医学杂志.-2-12-590

寄国医馆馆长书/周镇//杏林医学月报.-3-20-513

寄全国医会诸同志书征求日本汉医书籍医校讲义/周镇//三三医报.-2-31-25

寄全国医药团体代表大会书/周镇//医学杂志.-2-12-586

寄全国中医学会诸君征文一、二、三/周镇//三三医报.-2-34-91,92,92

寄山西中医改进研究会/周镇//三三医报.-2-30-485

寄上海中医学会江苏中医联合会/周镇//三三医报.-2-31-23

寄寿甫张君/周镇//三三医报.-2-31-65

寄松江医会黄君肯堂并寄苏医联合会诸君/周镇//三三医报.-2-30-481

寄徐相宸君/周镇//三三医报.-2-33-344

节录刘蔚楚先生函告侨美中医当今实状/周镇//三三医报.-2-34-382

介绍名著医学衷中参西录/周镇//绍兴医药学报星期增刊.-1-22-388

介绍专治猩红热特效良方/周镇//文医半月刊.-5-14-24

今邶亮医事启源评/周镇//绍兴医药学报.-1-18-104

金匮广义序/周镇//三三医报.-2-31-33

噤口痢之治验/周镇//医学杂志.-2-9-561

京师警察厅取缔医生暂行规则/周镇//绍兴医药学报.-1-16-295

警告吾国药商(录六神丸与迷信原文)/周镇//绍兴医药学报.-1-14-128

敬复各省中医学会暨刘蔚楚君/周镇//三三医报.-2-34-28,168

敬复裴君下问/周镇//三三医报.-2-29-267

敬告研究螟虫者/周镇//绍兴医药学报星期增刊.-1-21-344

敬询闵苍生君/周镇//绍兴医药学报.-1-18-117

旧德堂医案校正表/周镇//三三医报.-2-32-535

谋盛泽王镜泉君/周镇//三三医报.-2-33-349

力争中医加入学校系统又一电/周镇//三三医报.-2-33-527

立医校须防流弊说/周镇//三三医报.-2-31-106

刘君蔚楚证治丛录序/周镇//三三医报.-2-30-563

刘冕堂君初等诊断学出版题词/周镇//三三医报.-2-33-349

论函授之弊/周镇//绍兴医药学报.-1-13-244

论内经译本东文不足恃/周镇//绍兴医药学报.-1-10-14

论疟疾(连载)/周镇//医学杂志.-2-3-176,297

论洋药吗啡入药之大碍卫生/周镇//绍兴医药学报.-1-10-315

论医学图书馆书籍宜新旧并重与各图书馆提携/周镇//沈阳医学杂志.-3-1-402

麻疹痰闭案/周镇//绍兴医药月报.-2-40

－630

马培之医案校勘表第三十种/周镇//三三医报
.－2－33－533

南病别鉴校勘表/周镇//三三医报.－2－33
－393

内部医政司国立中医研究院之悲观/周镇//医
学杂志.－2－15－534

内部与国医馆争管理国医潮（一）至（二）/周镇
（录）//杏林医学月报.－3－20－415,418

内部执照与警厅执照/周镇//三三医报.－2－31
－10

内部执照与警厅执照书后/周镇//三三医报.－2
－31－105

内经析疑/周镇//神州医药学报.－1－42－35

内科温病挟尸气案/周镇//沈阳医学杂志.－3－
3－408

疟病人注意/周镇//绍兴医药学报星期增刊.－1
－22－207

女科妊娠子痫案/周镇//杏林医学月报.－3－22
－209

女科暑邪内陷痉厥证治愈/周镇//医学杂志.－2
－9－87

脾约证赘言/周镇//绍兴医药学报.－1－10
－226

且休馆医案弁言/周镇//绍兴医药学报.－1－11
－27

秋疟指南校勘表第二十七种/周镇//三三医报
.－2－33－460

全国教联会议决案乙丑十月二十六日第七次大
会通过成立案/周镇//三三医报.－2－33
－495

全国医会医校宜创立医学图书馆刍议/周镇//
三三医报.－2－32－583

全国中医学会检定资格条例之我见/周镇（拟
稿）；刘蔚楚（改）//三三医报.－2－34－
437,581

全国中医学会检定资格条例之我见/周镇//绍
兴医药月报.－2－40－64//沈阳医学杂志.－3
－3－62

劝捐新书(周筱农君来缄嘱登)/周镇//医学杂

志.－2－8－129

劝人吃仙方犯极大的罪过应当警戒的/周镇//
绍兴医药学报星期增刊.－1－21－184

劝有疫之埠市政官绅速速掩埋浮厝之棺为弭疫
好方法/周镇//绍兴医药学报星期增刊.－1－
21－131

热入精室论/周镇//绍兴医药学报.－1－10－11

人参再造丸并不是补药/周镇//绍兴医药学报
星期增刊.－1－21－147

人始生先成精精成而脑髓生/周镇//绍兴医药
学报.－1－10－94

壬申暑热病之阅历/周镇//医学杂志.－2－14
－514

妊娠子痫之治验/周镇//沈阳医学杂志.－3－3－
409

妊娠子痫治愈/周镇//医学杂志.－2－9－460

如何改进中国医药/周镇//现代医药月刊.－4－
27－367

三合济生丸/周镇（录校）//三三医报.－2－29
－514

三三医书初集廿一种诊脉三十二辨勘校表/周
镇//三三医报.－2－32－607

三三医书第一集勘误表/周镇//三三医报.－2－
32－317

三三医书第一集廿二种专治麻痧初编校勘表/
周镇//三三医报.－2－32－561

三三医书一集二十三种产科心法校勘表/周镇
//三三医报.－2－32－610

山西中医改进研究会拟定研究暂行规则/周镇
//绍兴医药学报.－1－15－518

伤寒挟房劳案/周镇//神州国医学报.－4－14
－608

伤寒夹房劳案/周镇//国医杂志.－4－12－43

伤寒名解/周镇//绍兴医药学报.－1－15－454

商民苦/周镇//三三医报.－2－31－286

上海神州医药学报续刊纪念/周镇//三三医报
.－2－29－377

绍兴裘吉生医师鉴/周镇//复兴中医.－5－31
－99

绍兴医药学报七十五六期更正表/周镇//绍兴

医药学报.-1-13-216

摄生要言/周镇//神州医药学报.-1-42-290

沈奉江君治验录序/周镇//三三医报.-2-31-355

沈奉江先生诔辞/周镇//沈阳医学杂志.-3-2-252

沈阳医学杂志出版/周镇//三三医报.-2-30-60

审查医学名词感言/周镇//绍兴医药学报.-1-10-313

十八种推蓬寤语校勘表/周镇//三三医报.-2-34-142

十七种凌临灵方校勘表/周镇//三三医报.-2-34-141

十四种沈氏经验方校勘表/周镇//三三医报.-2-32-609

十五种重订痧疫指迷校勘表(连载)/周镇//三三医报.-2-32-500.-2-33-391

时疫疫厥集方(附暴厥中邪)(连载)/周镇//绍兴医药学报星期增刊.-1-21-100,115,123,139

实行中医检定资格条例解决困难问题/周镇//三三医报.-2-34-581

食积闷瘄案/周镇//医学杂志.-2-12-281//绍兴医药月报.-2-40-627

寿裘吉生君/周镇//绍兴医药学报.-1-19-311

暑病与伤暑谈/周镇//国医杂志.-4-12-213

暑邪因酒热入血室痉厥之治验/周镇//沈阳医学杂志.-3-3-353

鼠疫危险不可不知/周镇//绍兴医药学报.-1-13-422

鼠疫治方/周镇//医学杂志.-2-8-583//中医杂志.-2-26-304//沈阳医学杂志.-3-3-180

说霍乱泻痢证用薏米代谷之效/周镇//绍兴医药学报星期增刊.-1-21-376

说罗孟然母暴亡(看骷髅大气恼不满二日卒厥不回)/周镇//绍兴医药学报星期增刊.-1-21-131

说雪与茶之功用(附雪肉)/周镇//绍兴医药学报.-1-16-299

宋本备急灸法二十八种校勘表/周镇//三三医报.-2-33-462

素问灵枢伤寒金匮详解合编序/周镇//杏林医学月报.-3-20-391//神州国医学报.-4-15-231

讨论内部再发中医营业领照暂行规则(二次驳正)/周镇//三三医报.-2-33-329

推论中医条例之症结/周镇//现代医药月刊.-4-27-230

王孟英传/周镇//绍兴医药学报.-1-10-281

为西医专制之卫部阻碍中医发展且欲限制中医不治传染病征求公论实行分隶各属策/周镇//杏林医学月报.-3-17-287

为西医专制之卫部阻碍中医进化且欲限制中医禁治传染病征求公论书/周镇//医学杂志.-2-12-134

委任书导言(参观神州国医学报第四期涤尘去疾二君鉴定权感言)/周镇//医学杂志.-2-15-61

温病夹尸气治愈/周镇//医学杂志.-2-9-333

温暑夹阴忌热药说并其实验/周镇//三三医报.-2-31-111

温州两日猝死百命之异闻/周镇//沈阳医学杂志.-3-1-484

瘟黄集古/周镇//医学杂志.-2-11-80

问半身不遂昔人或主风或主火或主痰立论各异试推原病本并拟其方/周镇//绍兴医药学报.-1-9-409//医学杂志.-2-1-394

问奉省各药贵贱/周镇//绍兴医药学报星期增刊.-1-22-138

问奉天各药/周镇//三三医报.-2-30-19

问服戒烟丸失音伤生之故及其补救之方/周镇//绍兴医药学报星期增刊.-1-22-378

问绩溪可仿天年医社用圣方否/周镇//三三医报.-2-34-496

问苦参与鸭胆是一种抑是别种/周镇//绍兴医药学报星期增刊.-1-22-284

问老山参须及鱼肚价/周镇//绍兴医药学报星

期增刊.-1-22-368

问鹿茸较鹿茸贵及珍珠/周镇//绍兴医药学报星期增刊.-1-22-253

问南京古今医家著述托姚伯藩君/周镇//三三医报.-2-31-375

问热入血室主用小柴胡汤/周镇//绍兴医药学报.-1-10-29

问伤寒证中有所为赤膈伤寒黄耳伤寒者试详究其见证治法/周镇//绍兴医药学报.-1-10-263

问水肿鼓胀以何为别水肿亦有兼胀者胀亦有兼水肿者其中表里阴阳如何分辨如何用方/周镇//绍兴医药学报.-1-10-262

问西藏药品/周镇//绍兴医药学报星期增刊.-1-21-516

问熊胆等之真假/周镇//绍兴医药学报星期增刊.-1-22-187

问验方中土名药(敬求示以正名形状性味)/周镇//绍兴医药学报星期增刊.-1-21-165

问秧参性燥之故及糖制红色/周镇//绍兴医药学报星期增刊.-1-22-307

问一百三十六/周镇//绍兴医药学报.-1-16-22

问一百三十七/周镇//绍兴医药学报.-1-16-23

问粤产珍珠多否及价/周镇//绍兴医药学报星期增刊.-1-22-187

问粤中各药/周镇//绍兴医药学报星期增刊.-1-22-28

问粤中药品/周镇//绍兴医药学报星期增刊.-1-21-509

问中寒有二一为伤寒门中直中阴经之中寒一为杂症之中寒试分别其见症治法/周镇//绍兴医药学报.-1-10-105

无锡医学书目考/周镇//三三医报.-2-29-42

无锡中医研究会祝辞(附该会章程)/周镇//绍兴医药学报.-1-15-316

无锡中医友谊会理事沈奉江先生诔辞/周镇//三三医报.-2-33-530

无锡周小农君谢赠灵素生理新论函/周镇//医学杂志.-2-4-472

吾国有极效之古方往往有突过西人之处各试举所知以对/周镇//绍兴医药学报.-1-9-536

吴楚卿君感症研究(一)至(三)/周镇//三三医报.-2-29-474,478,518

西河柳/周镇//绍兴医药学报.-1-18-517

西医谓人之知觉运动属脑而中医则谓属心二说孰是/周镇//绍兴医药学报.-1-10-89

希望流通医药书籍之孟晋/周镇//绍兴医药学报.-1-13-134

惜分阴轩医案卷三达恉/周镇//绍兴医药学报.-1-15-396

惜分阴轩医案卷四例言/周镇//绍兴医药学报.-1-20-499

惜分阴轩医案序/周镇//绍兴医药学报.-1-11-87

惜分阴轩医话(连载)/周镇//国医导报.-5-29-141,198

惜分阴轩医话/周镇//医学杂志.-2-17-256

锡地女巫极盛信巫停药则危险哩/周镇//绍兴医药学报星期增刊.-1-21-184

夏秋湿热交蒸邪蕴膜原寒热起伏似疟非疟究竟膜原为何物诸书并无定论试论之/周镇//绍兴医药学报.-1-10-235

夏秋卫生谈/周镇//三三医报.-2-31-162

象贝非圣方经药乃明后时方俗药/周镇//神州国医学报.-4-16-65

谢杨燧熙君赠药征求原方研究/周镇//绍兴医药学报星期增刊.-1-21-215

杏林医学月报百期纪念导言/周镇//杏林医学月报.-3-23-468

修正内部管理医士规则之公同要求/周镇//绍兴医药学报星期增刊.-1-22-498

续拟修正(内部管理医士规则公同要求)/周镇//绍兴医药学报星期增刊.-1-22-505

续谈暑热病之酷与商榷保留伤暑全书等/周镇//医学杂志.-2-14-622

雪雅堂医案序/周镇//绍兴医药学报.-1-16-266

延诊须先诘问病状随带要药/周镇//绍兴医药

学报星期增刊.-1-22-63

言沟通中西之疟药/周镇//医学杂志.-2-15-
618//杏林医学月报.-3-21-208

验案/周镇//国医杂志.-4-13-253

阳虚类中不遂说略/周镇//医学杂志.-2-13
-395

杨君如侯遗著四种序/周镇//国医杂志.-4-12
-107

杨如侯灵素生理新论序/周镇//三三医报.-2-
29-587

药病对待说书后/周镇//三三医报.-2-29
-252

业师张聿青先生行述/周镇//神州医药学报.-1
-43-87

一集十三种临症验舌法校勘表/周镇//三三医
报.-2-32-609

一应诊以时一奔命草率双方不利/周镇//绍兴
医药学报星期增刊.-1-22-64

医报宜谋久远说(致上海中医学会)/周镇//绍
兴医药学报.-1-19-340

医报宜谋久远说/周镇//神州医药学报.-1-47
-12

医铎序/周镇//绍兴医药学报.-1-16-42

医家必须预备之图章/周镇//绍兴医药学报星
期增刊.-1-22-20,20

医士道序/周镇//绍兴医药学报.-1-11-370

医谈二则/周镇//神州医药学报.-1-42-338

医校医院医报宜宽筹永久经费议/周镇//医学
杂志.-2-14-348

医学达变序/周镇//三三医报.-2-31-497

医学会反对中医列入系统/周镇//三三医报.-2
-33-270

医学课儿策温热条辨歌诀序/周镇//绍兴医药
学报.-1-16-268

医药学图书馆简章/周镇//三三医报.-2-30
-311

医药杂俎(连载)/周镇//神州医药学报.-1-43
-73,153,460.-1-44-94,189,297.-1-45
-97,405,508,587.-1-46-114

医医医病集序言/周镇//三三医报.-2-30

-421

医宜备紧要药品说/周镇//绍兴医药学报.-1-
18-317

医源校勘表(第二十九种)/周镇//三三医报.-2
-33-391

疫痢集古/周镇//医学杂志.-2-11-79

因积淋闭之治验/周镇//沈阳医学杂志.-3-3-
353

因积麻闭之治验/周镇//医学杂志.-2-8-587

因痰淋闭之实验/周镇//沈阳医学杂志.-3-3-
353

因痰麻闭之治验/周镇//医学杂志.-2-8-588

英人论中国药学进步/周镇(记)//绍兴医药学
报.-1-18-77

用药禁忌/周镇//绍兴医药学报星期增刊.-1-
22-211

淤血伤寒之治验/周镇//沈阳医学杂志.-3-3-
408

瘀血伤寒症治愈/周镇//医学杂志.-2-9-332

预言公认国粹不在亚东而在泰西/周镇//绍兴
医药学报.-1-14-127

阅西报吗啡盛行试论其利害/周镇//绍兴医药
学报.-1-10-235

阅西医中华医学会呈请立法院驳斥国医条例欲
令卫生署管理中医事寄全国中医会意见书
(论涉各派意见及整理症结)/周镇//医学杂
志.-2-15-372

阅中华医学会呈请驳斥国医条例欲令卫生署管
理中医事国内外医学意见书(附论各派性情
整理喜恶)/周镇//杏林医学月报.-3-20
-345

阅中华医学会呈请南京立法院驳斥国医条例欲
令卫生署管理中医寄全国医学会意见书/周
镇//现代医药月刊.-4-27-192

再答闵苍生君/周镇//绍兴医药学报.-1-19
-217

再寄张寿甫君/周镇//三三医报.-2-31-114

再论国医药管理专部设言之不可缓/周镇//医
学杂志.-2-13-347

再问廉珠及龙涎香奇楠香/周镇//绍兴医药学

报星期增刊.-1-22-243

再问麋茸角及羚羊角研法/周镇//绍兴医药学报星期增刊.-1-22-204

赞成寿银移助报社经费函/周镇//绍兴医药学报.-1-19-370

增订脚气刍言叙/周镇//绍兴医药学报.-1-16-172//医学杂志.-2-14-76//国医杂志.-4-12-81//神州国医学报.-4-14-491

战事因惊成狂选方/周镇//国医杂志.-4-12-308

战事因惊癫狂选方/周镇//神州国医学报.-4-14-375

战事因惊致病选方/周镇//医学杂志.-2-14-348

张冰若所遇之吐血奇方/周镇//绍兴医药月报.-2-39-199

张生甫先生六十征诗启/周镇,郑留隐,陆济,董祥春,郑鸿元,严鸿基,胡鉴//三三医报.-2-31-613

张聿青医案(连载)/周镇(述寄)//医学杂志.-2-2-494.-2-3-82

肇甫嫂沈淑人遗象/宗侍,周镇//三三医报.-2-33-348

针灸治疗秘笈序/周镇//医学杂志.-2-17-289//现代医药月刊.-4-27-559

征求苦桔梗产地价目/周镇//绍兴医药学报星期增刊.-1-21-510

征求全国中医学会改正内务部制定管理医士暂行规则之驳议/周镇//绍兴医药学报星期增刊.-1-22-491

征求妊妇热病代食品/周镇//绍兴医药学报星期增刊.-1-22-170

征求西医院遇治危症令亲族签字之愿书款式/周镇//绍兴医药学报星期增刊.-1-22-511

征求新本草/周镇//三三医报.-2-30-52

征求新验方/周镇//三三医报.-2-30-52

征求中西实验方/周镇//神州医药学报.-1-44-425

征问大惊呕吐苦胆热昏治法/周镇//三三医报.-2-32-243

征问医书/周镇//绍兴医药学报星期增刊.-1-22-479

征问珍珠母种何类何地出产/周镇//绍兴医药学报星期增刊.-1-22-203

征问真珠出产何地最多/周镇//绍兴医药学报星期增刊.-1-22-187

治癫狗咬伤效方/周镇//医学杂志.-2-2-200

治喉宜通关键论/周镇//绍兴医药学报.-1-9-408

致高思潜君复函/周镇//绍兴医药学报星期增刊.-1-22-224

致裘吉生君函/周镇//绍兴医药学报.-1-18-125

致全国各同志道友书/周镇//三三医报.-2-31-81

致山西中医改进会意见书/周镇//绍兴医药学报.-1-15-314

致山西中医改进研究会书/周镇//绍兴医药学报星期增刊.-1-22-271

致无锡中医学会/周镇//绍兴医药学报星期增刊.-1-22-505

致严痴孙函/周镇//绍兴医药学报.-1-18-362//绍兴医药学报星期增刊.-1-22-184

致袁桂生君函/周镇//绍兴医药学报.-1-18-122

中国时令病学后序/周镇//医学杂志.-2-14-126

中国时令病学序/周镇//医学杂志.-2-17-432

中国针灸治疗学叙言/周镇//国医杂志.-4-12-108

中华教育改进社第四届年会乙丑秋石太原开会会议案/周镇//沈阳医学杂志.-3-2-118

中华药学改良说(课卷选录)/周镇//绍兴医药学报.-1-13-29

中西解剖三焦考/周镇//医学杂志.-2-1-271

中西解剖血室考/周镇//医学杂志.-2-1-375

中西剖解三焦考(课卷选录)/周镇//绍兴医药学报.-1-13-65

中西剖解血室考(课卷选录)/周镇//绍兴医药

学报.-1-13-64

中医不加入学校系统之电争/周镇//三三医报
　.-2-33-526

中医检定资格条例解决困难问题/周镇//沈阳
　医学杂志.-3-3-66

中医考试参考书籍目录补遗/周镇//医学杂志
　.-2-14-124

中医前途危险之警告/周镇//绍兴医药月报.-2
　-39-481

中医宜设专校不宜附设西医校内/周镇//三三
　医报.-2-33-441

中医宜以缴销汉医部照与汉医学校取消为殷鉴
　/周镇//三三医报.-2-33-257

重订电兰要览校勘表/周镇//三三医报.-2-32
　-501

周小农君驳内部中医营业领照暂行规则/周镇
　//医学杂志.-2-7-371

周小农君驳议二次部规不列世医师傅及将来警
　厅试医缴照闭业手续/周镇//医学杂志.-2-
　7-239

周小农君答全国中医学会暨刘蔚楚君/周镇//
　医学杂志.-2-7-370

周小农君之疑问二则/周镇//沈阳医学杂志.-3
　-1-282

周小农君撰拟全国中医学会检定资格条例/周
　镇//医学杂志.-2-7-493

周小农启事/周镇//中医杂志.-2-20-8,171,
　527.-2-21-189,365.-2-22-193//三三
　医报.-2-31-424.-2-32-40,219,322,
　346,390

周小农先生序杨如侯灵素生理新论/周镇//医
　学杂志.-2-4-362

周小农致本会研究部长书/周镇//沈阳医学杂
　志.-3-1-139

周镇君致上海中医大会书/周镇//医学杂志.-2
　-11-102

周镇启事/周镇//医学杂志.-2-3-3

周镇先生来函答编辑教科商兑书/周镇//医学
　杂志.-2-11-640

周镇先生致山西中医改进研究会书/周镇//医

学杂志.-2-1-338.-2-2-362.-2-3-
　98,212

祝词/周镇等//神州医药学报.-1-42-17,19,
　73,143,353.-1-47-13,201,356

追悼曩昔北内取缔中医条例/周镇//医学杂志
　.-2-15-372

邹趾痕君素问灵枢伤寒金匮注解合编序/周镇
　//医学杂志.-2-15-524

邹趾痕圣方治验录引言/周镇//医学杂志.-2-
　15-310//杏林医学月报.-3-20-214//神
　州国医学报.-4-15-114//现代医药月刊.-
　4-27-174

周震宇

名医生活见闻录/周震宇//华西医药杂志.-5-
　37-568

周征之

读医随笔选(一)至(六)/周征之(著);俞鉴泉
　(投)//中医杂志.-2-26-169,333

内经寸口阴阳分配脏腑/周征之(著);俞鉴泉
　(录)//绍兴医药学报.-1-16-158

周　正

常山育苗经验谈/周正//新中华医药月刊.-5-
　35-521

答问脚肿与聋哑/周正//针灸杂志.-4-28
　-379

金佛山药用植物之调查/周正//新中华医药月
　刊.-5-35-508

同身度法标准歌/周正//针灸杂志.-4-29
　-522

同体骨度尺寸歌/周正//针灸杂志.-4-29
　-521

问案/周正//针灸杂志.-4-29-656

针灸验案四则/周正//针灸杂志.-4-29-648

周志逵

维他命简说/周志逵//国药新声.-5-28-336

周中人

答赖君佩瑜/周中人//神州医药学报.-1-42
-343

周仲良

虚劳里急诸不足黄芪建中汤主之而补气加半夏
三两试言其理/周仲良//国医杂志.-4-5
-193

周仲寿

辟泥时治病论/周仲寿//医学报.-1-5-405

周竹安

代友问瘰疬症之治法/周竹安//医界春秋.-3-
7-419

周子健

梦遗特效方/周子健//中医世界.-3-36-505

周子暮

答冯炳南先生胃病治疗之我见/周子暮//光华
医药杂志.-4-41-294

周子平

住血丝状虫乳糜尿之治验/叶橘泉(诊);周子平
(记)//复兴中医.-5-31-654//中国医药月
刊.-5-32-472

周子容

五轮分属于何经说/周子容//中医杂志(广东)
.-3-4-311

周子叙

皇汉医学自序(即医方新诠)/周子叙(译)//三
三医报.-2-36-454

医方新诠序/周子叙//三三医报.-2-36-365

中西二医学之比较概论/[日]汤本求真(著);
周子叙(译述)//三三医报.-2-36-522

周自强

补白/周自强//苏州国医杂志.-5-2-202,219

对苏州国医学校学生演讲词/章炳麟;周自强
(记)//苏州国医杂志.-5-2-351

顾福如先生演讲录/顾福如;周自强(记)//苏州
国医杂志.-5-1-75

黄星楼先生演讲录/周自强(记)//苏州国医杂
志.-5-1-77

经方活用录/周自强//中国医药月刊.-5-33
-365

堪加注意的生药:石胡荽/周自强//国医导报.-
5-30-392

淋病/周自强//苏州国医杂志.-5-1-427

梦话/周自强//苏州国医杂志.-5-1-334

牡蛎泽泻散之检讨/周自强//苏州国医杂志.-5
-2-576

疟疾论/周自强//中国医药月刊.-5-33-201

伤寒论五泻心证之研究/周自强//苏州国医杂
志.-5-1-162

孙永祚先生演讲录/周自强(记)//苏州国医杂
志.-5-1-147

孙永祚先生在苏州国医学社演说辞/周自强
(记)//铁樵医学月刊.-4-44-463

泻药与各脏器之关系/周自强//苏州国医杂志
.-5-1-34

阴阳毒考/周自强//苏州国医杂志.-5-2-107

用药之学理与习惯/章次公(讲);周自强(记)//
苏州国医杂志.-5-2-536

余无言先生医学演讲录/周自强(记)//苏州国
医杂志.-5-2-273

章校长太炎先生医学演讲录/周自强(记)//苏
州国医杂志.-5-2-94

栀子豉汤之真理/周自强//苏州国医杂志.-5-
1-98

周宗鉴

疟疾之研究/周宗鉴//现代中医.-4-43-378

书盦医学论丛(促脉论)/周宗鉴//国医砥柱月
刊.-5-16-112

书盦医学论丛(热入血室论)/周宗鉴//国医砥

柱月刊.-5-16-340

周宗祺

答问/周宗祺(问);谢诵穆(答)//中医新生命.-5-7-638

周缵先

疲药杀人论/周缵先(著);李斐如(录)//绍兴医药月报.-2-39-337

朱 鋈

问症一则/朱鋈//神州医药学报.-1-44-494

朱柏菜

新验案/朱柏菜//中医世界.-3-27-609

朱保熙

读医药学报二卷二册内载/朱保熙//神州医药学报.-1-47-276

朱秉权

读沈君产后不宜服生化汤之讨论/朱秉权//中医杂志.-2-27-62

解小金丹/朱秉权//中医杂志.-2-27-262

论王叔和伤寒序例时行之气一节/朱秉权//中医杂志.-2-27-61

论小柴胡汤/朱秉权//中医杂志.-2-27-262

伤寒烦躁辨/朱秉权//中医杂志.-2-27-356

朱炳熙

针灸成绩报告书/朱炳熙//针灸杂志.-4-28-596

针灸验案八则/朱炳熙//针灸杂志.-4-29-220

针灸验案五则/朱炳熙//针灸杂志.-4-29-111

朱不华

薤白解/朱不华//中医杂志.-2-21-471

朱彩霞

白喉与烂喉不同辨/朱彩霞//中医世界.-3-36-493//医林一谔.-4-10-266

白虎汤之科学观/朱彩霞//苏州国医杂志.-5-1-182

代王师慎轩答黄启昌先生温经汤治愈崩漏之原理函/朱彩霞//苏州国医杂志.-5-1-46

对于国医不究药物之感慨/朱彩霞//苏州国医杂志.-5-1-81

朱承汉

关于白痦/朱承汉//中国医药月刊.-5-33-29

火之面面观/朱承汉//现代中医.-4-43-338

金匮中风病之真际/朱承汉//国医导报.-5-30-219

论暑症之定义及其分类/朱承汉//华西医药杂志.-5-36-418

现代中医百科常识小辞典(一)至(二)/朱承汉//中国医药月刊.-5-33-190,254

学与用的调整/朱承汉//中国医药月刊.-5-33-12

中医专门名词解释/朱承汉//复兴中医.-5-31-549

朱楚帆

中国按摩术在医学史上之地位/龚醒斋(讲);朱楚帆(记)//国医公报.-4-25-227//光华医药杂志.-4-39-331

朱春良

医学的垃圾箱/朱春良//新中医刊.-5-19-82

朱春庐

国医界革新之途径/朱春庐//光华医药杂志.-4-37-294

朱从五

治疗特效四项/朱从五//针灸杂志.-4-34-373

治疗未效四项/朱从五//针灸杂志.-4-34

－375

朱丹九

北平国医砥柱月刊复刊纪念/朱丹九//国医砥柱月刊.-5-18-40

恶性疟疾证治概论/朱丹九//中国医药月刊.-5-32-601

佛学与治疗学/朱丹九//国医砥柱月刊.-5-18-260

马脾赘言/朱丹九//国医导报.-5-30-95

养心斋证治杂记/朱丹九//国医导报.-5-30-332

朱丹如

竹笋能愈疬风之奇效/朱丹如//国医杂志.-4-12-171

朱丹山

麻症集成(连载)/朱丹山(著);刘景素(梓)//沈阳医学杂志.-3-2-174//沈阳医学杂志.-3-2-432.-3-3-31,79,196,250

麻症集成/朱丹山(著);刘景素(梓)//沈阳医学杂志.-3-2-239

朱　殿

驳汪精卫废止中医药的谬论/朱殿//医学杂志.-2-15-79//医界春秋.-3-10-133//杏林医学月报.-3-20-55//国医杂志.-4-6-412//医林一谔.-4-10-179

改组中央国医馆/朱殿//光华医药杂志.-4-35-80

改组中央医院疑问/朱殿//医学杂志.-2-15-252//医界春秋.-3-10-285//杏林医学月报.-3-20-188//医林一谔.-4-10-355//神州国医学报.-4-15-83

光华医药杂志编者小言/朱殿//光华医药杂志.-4-35-366

国医界应励行新生活/朱殿//光华医药杂志.-4-35-457

杭州医潮平议/朱殿//光华医药杂志.-4-35-230

急需抵抗外医侵入农村(连载)/朱殿//医界春秋.-3-9-437,490

焦易堂不算愚笨/朱殿//光华医药杂志.-4-35-7

教会医院的矛盾/朱殿//光华医药杂志.-4-35-79

请愿失败后的重要工作/朱殿//中医世界.-3-33-16//光华医药杂志.-4-35-229

如何救济农村病夫/朱殿//医界春秋.-3-9-280

失眠论治/朱殿//中医世界.-3-30-67

外行的批评/朱殿//光华医药杂志.-4-35-151

汪委员废止中医药感言/朱殿//中医世界.-3-31-390

西医界德日派和英美派互相谩骂中的口供/朱殿//光华医药杂志.-4-35-82

象贝产地调查经过/朱殿//医学杂志.-2-15-504//光华医药杂志.-4-35-53

再驳汪精卫/朱殿//光华医药杂志.-4-35-149

正告现代国医著作家/朱殿//医界春秋.-3-9-231

中西医在广西判决/朱殿//光华医药杂志.-4-35-8

中医条例通过后推测/朱殿//光华医药杂志.-4-35-150

朱恩华

伤寒辨(连载)/朱恩华//医学报.-1-5-344,369

朱凤稞

时痘论/朱凤稞//中医世界.-3-26-34

朱福诜

京师医学研究会启/朱福诜等//医学报.-1-4-561

朱福一

小儿瘫痪/朱福一//光华医药杂志.-4-35
-593

朱黻廷

颁钤大纪念/朱黻廷//医学公报.-1-7-60

朱阜山

病理学浅说(一)至(二)/朱阜山//杏林医学月
报.-3-16-138,180

答钱君存济信石质疑/朱阜山//神州医药学报
.-1-45-52

肺伤寒痰喘案/朱阜山//杏林医学月报.-3-18
-231//国医杂志.-4-12-41

废止五行生克之平议/朱阜山//绍兴医药学报
.-1-11-73//神州医药学报.-1-46-468

喉痧说辨/朱阜山//神州医药学报.-1-44
-456

金鸡纳考/朱阜山//神州医药学报.-1-44
-370

科学化伤寒论纲要新注(连载)/朱阜山//中医
世界.-3-30-132,548.-3-31-189,518

梁任公先生在北京协和医院割症记略/朱阜山
//三三医报.-2-34-583

脉法概论/朱阜山//国医杂志.-4-12-23

伤寒论纲要科学解释(一)至(二)/朱阜山//杏
林医学月报.-3-20-242,286

伤寒主犯小肠赤痢主犯大肠之理由/朱阜山//
杏林医学月报.-3-16-27

生理学述要/朱阜山//现代中医.-4-42-524

泄泻关系麻疹顺逆的讨论/朱阜山//国医杂志
.-4-13-100

信石考/朱阜山//神州医药学报.-1-44-378

血气说辨/朱阜山//神州医药学报.-1-45
-121

医科名学概论/朱阜山//杏林医学月报.-3-16
-244

与沈君爱余讨论霍乱证治/朱阜山//杏林医学
月报.-3-20-36

再答钱君存济信石质疑/朱阜山//神州医药学
报.-1-46-89

证治用药法例(连载)/朱阜山//杏林医学月报
.-3-16-52,91

朱阜山先生来函/朱阜山//中西医药.-5-11
-551

朱格一

针道难补易泻之研究/朱格一//医学杂志.-2
-3-500

朱葛民

药何以能治病/朱葛民//沈阳医学杂志.-3-1-
308

朱贡三

答康君代问治遗尿的方法/朱贡三//绍兴医药
学报星期增刊.-1-21-197

答叶劲秋君问喉癣治疗法/朱贡三//绍兴医药
学报星期增刊.-1-21-85

问西医之验血究属特有何别效能/朱贡三//绍
兴医药学报星期增刊.-1-22-139

歙县胡天宗先生五十寿诞自述七律四章辱蒙索
和敬步原韵即希大吟坛郢政/朱贡三//三三
医报.-2-30-210

诸躁狂越皆属于火说/朱贡三//绍兴医药学报
.-1-13-491

朱谷声

代戚问病/朱谷声//光华医药杂志.-4-39
-260

肾脏虚寒/朱谷声//光华医药杂志.-4-37-80

姚世琛妇科近案/朱谷声//中医世界.-3-36
-220

朱冠群

月刊总社六十期纪念题诗一首/朱冠群//国医
砥柱月刊.-5-18-366

朱国鉴

点眼翳方/朱国鉴//医界春秋.-3-10-101

朱国均

基础医学宜如何分科/朱国均//国医公报.-4-20-106

整理国医药学术宜如何定立标准/朱国均//国医公报.-4-20-101

朱和建

艾灸瘰病简便良方/朱和建//针灸杂志.-4-30-73

朱鹤皋

发刊词/朱鹤皋,盛心如//中国医学.-5-34-3

武进钱宝华先生序/朱鹤皋//国医砥柱月刊.-5-16-513//复兴中医.-5-31-647//中国女医.-5-34-221

中医的将来/朱小南,朱鹤皋,包天白,章次公,唐吉父等//新中医刊.-5-19-49

朱恨紫

谈福利/朱恨紫//国药新声.-5-27-331

朱恒璧

改进中西医药月刊之管见/朱恒璧//中西医药.-5-12-445

一年来的经过和今后之展望/朱恒璧//中西医药.-5-10-310

朱鸿寿

答许小坤读讨论霍乱证治疑问/朱鸿寿//杏林医学月报.-3-20-247

生理学述要(连载)/朱鸿寿//国医公报.-4-24-159,273,387.-4-25-57

西医年来之治案(四)/朱鸿寿,华西//医界春秋.-3-5-50

长枪说/朱鸿寿//中西医学报.-1-25-57

朱壶山

答刘和润/朱壶山//国医砥柱月刊.-5-15-518

观察近二十年中国医药学界之感言/朱壶山//国医砥柱月刊.-5-16-319

论糖尿症/朱壶山//文医半月刊.-5-14-165

论医由科学进于气化/朱壶山//国医砥柱月刊.-5-15-487

内经经释概言(一)至(十四)/朱壶山(集注)//国医砥柱月刊.-5-15-433,493,550,606.-5-16-25,92,155,330,391,503,585.-5-17-25,113,277

内政部审定最新伤寒杂病论精义折中出版/朱壶山//文医半月刊.-5-14-355

施今墨题签内政部审定最新伤寒杂病论精义折中/朱壶山//文医半月刊.-5-14-460,477,504,540

新伤寒论通(一)至(四)/朱壶山//国医砥柱月刊.-5-16-497,579.-5-17-17,105

张南阳之五大厄运/朱壶山//国医砥柱月刊.-5-15-600

治石淋医案/朱壶山//文医半月刊.-5-14-105

最新杂病论精义折中卷上(一)至(二十一)/朱壶山//文医半月刊.-5-14-228,244,259,277,293,309,325,341,358,374,401,425,441,459,477,494,549,572,593,614,637

最新杂病论精义折中叙/朱壶山//文医半月刊.-5-14-468

朱笏云

病床笔记(连载)/朱笏云//中西医学报.-1-25-193,279,337

肺痨病救护法序/朱笏云//中西医学报.-1-24-389

结核疗法之完成/朱笏云(译)//中西医学报.-1-25-479

近世内科全书序(代论)/朱笏云//中西医学报.-1-28-167

论结核菌之流毒及其防遏法/朱笏云//中西医学报.-1-25-389

论吾国急宜讲究防疫之法/朱笏云//中西医学报.-1-24-311

取缔医生说/朱笏云//中西医学报.-1-24-229

卫生药检十六条/朱笏云//中西医学报.-1-31
-371

新撰虚痨讲义序/朱笏云//中西医学报.-1-26
-3

中国急宜改良医学说/朱笏云//中西医学报.-1
-24-404

朱华谷

千金方科学整理/朱华谷,黎年祉//光华医药杂
志.-4-35-305

朱焕南

用按摩术治疗霍乱秘法/朱焕南//针灸杂志.-4
-31-41

朱济材

方剂君臣配合之疑问/朱济材//光华医药杂志
.-4-40-561

朱家让

泽州老兄有感怀七言律一首余读之怦然心动勉
步原韵率尔言志效颦东施妍媸在所不计见者
切勿掩鼻嗤婢学夫人也/朱家让//三三医报
.-2-31-79

朱介福

痘疹瘢疬辨/朱介福//沈阳医学杂志.-3-1
-91

说病/朱介福//沈阳医学杂志.-3-1-25

朱敬修

病证论/朱敬修//杏林医学月报.-3-22-378

庆祝中医条例纪念会后/朱敬修//杏林医学月
报.-3-22-409

五苓散与猪苓汤证治辨/朱敬修//杏林医学月
报.-3-22-461

中西药学之根点/朱敬修//杏林医学月报.-3-
23-516

朱静恒

将远之奉天谒寿甫张夫子先期赋此以寄景慕/
朱静恒//三三医报.-2-30-386

敬请高思潜君彻底解释卫气书/朱静恒//三三
医报.-2-29-470

朱静恒君来函/朱静恒//三三医报.-2-29-590

朱菊坡

答独善君问服西药/朱菊坡//绍兴医药学报星
期增刊.-1-22-155

答独善氏疑问两则/朱菊坡//绍兴医药学报
期增刊.-1-21-397

答方肇元君代问西药译名/朱菊坡//绍兴医药
学报星期增刊.-1-22-378

答郭炳垣君问药/朱菊坡//绍兴医药学报星期
增刊.-1-22-131

答胡剑华君问足痿治法/朱菊坡//绍兴医药学
报星期增刊.-1-21-415

答沈仲圭君疑问四则/朱菊坡//绍兴医药学报
星期增刊.-1-21-380

答沈仲圭问经阻与孕一二月诊断辨别法/朱菊
坡//绍兴医药学报星期增刊.-1-21-364

答杨燧熙君问腿疾/朱菊坡//绍兴医药学报星
期增刊.-1-22-385

答鸳湖陈美贞君问齿痛治法/朱菊坡//绍兴医
药学报星期增刊.-1-22-166

答张曜岚君问腹痛口中吐粪病理及治法/朱菊
坡//绍兴医药学报星期增刊.-1-22-132

答章道生君问足患湿疮治法/朱菊坡//绍兴医
药学报星期增刊.-1-22-219

答郑梦兰君问小儿治法/朱菊坡//绍兴医药学
报星期增刊.-1-22-215

问小孩脱肛治法/朱菊坡//绍兴医药学报星期
增刊.-1-21-365

朱菊庭

改良国药谈/朱菊庭//医界春秋.-3-8-310

朱君宜

鲜药展览会归来/朱君宜//苏州国医杂志.-5-

2-470

朱俊三

骨槽风之特效灸法/朱俊三//针灸杂志.-4-28
-358

朱楷君

通信四/朱楷君//神州医药学报.-1-45-284

朱楷元

敬和胡瀛峤先生八旬自寿原韵/朱楷元(撰);陈
仪臣(选录)//绍兴医药月报.-2-41-252

朱克昌

白喉与喉痧辨/朱克昌//神州医药学报.-1-47
-147

朱琨珊

致绍兴医药学报大主笔公鉴/朱琨珊//绍兴医
药学报星期增刊.-1-22-295

朱醴泉

振兴医学必须先去妒忌论/朱醴泉//神州医药
学报.-1-43-487
中西医学各有所长治法不同论/朱醴泉//神州
医药学报.-1-43-206

朱丽源

论痰饮病之针疗法/朱丽源//针灸杂志.-4-29
-20
针灸治疗之我见/朱丽源//针灸杂志.-4-28
-476

朱利人

白喉与喉痧/朱利人//国医导报.-5-29-102
疫痢之研讨/朱利人//国医导报.-5-29-35

朱廉湘

铁樵函授医学学员课艺选刊:试约举病而见浮
脉之理(其一)/朱廉湘//铁樵医学月刊.-4-

44-263

朱　琏

针灸疗法的重要性及其原理/朱琏//针灸杂志
.-4-34-171

朱良春

腹痛之鉴别/[日]青木幸三郎(著);朱良春(编
译)//华西医药杂志.-5-36-467
关于婴儿的拉杂话/朱良春//新中医刊.-5-19
-112
论头痛(读医宗金鉴头痛眩晕篇书后)/朱良春
//现代中医.-4-43-462
略谈头痛/朱良春//中国医药月刊.-5-33-453
默盒效方集(连载)/朱良春//华西医药杂志.-5
-36-74,178
呕吐篇/朱良春(译)//国医砥柱月刊.-5-18
-242
片片之医药(连载)/朱良春//现代中医.-4-43
-318,443
前阴出大便/朱良春//现代中医.-4-43-593
神经性胃痛之研究/朱良春//现代中医.-4-43
-469
谈大便之通与秘/朱良春//现代中医.-4-43
-400
题词/朱良春等//国医砥柱月刊.-5-15-475
.-5-16-507,612.-5-18-38,41,105,
189,239,354,361,525,525,623
调剂与处方(连载)/朱良春//国医砥柱月刊.-5
-18-75,161
新的国药调剂与处方(连载)/戴尔第(原著);朱
良春(编按)//国医砥柱月刊.-5-17-660.-
5-18-13,45,98,114
新的国药调剂与处方/戴尔第;朱良春//华西医
药杂志.-5-36-21
追怀缪俊德先生/朱良春//中国医药月刊.-5-
33-588

朱良钺

读绍君医政统一论的谈话后之感言/朱良钺//

医界春秋. - 3 - 5 - 307

告药界/朱良钺//医界春秋. - 3 - 5 - 73

革命声中之卫生局/朱良钺//医界春秋. - 3 - 5 - 140

金钱与生命/朱良钺//医界春秋. - 3 - 5 - 121

近代学者对于中医之言论/朱良钺//医界春秋. - 3 - 5 - 186

警告三团体/朱良钺//医界春秋. - 3 - 5 - 229

辟六气论/朱良钺//医界春秋. - 3 - 5 - 98

西医年来之治案(七)/朱良钺//医界春秋. - 3 - 5 - 85

与梁任公先生谈谈中西医学/朱良钺//医界春秋. - 3 - 5 - 62

这也算是医生吗/朱良钺//医界春秋. - 3 - 5 - 163

朱聊九

出诊龙南连日春雨感赋七言古体/朱聊九//光华医药杂志. - 4 - 41 - 490

朱鲁贤

读疫疟刍言之后/朱鲁贤//光华医药杂志. - 4 - 39 - 133

类似脑膜炎风温病治效/朱鲁贤//光华医药杂志. - 4 - 37 - 413

疑问二则/朱鲁贤//光华医药杂志. - 4 - 37 - 263

朱懋椿

问服茴香致死之理/朱懋椿//绍兴医药学报星期增刊. - 1 - 22 - 94

朱懋泽

肿与胀/朱懋泽//中医指导录. - 4 - 1 - 531

朱 沫

百草谈/朱沫//新中医刊. - 5 - 19 - 133

藏躁症/朱沫//新中医刊. - 5 - 19 - 34

汉防己/朱沫//新中医刊. - 5 - 19 - 246

矿山(脚气病篇)/朱沫//新中医刊. - 5 - 19 - 62

雷丸/朱沫//新中医刊. - 5 - 19 - 218

闹杨花/朱沫//新中医刊. - 5 - 19 - 244

蚯蚓/朱沫//新中医刊. - 5 - 19 - 162

人类怎样征服疾病/朱沫//新中医刊. - 5 - 19 - 76

仙鹤草/朱沫//新中医刊. - 5 - 19 - 192

玄学巫医的境遇/朱沫//新中医刊. - 5 - 19 - 97

营养疗法/朱沫//新中医刊. - 5 - 19 - 212

中国水银剂研究/朱沫//新中医刊. - 5 - 19 - 270

自家血清疗法/朱沫//新中医刊. - 5 - 19 - 151

朱梦丹

便秘通论/朱梦丹//国药新声. - 5 - 23 - 120

朱勉仙

读医书随笔(连载)/朱勉仙//三三医报. - 2 - 31 - 356,501,607. - 2 - 32 - 135,283,429

征求卫生公报/朱勉仙//三三医报. - 2 - 32 - 525

致恽铁樵讨论医学函授/朱勉仙//三三医报. - 2 - 33 - 185

朱明初

答张黼章君/朱明初//绍兴医药学报星期增刊. - 1 - 21 - 181

答张汝伟君/朱明初//绍兴医药学报星期增刊. - 1 - 21 - 191

简易得效方三则/朱明初等//中国医学月刊. - 3 - 15 - 398

流行性脑脊髓膜炎之汉方疗法/朱明初//医学杂志. - 2 - 13 - 549

流行性脑膜炎之汉方疗法/朱明初//中西医学报. - 1 - 41 - 497

脑膜炎简易疗法/朱明初//中西医学报. - 1 - 38 - 149

脑膜炎中西简易疗法/朱明初(原著);吴守铭(实验)//针灸杂志. - 4 - 33 - 48

紫金锭治愈脑脊髓膜炎二例/朱明初//绍兴医药学报. - 1 - 16 - 488

朱慕丹

疑问七则/朱慕丹//神州医药学报.-1-47
-181

朱慕陶

心生血脾统血辨/沈仲圭(撰);朱慕陶(校)//绍
兴医药月报.-2-39-536

朱 鼐

朱鼐启事/朱鼐//华西医药杂志.-5-36-213

朱南澄

湿脚气治验报告/朱南澄//针灸杂志.-4-30
-82

吐血/朱南澄//针灸杂志.-4-30-82

遗精/朱南澄//针灸杂志.-4-30-82

朱念旭

问面黄症治法/朱念旭//绍兴医药学报星期增
刊.-1-21-278

问肾虚症治法/朱念旭//绍兴医药学报星期增
刊.-1-21-277

朱沛然

对于国大选举我们医界同仁要认清目标去投票
/朱沛然//国医砥柱月刊.-5-18-360

关于脐风治疗的检讨/朱沛然//国医砥柱月刊
.-5-18-347

医家朱沛然实验秘传灵药要目价格表/朱沛然
//国医公报.-4-24-262

中国简明药物学(连载)/朱沛然//国医公报.-4
-24-429.-4-25-99,219

中医科学化/朱沛然//中医指导录.-3-37
-283

朱聘三

医籍解题/朱聘三//国医杂志.-4-12-297

朱其淦

迈尼凯氏梅毒溷浊反应液应用法/朱其淦//德

华医学杂志.-1-38-427

朱启海

全国医校有几/朱启海//光华医药杂志.-4-39
-351

朱启明

黄疸论/朱启明//苏州国医杂志.-5-2-573

朱清泰

灸冻疮特效法/朱清泰//针灸杂志.-4-30
-425

灸头风痛特效法/朱清泰//针灸杂志.-4-30
-426

针各种喉症特效法/朱清泰//针灸杂志.-4-30
-426

朱球震

疮孔出血/朱球震//国医砥柱月刊.-5-15
-574

朱让卿

钱氏异功散论/朱让卿//医学报.-1-6-222

挽全社雅南宗兄/朱让卿//医学报.-1-6-232

朱仁葆

问噎膈病之治法/朱仁葆//医界春秋.-3-8
-246

一个噎膈病治疗后之报告/朱仁葆//医界春秋
.-3-9-466

朱仁康

国医药物学(连载)/黄劳逸(编);朱仁康(增意)
//国医导报.-5-29-190,243

论不寐/朱仁康//中国医学.-5-34-58

朱仁溥

疗治脑脊髓膜炎方/朱仁溥//杏林医学月报.-3
-19-77

朱荣锦

河豚鱼中毒之新研究/朱荣锦//中西医学报.-1
-32-347

朱蓉镜

改良食米之研究/吕鹏搏(译);蒋仲彦,朱蓉镜
(注)//中西医学报.-1-41-409

朱汝吉

骨槽风说/朱汝吉//神州国医学报.-4-18-42

梅疮与白浊/朱汝吉//国医导报.-5-29-25

七窍猢狲疳/朱汝吉//神州国医学报.-4-18
-91

朱汝珍

治瘰略谈/朱汝珍//中医世界.-3-39-140

朱瑞轩

昔贤医述/朱瑞轩//三三医报.-2-33-241

朱若金

沈女士劳心失寐案/朱若金//中医杂志.-2-27
-138

朱森基

呕吐论/朱森基//德华医学杂志.-1-40-181

朱少坡

鳝庐医案(连载)/朱少坡//神州医药学报.-1-
47-41,267

熊克武将军之病痹/朱少坡//医界春秋.-3-5-
231

朱绍龙

独灵草临床治验报告摘要三则/赵子成,梅生居
士,朱绍龙//医界春秋.-3-12-105

朱师墨

对于叶氏国医处方集之商榷/朱师墨//中医新
生命.-5-8-556

关于有汗忌麻桂合用/朱师墨//中医新生命.-5
-6-257

朱师墨君来函/朱师墨//中医新生命.-5-6
-298

朱士善

答鲍栋庭先生友之外伤疗法/朱士善//医界春
秋.-3-10-366

答张泽霖君令弟媳之燥气症/朱士善//医界春
秋.-3-10-318

朱世恩

霍乱浅说/朱世恩//国医正言.-5-3-40

痈疽分别说/朱世恩//国医正言.-5-3-134

朱寿江

髓海有余则轻劲多力自过其度论/朱寿江//中
医杂志(广东).-3-4-53

中医究竟能否改善/朱寿江//杏林医学月报.-3
-16-133

朱寿民

金匮奔豚汤注重肝邪而难经言肾积为奔豚论/
朱寿民//中医杂志.-2-19-233

朱寿朋

地方病与民间药/朱寿朋//光华医药杂志.-4-
35-59

独灵草应用指归/朱寿朋//医界春秋.-3-9
-316

读汪精卫致孙科函感言/朱寿朋//现代中医.-4
-42-623

读汪精卫致孙科一封信的感言(连载)/朱寿朋
//国医正言.-5-4-228,281

读汪精卫致孙科一封信的感言/朱寿朋//医界
春秋.-3-12-475//现代医药月刊.-4-27
-647

读中央国医馆审定病名凡例感言/朱寿朋//医
界春秋.-3-10-184

对卫生署中医委员会的祈望/朱寿朋//医界春

秋.-3-14-344

对中西医药界之祈望/朱寿朋//中西医药.-5-12-245

公开一个少林寺秘传救伤妙方:疗伤万灵丹/朱寿朋//医界春秋.-3-9-20

公开一个血症的秘方:救血六神丹/朱寿朋//医界春秋.-3-13-275

关于试用独灵草的几件报告信札/朱寿朋//医界春秋.-3-9-76

国医教育当局应有之认识/朱寿朋//医界春秋.-3-11-473

国医界应联合力争的两个问题/朱寿朋,张赞臣//国医正言.-5-5-364

国医统一病名问题/叶劲秋,朱寿朋//医学杂志.-2-15-226//医界春秋.-3-10-180

国医之轨道/朱寿朋//医界春秋.-3-10-335

国医之弱点/朱寿朋//医界春秋.-3-11-261

国医之五大工作/朱寿朋//医界春秋.-3-12-145

火伤之救疗法/朱寿朋//医界春秋.-3-13-128

几种胃痛特效之药剂/朱寿朋//医界春秋.-3-12-239//中医世界.-3-35-249

几种重要目疾之疗法(连载)/朱寿朋//医界春秋.-3-10-145,240

介绍几种胃痛新药/朱寿朋//现代中医.-4-42-450

介绍张氏喉科噙化片/朱寿朋//医界春秋.-3-10-354

联合全国医药团体力争中西医平等待遇案/朱寿朋等//国医砥柱月刊.-5-15-481

麻黄传/朱寿朋//医界春秋.-3-12-333

麻疹概论/朱寿朋//医界春秋.-3-9-187

麻疹碎金谈/朱寿朋//医界春秋.-3-9-207

麻疹之诱导疗法/朱寿朋//医界春秋.-3-11-76

民间奇药一点白略述/朱寿朋//中医世界.-3-30-41

民间药独灵草之研究与实验/朱寿朋//医林一谔.-4-10-248

民间药独叶一枝花之医治效用/朱寿朋//医界春秋.-3-10-247

民间药万年青略述/朱寿朋//中医世界.-3-29-36

民间药胭脂水粉珠根之研究/朱寿朋//中医世界.-3-28-119

民间药之价值/朱寿朋//现代中医.-4-42-63

墓头回/朱寿朋//医界春秋.-3-14-490

农村医生应有之特性/朱寿朋//光华医药杂志.-4-35-153

砒霜之研究(一)至(五)/朱寿朋//医界春秋.-3-9-459,511,549.-3-10-25,66

日本汉医著作述略/朱寿朋//中医世界.-3-36-412

三一七国医节纪念大会演辞/朱寿朋(讲);张仲勋(记)//医界春秋.-3-13-338

上海国药界应有的觉悟/朱寿朋//医界春秋.-3-10-6

上海市国医公会第七届会员大会中之两个重要的提案/朱寿朋,张赞臣//医界春秋.-3-14-217//针灸杂志.-4-32-451

水肿神效药:金花龙之研究/朱寿朋//中医世界.-3-30-387

送麻黄出洋序(仿韩文公董邵南序)/朱寿朋//医界春秋.-3-13-412

炭疗法/朱寿朋//现代中医.-4-42-38

讨疟疾檄/朱寿朋//中医指导录.-4-2-209

天台山三种奇药述略/朱寿朋//中医世界.-3-31-401

统一病名问题/朱寿朋,叶劲秋//医林一谔.-4-10-323

痛经白带民间药:三叶承露草/朱寿朋//医界春秋.-3-10-151

卫生署中医委员会应有之态度/朱寿朋//医界春秋.-3-14-459

文医半月刊周年纪念题字(共七十六条)/朱寿朋等//文医半月刊.-5-14-387,418,436,454,472,490,510,545,568,588,610,631

希望于全国医界/朱寿朋//医界春秋.-3-10-93

希望于上海国医界/朱寿朋//医界春秋.-3-9-435

现代中医界之努力线路/朱寿朋//现代中医.-4-42-32

萧山姜片虫病研究/朱寿朋//光华医药杂志.-4-35-116

哮喘之民间特效疗法/朱寿朋//医界春秋.-3-10-152

血(二)/[日]越智真逸(著);朱寿朋(译)//医界春秋.-3-13-195

鸦片与吗啡(一)至(九)/朱寿朋//医界春秋.-3-10-516.-3-11-38,90,137,184,235,284,333,392,441,487

燕窝考证/朱寿朋//医界春秋.-3-14-312

一种奇异之民间药独灵草/朱寿朋//医界春秋.-3-8-429//中医世界.-3-27-477

医界春秋八周纪念题赠赞臣主席(本社张主席之近影)/朱寿朋//医界春秋.-3-10-407

医界春秋编辑者言/朱寿朋//医界春秋.-3-14-381,487

鱼腥草之研究/朱寿朋//中医世界.-3-32-81

治痛特效药独灵草研究之经过/朱寿朋//现代医药月刊.-4-27-91

治痛特效药独灵草之研究与治验/朱寿朋//医学杂志.-2-15-238

致函索独灵草诸君的短简/朱寿朋//医界春秋.-3-8-533

中国的药物/朱寿朋//医界春秋.-3-14-382

中医科学化(连载)/朱寿朋//医界春秋.-3-14-7,67

朱寿朋启事/朱寿朋//医界春秋.-3-9-198,210.-3-10-117

朱寿朋实验药品招请外埠经理启事/朱寿朋//医界春秋.-3-13-43

朱寿朋为天台黄药启事/朱寿朋//医界春秋.-3-14-346

茱萸考/朱寿朋//中医世界.-3-29-302

朱述仿

子宫瘕聚/朱述仿//光华医药杂志.-4-38-550

朱述景

核疫由南洋流传北行初盛于粤漫延及闽深恐日后波累江浙地面试拟一预防杜截之法/朱述景//医学报.-1-6-169

朱树经

求治十五年不眠之法/朱树经//光华医药杂志.-4-36-302

朱树人

上海医院疗病记/朱树人//中西医学报.-1-25-319

朱　松

读素问(一)至(二)/朱松//文医半月刊.-5-14-326,360

读医书随笔(连载)/朱松//三三医报.-2-34-456,527,566.-2-36-18

关于中医教材编辑/朱松等//中西医药.-5-13-298

论中国医药不振之原因/朱松//医界春秋.-3-5-311

人体解剖生理学初步(连载)/朱松//神州医药学报.-1-47-343,451

为争教育部不准中医列入学校系统诸君进一解/朱松//三三医报.-2-34-185

致有道诸君请益性命之学/朱松//三三医报.-2-34-237

中国医学在世界医学上之位置/朱松//三三医报.-2-34-151

中医科学化是什么(连载)/朱松//医界春秋.-3-9-45,89,137

中医书出版的检阅和期望/朱松//医界春秋.-3-14-175

中医医药与国家主义/朱松//三三医报.-2-34-150

中医在学术上之价值/朱松//医界春秋.-3-5-91

中医之新建设/朱松//医界春秋.-3-5-114

朱颂陶

柴胡可否治疟之研讨/朱颂陶//神州国医学报.-4-14-587

冲任与肾脏之关系/朱颂陶//神州国医学报.-4-16-57

答徐君提议(二)/朱颂陶//神州国医学报.-4-15-81

对于苏省举行国医登记感言/朱颂陶//中医世界.-3-35-142

肝为化学脏器/朱颂陶//神州国医学报.-4-16-184

国医与政治/朱颂陶//神州国医学报.-4-15-263

国医之道德与人格/朱颂陶//神州国医学报.-4-15-184

国医之极诣/朱颂陶//神州国医学报.-4-15-265

内经五常六元学说宜保存论/朱颂陶//神州国医学报.-4-15-60

荣卫论(连载)/朱颂陶//神州国医学报.-4-14-321,380

说肾/朱颂陶//神州国医学报.-4-15-600

血由心神所造之阐微论/朱颂陶//神州国医学报.-4-15-117

总论伤寒论阳明篇(连载)/朱颂陶//神州国医学报.-4-14-169,213

朱遂翔

母病求治/朱遂翔//三三医报.-2-30-89

问治精神疲惫/朱遂翔//三三医报.-2-30-89

朱未末

针灸配合西药治愈鹅口疮之一斑与学理/朱未末//针灸杂志.-4-34-210

朱文明

为复兴中医专科学校实写/朱文明//复兴中医.-5-31-702

治痧子后养病二方/朱文明//神州国医学报.-4-16-576

朱文松

狂犬病/朱文松//复兴中医.-5-31-385

谈苓类与琥珀/朱文松//现代中医.-4-43-471

朱文中

国民政府代表朱文中训词/朱文中//医学杂志.-2-16-376//国医公报.-4-22-394

朱我樵

桂枝症自汗与解汗之分别/朱我樵//中医新生命.-5-8-572

六经究竟是何物/朱我樵//国医杂志.-4-13-441

朱惜民

妇女白浊与生育之关系(连载)/朱惜民//中国医学月刊.-3-15-385,439

治湿论略/朱惜民//中国医学月刊.-3-15-383

朱锡棠

阅冯炳南先生胃痛经过之自述后/朱锡棠//光华医药杂志.-4-41-298

朱席儒

印度的医史和卡尔提阿及波斯的医史/赖斗岩,朱席儒//医史杂志.-5-39-219

朱乡荣

谈谈痔核 Haemorrhidn 病/朱乡荣//医界春秋.-3-7-524

朱 湘

寄思潜/朱湘//三三医报.-2-31-533

寄思潜序/朱湘//三三医报.-2-32-573

朱小南

柴胡葛根桔梗牛蒡之临床研究/朱小南//新中医刊.-5-20-575

创设中医院之重要/朱小南//新中医刊.-5-20-57

从发掘整理以致于革新/朱小南//新中医刊.-5-19-429

对赣省设立中医诊疗所感言/朱小南//新中医刊.-5-20-359

对于国医出版界进一言/朱小南//新中医刊.-5-19-227

改进中医学校之吾见/朱小南//新中医刊.-5-20-319

国药前途之展望/朱小南//新中医刊.-5-19-313

坚固自己的壁垒/朱小南//新中医刊.-5-20-217

教部颁布中医专校课目后之工作/朱小南//新中医刊.-5-19-377

念八年的三一七/朱小南//新中医刊.-5-19-171

现阶段中医应有之努力/朱小南//新中医刊.-5-20-165

新中医进取之途径/朱小南//新中医刊.-5-19-143

新中医刊二周纪念/朱小南//新中医刊.-5-20-267

再进一言/朱小南//新中医刊.-5-19-256

怎样研究中医/朱小南//新中医刊.-5-20-401

中医的将来/朱小南,朱鹤皋,包天白,章次公,唐吉父等//新中医刊.-5-19-49

中医的药理和寒热温凉/朱小南//新中医刊.-5-19-481

中医人材/朱小南//新中医刊.-5-20-496

中医术语中阴阳二字的定义/朱小南//新中医刊.-5-19-199

中医学校当前之急务/朱小南//新中医刊.-5-20-5

中医药界值得举办的几件生利事业/朱小南//新中医刊.-5-19-585

朱学周

药谜/朱学周//中医指导录.-4-2-50

朱雅南

社友朱雅南来书照录/朱雅南//医学报.-1-5-157

素问气运浅说/朱雅南//医学报.-1-4-71

照录扬州调查员朱雅南先生来书/朱雅南//医学报.-1-6-84

朱雅南先生医案/朱雅南//医学报.-1-4-11,492

朱彦清

偶记/朱彦清//中西医学报.-1-23-430

述肺痨病死亡之速/朱彦清//中西医学报.-1-24-504

朱仰高

Gram氏之迅速染色法/朱仰高//中西医学报.-1-37-395

对于玻片标本平铺血液浓滴及微菌之一个新染色法/朱仰高//中西医学报.-1-37-115

朱尧臣

评包君识生医药危言/朱尧臣//神州医药学报.-1-43-139

劝医生药铺四季歌/朱尧臣//神州医药学报.-1-43-58

朱诒彬

论药水鱼之妨碍卫生/朱诒彬//中西医学报.-1-24-99

宜改药渣泼路之陋习/朱诒彬//中西医学报.-1-23-129

朱益民

不寐/朱益民//苏州国医杂志.-5-2-560

耳鸣之原因/杨和庆(讲);朱益民(速记)//苏州国医杂志.-5-2-509

朱逸庵

黄连厚肠胃的科学解释/朱逸庵//光华医药杂
　　志.-4-35-39

朱应钟

庸药杀人甚于庸医杀人论/朱应钟//绍兴医药
　　月报.-2-41-373

朱映准

中西医平等待遇声中不平等的二件事/朱映准
　　//医界春秋.-3-14-285

朱永祥

记本校开学时之情形/朱永祥//复兴中医.-5-
　　31-703

师古与泥古/朱永祥//复兴中医.-5-31-707

学医一月来之感想/朱永祥//复兴中医.-5-31
　　-704

朱咏和

对于医学教育前途的希望/朱咏和//复兴中医
　　.-5-31-217

朱有年

问疯病病愈后有各种变病治法/朱有年//绍兴医
　　药学报星期增刊.-1-22-464

朱又丹

答四十三/朱又丹//绍兴医药学报.-1-12-69

问二十八/朱又丹//绍兴医药学报.-1-11
　　-310

问二十七/朱又丹//绍兴医药学报.-1-11
　　-310

朱玉书

膏滋方中用南枣文冰之肤见/朱玉书//国医砥
　　柱月刊.-5-16-618

医生和病家/朱玉书//神州国医学报.-4-17
　　-122

朱玉书先生与本报编辑函/朱玉书//神州国医

学报.-4-16-80

朱育德

孙纤空先生医案/朱育德//中医杂志.-2-26
　　-448

朱郁芳

避免晕针之研究/朱郁芳//针灸杂志.-4-33
　　-212

朱郁文

喉症漱口验方/张伯熙(著);朱郁文(录)//医界
　　春秋.-3-6-229

朱月桥

二兰吟馆自省语/朱月桥//中医杂志.-2-21
　　-44

霍乱麻痧辨症/赵海仙(著);朱月桥(录)//中医
　　杂志.-2-20-32

简易种痘新法/朱月桥//中医杂志.-2-20
　　-229

医林见智录(连载)/朱月桥//中医杂志.-2-21
　　-260,350

阴霍乱论治/王泽之(著);朱月桥(录)//中医杂
　　志.-2-20-49

朱允宗

论西医之不足恃/朱允宗//三三医报.-2-34
　　-582

朱韵仙

丹毒发用安的敷之奇效/朱韵仙//国医导报.-5
　　-30-191

朱哲明

朱哲明问谢诵穆答/朱哲明(问);谢诵穆(答)//
　　中医新生命.-5-6-156

朱振华

答应昇君问近视眼/朱振华//绍兴医药学报星

期增刊.-1-21-184

问臌胀治法/朱振华//绍兴医药学报星期增刊.-1-21-127

问脐痈与盘肠痈治法/朱振华//绍兴医药学报星期增刊.-1-21-373

问一百三十八/朱振华//绍兴医药学报.-1-16-24

疑问二条/朱振华//神州医药学报.-1-44-268

朱振声

大小青龙及大柴胡汤桂枝加大黄汤均为表里双解之剂试分释之/朱振声//中医杂志.-2-23-516

妇科笔记(连载)/朱振声//中医杂志.-2-25-77,397

咳嗽新解/朱振声//文医半月刊.-5-14-531

嬾园新医案(连载)/朱振声,虞舜臣(录)//医界春秋.-3-5-52,63,72,88,108,132,149,170,194,238

内经运气辑要凡例/朱振声//三三医报.-2-32-310

内经运气辑要自序/朱振声//三三医报.-2-32-307

上海中医专门学校学生成绩录目录/朱振声,虞舜臣,徐宝琛,施文德,陈宝康//中医杂志.-2-24-279

痛厥危症治验记/朱振声//中医杂志.-2-26-237

西医根据中医学说之考证/朱振声//医界春秋.-3-5-21

西医年来之治案(二)/朱振声//医界春秋.-3-5-32

徐姓妇病治验谈/朱振声//中医杂志.-2-25-243

严独鹤对于西医之评论/朱振声//医界春秋.-3-5-35

颍川医案(连载)/陈良夫(遗著);朱振声(录)//中医杂志.-2-20-275,492.-2-21-149,328,503.-2-22-125

治妇人血海白虚方/朱振声//中医杂志.-2-20-115

治验笔记两则/朱振声//中医杂志.-2-24-372

朱振声先生演讲录/朱振声//苏州国医杂志.-5-1-236

朱镇俦

医国/朱镇俦//神州医药学报.-1-43-478

朱震球

痢疾谈片/朱震球//国医砥柱月刊.-5-16-285

痢疾症之大别和分期治疗/朱震球//国医砥柱月刊.-5-18-645

朱正馥

艾叶/朱正馥//复兴中医.-5-31-380

补血剂/杨则民(编);朱正馥(录)//中国医药月刊.-5-33-36

草红花(连载)/朱正馥//中国医药月刊.-5-33-75,104

丹昙庐诊余随笔/朱正馥//中国医药月刊.-5-33-84

回归热治验案/朱正馥//复兴中医.-5-31-577

论强壮剂/杨则民(著述);朱正馥(录投)//中国医药月刊.-5-32-562

杨氏方剂学(连载)/杨则民(编著);朱正馥(录投)//中国医药月刊.-5-32-367,407

朱执璜

温邪入营见症治法/朱执璜//中医杂志.-2-27-223

朱治吉

疗疮纲要/朱治吉//神州国医学报.-4-17-423

发背论/朱治吉//神州国医学报.-4-18-8

论升降二丹之利弊/朱治吉//神州国医学报.-4

－17－285

脑疽/朱治吉//神州国医学报.－4－17－314

麝香/朱治吉//国医导报.－5－29－192

朱中德

本草史话/朱中德//新中医刊.－5－19－354

胡医考/朱中德//国医导报.－5－30－372

纪念巴士德/朱中德//新中医刊.－5－19－4

秋(赤痢篇)/朱中德//新中医刊.－5－19－37

中国古代所受西方医学的暗流/朱中德//新中医刊.－5－19－620

中国历代心理疗法/朱中德//新中医刊.－5－19－571

中国美容史话/朱中德//新中医刊.－5－19－454

中国食疗底史的观察/朱中德//新中医刊.－5－20－275

中国兽医学史/朱中德//新中医刊.－5－19－494

中国医学的演进(连载)/朱中德//国医导报.－5－29－274,327

中国医学演进史/朱中德//新中医刊.－5－20－325

中国医药所受印度的影响/朱中德//新中医刊.－5－19－409

朱仲濂

名医(一)至(二)/朱仲濂//医学报.－1－7－470,492

心脏解剖谈/朱仲濂//中西医学报.－1－24－89

朱竹荪

问白带治法/朱竹荪//绍兴医药学报星期增刊.－1－21－5

闲斋笔记寿孝天哭次儿南才诗一首/朱竹荪//中医杂志.－2－20－409

忠仁医庐笔记/朱竹荪//中医杂志.－2－23－109

朱竹荪致本会函(附复书)/朱竹荪//沈阳医学杂志.－3－1－474

朱子青

变蒸论:朱氏儿科学之一/朱子青//华西医药杂志.－5－37－145

铁樵医药事务所读者园地:读霍乱新论书后(其四)/朱子青//铁樵医学月刊.－4－44－616

瘴疟之研究(连载)/朱子青//华西医药杂志.－5－36－205,254,302,363,410

中蜂毒之研究/朱子青//光华医药杂志.－4－39－333

中医痘疮考源/朱子青//华西医药杂志.－5－37－195

朱子余

医原(一)至(十二)/石寿棠(著);朱子余(录)//中医杂志.－2－20－357.－2－21－13,205,381.－2－22－11,207,419.－2－23－15,201,393.－2－24－9,161

朱宗瑄

痰饮作祟/朱宗瑄//光华医药杂志.－4－40－178

朱祖谋

晓五凌先生像赞/朱祖谋//三三医报.－2－30－455

朱祖瑞

病理学会通(连载)/裘吉生(撰);朱祖瑞,陈尚达(校)//绍兴医药学报.－1－12－225,297

朱祖荫

问皮肤色黄的治法/朱祖荫//绍兴医药学报星期增刊.－1－21－390

朱佐才

二九年级级史/朱佐才//复兴中医.－5－31－176

论泻下剂/朱佐才//复兴中医.－5－31－178

朱作三
临床验案/朱作三//国医导报.-5-30-334

茱英
海外的国医(特载)/茱英//中医世界.-3-36-521

珠湖月桥
吴双馆笔记/珠湖月桥//中医杂志.-2-20-112

诸福棠
丹毒血清治疗法之成绩/诸福棠//德华医学杂志.-1-39-515

诸葛辅
兰溪中医专校第二届预科毕业校长训词/诸葛辅//三三医报.-2-32-63
兰溪中医专校第二届预科毕业学生答词/诸葛辅//三三医报.-2-32-63

诸健民
答许良水君征求久痢治法(二)/诸健民//医界春秋.-3-13-358

诸民谊
兔阴期变论/诸民谊(讲演);吴敬恒(笔述)//神州医药学报.-1-47-371

诸文萱
黑疸论治/诸文萱//医学杂志.-2-5-69
咳嗽症金匮一列于肺痿肺痈篇一列于痰饮篇论/诸文萱//医学杂志.-2-3-440
少阴负趺阳为顺释义/诸文萱//中医杂志.-2-19-55
神效生肌膏/诸文萱//中医杂志.-2-19-100
诗三首/诸文萱//中医杂志.-2-19-123
希斋临证笔记/诸文萱//中医杂志.-2-22-497
养和斋笔记/诸文萱//中医杂志.-2-19-279

养和斋随笔/诸文萱//中医杂志.-2-21-70
噎膈反胃症候各殊而治法均忌纯用香燥论/诸文萱//中医杂志.-2-19-46

诸翼
小儿赤游风神效方/诸翼//中医世界.-3-35-435

诸簪燕
痧子之症状及防护法/诸簪燕//复兴中医.-5-31-214

铢庵
奇嗜/铢庵//光华医药杂志.-4-35-498

竹鉴灿
初试针术治愈湿热脚气之报告/竹鉴灿//针灸杂志.-4-34-74
治愈泄泻症报告/竹鉴灿//针灸杂志.-4-34-75

竹梅医隐
温病非伤寒论/竹梅医隐//绍兴医药学报.-1-13-488
温病条辨辨/竹梅医隐//绍兴医药学报.-1-14-39

竹珊
论伤风/竹珊//绍兴医药月报.-2-40-498

竹叶亭杂记
小人奇症/竹叶亭杂记//医林一谔.-4-8-89

竹余芳
问产后治法/竹余芳//绍兴医药学报星期增刊.-1-21-127

竹余祥
答陈守真君问孕双胎/竹余祥//绍兴医药学报星期增刊.-1-21-150

答陈守真书/竹余祥//绍兴医药学报.-1-17
-249

答康维恂君问遗尿病治法/竹余祥//绍兴医药
学报星期增刊.-1-21-191

答张汉翼君问催眠学之功效及求学之所/竹余
祥//绍兴医药学报星期增刊.-1-22-275

答章道生君问足患湿疮治法/竹余祥//绍兴医
药学报星期增刊.-1-22-230

答镇江章寿芝先生问病一则/竹余祥//绍兴医
药学报星期增刊.-1-21-143

复湖南刘叔纯先生书/竹余祥//绍兴医药学报
.-1-19-310

复寿甫先生书/竹余祥//绍兴医药学报.-1-19
-310

今秋疟痢治法记/竹余祥//绍兴医药学报.-1-
19-132

论病/竹余祥//三三医报.-2-29-585

论人生/竹余祥//三三医报.-2-29-584

论同善社之静坐法/竹余祥//绍兴医药学报.-1
-20-480

上张寿甫夫子书/竹余祥//三三医报.-2-29-
330,575

时症诊治/竹芷熙,竹余祥//绍兴医药学报.-1
-14-533

与陈守真君论鬼病/竹余祥//绍兴医药学报.-1
-16-489

征求催眠术家投稿星期增刊/竹余祥//绍兴医
药学报星期增刊.-1-22-226

致诸道长函/竹余祥//绍兴医药学报.-1-20
-443

中西医一斑批评/陶如山人(著);竹余祥(录)//
绍兴医药学报.-1-16-454

中医须互参哲理心理二学说/竹余祥//绍兴医
药学报.-1-18-469

骤吐狂血/竹余祥//绍兴医药学报.-1-10
-277

竹芷熙

产后忌用黑姜说/竹芷熙//绍兴医药学报.-1-
11-486

程陆生/竹芷熙//绍兴医药学报.-1-13-365

齿龈出血/竹芷熙//绍兴医药学报星期增刊.-1
-22-108

答保婴验方并临产润胎法/竹芷熙//绍兴医药
学报星期增刊.-1-22-84

答朱振华问臌胀/竹芷熙//绍兴医药学报星期
增刊.-1-21-144

茯苓嘲/竹芷熙//三三医报.-2-29-191

高玉泉/竹芷熙//绍兴医药学报.-1-13-367

郭瞎子/竹芷熙//绍兴医药学报.-1-14-93

行医难/竹芷熙//绍兴医药学报.-1-11-553

痢证治案质正/竹芷熙//绍兴医药学报星期增
刊.-1-22-236

潘生/竹芷熙//绍兴医药学报.-1-12-111

奇案二则/竹芷熙//绍兴医药学报星期增刊.-1
-21-85

乞丐秘方/竹芷熙//绍兴医药学报.-1-11
-519

社友治验录:产后小便出粪(连载)/竹芷熙(诊)
//绍兴医药学报.-1-10-278,343

社友治验录:产后中风/竹芷熙//绍兴医药学报
.-1-11-531

社友治验录:对口治验/竹芷熙//绍兴医药学报
.-1-11-531

神州医药会嵊县分会序/竹芷熙//绍兴医药学
报.-1-20-491

时症诊治/竹芷熙,竹余祥//绍兴医药学报.-1
-14-533

胎前忌用熟地说/竹芷熙//绍兴医药学报.-1-
11-485

天癸辨/竹芷熙//绍兴医药学报.-1-19-411

问八十七/竹芷熙//绍兴医药学报.-1-14
-211

问时症/竹芷熙//绍兴医药学报星期增刊.-1-
21-92

问四十四/竹芷熙//绍兴医药学报.-1-11
-407

问五十二/竹芷熙//绍兴医药学报.-1-12
-247

问五十五/竹芷熙//绍兴医药学报.-1-12

－309

学医难/竹芷熙//绍兴医药学报.-1-11-552

延医难/竹芷熙//绍兴医药学报.-1-11-554

益母草/竹芷熙//绍兴医药学报.-1-14-96

与张寿甫先生论药二则/竹芷熙//绍兴医药学
报.-1-19-529

与镇江张寿芝君书/竹芷熙//绍兴医药学报.-1
-12-453

张某/竹芷熙//绍兴医药学报.-1-12-109

治病必先审时令论/竹芷熙//绍兴医药学报.-1
-12-255

竺饮水

汤头歌诀论/竺饮水//三三医报.-2-34-160

祝伯权

除虫菊对于人类的贡献/祝伯权//北京医药月
刊.-5-21-609

祝春波

伤寒论关于针灸治疗之意见(连载)/祝春波//
针灸杂志.-4-29-467,478

痛症以针灸治疗功效之我见/祝春波//针灸杂
志.-4-30-395

祝达望

征求二症良方/祝达望//医界春秋.-3-7-62

祝耳清

读伯未先生诗集赋赠/祝耳清//中医世界.-3-
30-248

恭纪家慈五十/祝耳清//中医指导录.-4-3
-120

三十自述/祝耳清//中医指导录.-4-3-56

赠秦伯未先生用先生题翠楼吟草原玉/祝耳清
//中医指导录.-4-2-437

祝贺三

白喉新论/祝贺三//光华医药杂志.-4-40
-373

齿病之研究/祝贺三//光华医药杂志.-4-36
-554

咳嗽之类别/祝贺三//光华医药杂志.-4-36
-386

太阳证不可发汗诸条之病理/祝贺三//中医世
界.-3-36-112

天痘总论/祝贺三//光华医药杂志.-4-38
-333

中药下剂与西药下剂之比较观/祝贺三//光华
医药杂志.-4-37-43

祝华昌

神经衰弱症/祝华昌//医学杂志.-2-18-463

祝怀萱

癌肿方之发掘/祝怀萱//国医导报.-5-30
-315

肺结核效方之检讨/祝怀萱//国医导报.-5-30
-367

妇科几种难治病之研究/祝怀萱//铁樵医学月
刊.-4-44-191

敬问用霸道堕胎后发生危险重症之急救方法/
祝怀萱//三三医报.-2-33-89

千金外台研究法概论/祝怀萱//苏州国医杂志
.-5-2-498

润字丸(连载)/祝怀萱(编述)//中国医药月刊
.-5-33-38,79

外台尿血与血淋方研究/祝怀萱//中国医药月
刊.-5-33-275

外台胸痹病方之研究/祝怀萱//中国医药月刊
.-5-33-99

祝怀萱先生医学演讲录(连载)/祝怀萱//苏州
国医杂志.-5-2-97,184

祝金堂

咳血/祝金堂//光华医药杂志.-4-37-151

祝敬铭

告陆渊雷/祝敬铭//医界春秋.-3-10-211

关于五全大会政府对中西医应平等待遇以宏学

术而利民生案之感想与希望/祝敬铭//医界春秋.-3-13-57//光华医药杂志.-4-38-478,575

国医庆祝与西医请愿/祝敬铭//医界春秋.-3-13-301

九针论/祝敬铭//神州医药学报.-1-47-227

来函(一)/祝敬铭//神州国医学报.-4-15-192

论今后之医师与医政/祝敬铭//医界春秋.-3-13-300

论今人所谓之伤寒/祝敬铭//医界春秋.-3-13-12

民族的血性病/祝敬铭//医界春秋.-3-13-189

伤寒论今释质疑(一)至(二)/祝敬铭//医界春秋.-3-9-413,458

伤寒论注释(连载)/祝味菊(口述);祝敬铭(编辑)//神州医药学报.-1-47-235,331

谁以人命为儿戏/祝敬铭//医界春秋.-3-10-309

医药卫生普及农村的有效办法/祝敬铭//光华医药杂志.-4-39-112

中医条例是这样吗/祝敬铭//医界春秋.-3-14-114//中医新生命.-5-8-222//国医砥柱月刊.-5-15-428

祝敬铭启事/祝敬铭//医界春秋.-3-13-326

祝敬铭同志来函/祝敬铭//医界春秋.-3-9-520

祝人苏

祝人苏君来书/祝人苏//中医新生命.-5-8-206

祝 劭

论补/祝劭//三三医报.-2-30-441

祝绍钧

关于公刊古书之函件/祝绍钧//三三医报.-2-30-340

致袁陆二公函/祝绍钧//三三医报.-2-33-344

祝松伯

行医之难说/祝松伯//三三医报.-2-30-493

疾病盛发于夏秋之原理及却病法/祝松伯//三三医报.-2-31-15

脉症相反论/祝松伯//三三医报.-2-30-403

伤寒论论/祝松伯//三三医报.-2-31-7

药肆改良之我见/祝松伯//三三医报.-2-30-510

祝颂庵

鼻衄/祝颂庵//针灸杂志.-4-34-372

对针灸学术之展望/祝颂庵//针灸杂志.-4-34-189

飞扬喉/祝颂庵//针灸杂志.-4-34-372

急性胃肠炎/祝颂庵//针灸杂志.-4-34-372

脚痹/祝颂庵//针灸杂志.-4-34-371

石淋/祝颂庵//针灸杂志.-4-34-371

胃神经痛/祝颂庵//针灸杂志.-4-34-371

祝天一

柴胡治疟之我见/祝天一//中医杂志.-2-21-470

产后治验两则/祝天一//中医杂志.-2-23-458

反中医的感言/祝天一//医界春秋.-3-5-37

方诸水解/祝天一//中医杂志.-2-21-467

霍乱论/祝天一//中医杂志.-2-24-350

呕吐案两则/祝天一//中医杂志.-2-21-338

三焦论/祝天一//中医杂志.-2-20-52

师竹斋读书记(连载)/祝天一//中医杂志.-2-21-71.-2-22-74,485

师竹斋读书记/祝天一//中医杂志.-2-23-95,455.-2-25-61

师竹斋医话/祝天一//中医杂志.-2-26-71

谈谈医药界的积弊与建设/祝天一//医界春秋.-3-5-86

药物索隐(连载)/祝天一//中医杂志.-2-22-305.-2-23-131.-2-25-101

药物之真伪辨/祝天一//中医杂志.-2-21
-468

医药杂谈四则/祝天一//中医杂志.-2-20
-295

祝为先

外台贲独方之研究(连载)/祝为先//中国医药
月刊.-5-32-491,525

外台疟病方之研究/祝为先//中国医药月刊.-5
-33-210

祝维章

盘尼西林的故事(连载)/祝维章//华西医药杂
志.-5-36-59,125

祝味菊

答神州医药总会学术设计委员会书/祝味菊//
自强医学月刊.-3-41-214

读绍君医政统一论的谈话/祝味菊//医界春秋
.-3-5-249

对中央国医馆整理国医药学术标准大纲草案之
意见/祝味菊//医界春秋.-3-9-516

改进中医程序之商榷/祝味菊//神州医药学报
.-1-47-316

各同道对于中央国医馆整理国医药学术标准大
纲草案之研究(一)/祝味菊//神州国医学报
.-4-14-255

交肠/祝味菊//神州医药学报.-1-47-230

金匮新义(连载)/祝味菊//新中医刊.-5-20-
115,172,227,336,369,422,504,553,587

金匮新义之鳞爪/祝味菊//医界春秋.-3-10
-511

金匮玉函要略方今释卷一(连载)/陆渊雷(撰
述);祝味菊(校阅)//中国医学月刊.-3-15-
145,217,299

脉学举隅(连载)/祝味菊//自强医学月刊.-3-
40-499,598,651.-3-41-36,459,505

伤寒六经的认识/祝味菊(讲);郑邦达,李顺卿
(录)//光华医药杂志.-4-39-37

伤寒论注释(连载)/祝味菊(口述);祝敬铭(编

辑)//神州医药学报.-1-47-235,331

上海国医学院金匮玉函要略方论今释之片段/
陆渊雷(撰述);祝味菊(校阅)//自强医学月
刊.-3-40-179

双十节以后应注意的病/祝味菊//医界春秋.-3
-6-126

营卫官能之一般病理/祝味菊//自强医学月刊
.-3-40-11

中西医学论/祝味菊//医界春秋.-3-5-111

祝氏医学丛书自序/祝味菊//自强医学月刊.-3
-41-362

祝曜卿

乳痈乳岩吹乳合论/祝曜卿//苏州国医杂志.-5
-2-124

祝一山

复游埠童芳圃君/祝一山//针灸杂志.-4-28
-379

伤寒狂言舌黑之治验与其他/祝一山//针灸杂
志.-4-28-180

祝志道

铁樵函授医学学员课艺选刊:读病理各论第一
册书后(其八)/祝志道//铁樵医学月刊.-4-
44-71

铁樵函授医学学员课艺选刊:热高而脉数者其
病易治脉反弱者难治试言其故(其四)/祝志
道//铁樵医学月刊.-4-44-27

铸园老人

白喉喉痧辨证/铸园老人//文医半月刊.-5-14
-193

枸杞/铸园老人//文医半月刊.-5-14-266

人记性在脑/铸园老人(遗著)//文医半月刊.-5
-14-264

温热病初起经方/铸园老人//文医半月刊.-5-
14-264

药性难知/铸园老人(遗著)//文医半月刊.-5-
14-266

专练卫生华盐公司

拟整顿租界食盐章程/专练卫生华盐公司//医学报.-1-4-63

庄定爱

奇病/庄定爱//针灸杂志.-4-34-452

庄定来

霍乱病之原因症候疗法/庄定来//针灸杂志.-4-34-357

庄霖生

女子月经病之原理/庄霖生//医界春秋.-3-7-8

庄履岩

妇科百辨(连载)/庄履岩(著);庄憩樵(录)//现代中医.-4-42-394,420

庄憩樵

萆薢质疑/庄憩樵//现代中医.-4-42-391

肺痨用资生汤治验之一例/庄憩樵//现代中医.-4-42-184

妇科百辨(连载)/庄履岩(著);庄憩樵(录)//现代中医.-4-42-394,420

病痰效方/庄憩樵//现代中医.-4-43-94

述湿温症误治致死之一例/庄憩樵//现代中医.-4-42-581

问题两则/庄憩樵//光华医药杂志.-4-38-165

一局部麻醉二产后腹胀不退三颧疽四神经衰弱/庄憩樵//光华医药杂志.-4-40-416

竹笋水/庄憩樵//中医指导录.-4-3-211

庄省躬

痛哉中医中药/庄省躬//医界春秋.-3-7-303

医当备药与倡用刺灸按摩为国医阐发之急务/庄省躬//医界春秋.-3-12-319//国医杂志.-4-7-360

中医药界今日之急务/庄省躬//杏林医学月报.-3-16-12

中医药治天花痘疫之特长/庄省躬//医界春秋.-3-8-51

宗气荣卫解/庄省躬//国医杂志.-4-5-243

宗气营卫解/庄省躬//国医杂志.-4-5-359

庄时俊

本草史略/庄时俊//铁樵医学月刊.-4-44-16

感恩录/庄时俊//铁樵医学月刊.-4-44-653

国医圣手(恽铁樵治傅宝宝案)/庄时俊//铁樵医学月刊.-4-44-126

青鼻窠与薄肠胃及甲状腺之关系/庄时俊//中医新生命.-5-8-625

人尿在医学上之新功用/庄时俊//国医杂志.-4-12-291

铁樵医学事务所质疑答案(连载)/庄时俊//铁樵医学月刊.-4-44-530,562,726

庄畏仲

沟通中西医之先决问题/庄畏仲//中西医药.-5-12-230

脉象新诠/庄畏仲//国药新声.-5-24-121

庄旭人

谈秘/庄旭人//国药新声.-5-23-465

维他命问答/庄旭人//国药新声.-5-22-295

循环机能不全与伤寒论医学:机能不全与准疾病状态/庄旭人//国药新声.-5-23-229

中医亟宜补充防疫知识之商榷/庄旭人//国药新声.-5-23-277

庄子民

肺痈与干咳针治而愈/庄子民//针灸杂志.-4-30-325

验案二则/庄子民//针灸杂志.-4-31-204

针灸验案八则/庄子民//针灸杂志.-4-29-432

针灸与用药法同而效较捷论/庄子民//针灸杂志.-4-31-85

中医欲与西医抗衡必精针灸说/庄子民//针灸杂志.-4-32-15

壮　公

答问/壮公(问);谢诵穆(答)//中医新生命.-5
-7-451,571,638.-5-8-54

卓

疗疾原理之浅见/卓//文医半月刊.-5-14-37

卓君

街树与市民之卫生/卓君//德华医学杂志.-1-
38-459

拙　质

拙质庐笔记/拙质//中医杂志.-2-28-51

倬　与

德设立万国卫生博览会中国宜派员赴赛/倬与
//中西医学报.-1-23-459

灼　然

不负责之介绍/灼然//自强医学月刊.-3-41
-219

子　簧

广东新中医学会此次的表示:我们反对废止中
医药之真义和革新中医药的主张/子簧//广
东医药月刊.-3-24-135
三民主义教育宗旨何在/子簧//广东医药月刊
.-3-24-287

子　展

谈鸦片/子展//国医杂志.-4-12-455

子　镇

问题数则/子镇//医学杂志.-2-18-563

籽　年

为乡间病者呼吁/籽年//中国医药月刊.-5-32
-507

梓登之徒

道字与国医之关系/梓登之徒//国医杂志.-4-
7-237

自强学堂

自强学堂招考示/自强学堂//利济学堂报.-1-
2-221

自强医学月刊社

补白/自强医学月刊社//自强医学月刊.-3-40
-42.-3-41-106,406,459
插图二/自强医学月刊社//自强医学月刊.-3-
41-376
插图一/自强医学月刊社//自强医学月刊.-3-
41-375
读者通讯诸君注意/自强医学月刊社//自强医
学月刊.-3-40-537
古若成/自强医学月刊社//自强医学月刊.-3-
41-415
行将东渡游学之自强医学月刊前任主干徐庚和
君/自强医学月刊社//自强医学月刊.-3-40
-415
欢迎投稿/自强医学月刊社//自强医学月刊.-3
-40-94,164
健康学/自强医学月刊社//自强医学月刊.-3-
41-545
临床应用汉方医学解说补白/自强医学月刊社
//自强医学月刊.-3-40-464
临床应用汉方医学解说绪言/自强医学月刊社
//自强医学月刊.-3-40-465
刘泗桥惨死始末记/自强医学月刊社//自强医
学月刊.-3-40-476
陆渊雷著伤寒论今释发售预约/自强医学月刊
社//自强医学月刊.-3-41-222
迁移通告/自强医学月刊社//自强医学月刊.-3
-41-429
前段撷要/自强医学月刊社//自强医学月刊.-3
-41-151,165
上海国医界招待国际联盟会代表费尔柏/自强
医学月刊社//自强医学月刊.-3-40-683

上海国医学院院景/自强医学月刊社//自强医学月刊.-3-40-484

湿温论治/自强医学月刊社//自强医学月刊.-3-40-618

问病办法/自强医学月刊社//自强医学月刊.-3-40-412

新例(连载)/自强医学月刊社//自强医学月刊.-3-41-123,207

徐寿人/自强医学月刊社//自强医学月刊.-3-41-417

许持平/自强医学月刊社//自强医学月刊.-3-41-416

药物插图其二(山茱萸)/自强医学月刊社//自强医学月刊.-3-41-294

药物插图其一(乌头)/自强医学月刊社//自强医学月刊.-3-41-293

营业方法/自强医学月刊社//自强医学月刊.-3-41-183

再来重新建设/自强医学月刊社//自强医学月刊.-3-41-519

张文元/自强医学月刊社//自强医学月刊.-3-41-469

章斐然/自强医学月刊社//自强医学月刊.-3-41-470

中国医药状况之说明/自强医学月刊社//自强医学月刊.-3-40-685

注意/自强医学月刊社//自强医学月刊.-3-41-524

自强医学月报馆办事处/自强医学月刊社//自强医学月刊.-3-40-8

自强医学月报馆职员/自强医学月刊社//自强医学月刊.-3-40-7

自强医学月刊发行部启/自强医学月刊社//自强医学月刊.-3-40-538

自强医学月刊启事/自强医学月刊社//自强医学月刊.-3-40-410,410,601.-3-41-150,254

自强医学月刊社址迁移通告/自强医学月刊社//自强医学月刊.-3-40-414

自强医学月刊研究部主任章太炎先生/自强医学月刊社//自强医学月刊.-3-40-483

自强医学月刊一周年纪念优待读者/自强医学月刊社//自强医学月刊.-3-40-688.-3-41-6

自强医学月刊征求/自强医学月刊社//自强医学月刊.-3-40-414

自强医学月刊志谢/自强医学月刊社//自强医学月刊.-3-41-17

自强医学月刊主编刘泗桥/自强医学月刊社//自强医学月刊.-3-40-6

自强医学月刊主编陆渊雷/自强医学月刊社//自强医学月刊.-3-40-5

自强医学月刊主编徐衡之/自强医学月刊社//自强医学月刊.-3-40-6

自强医学月刊主编祝味菊/自强医学月刊社//自强医学月刊.-3-40-5

自强医学月刊总务徐衡之君之公子康康(未病前剧病后)/自强医学月刊社//自强医学月刊.-3-40-416

自　然

六岁小孩之脑有成人般大小/自然//光华医药杂志.-4-38-390

自新医院

自新医院附设医科大学堂简章/自新医院//医学报.-1-5-202

自修社

自修社中医临时施诊所简章(缘起)/自修社//三三医报.-2-36-166

宗　鉴

来简一束/宗鉴//中医新生命.-5-7-294

宗绍哲

咳嗽咯血/宗绍哲//医学杂志.-2-18-184

宗　侍

肇甫嫂沈淑人遗象/宗侍,周镇//三三医报.-2

－33－348

宗 一
刀伤无忧散/宗一//现代医药月刊.－4－27
－731

宗 义
铁肺人返美记(附图)/菊影,宗义//神州国医学
报.－4－18－446

宗佑民
第十号习题/宗佑民//中医新生命.－5－8－585

宗月洞天
振兴医学当破除中西之见/宗月洞天//医学报
.－1－6－167

总工程局
总工程局议设上海中西医院办法八条/总工程
局//医学报.－1－4－520

总理衙门
议复依将军克唐阿调员开办辽东矿务折/总理
衙门//利济学堂报.－1－3－246
奏复缓征片/总理衙门//利济学堂报.－1－3
－76
奏复洋商改造土货应筹抵制折/总理衙门//利
济学堂报.－1－2－356

邹爱玉
二个问题/邹爱玉//光华医药杂志.－4－38
－530

邹伯严
孤松轩产后医案序/邹伯严(撰);李慰农(录)//
三三医报.－2－30－229

邹恩泳
论市政工程/邹恩泳//中西医学报.－1－38
－187

邹凤生
承社长东渡归来赋此迎之/邹凤生//针灸杂志
.－4－30－17
问治灸疮玉红膏之替代药/邹凤生(问);承淡安
(答)//针灸杂志.－4－28－161

邹国华
不死药/邹国华//杏林医学月报.－3－21－280
疯狂传染之研讨/邹国华//杏林医学月报.－3－
20－73
瓜类的药效/邹国华//杏林医学月报.－3－20
－207
纪湘省茶陵妇人之怪胎/邹国华//杏林医学月
报.－3－21－27
水果的药效/邹国华//杏林医学月报.－3－20
－208
羊蹄草根可疗麻风疾/邹国华//杏林医学月报
.－3－20－83
治肿胀方之研究/邹国华//杏林医学月报.－3－
20－78

邹海滨
邹海滨先生演讲医学救国(连载)/邹海滨//医
林一谔.－4－9－388,429

邹 季
问脚软之疗法/邹季//医界春秋.－3－8－29

邹静存
附录邹静存丈原作六十初度述怀四章/邹静存
//国医杂志.－4－7－118

邹良材
中医条例与考试/邹良材//国医公报.－4－24
－540

邹鲁三
三年有成/邹鲁三//针灸杂志.－4－32－4

邹沛臣

问两耳蝉鸣变为重听治法/邹沛臣//沈阳医学
杂志.-3-2-182

邹森源

尿之病理/邹森源//苏州国医杂志.-5-1-22

邹文凯

产后服生化汤的商榷/邹文凯//自强医学月刊
.-3-40-505

惊风之原理/邹文凯//自强医学月刊.-3-40
-430

药物一夕:矾的种种(连载)/邹文凯//自强医学
月刊.-3-41-195,277

也算常识/邹文凯//自强医学月刊.-3-41-24

邹云溥

题黄竹斋先生针灸经穴图考/邹云溥//医界春
秋.-3-12-70

医生与社会之关系/邹云溥//光华医药杂志.-4
-36-350

邹云翔

编辑者之第一言/邹云翔//光华医药杂志.-4-
39-385

悼夏应堂先生/邹云翔//光华医药杂志.-4-39
-385

对于国民代表选举中西医药师人数之质疑/邹
云翔//光华医药杂志.-4-39-387

光华鸟瞰/邹云翔//光华医药杂志.-4-40
-119

光华医药杂志社所负之使命/邹云翔//光华医
药杂志.-4-39-479

国医界应有之觉悟/邹云翔//光华医药杂志.-4
-39-198

疟疾通义/邹云翔//光华医药杂志.-4-40
-153

伤寒论概说/邹云翔(编);方幼农,杨辉(记录)
//光华医药杂志.-4-40-128

温热逢源校雠/邹云翔//光华医药杂志.-4-41

-210

我之中医药拉杂谈/邹云翔//光华医药杂志.-4
-40-19

研究/邹云翔//光华医药杂志.-4-40-495

医学闲话/邹云翔//光华医药杂志.-4-40
-203

异哉洋医汪企张之疑义与消极/邹云翔//光华
医药杂志.-4-40-121

邹云翔启事/邹云翔//光华医药杂志.-4-39
-371

邹正庭

新民耳食录所载鹿茸服法/邹正庭//光华医药
杂志.-4-40-142

邹趾痕

北平邹趾痕先生来函/邹趾痕//医学杂志.-2-
11-643.-2-17-390

补答复孟崇书原问二十五条/邹趾痕(答);周禹
锡(录)//医界春秋.-3-12-382

不识十二经脉者不可以为中医论/邹趾痕//医
学杂志.-2-13-234

答客谈/邹趾痕//国医砥柱月刊.-5-16-47

答周禹锡先生书/邹趾痕//三三医报.-2-35
-306

附古本伤寒杂病论伪迹二条/邹趾痕//国医正
言.-5-3-474

附四川邹君趾痕书/邹趾痕//绍兴医药月报.-2
-38-303

复林沧叔先生书/邹趾痕//三三医报.-2-34
-238

复张寿甫先生书/邹趾痕//三三医报.-2-34
-357

复张植蕃先生书/邹趾痕//三三医报.-2-34
-239

复周禹锡先生书/邹趾痕//三三医报.-2-33
-486

胡森泰之痛痹兼肺痿/邹趾痕//医学杂志.-2-
15-540

胡因造之战汗/邹趾痕//医学杂志.-2-16

- 284
黄帝内经素问微言（连载）/邹趾痕//三三医报.-2-36-410,448,486,516
刘氏妇之干血痨瘵/邹趾痕//医学杂志.-2-16-58
六汗四凶心法/邹趾痕//中医世界.-3-26-431
虻虫水蛭二药之大用（录圣方治验录卷一）/邹趾痕//医学杂志.-2-17-246
内经谓心者君主之官神明出焉西医谓脑为知识所从出持调和之论者则谓神经为传达思想之路径脑之功用有如蓄电池其原动力为电固非蓄电池也云云试评三说之得失/邹趾痕//三三医报.-2-36-374
秦氏妇妊娠伤寒/邹趾痕//医学杂志.-2-16-126
请读色脉口诀（一）至（二）/邹趾痕//文医半月刊.-5-14-280,295
色脉口诀详解先声（一）/邹趾痕//文医半月刊.-5-14-231
伤寒论微言（连载）/邹趾痕//三三医报.-2-36-331,389,404,440
圣方治验录卷之一（连载）/邹趾痕//国医正言.-5-3-71,117,171,227,287,327,373,431,481,519,572,629.-5-4-13,76,123,178,233,287,343,395,443,499,547,595.-5-5-17,61,109,159,213,265,321,419,465,521,575,615
识得九窍便可为中医论/邹趾痕//医学杂志.-2-11-574
四川重庆天年医社主任邹趾痕先生与江苏泰县娄庄竞存医社主任杨孕灵书/邹趾痕//三三医报.-2-32-595
四川邹趾痕先生来函/邹趾痕;杨孕灵（录寄）//绍兴医药月报.-2-39-253
讨论伤寒温病之定义/邹趾痕//医学杂志.-2-17-217
讨总揽医权之新学说党宣战檄/邹趾痕//三三医报.-2-34-293
天年社丛稿序/邹趾痕//三三医报.-2-33-272
天年医社复齐有成先生介绍学生二三人书/邹趾痕//三三医报.-2-36-456
天年医社复叶劲秋先生书/邹趾痕//三三医报.-2-36-62,90,94
天年医社往来函件/邹趾痕//三三医报.-2-36-27
天年医社运气问答语录/邹趾痕（述）;周禹锡（记）//医界春秋.-3-11-40
天年医社主任邹趾痕启事/邹趾痕//三三医报.-2-36-465,501,537,573,609
挽张寿甫先生/邹趾痕//医界春秋.-3-11-444
形气分明详解（连载）/邹趾痕//医学杂志.-2-17-17.-2-18-130,246,317
学说统一论/邹趾痕//医学杂志.-2-13-238
医圣曙光（一）至（八）/邹趾痕（著）;周禹锡（校）//医界春秋.-3-8-504.-3-9-13,55,107,159,249,299,345
医圣之道出于天生肉质自然生化之道以成其却病延年实验之道论/邹趾痕//国医砥柱月刊.-5-15-504
余银山之战汗/邹趾痕//医学杂志.-2-16-283
俞曲园废医论辨/邹趾痕//医学杂志.-2-13-308
与沈阳同志刘君景素感谢锡我良箴之情话/邹趾痕//三三医报.-2-36-476
与张拱端先生书/邹趾痕//国医正言.-5-3-471
与周岐隐先生书/邹趾痕//国医正言.-5-3-474
与周禹锡书说明伪书最显明之伪迹三条/邹趾痕//国医正言.-5-3-472
与周子禹锡论阴阳气运天人合一之道暨中医御敌团筹备简章/邹趾痕//三三医报.-2-35-18
与周子禹锡谈余云岫驳议之驳议/邹趾痕//三三医报.-2-34-187
御敌团筹备主任请求全体团员从速公举总事务主任及各项职员正式成立策励进行之通启/

邹趾痕//三三医报.-2-36-297

御敌团筹备主任征求进行辨法之通启(连载)/邹趾痕//三三医报.-2-36-66,88

御敌团进行与暂停之磋商/邹趾痕//三三医报.-2-36-294

御敌团主任承认我团为旧学之宣言/邹趾痕//三三医报.-2-36-293

运气问答/邹趾痕//医学杂志.-2-11-440

趾痕复门人某书/邹趾痕//医学杂志.-2-15-527

致萧介青先生书/邹趾痕//三三医报.-2-32-598

致萧君论霍乱书/邹趾痕//三三医报.-2-33-222

中国时令病学序(连载)/邹趾痕//医学杂志.-2-14-127.-2-17-433

中医当由旧进化以增加新进化论/邹趾痕//医学杂志.-2-13-232

中医有岐轩仲景活人寿世之真传道隆德尊不可受内部偏西抑中医业执照论/邹趾痕//三三医报.-2-34-5

周禹锡复书/邹趾痕//国医正言.-5-3-473

邹君来函/邹趾痕//三三医报.-2-35-314

邹趾痕君来函述将发刊治验录事/邹趾痕//医学杂志.-2-15-373

邹趾痕君致杨尚诚君书/邹趾痕//医学杂志.-2-6-397

邹趾痕先生来函论识得九窍便可为中医/邹趾痕//医学杂志.-2-13-296

邹趾痕先生来函论识得九窍便可为中医第二论/邹趾痕//医学杂志.-2-13-189

邹趾痕先生致时逸人先生函论伤寒书之真面目/邹趾痕//医学杂志.-2-13-307

祖　安
青年应注意的摄生/祖安//光华医药杂志.-4-36-569

祖　烈
神经衰弱影响一生幸福/祖烈//现代医药月刊

.-4-27-751

祖　鹏
内经诸痉项强皆属于湿之辩惑/祖鹏//广东医药月刊.-3-24-79

祖树和
奇疾求治/祖树和//医学报.-1-6-422

祖新华
霍乱之简易疗法/祖新华//针灸杂志.-4-31-466

自疗痔疾之特效法/祖新华//针灸杂志.-4-31-466

祖　荫
知觉运动从何而生论/祖荫//绍兴医药学报.-1-10-224

醉　魂
孝姑劫/醉魂//神州医药学报.-1-45-497

醉墨轩
述马济仁先生痰厥症之治验/醉墨轩//中医杂志.-2-28-329

尊经室主人
中西医学之轻重盛衰(选录)/尊经室主人//国医杂志.-4-7-51

左季云
恶寒非寒证/左季云//国医砥柱月刊.-5-16-118

腹胀险症治案/左季云//国医砥柱月刊.-5-16-179

湿热夹表邪治案/左季云//国医砥柱月刊.-5-16-615

泻痢症/左季云//国医砥柱月刊.-5-16-220

泻症门/左季云//国医砥柱月刊.-5-16-408

虚寒腹痛门/左季云//国医砥柱月刊.-5-16

- 343

左竞公

天花及种痘/左竞公//中国医药月刊.-5-33-112

写在中国医药月刊新年号上/左竞公//中国医药月刊.-5-32-220

中医应有的觉悟与近年来的新动态/左竞公//中国医药月刊.-5-32-37

左盛德

伤寒杂病论序/左盛德//医学杂志.-2-16-298//医界春秋.-3-11-494//杏林医学月报.-3-21-480//国医公报.-4-22-37//光华医药杂志.-4-36-577

左维明

肝脏虫病之来源与预防/左维明,罗广深//中西医药.-5-13-143

左亚

语怪/左亚//国药新声.-5-28-71

左友和

肾着肝着仲景每以温剂取效东垣每以疏补收功孰是孰非论/左友和//中医杂志.-2-28-320

温病是否伏气为患辩/左友和//医界春秋.-3-7-201

真头痛猛烈与脑膜炎形状相似不及救治论/左友和//中医杂志.-2-28-326

左云遽

北平医药月刊序/左云遽//北平医药月刊.-5-9-240

佐藤邦雄

皮肤疾病之食饵疗法/[日]佐藤邦雄(原著);应策(译述)//中西医药.-5-12-401

作者

我爱/作者//文医半月刊.-5-14-76

其他

□瓜

欲强脑必先健胃/□瓜//文医半月刊.-5-14-7

A. L. Herschensohn

服用磺胺类药物之知识/A. L. Herschensohn(著);汪殿华(译)//新中华医药月刊.-5-35-113

H. Rohlerder 偌乃德

手淫之实地疗法/[德]H. Rohlerder 偌乃德(著);张士琦(译)//德华医学杂志.-1-39-477

H. W. Conn

生理卫生学要义(连载)/H. W. Conn(著);潘文源(译)//绍兴医药学报.-1-18-41,89,177,254,329,411,489.-1-19-275,359

生理卫生学要义目录/H. W. Conn(著);潘文源(译)//绍兴医药学报.-1-18-37

Herbert E. Walter

人种改良问题之大呼声/佩我(著);[美]Herbert E. Walter(原著)//中西医学报.-1-32-169

I. J. Wolman

香蕉及香蕉粉治疗儿童腹泻之价值/I. J. Wolman,R. L. Roddy(著);宋大仁(译)//中西医药.-5-13-519

Jane. A. Delano

婴儿之看护法(连载)/[美]Jane. A. Delano(著);杨焕文(译)//医学杂志.-2-1-242,456

KH

生殖器之卫生/KH//中西医学报.-1-40-507

Knoepfelmacher

婴儿饲养之研究/Knoepfelmacher（著）；友枬（译）//中西医学报.-1-38-101

M. Fishbein

医学的演进/M. Fishbein//新中医刊.-5-19-83

MD

我的闲话/MD//自强医学月刊.-3-40-365

P. Muhlens

用药特灵一〇五治阿迷巴赤痢之经验/P. Muhlens；W. Menk//德华医学杂志.-1-39-405

Pi

摄生与疾病/Pi//德华医学杂志.-1-39-411

R. L. Roddy

香蕉及香蕉粉治疗儿童腹泻之价值/I. J. Wolman；R. L. Roddy（著）；宋大仁（译）//中西医药.-5-13-519

Rupert Blue

感冒之危害及其疗治/Rupert Blue（著）；郜成（译）//中西医学报.-1-37-63

San-RatDr. Frueckner

白喉症血清疗治法之现状/［德］San-RatDr. Frueckner（著）；杨尚恒（译）//中西医学报.-1-38-171

T. M. Peng. M. D.

灭绝臭虫之方法/T. M. Peng. M. D. ，W. W. Yung. M. D.（著）；宋大仁（译）//中西医药.-5-10-45

W. A. Norland

女性之将来/W. A. Norland（著）；石君（译）//中西医学报.-1-37-73

W. Menk

用药特灵一〇五治阿迷巴赤痢之经验/P. Muhlens，W. Menk//德华医学杂志.-1-39-405

W. W. Yung. M. D.

灭绝臭虫之方法/T. M. Peng. M. D. ，W. W. Yung. M. D.（著）；宋大仁（译）//中西医药.-5-10-45

后　记

　　近代中医药期刊蕴藏着诸多珍贵资料，客观地展示了近代中医界的真实面貌，是研究近代中医学术及其历史不可或缺的重要文献。近代中医学术研究相对于其他历史时期的中医研究而言，属于较为薄弱的环节。兼之自然损毁与社会动荡诸原因，存世近代中医药期刊处于逐渐消亡的危困境地。职此之由，从八年前开始，贾勇编撰有关中国近代中医药期刊系列作品，在同仁支持、学生协助以及上海辞书出版社的密切配合下，继 2010 年付印《中国近代中医药期刊汇编》，2012 年撰就《中国近代中医药期刊汇编总目提要》后，接着便筹划编制《中国近代中医药期刊汇编索引》。

　　本着力求实用的准则，本索引编制《分类索引》与《著作者索引》。前者便于读者依据主题检索所需篇目，后者便于读者检索所需作者的篇目。

　　编制这部索引，最重要，也是最困难的问题是文章的分类。中医书目分类，多有前例可循，自可依样画瓢，而对中医药期刊的内容加以分类，一无范式效仿，当须自启山林。为此，我们确立的分类原则是从实际出发，即依据《中国近代中医药期刊汇编》所收文章内容来设定类目。于是先将前期所录入的篇名浏览一过，把握欠准的则查阅原文，拟出一份初步的分类方案；接着选取几种期刊，据此初步方案进行分类，以为检验，并作调整，几经周折，方才提出一个比较成熟的分类方案；其后又在具体操作过程中，对此方案多次地加以微调。期间，索引的编制更得到中国索引学会的关注和重视，并获中国索引学会出版专业委员会、中国索引学会常务理事王有朋先生的专业指导，并最终审定，得益匪浅。如今呈现在读者诸君面前的十七类分法，尚未晓妍媸若何。正是："妆罢低声问夫婿，画眉深浅入时无？"

　　严世芸教授拨冗撰序，为索引增光添色。宋海坡同学协助完成诸多资料整理工作。尚表谢意。

段逸山谨识

2014 年 12 月 26 日